Peter Thümler, Raimund Forst, Günther Zeiler (Hrsg.)

Modulare Revisionsendoprothetik des Hüftgelenks

W0049626

Peter Thümler, Raimund Forst,
Günther Zeiler (Hrsg.)

Modulare Revisionsendoprothetik des Hüftgelenks

Mit 383 Abbildungen und 20 Tabellen

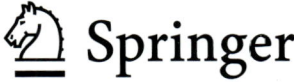
Springer

Peter Thümler
Professor, Dr. med.
Chefarzt der Orthopädischen
Klinik
Ärztlicher Direktor des
St. Vinzenz-Krankenhaus
Schloss-Str. 85
40477 Düsseldorf

Raimund Forst
Professor, Dr. med.
Direktor der Orthopädischen
Klinik mit Poliklinik der
Friedrich-Alexander-
Universität
Erlangen-Nürnberg
Rathsberger Str. 57
91054 Erlangen

Günther Zeiler
Professor, Dr. med.
Ärztlicher Direktor der
Orthopädischen Klinik
Wichernhaus
Rummelsberg 71
90592 Schwarzenbruck

ISBN 3-540-20060-6
Springer Medizin Verlag Heidelberg

Bibliografische Information der Deutschen Bibliothek
Die Deutsche Bibliothek verzeichnet diese Publikation in der Deutschen Nationalbibliografie;
detaillierte bibliografische Daten sind im Internet über http://dnb.ddb.de abrufbar.

Springer Medizin Verlag.
Ein Unternehmen von Springer Science+Business Media
springer.de
© Springer Medizin Verlag Heidelberg 2005
Printed in Germany

Planung: Hanna Hensler-Fritton
Projektbetreuung: Thomas Günther
Design: TypoStudio Tobias Schaedla, Heidelberg
Umschlaggestaltung: design & production GmbH, Heidelberg

SPIN 10959121
Satz: TypoStudio Tobias Schaedla, Heidelberg
Druck: Druckhaus Berlin-Mitte

Gedruckt auf säurefreiem Papier 33/3160/tg – 5 4 3 2 1 0

Vorwort

Die ständig steigenden Zahlen von Primärimplantationen im Bereich des Hüftgelenks (etwa 130.000 in Deutschland) führen konsequenterweise zu einem deutlichen Anstieg der Revisionseingriffe. Ausgedehnte Knochendefekte – insbesondere bei zementierten gelockerten Endoprothesen des Hüftgelenks – sind für den Operateur eine große Herausforderung. Trotz großen Aufwands der präoperativen Diagnostik und Planung bestehen häufig intraoperative Unwägbarkeiten. Der Chirurg sollte immer auf einen größeren Defekt vorbereitet sein. Mit den heute zur Verfügung stehenden modularen Implantaten kann fast jede intraoperative Situation beherrscht werden. Hierin sehen wir den großen Vorteil der in diesem Buch gegenübergestellten Hüftrevisionssysteme. Mit einer begrenzten Lagerhaltung und einem vertretbarem wirtschaftlichen sowie finanziellen Aufwand seitens der Klinik und des Herstellers ergibt sich eine große Zahl von Varianten für den Operateur, der damit für alle Defektsituationen und intraoperativ auftretenden Befundveränderungen gerüstet ist.

Da Revisionsendoprothesen in der Regel längere femorale Abschnitte überbrücken und bei Pfannenlockerungen häufig große Defekte gedeckt werden müssen, sind die mechanischen Belastungen vor Freigabe von Seiten des Herstellers durch aufwändige Simulatortestungen zu prüfen. Der hohen Belastung wegen ist die derzeit angestrebte Normung der technischen Mindestanforderungen für die Sicherheit des Operateurs und des Patienten von besonderer Bedeutung.

Zu Beginn des Buchs haben wir weltweit anerkannte Experten zu Wort kommen lassen, die ihre Revisionstechniken in englischer Sprache darstellen. Dabei galt ein besonderer Aspekt den Knochentransplantaten und den Gewebereaktionen an der Implantatoberfläche.

Im Buch werden die in Europa zahlenmäßig am häufigsten eingesetzten modularen Revisionsendoprothesensysteme für das Hüftgelenk beschrieben, über die ausreichende Ergebnisberichte zur Verfügung stehen. Die Systeme unterschiedlicher Hersteller werden von Autoren vorgestellt, die mit den jeweiligen modularen Revisionsendoprothesen über Jahre Erfahrungen sammeln konnten und Nachuntersuchungsergebnisse präsentieren können. Die Darstellung der einzelnen Prothesensysteme folgte einer gemeinsamen Vorgabe, die dem Leser die Vergleichbarkeit von Materialqualitäten technischen Details und operativen Anforderungen ermöglicht. Neben Tipps und Tricks bei den technisch anspruchsvollen Operationen werden Forderungen an Zukunftsentwicklungen und notwendige Verbesserungen dargestellt.

Wir danken allen Autoren, die ihre große Erfahrung mit den einzelnen modularen Systemen in diesem Buch übermitteln.

Unser besonderer Dank gilt Herrn Thomas Günther vom Springer-Verlag, der sich mit großem Einsatz in der Planung, der Ausstattung und der Umsetzung des Buchprojekts verdient gemacht hat.

Die Herausgeber danken auch den Herstellern der modularen Revisionssysteme, ohne deren Unterstützung wissenschaftliche Fortbildungsinhalte dieser Art heute nicht mehr zu vermitteln wären.

P. Thümler, R. Forst, G. Zeiler
Im September 2004

Inhaltsverzeichnis

Mitarbeiterverzeichnis: Herausgeber und Beitragsautoren

Herausgeber

Thümler, Peter
Professor, Dr. med.
Chefarzt der Ortho-
pädischen Klinik
Ärztlicher Direktor des
St. Vinzenz-Krankenhaus
Schloss-Str. 85
40477 Düsseldorf

Forst, Raimund
Professor, Dr. med.
Direktor der Orthopädischen
Klinik mit Poliklinik der
Friedrich-Alexander-Univer-
sität Erlangen-Nürnberg
Rathsberger Str. 57
91054 Erlangen

Zeiler, Günther,
Professor, Dr. med.
Ärztlicher Direktor der
Orthopädischen Klinik
Wichernhaus
Rummelsberg 71
90592 Schwarzenbruck

Beitragsautoren

Ascherl, Rudolf
Professor, Dr. med.
Chefarzt Orthopädie
Traumatologisches Zentrum
Park-Krankenhaus
Leipzig-Südost GmbH
Strümpellstr. 41
40289 Leipzig

Bader, Rainer
Dr. med.
Klinik und Poliklinik
für Orthopädie
Universität Rostock
Ulmenstr. 45
18057 Rostock

Barden, Bertram
Dr. med.
Abteilung Orthopädie
St. Augustinus-Krankenhaus
Renker Str. 45
52355 Düren

Bargar, William
M.D.
1020 29th Street, Suite 450
Sacramento/CA 95816
USA

Le Béguec, Pierre
M.D.
Chirurgie Orthopédique
Hanche et Genou
Polyclinique Sévigné
Rue du Chéne Germain
Z.A.C. de Coesmes
Boite Postale 67
F - 35512 Cesson-Sévigné
Cedex
Frankreich

Buchner, Franz
Dr. med.
Klinikum Meiningen
Abteilung Orthopädie
Bergstr. 3
98617 Meiningen

Burkart, Rainer
Dr. med.
Orthopädische Klinik
der Technischen Universität
München
Klinikum Rechts der Isar
Ismaninger Straße 22
81675 München

Cameron, Hugh Urquart
M.D.
Orthopaedic & Arthritis
Institute
43 Wellesley Street East,
Suite 318
Toronto, ON, M4Y 18H1
Kanada

Carl, Hans-Dieter
Dr. med.
Orthopädische Klinik
mit Poliklinik
Friedrich-Alexander-Univ.
Erlangen-Nürnberg
Rathsberger Str. 57
91054 Erlangen

Corsten, Norbert
Dr. med.
Ltd. Oberarzt
Orthopädische Klinik
St. Vinzenz-Krankenhaus
Schloss-Str. 85
40477 Düsseldorf

Cherubino, Paolo
Professor, M.D.
Ospedale di Circolo
Fondazione Macchi
Reparto di Ortopedia
Viale L. Borri 57
I-21100 Varese
Italien

Eberle, Bob
M.D.
VP Clinical Affairs
Portland Orthopaedics
206 Lyndenbury Drive
Apex/North Carolina, 27502
USA

Eichinger, Stephan
Dr. med.
Oberarzt der Orthopädischen
Klinik mit Poliklinik der Fried-
rich-Alexander Universität
Erlangen-Nürnberg
Rathsberger Str. 57
91054 Erlangen

Elke, Reinhard
Professor, Dr. med.
Kantonspital Olten
Chefarzt der Orthopädischen
Klinik
Basler Str. 150
CH-4600 Olten
Schweiz

Eulert, Jochen
Professor, Dr. med.
Ärztlicher Direktor
Orthopädische Universitäts-
klinik Würzburg
Brettreichstr. 11
97974 Würzburg

Fitzek, Josef G.
Dr. med.
Chefarzt Orthopädische
Abteilung
Kreiskrankenhaus
Mechernich
St. Elisabeth-Str. 2–8
53894 Mechernich

Forst, Raimund
Professor, Dr. med.
Direktor der Orthopädischen
Klinik mit Poliklinik der
Friedrich-Alexander-Univer-
sität Erlangen-Nürnberg
Rathsberger Str. 57
91054 Erlangen

Goebel, Michael
Dr. med.
Orthopädische Klinik
der Technischen Universität
München
Klinikum Rechts der Isar
Ismaninger Straße 22
81675 München

Gradinger, Rainer
Professor, Dr. med.
Ärztlicher Direktor
Orthopädische Klinik
der Technischen Universität
München
Klinikum Rechts der Isar
Ismaninger Straße 22
81675 München

Hahn, Michael Paul
Professor, Dr. med.
Ärztlicher Direktor der Klinik
für Unfall- u. Wieder-
herstellungschirurgie
Klinikum Bremen-Mitte
Sankt-Jürgen-Str. 1
28205 Bremen

Hauschild, Matthias
Dr. med.
Klinik und Poliklinik
für Orthopädie
Universität Rostock
Ulmenstr. 45
18057 Rostock

Heller, Karl-Dieter
Professor, Dr. med.
Orthopädische Klinik
Melverode
Herzogin-Elisabeth-Heim
Leipziger Str. 24
38124 Braunschweig

Hennig, Friedrich F.
Professor, Dr. med.
Chirurgische Klinik
mit Poliklinik
Friedrich-Alexander-Univ.
Erlangen-Nürnberg
Rathsberger Str. 57
91054 Erlangen

Holzwarth, Ulrich
Dr.-Ing.
Med-Titan
Geschäftsleitung
Henkestr. 91, IZMP
91052 Erlangen

Hopf, K.F.
Dr. med.
Berufsgenossenschaftliche
Kliniken „Bergmannsheil"
Universitätsklinikum Bochum
Bürkle-de-la-Camp-Platz
44789 Bochum

Kerboull, Marcel
Professor, Dr. med.
Institut Marcel Karboull
39 Rue Buffon
F-75005 Paris
Frankreich

Kerschbaumer, Fridun
Professor, Dr. med.
Orthopädische Abteilung
Klinik Rotes Kreuz
Königswarter Str. 16
60316 Frankfurt am Main

Kladny, Bernd
Professor, Dr. med.
Chefarzt
Abteilung für Orthopädie
Fachklinik Herzogenaurach
In der Reuth 1
91074 Herzogenaurach

Klauser, Wolfgang
Dr. med.
Ltd. OA Fußchirurgie
Lubinus Klinik
Steenbeker Weg 25
24106 Kiel

Köster, Georg
Priv.-Doz. Dr. med.
Chirurgisch-Orthopädische
Fachklinik
Wilhelm-Leuschner-Straße
64653 Lorsch

Künzler, Stefan
Dr. med.
Orthopädische Abteilung
der Klinik Rotes Kreuz
Königswarter Str. 16
60316 Frankfurt/Main

Lob, Günther
Professor Dr. med.
Ärztlicher Direktor der
Unfallchirurgischen Klinik
Ludwig-Maximilians-
Universität
Klinikum Großhadern
Marchioninistr. 15
81377 München

Lubinus, Philipp
Dr. Med.
Ärztlicher Direktor
Lubinus Klinik
Steenbeker Weg 25
24106 Kiel

Michel, Marc D.
Diplom-Kaufmann
Peter Brehm GmbH
Geschäftsleitung
Am Mühlberg 30
91085 Weisendorf

Mittelmeier, Wolfram
Professor Dr. med.
Komm. Klinikdirektor der
Klinik und Poliklinik
für Orthopädie
Universität Rostock
Ulmenstr. 45
18057 Rostock

Muhr, Gerd
Professor, Dr. med.
Ärztlicher Direktor der Berufs-
genossenschaftlichen Kliniken
„Bergmannsheil"
Universitätsklinikum Bochum
Bürkle-de-la-Camp-Platz
44789 Bochum

Näder, Bert
Dr. med.
Abteilung Orthopädie
Klinikum Meiningen
Bergstr. 3
98617 Meiningen

Oonishi, Hironobu
MD, Ph.D.
H. Oonishi Memorial Joint Re-
placement Institute
Tominaga Hospital
4–48, 1-Chome, Minato-Machi
Naniwa-Ku, Osaka, 556-0017
Japan

Paprosky, Wayne Gregory
MD
25N Winfield Rd.
Winfield/IL 60190
USA

Plitz, Wolfgang
Professor, Dr. med., Dr. Ing.
Leiter des Labors für Biome-
chanik und exp. Orthopädie
Klinikum Großhadern
Marchioninistr. 23
81377 München

Rader, Christoph
Priv.-Doz., Dr. med.
Oberarzt
Orthopädische Universitäts-
klinik Würzburg
Brettreichstr. 11
97974 Würzburg

Schuh, Alexander
Dr. med.
Orthopädische Klinik
Wichernhaus
Rummelsberg 71
90592 Schwarzenbruck

Sekel, Ronald
MD
St. George Privat Hospital
Kogosah NSW, 2217
Australien

Sieber, Hans-Peter
Dr. med.
Chefarzt der Klinik für
Orthopädische Chirurgie
und Traumatologie des Bewe-
gungsapparates
Spitalzentrum Biel
Im Vogelsang 84
CH - 2501 Biel
Schweiz

Surace, Michele F.
M.D.
Dept. of Orthopaedic and
Traumatic Scienes „M. Boni"
University of Insubria
Viale L. Borri 57
I - 21100 Varese
Italien

Thümler, Peter
Professor, Dr. med.
Chefarzt der Ortho-
pädischen Klinik
Ärztlicher Direktor des
St. Vinzenz-Krankenhaus
Schloss-Str. 85
40477 Düsseldorf

Verdonschot, Nico
Ph.D.
Orthopaedic Research Lab.,
CSS1
University Medical Centre
Nijmegen
In Graanenlaan 7,
B.O. Box 9101
NL-6525 HB Nijmegen
Niederlande

Volkmann, Rüdiger
Priv.-Doz., Dr. med.
Ärztlicher Direktor
Klinik für Unfall- und Wieder-
herstellungschirurgie
Klinikum Bad Hersfeld
Seilerweg 29
36251 Bad Hersfeld

Wirtz, Dieter Christian
Priv.-Doz., Dr. med.
Leitender Oberarzt der
Orthopädischen Klinik
der RWTH
Pauwelsstr. 30
52074 Aachen

Zeiler, Günther
Professor, Dr. med.
Ärztlicher Direktor der
Orthopädischen Klinik
Wichernhaus
Rummelsberg 71
90592 Schwarzenbruck

Teil I Revisionsendoprothetik des Hüftgelenks in Europa, den USA, Australien und Japan

Revision Hip Arthroplasty in Europe, USA, Australia and Japan

Trends in Total Hip Revision Arthroplasties

M. Kerboull

Revision surgery for failed total hip arthroplasties is gradually increasing in number and difficulty. Whatever the cause, mechanical or biological, component loosenings result in bone loss [4]. If the revision comes early the bone defect may be minor. Then the only problem is to determine the cause of the failure to avoid the same error and choose a sounder prosthesis or use a better technique. This is self-evident, and I will not labour the point.

Major bone loss is frequently encountered when the revision comes late or when the failure is recurrent. Severe bone deficiencies may present a difficult challenge to the orthopaedic surgeon. Roughly, two solutions are possible, different in philosophy and technique. First, the revision can be done with a cementless prosthesis, which frequently dispenses with using bone graft but requires special components and sometimes the normal architecture of the joint cannot be reconstructed. For many reasons, most hip surgeons in Europe have increasingly adopted this technique these last 15 years [2, 6, 15–17, 20].

Second, the revision can be done with a cemented prosthesis. In this case, bone reconstruction with bone graft is absolutely necessary, and prosthesis components must be perfectly suitable to a sound cemented fixation. However, in most cases a standard component can be used. I will only describe this technique for I have no personal experience with cementless prostheses.

Revision Hip Arthroplasties with a Cemented Prosthesis

This technique aims at restoring a normal anatomic condition by repairing bone defects with bone grafts before implanting a new prosthesis. Because a great amount of bone is needed, allografts are usually required. These allografts, frozen femoral heads and massive bones, are provided by a bone tissue bank, whose extremely strict operating rules have been set up to prevent any risk of host infection by a transmissible pathogenic agent [19].

Bone reconstruction done with allografts, even meticulously carried out, never provides a bone bed for the cemented component as good as normal sound bone. This means that the prosthesis used for the revision must take into account these poor bone conditions to ensure a lasting fixation. In other words, this prosthesis should have definite specifications.

Main Features of a Mechanically Sound Cemented Prosthesis

The first rule is that the cement should be subjected only to stresses it can resist (compressive stresses) and be protected against harmful stresses (bending and tension).

On the acetabular side, the artificial hip must function as a low-friction joint with minimal shear stresses on the socket, i.e. if a polyethylene acetabular component is used, a femoral head 22.2 mm in diameter is required.

For the femoral component, the absence of shear stresses at the cement bone interface is particularly important. To meet this requirement, the surface of the stem must be highly polished with a Ra of 0.04 μm to avoid any adhesion to cement and deterioration of the cement by micromotion of the stem inside the cement mantle. The geometry of the stem must be double-tapered with a taper angle of about 5° so that the shear stresses at the cement stem interface are gradually transformed into their pressure components and the vertical distal force is reduced to a level lower than the cement tensile strength, thus preventing push-out fracture at this level.

Further conditions are necessary to make the cemented fixation of the stem as sound as possible. The stem neck angle must be 130°. Lower, the pressure on the superomedial part of the cement mantle may be too high and cause longitudinal cement cracks in this location; higher, there would be an overload on the socket, a medialization of the femur and an increase in the vertical force on the femoral component. A collar is useful to limit microsubsidence of the stem under cyclic load and a rectangular cross-section offers a better resistance to the torsional moment around the stem. Lastly, to reconstruct a normal architecture of the artificial hip, in every case, a wide range of sizes is needed with different neck lengths, offsets, stem sizes for the dysplastic series as well as the standard one.

With this type of prosthesis, the cement mantle, as well as the bone and cement bone interface, are no longer subjected to shear stresses, but only to compressive stresses. Therefore, interdigitation between cement and cancellous bone is no longer necessary and therein lies its advantage in revision surgery. The absence of cancellous bone inside the medullary canal has another advantage: giving the cement mantle subjected to compressive and tensile hoop stresses a firm, even and rigid constraint by the cortical bone of the femoral shaft and thus avoiding longitudinal cement cracks.

Acetabular Reconstruction

Femoral heads resected during total hip arthroplasties are suitable for acetabular bone loss repair. There is a general agreement on filling cavitary defects with impacted morcellized grafts. However, there is controversy on how to repair segmentary defects: with impacted graft closed by metal meshes as described by Sloof [18] or with structural graft shaped out of a femoral head. I prefer the latter solution and I associate bone restoration with a metallic armature that acts as a guide and a reinforcement device for the reconstruction.

This device (◘ Fig. 1.1) is a hemispheric cross with four arms, made of stainless steel. Its shape results from the orthogonal crossing of two hemispheric plates. The vertical plate ends distally in a hook inserted under the inferior acetabular margin and proximally in a plate with three or four screw holes for iliac fixation. The horizontal plate is asymmetric: the anterior arm is shorter than the posterior one, which induces a 10° anteversion of the opening plane of the device. This device is available in two series, left and right, with six sizes for

1

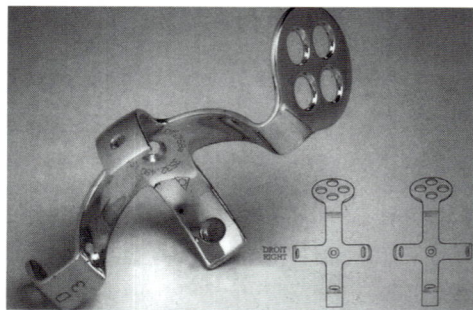

◻ **Fig. 1.1.** The acetabular armature

sockets from 40 to 60 mm in outside diameter. Because of its shape and the inferior hook placed under the tear-drop, this device automatically provides the artificial hip with the right anatomic position. It is stiff enough to ensure a strong fixation of a pelvic discontinuity, but, as it is open, it remains flexible, does not disturb the elasticity of the acetabulum, and partially unloads the graft during its incorporation. It is not a ring and its mechanical behaviour is different from the other acetabular cages [3, 8].

This procedure aims at restoring an acetabular cavity that is normal in position and size. The reference is given by a radiograph of the hip before destruction, or of the other side if it is sound. When there is no X-ray reference, we choose the device that allows a bone reconstruction of anterior, posterior and inner walls with a 7 mm thickness.

The technique of acetabular reconstruction has been previously described in detail [10]. The main steps are as follows (◻ Fig. 1.2):

The armature is put in place, the hook under the inferior acetabular margin, the opening plane tilted at 45° to assess the extent and location of the bone defect and the shape of bone grafts required for reconstruction. If there are deficiencies of the inner wall and particularly the inferior margin, they are repaired first with adequate fragments to provide the hook with a solid grasp. Then the roof is restored with a bulky fragment shaped exactly to fit the defect. Next, the superior plate is screwed on bone through the graft. Anterior and posterior walls are repaired with slices wedged in between the remaining bone wall and the horizontal branches of the device. Cavitary defects and gaps between structural grafts are filled with impacted cancellous bone. Finally, an acetabular component of the right size is cemented inside the restored and armed acetabular cavity.

When a pelvic discontinuity is associated with severe acetabular bone defects, it may be desirable to close the gap between the bone fragments. After restoration of the roof and inner wall, it can generally be easily done with the device in place, the hook under the inferior margin. A Steinman pin is obliquely inserted through a screw hole of the superior plate. A leverage movement allows the reduction of the transversal fracture. Then the superior plate is screwed to the iliac bone, and the acetabular cavity is restored as previously described. However, to ensure the consolidation of a pelvic discontinuity, it is advisable to line the fracture inside the cavity with a layer of autogenous cancellous bone.

A wide range of different and complex reconstructions can be carried out with this technique. On over 700 cases, in my own series, I have always managed to properly restore an acetabular cavity even when it was severely destroyed. Usually by the 6th month after operation, at the latest after 1 year, grafts have united together and with the host bone. Demarcation between grafts and iliac bone that is visible in the immediate postoperative period has

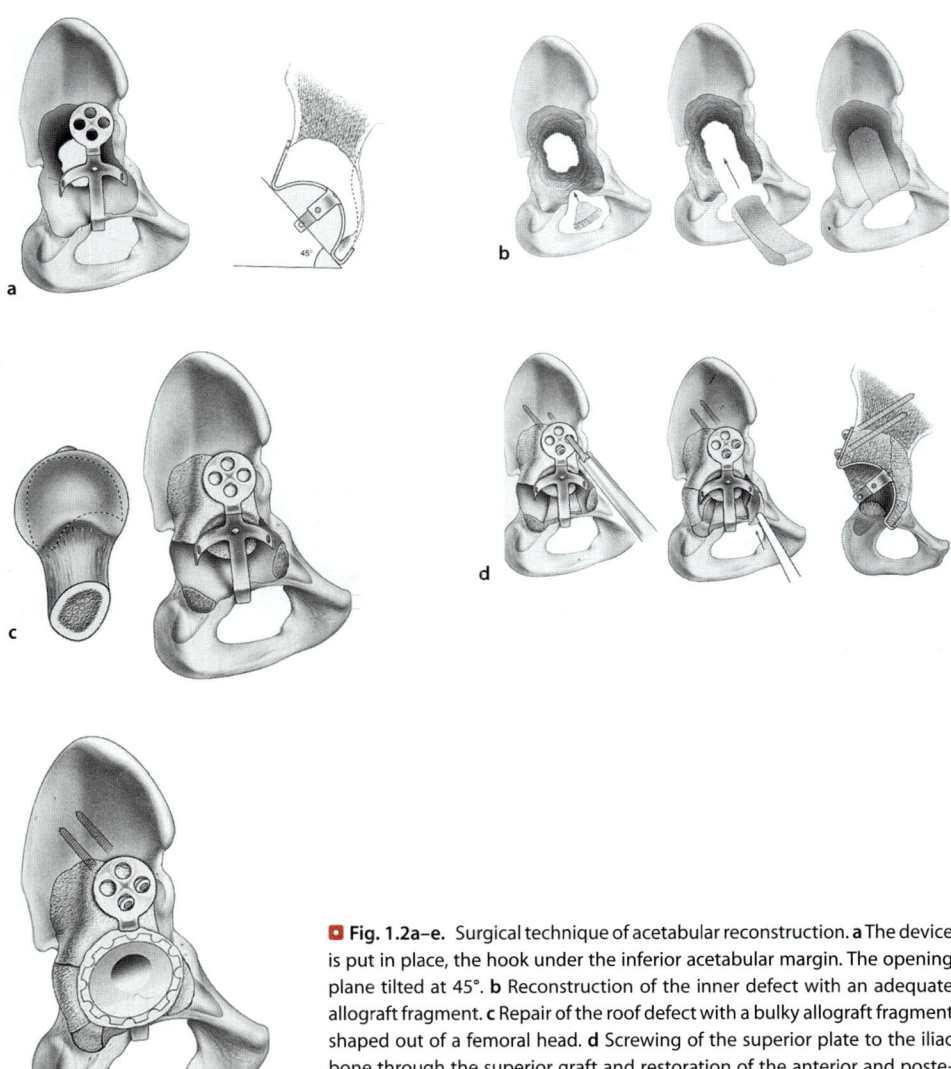

◻ **Fig. 1.2a–e.** Surgical technique of acetabular reconstruction. **a** The device is put in place, the hook under the inferior acetabular margin. The opening plane tilted at 45°. **b** Reconstruction of the inner defect with an adequate allograft fragment. **c** Repair of the roof defect with a bulky allograft fragment shaped out of a femoral head. **d** Screwing of the superior plate to the iliac bone through the superior graft and restoration of the anterior and posterior walls. **e** A socket of the right size is cemented inside the restored and armed acetabular cavity

disappeared. At 2 years, progressive remodelling of the grafts starts in the superior as well as the inner part and proceeds up to the 6th postoperative year, indicating that the grafts are probably mechanically and biologically incorporated (◻ Fig. 1.3).

Over the long term, there has been no serious problem to date. As a general rule, there has been no resorption of the graft in the weight-bearing zone. However, partial resorption of the graft can be seen when an oversized graft fragment in the protrusive position has been used to repair the inner wall. Long term of course, osteolysis of the graft, as well as host bone, can be the result of polyethylene wear. This is different from an early resorption of the graft, rarely seen in our series, and is the result of an immunologic problem, when the patient has developed HLA antibodies against the graft.

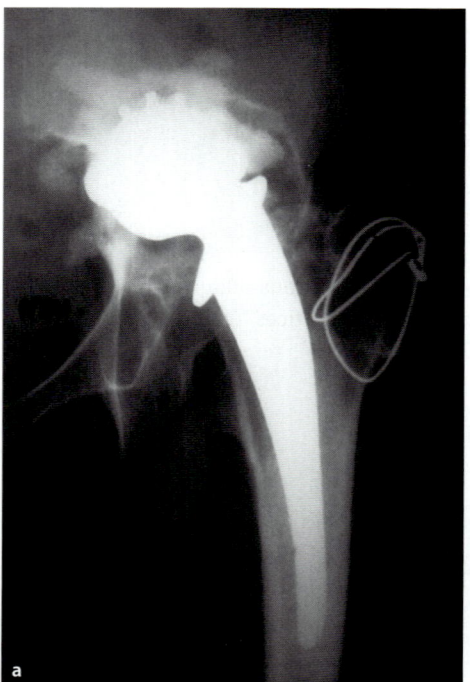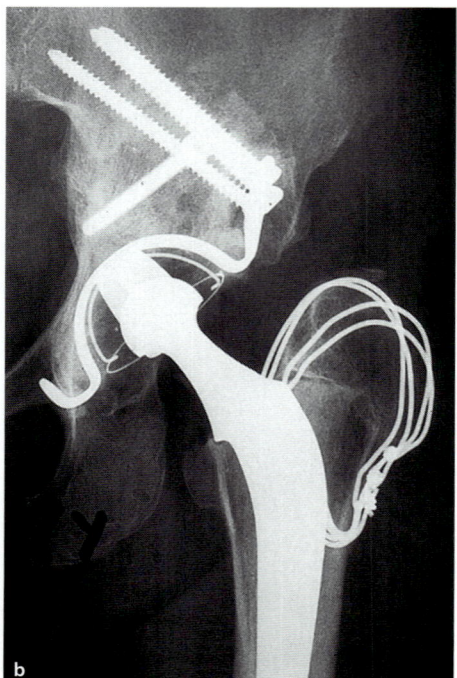

🔲 **Fig. 1.3a, b.** An example of this type of acetabular reconstruction. **a** Before the revision; **b** 8 years after operation

The outcome of this type of acetabular reconstruction was published 4 years ago [13] based on a consecutive series of 60 acetabular reconstructions performed from 1976 to 1986 on 53 patients. Acetabular bone loss classified according to the AAOS system was type III for 48 hips and type IV for 12 hips. After surgery, patients were seen for a physical and radiological examination at 6 weeks, 3 months, 6 months, 1 year and then every 1 or 2 years. Eight patients died from unrelated causes at a mean 7 years after surgery. None was lost to follow-up. The average follow-up duration of the entire series was 11 years 6 months. Clinical results were satisfactory, with a mean postoperative d'Aubigné score [14] of 17.7 (max 18) and 89.6% were classified as excellent or very good at the latest examination. There were three radiological failures (5%) due to resorption of the graft, breakage of the device or screws and socket loosening.

One could not be revised because of poor cardiovascular conditions. The others were revised with the same technique and were successful 7 years after operation.

With a 92.1% survival rate at 16 years, acetabular component loosening as the end point, and despite these three failures, this technique remains valuable and reliable even over the long term.

Femoral Reconstruction

The goal in femoral reconstruction, as well as on the acetabular side, is to restore normal anatomic conditions in order to use a standard component every time it is possible. For

17 years, I have been using four types of reconstruction procedures and three kinds of allografts, depending on the type and extent of femoral deficiencies:
- Intramedullary femoral reconstruction with impacted cancellous bone
- Cortical reinforcement with strut grafts
- Intramedullary reconstruction with massive proximal graft
- Proximal femoral replacement with massive femoral graft

These techniques have been previously described in detail [10, 12].

Filling an osteolytic proximal femur with morcellized cancellous allografts, as described by Ling [7, 18], requires continuous and relatively strong cortices. Otherwise, they might burst under impaction pressure. In this case, Ling recommends reinforcing the thin cortex with metallic meshes and cerclage wires, and I favour cortical reinforcement with femoral cortical allograft shaped into a hemicylindrical strut that fits the exocortex and is secured with cerclage wires. Depending on the extent of femoral deficiencies, one or two struts are used. To completely surround the femur, three hemicylindrical femoral struts are generally necessary. Our results, obtained with this technique, studied on a continuous series of 50 cases, and reviewed with a mean follow-up of 5 years, were good. Contrary to other series, with different prostheses, there were neither subsidence of the stem nor loosening of the femoral component in this series, and most of the cases showed radiological evidence of graft incorporation after 3 years.

Strut grafts may also be used alone, when the medullary canal remains narrow, to reinforce a thin or partially destroyed cortex. As reported in literature [5], they unite to host bone within a few months and do not seem to resorb. Fifty-two strut grafts were used from 1985 to 1996. Reviewed with a mean follow-up of 6 years, they have all united with the host femoral cortex.

Another technique, called the double-sheath technique, can be used for intramedullary reconstruction. Its main indication is extensive femoral osteolysis due to aggressive granulomatosis, which has thinned down femoral cortices and widened the medullary canal. Its indication may be similar to that of the impaction grafting technique, but I favour the double-sheath technique when there are severe structural cortical defects.

The principle is to repair the femoral cortex inside the medullary canal by lining it with a femoral cortical graft (◘ Fig. 1.4; [10, 12]).

After prosthesis and cement removal, reaming and cleaning the medullary canal, a massive proximal allograft is introduced through the cervical orifice. The graft must of course be carefully shaped so that it exactly fits the medullary canal and goes down beyond the pathologic area without splitting thin cortices. Before implanting a cemented component into the graft, morcellized cancellous graft is impacted in the host and graft medullary canals to avoid the cement escaping down and between graft and host bone. This technique also has the advantage of giving the restored femur a normal length when the proximal cortex has completely disappeared, but in this case it is advisable to line the bare graft with a femoral head fragment to prevent or delay resorption of the proximal part of the graft. A Charnley Kerboull femoral component of standard size and length (14 cm) was used in most cases (22/27). In five cases, because of the extent of femoral bone loss, a long graft and a long stem (22 to 25 cm) were required. In every case, the stem was shorter than the graft. This technique requires a bone bank well supplied with proximal femoral allografts, and the main limitation of the procedure is the difficulty finding a suitable graft.

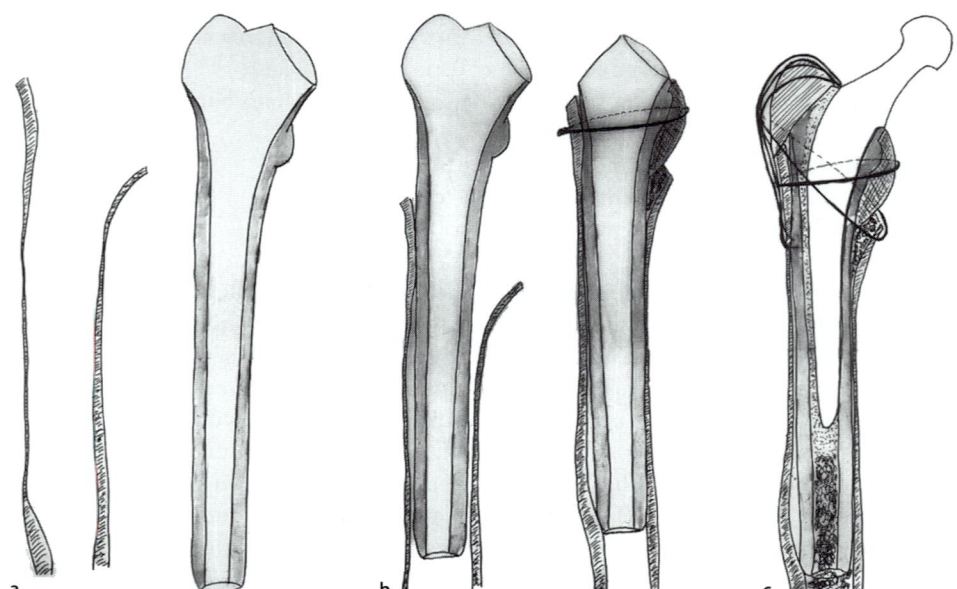

■ **Fig. 1.4a–c.** Principles of the double-sheath technique of femoral restoration. **a** The deficient proximal femur and the proximal femoral allograft prepared to fit the medullary canal. **b** The massive graft is introduced into the medullary canal through the cervical orifice. The proximal medial part of the graft is lined with an additional allograft fragment to repair the structural defect of the proximal medial cortex, secured with a cerclage wire. **c** A standard femoral component is cemented into the graft after obturation of the distal medullary canal with impacted cancellous bone grafts

Radiological bone union between the graft and host femoral cortices has been regularly obtained within 1 year after surgery. Demarcation between graft and host bone that is visible in the immediate postoperative period has progressively disappeared, the gap being filled with new bone. Three or 4 years postoperatively, the graft can be hardly distinguished from the host bone (■ Fig. 1.5).

Long term, there has not yet been resorption of the graft when it was surrounded by host cortices and not in direct contact with muscles.

The outcome of this type of femoral reconstruction was studied on a series of 27 femoral reconstructions performed from 1987 to 2000 on 26 patients. They had 24 mechanical and three septic loosenings. Femoral bone loss, according to the AAOS system, was classified as type III on level II for nine of these patients and level III for 18.

After surgery, patients were seen for physical and radiological examination at 6 weeks, 3 months, 1 year and then every 1 or 2 years. Four patients died between 2 and 6 years after surgery: none was lost to follow-up. The mean follow-up duration of the series was 7.8 years (3–14 years). Complications were as follows. Of the three trochanteric non-unions, two were revised, and only one has united; one was a late dislocation; one was a femoral fracture below the tip of the graft and stem united after plating; and one fatigue fracture has spontaneously united. Clinical results, rated according to the d'Aubigné scale, were satisfactory, with a mean postoperative score of 17.4 vs 12 preoperatively; 23 out of 27 were classified as excellent or very good, one good, two fair and one poor. Radiologically, 25 were success-

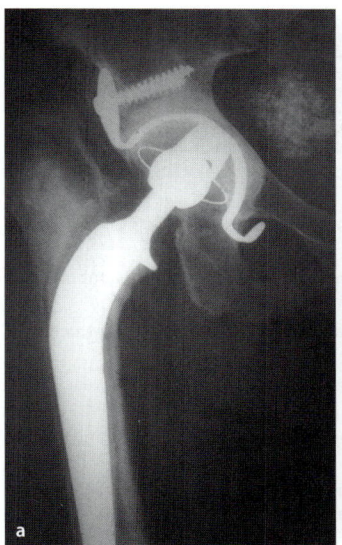
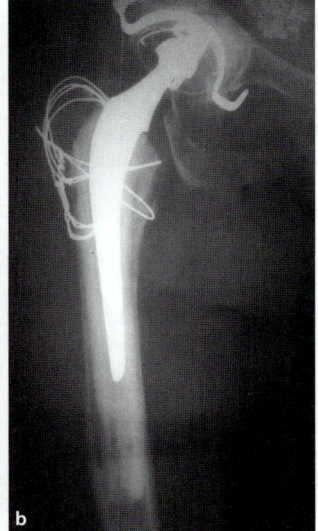
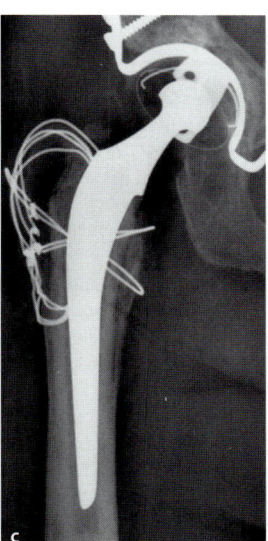

■ **Fig. 1.5a–c.** An example of the double-sheath technique. **a** Before the revision; **b** 2 months after operation; **c** 8 years after operation

ful (graft-host bone union, no resorption of the graft, no loosening of the stem). One was a potential failure because of a partial resorption of the graft, but without loosening of the femoral component, and one was an actual failure likely the result of recurrent chronic infection, not revised because of very poor cardiac conditions.

A massive graft can replace a totally destroyed or previously resected proximal femur. The shreds of remaining cortex are secured around the graft with cerclage wires. A long stem (25–40 mm) cemented in both the graft and distal femur is required in every case. Cancellous autograft surrounds the junction to hasten union. Seventeen cases of massive replacement grafts (11–36 cm long) were carried out from 1986 to 1996 in 17 patients of an average age of 61 years. At a mean 8-year follow-up, all except one have united with distal femur. Three showed a partial resorption and in two the femoral component was loose. There was no deep infection. The results of this last technique are not as good as the results of the double-sheath technique, particularly because of the risk of graft resorption, most likely when the graft is not protected by the shreds of host cortices. The cases published [1, 9] have shown the same problems, and the use of a cementless prosthesis does not seem to improve the results.

Conclusion

Total hip revision arthroplasty on severe bone deficiencies is one of the most difficult challenges in orthopaedic surgery. The procedures described here have proven to be reliable, even over the long term. They represent a valuable technique, especially when performed as salvage operations. Yet they do not dispense with using a mechanically sound prosthesis, and they are not the only way to cope with this difficult problem.

1

References

1. Allan DG, Lavoie GJ, MC Donald S, Oakeshott R, Gross AE (1991) Proximal femoral allografts in revision hip arthroplasty. J Bone Joint Surg 73B:235–240
2. Bousquet G, Argenson C, Godeneche JL, Cisterne JL (1986) Reprises après descellement aseptique des arthroplasties totales de hanche cimentées par la prothèse sans ciment de Bousquet. Rev Chir Orthop 72 Suppl II]70–72
3. Cabanela ME (1998) Reconstruction rings and bone graft in total hip revision surgery Orthop Clin North Am 29:255–262
4. D'Antonio JA, Capello WN, Borden LS et al (1989) Classification and management of acetabular abnormalities in total hip arthroplasty. Clin Orthop 243:126-137
5. Emerson RH, Malinin TI, Cuellar AD, Head WC, Peters PC (1992) Cortical strut allografts in the reconstruction of the femur in revision total hip arthroplasty. Clin Orthop 285:35–44
6. Garcia-Cimbrelo E (1999) Porous-coated cementless acetabular cup in revision surgery: A. 6- to 11-year follow-up study. J Arthroplasty 14:397–406
7. Gie GA, Linder L, Ling RS, Simon JP, Slooff TJJH, Timperley AJ (1993) Impacted cancellous allografts and cement for revision total hip arthroplasty. J Bone Joint Surg 75B:14–20
8. Gill TJ, Sledge JB, Muller ME (1998) The Burch-Schneider anti-protrusio cage in revision total hip arthroplasty: indications, principles and long-term results. J Bone Joint Surg 80B:946–953
9. Head WC, Wagner RA, Emerson RH, Malinin TI (1994) Revision total hip arthroplasty in the deficient femur with a proximal load-bearing prosthesis. Clin Orthop 298:119–126
10. Kerboull M (1996) Traitement des descellements fémoraux aseptiques des prothèses totales de hanche. Cahier d'enseignement de la SOFCOT 1996, pp 2–17
11. Kerboull M, Kerboull L (2000) Acetabular revision with armature, allografts and cemented prosthesis. In: Surgical techniques in orthopaedics and traumatology. Editions scientifiques et médicales Elsevier SAS, Paris
12. Kerboull M, Kerboull L (2000) Traitement chirurgical des descellements fémoraux aseptiques. Reconstruction osseuse par allogreffe et reprise par prothèse cimentée. In: Techniques Chirurgicales –Orthopédie Traumatologie Editions Scientifiques et Médicales Elsevier SAS, Paris.
13. Kerboull M, Hamadouche M, Kerboull L (2000) The Kerboull acetabular reinforcement device in major acetabular reconstructions. Clin Orthop 378:155–168
14. Merle d'Aubigné R (1970) Cotation chiffrée de la fonction de la hanche. Rev Chir Orthop Réparatrice Appar Mot 56:481–486
15. Morscher EW (1997) Management of acetabular deficiencies. J Bone Joint Surg Br 79 [Suppl. III]:297
16. Picault C, VIVES P (2001) Revision of failed prostheses: transfemoral approach and cementless distally locked-stem. Surg Techn Orthop Traumatol 20B:55–460
17. Schmitt D, Braun E, Coudane H, Mole D (1989) Les descellements des prothèses totales de hanche cimentées reprises par prothèses réhabitables. Rev Chir Orthop 75 [Suppl I]:56–57
18. Slooff TJ, Buma P, Schreurs BW et al (1996) Acetabular and femoral reconstruction with impacted graft and cement. Clin Orthop 324:108–115
19. Vastel L, Anract P, Tomeno B, Courpied JP (1999) Utilisation des allogreffes de banque en orthopédie. Aspects réglementaires. In: Techniques chirurgicales orthopédie-traumatologie. Editions Scientifiques et Médicales Elsevier SAS, Paris
20. Wagner H (1989) Revisionsprostheses für das Hüftgelenk Orthopäde 18:438–453

Acetabular Revision

W.G. Paprosky, M. O'Rourke, S.M. Sporer

Introduction

The most challenging aspect of acetabular revision surgery relates to the management of bone loss compromising implant fixation and stability. With the increasing prevalence of patients living with total hip replacements and a trend toward indicating surgery at younger ages, the volume and complexity of revision surgery will increase. Bone loss can be particularly problematic in patients with multiple previous arthroplasty procedures and periacetabular osteolysis around previously functioning cementless acetabular components.

The incidence of revision hip arthroplasty is 18% in the United States and 8% in the Swedish registry. Revision of cemented acetabular components most commonly is related to aseptic loosening with migration of the component correlating with the degree of bone loss. With cementless fixation the severity of bone loss can be pronounced prior to migration due to asymptomatic osteolysis and stress shielding.

The indications for acetabular revision include symptomatic aseptic loosening, failure of fixation, sepsis, wear, osteolysis, and instability. In cases with progressive osteolysis, severe wear, or bone loss that is at risk of compromising future reconstructive options, revision may be indicated for the asymptomatic patient. Contraindication for revision of the acetabular component include severe bone loss precluding allograft fixation or implant fixation, uncontrolled sepsis, or medical comorbidities that preclude the risk of surgery.

Acetabular revision options

There are several options available for revision acetabular surgery including both non-biologic fixation and biologic fixation. Nonbiologic fixation options include cemented polyethylene cups, superior structural allografts with cemented polyethylene cups with and without antiprotrusio cage, impaction grafting with and without antiprotrusio cage, and total acetabular allografts. Biologic fixation options include hemispherical uncemented

2

cups at the anatomic hip center, high hip center (>2 cm superior to the native hip center), jumbo cup (66 to 80 mm), oblong cups, uncemented hemispherical cup supported by structural allograft, and modular cementless implant systems.

Cementless fixation in revision acetabular surgery has demonstrated improved outcomes compared with cemented components and consequently have become the "gold standard" in the majority of acetabular revisions. Callaghan and Johnston have shown no aseptic loosening in uncemented HGI components used for revision of cemented components compared to 14% revision for aseptic loosening and 33% radiographic aseptic loosening for cemented revision acetabular components [7, 19]. Della Valle et al. reporting the Rush experience showed aseptic loosening in 2 of 138 patients with a mean 15-year follow-up (revision for any reason in 19 of 138; [6]). Hallstrom et al reporting the result of cementless revisions performed by Harris show an aseptic loosening rate of 11% (13 of 122) and a revision for aseptic loosening of 4% (5 of 122; [9]).

Reliable and durable fixation of cementless acetabular components requires an environment with adequate biologic potential (intimate contact of viable living bone with the implant) and mechanical stability (motion <40–50 µm) to allow for bone ingrowth. Bone loss can compromise both of these prerequisites for successful use of these implants. The amount of host bone required to provide durable fixation with uncemented acetabular implants is not clearly known because it is very difficult to reliably measure the amount of bone supporting an implant three-dimensionally when evaluating the success of an implant between studies or with retrospective studies. Despite this uncertainty, most surgeons report 50–60% as necessary. This value stems from literature reporting the success of superior structural allografts as measured by the coverage of the acetabular component in the coronal plane as seen on an AP radiograph. However, the support of an implant is geometrically more complex than can be determined on a two-dimensional radiograph alone. Rather, the location of the remaining supportive bone probably has a more important role in providing durable fixation than does the quantity of bone. Finally, the percentage of bone necessary to support the implant probably decreases at the implant size increases due to the increased surface area.

Inherent stability

Although there are reports of successful use of uncemented cups used with line-to-line reaming in revision surgery [6, 19], we believe that the ability to achieve inherent stability of the implant is necessary to predict durable fixation. To achieve this goal and obtain proper assessment of the remaining bone stock, trial components are a critical aspect to determine success of the reconstruction. The trial implants can have full inherent stability, partial inherent stability, or no inherent stability. With full inherent stability the surgeon is able to push on the rim of the trial without displacing the trial and a trial reduction can be performed without displacing the trial component. With partial inherent stability the position of the trial is maintained while the trial inserter is removed. However, loading the rim of the trial implants causes displacement and the cup position will not be maintained if a trial reduction is attempted. Finally, no inherent stability implies that support of the trial component by host bone is inadequate to maintain placement of the trial in the desired location once the trial inserter is removed.

Classification and Decision Making

AAOS

American Academy of Orthopaedic Surgeon classification of bone defects, described by D'Antonio et al. [4, 3] identifies the pattern and location of bone loss, but does not quantify the defect. The bone loss is classified as contained, segmental, combined contained/segmental, pelvic discontinuity, and ankylosis. This is the most commonly sited classification in the literature.

Paprosky

The classification system we use is based on the severity of bone loss and the ability to obtain cementless fixation for a given bone loss pattern [16]. The key to the classification is the ability of the remaining host bone to provide initial stability to a hemispherical, cementless acetabular component until ingrowth occurs. Intra-operative decisions are based on the use of the trial components. The amount of rim remaining contributes greatly to the stability of the trail and implant. A Type I defect has an undistorted rim, a Type II defect has a distorted intact rim with adequate remaining bone to support a hemispherical cementless implant, and a Type III defect has a non-supportive rim.

Radiographic correlation

Preoperative radiographic findings on the AP radiograph of the pelvis generally can be used to predict the type of defect present allowing the surgeon to plan for the acetabular reconstruction accordingly. The four criteria on the preoperative radiograph that are important to assess include:

- superior migration of the hip center,
- ischial osteolysis,
- teardrop osteolysis, and
- position of the implant relative to Kohler's line.

Superior migration of the hip center represents bone loss in the acetabular dome involving the anterior and posterior columns. Superior and medial migration represents a greater involvement of the anterior column. Superior and lateral migration represents a greater involvement of the posterior column. The amount of superior migration is measured as the distance in millimeters (adjusting for magnification) relative to the superior obturator line.

Ischial osteolysis represents bone loss from the inferior aspect of the posterior column including the posterior wall. The amount of ischial osteolysis is quantified by measuring the distance from the most inferior extent of the lytic area to the superior obturator line.

Teardrop osteolysis represents bone loss from the inferior and medial aspect of the acetabulum including the inferior anterior columns, the lateral aspect of the pubis, and the medial wall. Moderate osteolysis includes partial destruction of the radiographic structure with maintenance of the medial limb of the teardrop. Severe involvement is the complete obliteration of the teardrop.

2

Medial migration of the component relative to Kohler's line represents a deficiency of the anterior column. Kohler's line is defined as a line connecting the most lateral aspect of the pelvic brim and the most lateral aspect of the obturator foramen on an AP radiograph of the pelvis. The medial aspect of the implant is lateral to Kohler's line with a Grade 1 and medial to the line with a Grade 3. A Grade 2 shows migration to Kohler's line or slight remodeling of the iliopubic and ilioischial lines without a break in continuity.

Classification

Type I Defect. The remaining rim is intact and supportive without distortion (◘ Fig. 2.1). The acetabulum is hemispherical and small focal areas of contained bone loss may be present (cement anchor sites). The anterior and posterior columns are intact. A hemispherical cementless implant is almost completely supported by native bone and has full inherent stability.

The preoperative radiograph shows no migration of the component, no evidence of osteolysis in the ischium or teardrop, and Kohler's line has not been violated (the medial most aspect of the component is lateral to Kohler's line).

Type II Defect. In a Type II defect the acetabulum is distorted; however, adequate host bone remains to support a cementless acetabular component (◘ Fig. 2.2a). The trial component has full inherent stability. The distortion may be superior and lateral, superior and medial, or directly medial. There is at least 50% host bone contacting the surface area of the component for potential ingrowth and good mechanical support can be obtained entirely from host bone. The anterior and posterior columns remain intact and supportive. Elevation of the hip center may be appropriate up to 1.5 cm to achieve superior contact and support.

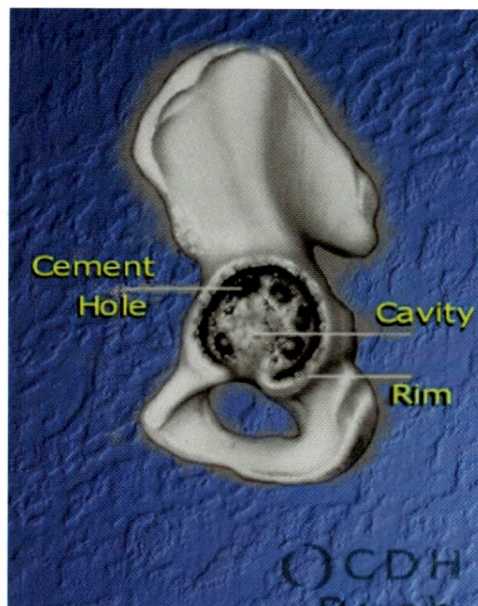

Cement Hole

Cavity

Rim

◘ **Fig. 2.1.** Type 1 acetabular defect. Note the rim remains supportive and will allow stability to a hemispherical component

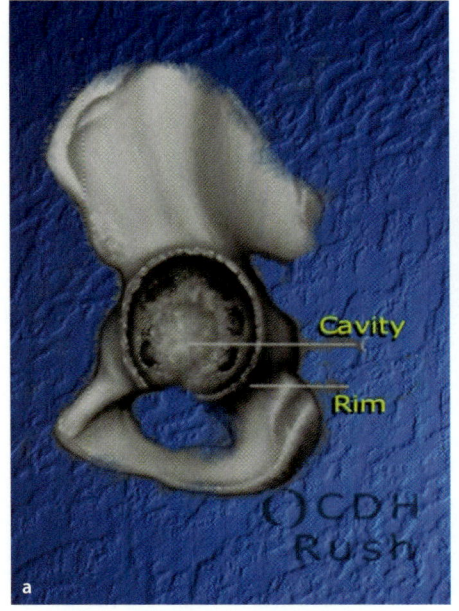

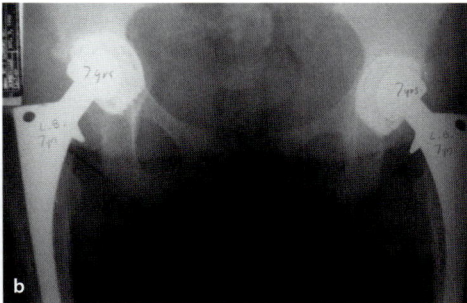

Fig. 2.2. **a** Type II acetabular defect. Note the rim defect. The remaining host bone is supportive and will allow full stability to a hemispherical component. **b** Preoperative radiograph of a Type IIC acetabular defect. Note the violation of Kohler's line

On the preoperative radiograph with type II defects the superior migration of the hip center is less than 3 cm from the superior obturator line and there in no significant osteolysis of the ischium or teardrop (ischial osteolysis <7 mm below the obturator line).

Type IIA Defect: The pattern of bone loss is superior and medial allowing migration of the failed component into a cavitary defect medial to the thinned intact superior rim. The majority of these patients are treated with particulate allograft because the defect is contained. The remaining superior rim provides a buttress for containment of the allograft.

Type IIB Defect: The superior rim is deficient for less than of the rim circumference and the defect is not contained. The remaining anterior and posterior rims and columns are supportive for an implant. Use of allograft in this setting is to restore bone stock and not to support the implant. The defect is segmental and a femoral head allograft may be choosen. The majority of these reconstructions are done without grafting of the segmental defect.

Type IIC Defect: The Type IIC defect occurs with medial wall defects and migration of the acetabular component medial to Kohler's line (■ Fig. 2.2b). The rim of the acetabulum is intact and will support a hemispherical component. These reconstructions are similar to the treatment of protrusio acetabuli in the primary arthroplasty setting. Sequentially larger reamers are used until the acetabular rim is engaged. Particulate bone graft can be placed medially in order to lateralize the hip center of rotation back to its anatomic position.

Type III Defect. The remaining acetabular rim in a Type III defect will not provide adequate initial stability for the component to achieve reliable biologic fixation (■ Fig. 2.3a). The trial implants are lacking full intrinsic stability. Structural allograft is an option to restore the center of rotation to the proper anatomic location and provide mechanical stability to the implant.

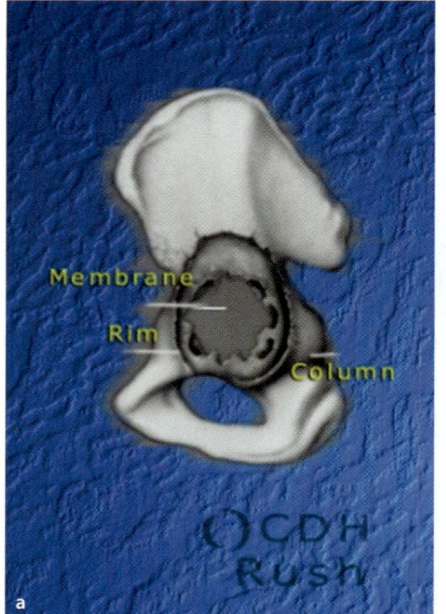

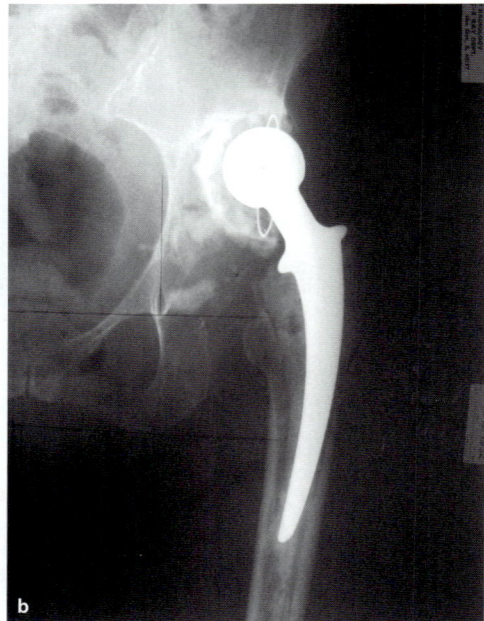

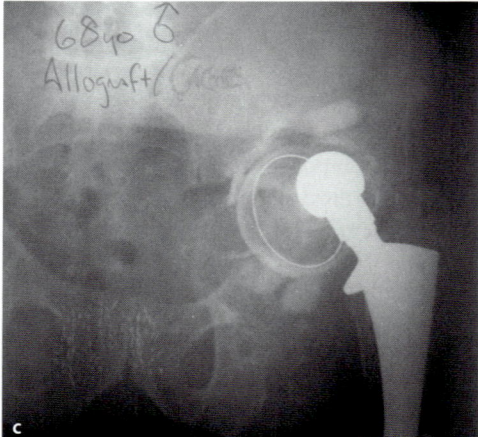

◘ Fig. 2.3. a III acetabular defect. The remaining host bone is non-supportive and will not allow full stability to a hemispherical component. **b** Preoperative radiograph of a Type IIIa acetabular defect. Note the superior lateral migration and loss of the superior dome. **c** Preoperative radiograph of a Type IIIbb m ov allograft with acetabular defect. Note the superior medial migration with disruption of Kolhler's line

Type IIIA Defect: With a Type IIIA defect, there is adequate host bone available and in contact with the ingrowth surface to obtain durable biologic fixation (◘ Fig. 2.3b). The trial component in a Type IIIA acetabulum will have partial inherent mechanical stability. Contact of the cementless cup with host bone should occur over 40% to 60% of the surface area. In the short-term, support of the implant with a structural allograft is necessary to provide initial stability thus allowing for ingrowth to occur in the areas where the implant is in contact with the host bone. The defect involves greater than but not more than 1/2 the circumference and usually is located between 10 o'clock and 2 o'clock.

    Preoperative radiographs show superior and lateral migration of the component more than 3 cm above the obturator line (adjusting for magnification). Ischial lysis will be mild to moderate extending less than 15 mm inferior to the obturator line. Partial destruction of the teardrop will be present; however, the medial limb of the teardrop generally will be present. The component will be at or lateral to Kohler's line and the ilioischial and iliopubic lines will be intact.

Type IIIB Defect: In a Type IIIB defect there is less than 40% host bone remaining in contact with the ingrowth surface. There is no inherent stability achievable with a trial implant. The rim defect is greater than 1/2 the circumference, usually from 9 o'clock to 5 o'clock (□ Fig. 2.3c). Patients with Type IIIB defects are at high risk for occult pelvic discontinuity and this possibility must be ruled out at the time of reconstruction.

Preoperative radiographs show more extensive ischial osteolysis (>15 mm below the superior obturator line), complete destruction of the teardrop, migration medial to Kohler's line, and greater than 3 cm of superior migration to the obturator line. The failed component has migrated superior and medial in the Type IIIB defect as compared with the Type IIIA defect where the migration is superior and lateral.

Algorithmic Approach to decision making

Our algorithmic approach to revision of the acetabulum is shown in □ Fig. 2.4. The initial decision point relates to the superior migration of the hip center prior to revision. If the hip center has not migrated more than 3 cm above the superior obturator line a determination is made whether full inherent stability can be achieved with a trial component. If this can be achieved, the defect is a Type I or Type II. Hemispherical cementless fixation is utilized. If there is migration medial to Kohler's line the defect would be a Type IIC and rim fixation will support the hemispherical implant.

When the hip center has migrated more than 3 cm superior to the superior obturator line or the surgeon is unable to achieve full inherent stability of the hemispherical trial, the defect is a Type III defect. If a trial component has partial inherent stability there is generally enough contact with host bone to support ingrowth and is therefore a Type IIIA defect. Type IIIA defects usually have an oblong shape; however occasionally are spherical. If spherical, a jumbo cup may be appropriate. With oblong remodeling of the host acetabulum, the options include a structural distal femoral graft with a cementless hemispherical cup, a modular trabecular metal augment with a hemispherical cup, or a high hip center hemispherical cup. When restoration of an anatomic hip center is desired the former two options are appropriate. With both the structural distal femoral graft and the modular augment, the goal is to provide support to a hemispherical implant that has partial inherent stability until adequate supportive ingrowth can occur into the cup. Advantages of the distal femoral allograft are longer follow-up studies with good results and the restoration of bone for future reconstructions if necessary. The potential advantages of a modular cup and augment system are less stripping of the ilium and mobilization of the abductors, a technically easier and faster procedure, and the use of an augment which does not have the potential for resorption. The compromises with this method of fixation include the unknown long-term durability, the potential for debris generation at the interface, the potential for fatigue failure, and the inability to restore bone stock for future revisions.

When the there is no inherent stability of the hemispherical trial the defect is a Type IIIB. When a pelvic discontinuity has been ruled out the options include non-biologic fixation with impaction allograft supported with a cage or structural allograft (acetabular

2

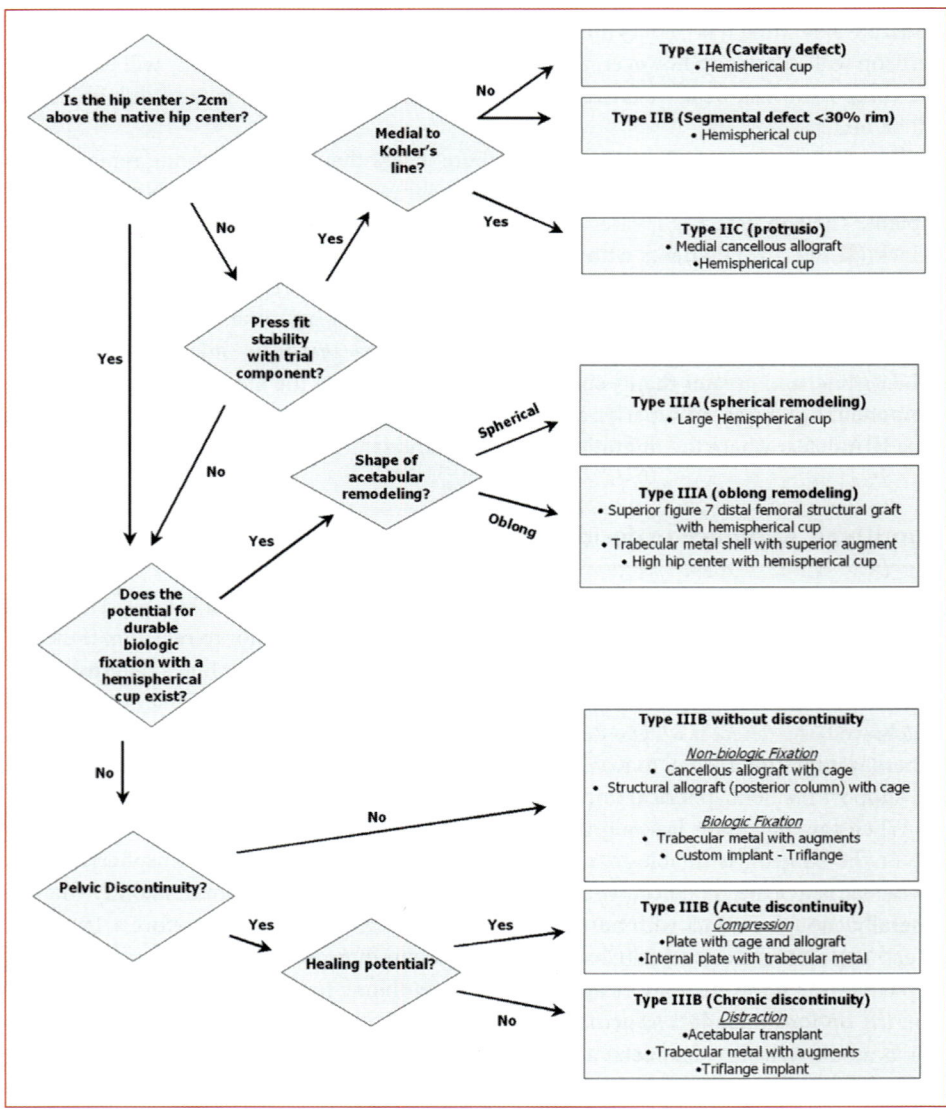

Fig. 2.4. Algorithmic approach to acetabular revision

allograft or distal femoral allograft) supported with a cage or biologic fixation with a modular trabecular metal system or a custom triflanged implant.

In the presence of a pelvic discontinuity we make an intraoperative determination whether the discontinuity appears to be acute with the potential for healing or whether it appears to be chronic without the potential for healing. If healing is possible, we will use compression and plating across the dissociation along with one of the reconstructive approaches described for a Type IIIB defect above. On the other hand, if there is no potential for healing we choose to distract the discontinuity and insert bone graft into the defect. The initial stability of the structural graft or the modular reconstruction is greatly enhanced with distraction as opposed to compression when there is little chance for host bone to heal the discontinuity.

Techniques

General Principles

Preoperative planning based on the aforementioned classification system is critical to have the appropriate grafting material, tools for implant removal, and components at the time of surgery. If significant medial migration is present consideration for imaging (angiography or CT scanning with intravascular contrast infusion) and possible intrapelvic mobilization of vascular structures is recommended.

Careful patient positioning is required, giving particular attention to the orientation of the pelvis and torso relative to the floor as internal landmarks often are distorted in the setting of revision surgery. Extensile exposures often are necessary with the incision extending toward posterosuperior iliac spine. The plane between the iliotibial band and the underlying vastus lateral and the abductors (often scarred to the iliotibial band) is redeveloped. After identifying the borders of the gluteus medius and gluteus minimus, the plane between the gluteus minimus and the capsule is identified and the abductors are mobilized anteriorly. We do not routinely expose the sciatic nerve unless dissection through heterotopic ossification if necessary. A posterior capsule flap is developed off of the greater trochanter subperiosteally and extended to the superior aspect of the acetabulum and continued distally along the proximal femur in a subperiosteal fashion. Intraoperative infection evaluation (cell count and frozen sections) is done. We assume absence of an infection with a white cell count less than 3,000 and presence of an infection greater than 10,000. If the cell count is between 3,000 and 10,000 we base our decision on the CRP level and frozen sections. The posterior flap is retracted and an anterior capsulectomy is done. If the femoral component is to be retained, an anterior pouch is developed for placement of the retained component during retraction. The superior ilium and posterior column is dissected in the subperiosteal plane to obtain the necessary exposure. An extended trochanteric osteotomy might be indicated depending on the visualization and the anticipated reconstruction of the femur. After the removal of existing components, a systematic debridement of granulation tissue and interface membrane is done to assess the entire remaining acetabular bone stock and rule out the possibility of a pelvic discontinuity.

Type IIC Defect

In the majority of cases, particulate graft is placed medially. If the medial membrane is not a sufficient buttress to the particulate graft, a femoral head cut into a wafer such that the diameter of the wafer is greater than the diameter of the medial bone defect can be used as a buttress to place particulate graft. Using acetabular reamers on reverse will impact the cancellous allograft medially and recreate the hemispherical shape to the socket. As more cancellous allograft is added medially, the reamer will begin to translate laterally and catch on the rim. The reamers (used on reverse) will disengage from the reamer drive shaft as they come in contact with the host bone rim. At this point, sufficient graft has been placed medially.

Type IIIA Defect – distal femoral structural allograft with uncemented acetabulum

2

Structural allograft principles

An appropriate graft must be selected to match the mechanical demands of the proposed reconstruction to optimize outcomes. We do not use femoral head allografts when the graft serves a structurally supportive role. Fresh-frozen distal femoral or proximal tibial allografts are used to orient the trabecular patterns of the graft parallel to the direction of load to optimize stress transfer. The grafts are contoured to maximize contact surface area between the host bone and the allograft to optimize union rates. Unnecessary stress risers must be avoided. Temporary fixation with K-wires helps to prevent unwanted shifting of the allograft during fixation. It is important to have separate fixation between the allograft and host bone in addition to implant fixation. Fixation of the allograft generally is accomplished with 6.5-mm screws oriented parallel with one another in the direction of loading without interfering with component placement or fixation. If pelvic discontinuity exists fixation with a posterior column plate should be done before proceeding with the allograft.

The location of the desired hip center is identified and acetabular reamers are used to size and shape the acetabulum for a hemispherical cementless implant. After it is determined that adequate host bone is available to contact the implant, a trial component is placed to determine areas of contact, inherent stability, and location of segmental loss.

The preparation of the allografts starts by trimming the epicondyles so the medial to lateral dimension of the allograft matches the diameter of the acetabular cavity. A female reamer is then used that is about 1–2mm larger than the acetabular cavity to ream the distal aspect of the allograft in slight flexion to avoid notching the anterior cortex of the graft and so the reamed condyles with be directed into the acetabular cavity. The metaphyseal portion of the allograft is then cut in the coronal plane to create the shape of the #7 with the anterior aspect of the metadiaphyseal bone left in continuity with the distal condyles. The superior aspect of the allograft (anterior cortex) is generally around 5–6 cm in length.

The angle between the condyles and the anterior cortex on the posterior aspect of the allograft is contoured with a burr to optimize the contact between the allograft and the host ilium. If a ledge of bone is present between the lateral margin of the ilium and the depth of the acetabular cavity at the site of the defect, the allograft should be cut at a more acute angle. This "tongue-and-groove" effect will provide tremendous stability at the graft-host junction.

The superior limb of the allograft is contoured to the lateral ilium and secured with Steiman pins provisionally. It is important to tap the allograft screw holes, in order to minimize the risk of fracture, before placing four parallel 6.5-mm cancellous screws with washers. The screws should be oriented obliquely into the ilium in the direction of loading to provide compression of the graft against the remaining ilium. The acetabular cavity then can be reamed to contour the portion of the graft that will contact the component. Smaller reamers initially are used and sequentially increased in size to obtain the dimensions of the desired acetabular cavity. Care must be taken to prevent additional host bone removal or inadequate reaming of the allograft causing failure of contact between the remaining host bone and the component. Remaining voids are filled with particulate allograft and a cementless cup is impacted into the newly sculped acetabular cavity and fixed with multiple screws for adjunctive fixation.

Type IIIA Defect – modular trabecular metal

The acetabular reamers are used to identify the desired location for the cup placement and to determine the location of remaining supportive host bone (usually anterior-superior and posterior-inferior). Progressive reaming is performed to engage the anterior and posterior column bone to gain partial inherent stability to acetabular trial. With the trial in the appropriate amount of version and abduction, place the posterior-superior augment against the host bone. The augments can be placed in any position/orientation to allow improved initial stability and the bone or the augment can be contoured with a barrel burr to optimize the surface contact area. With the trial in place, secure the augment to the host bone with screws. The augment is then packed with bone graft leaving the portion of the augment facing the cup exposed. Polymethymethacrylate cement is then placed directly onto the trabecular metal revision cup only in the areas mating with the augment. The acetabular component is then firmly impacted obtaining a press-fit against the host bone. We recommend the placement of multiple screws for initial fixation. If cementation of the liner is performed, consider placing bone wax into the end of the screws to facilitate removal if needed.

Type IIIB Defect – total acetabular transplant with cage

Use acetabular reamers to size the acetabular cavity and identify the location of remaining bone to support the allograft. Identify the ledge of bone on the superior ilium that will abut against the allograft. Ream the acetabulum of the allograft on back table – avoid weakening the graft by excessive reaming. A cage is sized to the allograft prior to placement. The allograft hemi-pelvis is cut in a curvilinear fashion from the greater sciatic notch to the ASIS to maintain a portion of the ilium attached to the acetabulum. The pubic and ischial portions of the allograft are cut distal to the confluence of the acetabulum with enough length to accommodate the inferior defects. Avoid leaving excessive inferior bone on the allograft that prevents optimal medialization of the inferior aspect of the graft. This can result in vertical cup placement and lateralization of the hip center. Medialization of the hip center is desired. A female reamer, 1–2mm larger than the acetabular reamer used to size the acetabulum, can be used to mark and shape the medial aspect of the graft to fit the defect. A groove is made in the superior ilium of the allograft to correspond to the ledge of bone along the superior aspect of the native acetabulum. This tongue-and-groove junction provides a stable buttress between the host and the allograft. A burr is used to "de-bulk" the inner table of the ilium on the allograft and maintain shelf distally that will fill the defect of the acetabulum. Allograft should be placed with press-fit. The graft can be secured with Steiman pins provisionally. Then with four 6.5 mm partially threaded screws and washer directed obliquely into the ilium from both the intra-articular and lateral ilium aspects of the graft. A pelvic reconstruction plate is then contoured to the posterior column with ideally three screws in the native ilium and ischium. A cage is recommended to protect all transplants. Place cage-host bone screws as well as cage-allograft bone screws for fixation. If possible, the inferior flange of a cage is inserted into a slot in the ischium for fixation. A metal shell or a polyethylene liner is then cemented into the cage/allograft composite avoiding the tendency to place the component in a vertical and retroverted position

Type IIIB Defect – modular trabecular metal

Size the acetabular defect with acetabular reamers in the desired location to find the dimension of the cavity until two points of fixation are achieved (anterior to posterior; anterior- inferior to posterior-inferior; posterior-superior to anterior inferior). Use augments to decrease acetabular volume and restore a rim to support a revision cup. The location and orientation of the augments is highly variable depending of the bone loss pattern. Augments are often placed on the medial aspect of the ilium or they may be stacked. It is more common to use the augments with the wide base placed laterally and the apex medially (this is the opposite of how the augments are often used in the Type IIIA defect. The revision cup will have direct contact with the augments and will be required in order to achieve a press-fit. Similar to a Type IIIa defect, the augments are initially secured to the host bone with the use of multiple screws. Portions of the augments may need to be removed with a burr or a reamer in order to optimize the surface area contact between the revision shell and the augments. Particulate bone graft is then placed into any remaining cavities before the hemispherical revision shell is impacted into place. Similar to a Type IIIa defect, the interface between the revision shell and the augments is cemented (these interfaces should be in compression). Multiple screw fixation is used through the revision shell.

Outcomes of revisions

Acetabular revision with the use of a hemispherical cementless sockets have been shown by several authors to provide durable results at a minimum 10 year follow-up (■ Table 2.1). Because of the predictable clinical results, hemispherical cementless sockets are now used in almost all Type I and II acetabular defects. Type IIIa acetabular defects can be treated with either a distal femoral allograft, a bilobed implants or a trabecular metal acetabular components with a superiorly placed trabecular metal augment. The Long-term clinical results of acetabular reconstruction with the use of trabecular metal are currently unavailable. However, this material appears to provide extensive bone ingrowth and is associated with high initial frictional resistance.

The midterm results of bilobed acetabular components have been disappointing. These implants attempt to lower the hip center of rotation and obtain fixation both in the true acetabulum along with fixation in the ilium. Chen et al. reported a 24 percent failure rate in 37 hips at an average 41 months postoperatively [2]. On the contrary, the midterm results of a distal femoral allograft with a hemispherical cementless are acceptable. At a minimum 7 year follow-up, (average 10 year follow-up in 22 hips) the senior author has demonstrated 17 well functioning reconstructions without loosening and only 4 revisions at an average 5.5 years postoperatively.

Type IIIB acetabular defects treated with an acetabular transplants and a cemented aceetabular components (without a cage) have demonstrated poor clinical results. The senior author followed 16 patients at a minimum 8 years (average 10 year follow-up) and demonstrated 6 hips functioning without loosening, 6 hips revised for aseptic loosening at an average 2.9 years, and an additional 4 hips radiographically loose. Due to the poor results observed with unsupported structural allograft, the senior author then began to use reconstruction cages. The two to eight year follow-up of 45 hips where a cage was used for

⬛ **Table 2.1.** Clinical results of cementless acetabular revision

Author	Year	No. of Hips	Follow up (years)	Results
Templeton et al. [19]	2001	61	12.9 (11.5–14.3)	3.5% radiographically loose
Leopold et al. [13]	1999	138	10.5 (7–14)	1.8% radiographically loose
Silverton et al. [17]	1996	138	8.3 (7–11)	0.7% failure
Garcia-Cimbrelo [8]	1999	65	8.3 (6–11)	10.8% failure; 28% loose
Whaley et al. [21]	2001	89	7.2 (5–11.3)	4.5% failure rate
Lachiewicz and Poon [12]	1998	57	7 (5–12)	No failures
Dearborn and Harris [5]	2000	24	7 (5–10.3)	No failures
Weber et al. [20]	1996	61	6.5 (5–8)	1.6% radiographically loose
Chareancholvanich et al. [1]	1999	40	8 (5–11)	12.5% failure rate
Paprosky et al. [16]	1994	147	5.7 (3–9)	4.1% failure
Lachiewicz and Hussamy [11]	1994	60	5 (2–8)	No failures
Tanzer et al. [18]	1992	140	3.7 (2–5.5)	1.4% failure
Padgett et al. [15]	1993	138	3.6 (3–6)	No failures
Moskal et al. [14]	1997	32	4.8 (3–9.5)	6.3% failure rate
Jasty (10)	1998	19	10 (8–11)	No failures for loosening

a Type III defects showed 20 hips functioning without loosening, 9 hips revised for aseptic loosening and an additional 9 hips radiographically loose.

The poor clinical results observed in Type IIIb defects has prompted the senior author to explore the use of a trabecular metal acetabular component with one or two augments in the majority of his current Type IIIb cases. Modular trabecular metal revision systems have not been used long enough to report follow-up results at the present time; however, we are encouraged by the outcomes in the early phase.

Conclusion

The prevelance, younger age, and greater life expectancy of the arthroplasty population promises a continued need for solutions in patients requiring an acetabular revisions in the face of severe bone loss. The algorithmic approach we have outlined is an approach that allows the surgeon to predict findings in the operating room, make plans for treating the expected bone loss patterns, and make appropriate judgements regarding reconstructive technique to achieve the best possible durable treatment. Our preference is to achieve cementless fixation when possible and alternative solutions when initial stability is not achievable.

References

1. Chareancholvanich K, Tanchuling A, Seki T, and Gustilo RB (1999) Cementless acetabular revision for aseptic failure of cemented hip arthroplasty. Clin Orthop: 140–149
2. Chen WM, Engh CA jr, Hopper RH jr et al. (2000) Acetabular revision with use of a bilobed component inserted without cement in patients who have acetabular bone-stock deficiency. J Bone Joint Surg Am 82: 197–206
3. D'Antonio JA, Capello WN, Borden LS et al. (1989) Classification and management of acetabular abnormalities in total hip arthroplasty. Clin Orthop:126–137
4. D'Antonio JA (1992) Periprosthetic bone loss of the acetabulum. Classification and management. Orthop Clin North Am 23: 279–290

2

5. Dearborn JT, and Harris WH (2000) Acetabular revision arthroplasty using so-called jumbo cementless components: an average 7-year follow-up study. J Arthroplasty 15: 8–15

6. Della Valle CJ, Berger RA, Rosenberg AG, and Galante JO (2004) Cementless acetabular reconstruction in revision total hip arthroplasty. Clin Orthop: 96–100

7. Gaffey JL, Callaghan JJ, Pedersen DR et al. (2004) Cementless acetabular fixation at fifteen years. A comparison with the same surgeon's results following acetabular fixation with cement. J Bone Joint Surg Am 86-A: 257–261

8. Garcia-Cimbrelo E (1999) Porous-coated cementless acetabular cups in revision surgery: a 6- to 11-year follow-up study. J Arthroplasty 14: 397–406

9. Hallstrom BR, Golladay GJ, Vittetoe DA, and Harris WH (2004) Cementless acetabular revision with the Harris-Galante porous prosthesis. Results after a minimum of ten years of follow-up. J Bone Joint Surg Am 86-A: 1007–1011

10. Jasty M (1998) Jumbo cups and morsalized graft. Orthop Clin North Am 29:249–254

11. Lachiewicz PF, and Hussamy OD (1994) Revision of the acetabulum without cement with use of the Harris-Galante porous-coated implant. Two to eight-year results. J Bone Joint Surg Am 76: 1834–1839

12. Lachiewicz PF, and Poon ED (1998) Revision of a total hip arthroplasty with a Harris-Galante porous-coated acetabular component inserted without cement. A follow-up note on the results at five to twelve years. J Bone Joint Surg Am 80: 980–984

13. Leopold SS, Rosenberg AG, Bhatt RD et al. (1999) Cementless acetabular revision. Evaluation at an average of 10.5 years. Clin Orthop:179–186

14. Moskal JT, Danisa OA, and Shaffrey CI (1997) Isolated revision acetabuloplasty using a porous-coated cementless acetabular component without removal of a well-fixed femoral component. A 3- to 9-year follow-up study. J Arthroplasty 12: 719–727

15. Padgett DE, Kull L, Rosenberg A et al. (1993) Revision of the acetabular component without cement after total hip arthroplasty. Three to six-year follow-up. J Bone Joint Surg Am 75: 663–673

16. Paprosky WG, Perona PG, and Lawrence JM (1994) Acetabular defect classification and surgical reconstruction in revision arthroplasty. A 6-year follow-up evaluation. J Arthroplasty 9: 33–44

17. Silverton CD, Rosenberg AG, Sheinkop MB, et al. (1995) Revision total hip arthroplasty using a cementless acetabular component. Technique and results. Clin Orthop: 201–208

18. Tanzer M, Drucker D, Jasty M et al. (1992) Revision of the acetabular component with an uncemented Harris-Galante porous-coated prosthesis. J Bone Joint Surg Am 74: 987–994

19. Templeton JE, Callaghan JJ, Goetz DD et al. (2001) Revision of a cemented acetabular component to a cementless acetabular component. A ten to fourteen-year follow-up study. J Bone Joint Surg Am 83-A: 1706–1711

20. Weber KL, Callaghan JJ, Goetz DD, and Johnston RC (1996) Revision of a failed cemented total hip prosthesis with insertion of an acetabular component without cement and a femoral component with cement. A five to eight-year follow-up study. J Bone Joint Surg Am 78:982–994

Hip Revision Concepts

R. Sekel, R.W. Eberle, B. Miles

With the combination of the younger ages at which a primary total hip arthroplasty (THA) is performed today, increased patient activity and longevity, the incidence and technical complexity of revision THA has and will continue to increase dramatically. Revision THA is a demanding undertaking and involves multivariate technical challenges that may include mechanical and material considerations such as prosthetic loosening, as well as prosthetic and periprosthetic fracture. Biologic considerations include osteolysis, sepsis, compromised soft tissue, patient age and concomitant disorders. In response, prosthetic and grafting options for these challenging cases have evolved dramatically.

Cemented revision THA was originally performed with mixed results, ranging from 4% to 29% loosening at intermediate to long-term follow-up times [5, 20, 22, 24]. In lieu of these outcomes, non-cemented femoral prostheses gained wide popularity, but resulted in increased aseptic loosening and prosthetic subsidence [15, 19]. Extensively porous coated femoral prostheses were introduced with greater size options and increased success [17, 19]. Large monoblock femoral components have resulted in satisfactory results, but because of their fixed-proportion anatomic profile, they may require sacrificing optimum distal femoral bone, and can introduce variables that adversely affect bone remodeling such as stress shielding [17, 19]. Technical errors after stem preparation and implantation, of anteversion, offset and height cannot be corrected easily. Modularity, however, affords the surgeon the ability to maintain maximum host bone and bone structural properties while fitting the component to the patient.

Primary modular femoral components were then applied to revision situations to compensate for the mismatch between the deficient proximal femur and the intact distal femur. Results similar to those of large monoblock prostheses were achieved, but loosening and prosthetic subsidence were of concern in severely deficient proximal femurs [2, 3]. Introduction of porous-coated, calcar replacing prostheses addressed significant proximal femoral deficiencies. Results were similar again to those of the large non-cemented, monoblock systems, and the failures involved those cases in which large mismatches between the proximal and distal femur existed [9–11, 16].

There are many prosthetic alternatives available for the treatment of patients presenting with failed THA. However, one must understand the mechanism of failure, to ensure the eradication of the reason for failure and also to avoid perpetuating the failure mechanism.

Each of these identified failure pathways contribute alone, or in combination with each other and include

- material and mechanical failure,
- aseptic loosening,
- wear debris and osteolysis,
- sepsis,
- joint instability,
- periprosthetic fracture.

In addition to taking into consideration the mechanism of failure, implant selection must be determined from radiographic evidence of bone loss patterns and the best prosthesis match for salvaging host bone. Numerous assessment grading systems are available to classify the degree of bone loss of the acetabulum and femur. Although not uniform, each of these systems describes the location and severity of bone defect, bone loss and bone discontinuity. These systems are best when used to help determine the appropriate reconstruction strategy for the femoral deficiency encountered [8, 18].

Because of the multivariate nature of revision THA, modular components have been accepted as necessary for reconstructing the deficient femur. The concept and results of many currently available prosthetic components are discussed individually throughout this text. Independent of the component model, four main tenants exist that are necessary for successful femoral composite reconstruction, and these include:

- component stability: initial and long-term,
- versatility of the modular design,
- strength of materials,
- restoration of hip biomechanics.

Component Stability

During walking and stair climbing, normal loading exerts an axial force of between 1,000 and 2,000 N, and a torsional force of 10–20 Nm. A normal intact femur will fracture at approximately 134 Nm, but if diseased or prepared for stem insertion, this may drop as low as 30–40 Nm. Well-fixed femoral prostheses, cemented or non-cemented, can withstand 70 Nm of torsional load before failure. Most modular femoral components gain initial purchase in the distal femur, thus bypassing proximal femoral defects. Finding good host bone and building the femoral composite from the foundation of the well-fixed stem allows the surgeon to take full advantage of the versatility of modularity and restore hip function independent of fixation.

When proximal fragmentation occurs, a variety of adjunctive reattachment procedures and devices have been proposed in the past, which include wires, cables and trochanteric cable-claw devices [1, 4, 14]. However, it has also been shown that non-union rates increase significantly when the trochanteric fragment shifts more than 1 cm from the original bone bed [6]. Introduction of cable-grip systems has increased the probability of trochanteric reattachment success. However, these techniques and devices have associated complications such as loosening, wire fretting and debris generation [12, 25].

To further support the femoral composite, cortical strut allografts are generally used to bridge cortical defects or to help in the restoration of component support and host bone stock. Head et al. reported satisfactory results in 85% of 262 cases that involved onlay strut allograft supplementing bone stock in revision cases with non-circumferential femoral deficiencies [10]. Gross et al. reported similar successful outcomes in 85% of those revision THA cases in which proximal femoral structural allografts were used [7].

However, deficient bone, in conjunction with a mid-stem prosthetic modular junction, may create a point of stress concentration such that the intermittent forces associated with normal gait (compression, bending and torsion) become greater than the mechanical limit for the component design, and the femoral component fractures across the modular junction [23].

Versatility of Modular Design

The concept of the modular femoral component for revision THA should afford the surgeon the ability to address a number of femoral structural inadequacies without compromising the other basic goals of the procedure. Modular femoral designs incorporate enhanced surgical strategies including replacing the proximal deficiency (calcar replacement), stem options (straight, curved, bent, tapered), and surface preparations. The strength of the versatility of modularity only comes into play when the distal stem portion of the component can be implanted into good-quality femoral host bone as a foundation. The proximal aspect can then be added to restore the hip to an optimum level of balance and function. Regardless of component design, construction of the complete femoral component on the back table prior to implantation creates a modular-made, monoblock component. This eliminates the versatility of restoring hip function independent of component fixation.

Strength of Materials

Engineering principles hold that if a beam or junction survives through six million loading cycles then it theoretically will continue to accept that load to infinity, well past ten million cycles. This is referred to as the endurance limit, or fatigue limit of a structure, and is shown below in the number of cycles to failure curve, commonly called an S-N diagram (◘ Fig. 3.1).

Modular femoral prostheses are commonly tested following ISO testing methodology (ISO 7206–4:2002; [13]). From this, the structural endurance limit is determined as the largest load at which ten million uninterrupted cycles occur without device failure. As an expansion of the S-N curve, the implant service load is the value determined by a "normal" patient's weight and gait parameters. The region between the two limits is the margin of safety for a group of tested components (◘ Fig. 3.2; [21]). In contrast to the stress-sharing properties of monoblock femoral components, the coupling in modular femoral components become the stress-bearing point (◘ Fig. 3.3).

Finite element analysis (FEA) studies and clinical examples have shown that it is at the base of the female taper that crack initiation, propagation and prosthesis failure will most likely occur. When used in a proximally deficient femur, it is at this point of discontinuity that the point of greatest stress occurs, and the point at which component failure occurs. This location is of great interest to designers, and to surgeons, who must make certain that the stresses applied to the modular junction of the prosthesis are below the endurance limit of the design.

3

Increasing degrees of proximal bone stock loss will force the prosthesis to gain immediate and long-term locking more and more distally. This has the effect of setting up longer component lever arms, with increased forces applied to the prosthesis, with stress concentration occurring at the modular junctions (■ Fig. 3.4). Any design or manufacturing error, stress riser, or local corrosion area will set up the situation for potential component failure.

TiAlV, although it has the same strength as CoCr, is known to have greater notch sensitivity. Any design on the threshold of failure in TiAlV may well survive in CoCr, with its increased fatigue resistance. It is important that before validating a stem design to be used to bypass long defects, that the stems be fatigue tested by potting well below any modularity junction. This would involve mechanical testing that is above the minimum criteria for load and potting height set out in the ISO 7206 standard.

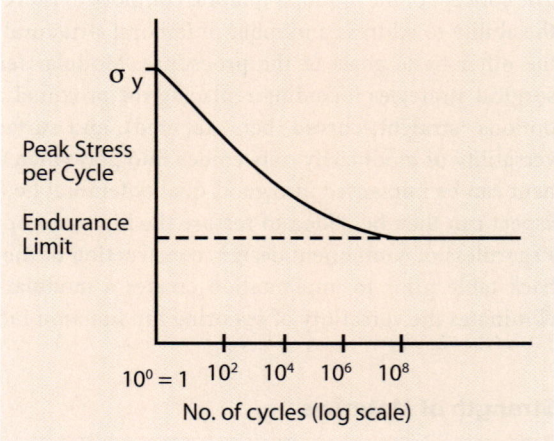

■ **Fig. 3.1.** Example of a standard S-N curve

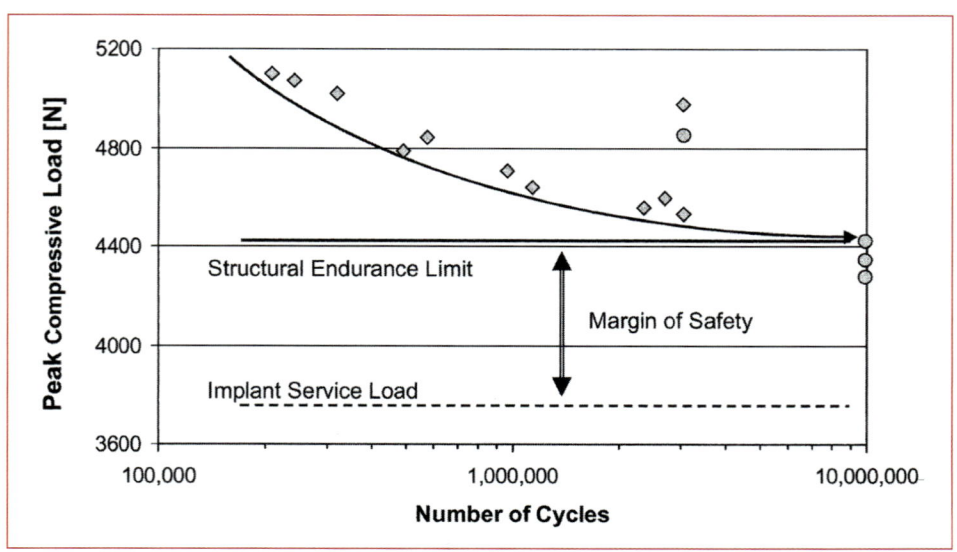

■ **Fig. 3.2.** Example of a structural fatigue curve (courtesy of Orthopedic Research Laboratories, Cleveland, Ohio)

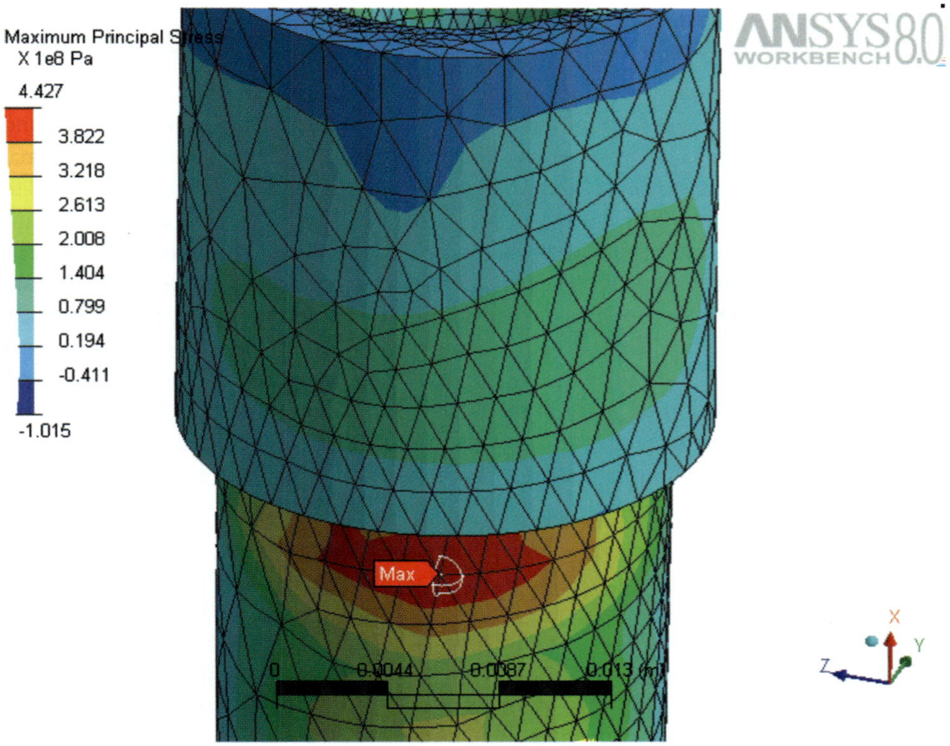

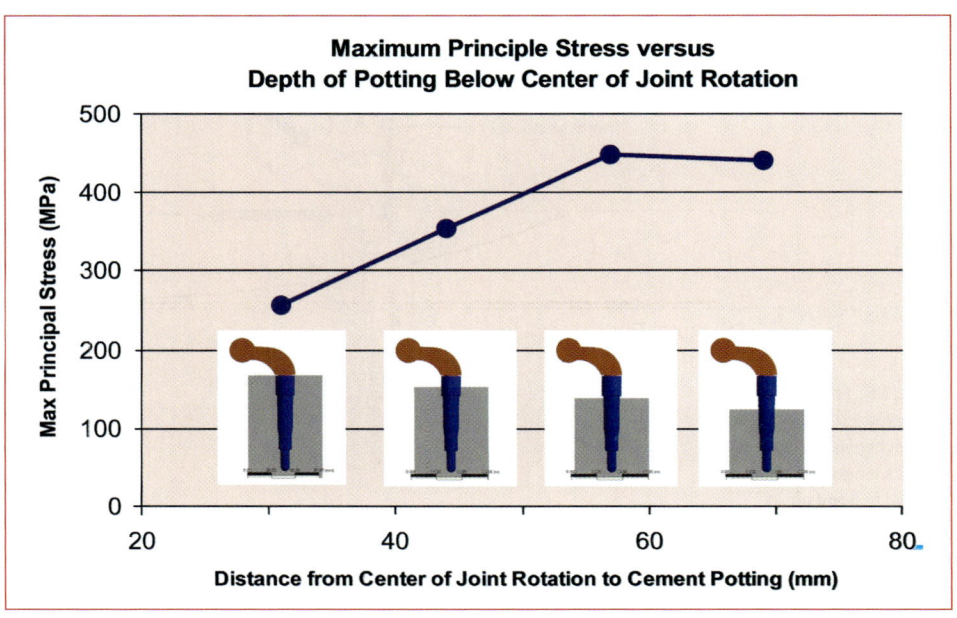

Maximum Principal Stress
X 1e8 Pa

4.427

3.822
3.218
2.613
2.008
1.404
0.799
0.194
-0.411

-1.015

Max

0   0.0044   0.0087   0.013 m

ANSYS 8.0
WORKBENCH

Fig. 3.3. FEA showing location of maximum stress. The "max" point corresponds to the end of the male taper

Maximum Principle Stress versus Depth of Potting Below Center of Joint Rotation

Max Principal Stress (MPa)

500

400

300

200

100

0

20   40   60   80

Distance from Center of Joint Rotation to Cement Potting (mm)

Fig. 3.4. Location and relative magnitude of stress with differing degrees of proximal bone stock loss

3

Restoration of Hip Biomechanics

Restoring hip biomechanics during surgery requires balancing the hip while recreating four individual component vectors including leg length, neck length, neck version and femoral offset (■ Fig. 3.5). These vectors become more difficult to control as proximal anatomy becomes more distorted, and when longer and longer segments of femur need to be bypassed.

Modular femoral components ideally should afford the surgeon full four-vector adjust-ability following stem preparation. The penalties for error in primary and revision THA are well known and involve leg length inequality, a positive Trendelenburg gait and dislocation. With standard monoblock femoral components, unfortunately three of the four vectors need to be judged simultaneously during femoral preparation and component insertion, since after stem implantation, only the neck length is adjustable. Increased modularity has allowed the surgeon the ability to adjust out the other three vectors at the end of stem preparation, potentially allowing a correct length stable hip with a well-balanced soft tissue envelope each time.

Conclusion

As this privileged generation moves further into the 3rd millennium, the orthopaedic com-munity must remain cautious and critical of new concepts. But, equally, the orthopaedic com-munity must be able to adjust to, and improve on, the previous generation's work and experi-ence. Today's patients are presenting with more difficult problems and are demanding better results. Thus, we will continue to expand the indications for revision THA and equally demand expectations of increased strength and modularity in our prostheses, to cope with creating a well-functioning and durable prosthetic composite following revision THA.

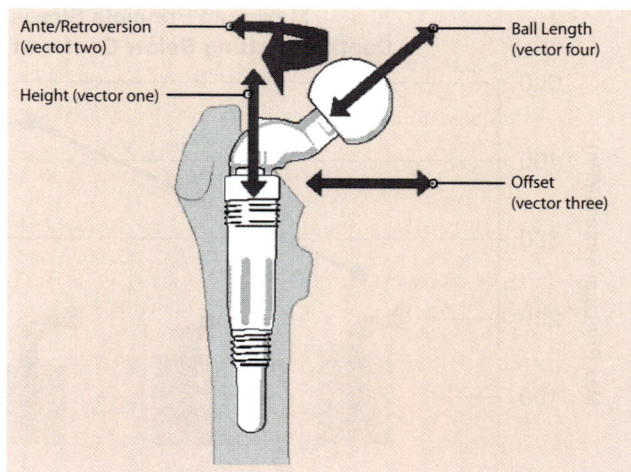

■ Fig. 3.5. Four vectors nec-essary for restoration of hip biomechanics; *V1* leg length, *V2* neck length, *V3* neck ver-sion, *V4* femoral offset

References

1. Bal BS, Maurer BT, Harris WH (1998) Trochanteric union following revision total hip arthroplasty. J Arthroplasty 13: 29–33
2. Cameron H (1997) Experience with proximal ingrowth implantation in hip revision surgery. Acta Orthop Belg 63 [Supp 1]: 66–68
3. Cossetto DJ et al (1996) Minimum four-year radiographic and clinical evaluation of results following femoral revision surgery with the S-ROM modular hip system. Acta Orthop Belg 62 [Suppl 1]: 135–147
4. Dall DM, Miles AW (1983) Re-attachment of the greater trochanter: the use of the trochanter cable grip system. J Bone Joint Surg 65B: 55–59
5. Estok DM II, Harris WH (1994) Long-term results of cemented femoral revision surgery using second generation techniques: an average of 11.7-year follow-up evaluation. Clin Orthop 299: 190–202
6. Gottschalk FA et al. (1988) Effect of the position of the greater trochanter on the rate of union after trochanteric osteotomy for total hip arthroplasty. J Arthroplasty 3: 235–240
7. Gross AE, Hutchinson CR (1998) Proximal femoral allografts for reconstruction of bone stock in revision arthroplasty of the hip. Orthop Clin North Am 29: 249–254
8. Haddad FS et al. (1999) Instructional course lectures, the American Academy of orthopaedic surgeons – femoral bone loss in total hip arthroplasty: classification and preoperative planning. J Bone Joint Surg 81: 1483–1498
9. Head WC et al (1994) Revision total hip arthroplasty in the deficient femur with a proximal load-bearing prosthesis. Clin Orthop 298: 119–126
10. Head WC et al. (1999) Structural bone grafting for femoral reconstruction. Clin Orthop 369:223–229
11. Head WC et al (2001) A titanium cementless calcar replacement prosthesis in revision surgery of the femur: 13-year experience. J Arthroplasty 16 [Suppl 1]: 183–187
12. Hersh CK et al. (1996) Comparison of the mechanical performance of trochanteric fixation devices. Clin Orthop 329: 317–325
13. ISO 7206–4 (2002) Implants for surgery – partial and total hip joint prostheses. Part 4: determination of endurance properties of stemmed femoral components with application of torsion. International Organization for Standardization, Geneva, Switzerland
14. Jensen NF, Harris WH (1986) A system for trochanteric reattachment for total hip arthroplasty with a ninety-nine percent union rate. Clin Orthop 208: 174–181
15. Lawrence JM et al. (1993) Revision total hip arthroplasty: long-term results without cement. Orthop Clin N Am 24: 635–644
16. Mulliken BD et al. (1996) Uncemented revision total hip arthroplasty: a 4- to 6-year review. CLin Orthop 325: 156–162
17. Pak JH et al (1993) Femoral strut allografts in cementless revision total hip arthroplasty. Clin Orthop 295: 172–178
18. Paprosky WG, Sekundiak TD (1999) Instructional course lectures, the American Academy of orthopaedic surgeons – total acetabular allografts. J Bone Joint Surg, 81: 280–291
19. Paprosky WG et al. (1999) Minimum 10-year results of extensively porous-coated stems in revision hip arthroplasty. Clin Orthop 369: 230–242
20. Pellicci PM et al. (1985) Long-term results of revision total hip replacement: a follow-up report. J Bone Joint Surg 67A: 513–516
21. Personal communication (2004) Orthopaedic Research Laboratories, Cleveland/Ohio
22. Pierson JL, Harris WH (1944) Revision for femoral osteolysis in cemented arthroplasties: results in 29 hips after a mean 8.5-year follow-up. J Bone Joint Surg 76B: 40–44
23. Radin EL et al. (1992) Practical biomechanics for the orthopaedics surgeon. 2nd edn. Churchill Livingstone, New York
24. Rubash HE, Harris WH (1988) Revision of nonseptic, loose, cemented femoral components using modern cementing techniques. J Arthroplasty 3: 241–248
25. Silverton CD et al. (1996) Complications of a cable grip system. J Arthroplasty 11: 400–404

Revision THA by Using Hydroxyapatite in Acetabular Massive Bone Defect

H. Oonishi, S.C. Kim, Y. Doiguchi, Y. Takao, H. Fujita, S. Itoh, H. Dookawa, K. Oomamiuda

Introduction

We began to use sintered HA granules clinically in 1983. As a material, sintered HA is osteo-conductive, not resorbable, binds to the bone physicochemically, and is strong enough as a bone defect filler. We obtained good results in three revision cases by placing fine HA granules (300–500 µm) between the bone cement and the bone graft on the deficiencies of the femur in 1984. In addition, in massive bone deficiencies in both the acetabulum and the femur, the bone cement was filled after smearing HA granules (1.0–2.0 mm) on the bone in two to three layers, and we obtained an excellent clinical result. We call this technique Interface bioactive bone cement. Since 1985, this technique has been used in primary total joint arthroplasty by using HA granules (0.3–0.5 mm) [3, 5, 6, 9]. Since 1985, massive bone deficiencies have been filled with HA granules [1, 2, 4, 7, 8, 10, 11].

In the first generation (1985–1992), the entire surface of the exposed HA granules at the peripheral deficiencies after filling HA granules in the cavitary deficiency was covered with bone cement to reconstruct a stabilized complex. However, spaces were observed between HA granules and nearby bone, and the prostheses migrated in the case of enormous wall deficiency to allow stable filling of only HA granules.

In consequence, in the second generation (since 1993), the peripheral segmental deficiency was covered with bulk allografts to gain stable filling of HA granules.

Since 1995, the Kerboull cross-plate was used in some cases to obtain more stable fixation. However, the plate broke in 30% of cases.

HA granules were manufactured by sintering at 1150°C with porosity of 35%–48% (mean, 42%) and then sieved to obtain granules of several sizes (Boneceram P®, Sumitomo Osaka Cement Co. Ltd., Tokyo, Japan).

A. *Revision THA filled with all cement by interposing HA granules between bone and bone cement (interface bioactive bone cement) (1984–1986)*

Materials and Methods

Reconstruction Procedures

After removal of necrotic bone and soft tissue and performing good hemostasis, several layers of HA granules (1–2 mm) were spread over the soft tissue of bony wall deficiency, and the HA granules were filled into the small holes. Finally, one to three layers of HA granules (1–2 mm) were smeared on the entire bony surface.

In the first stage, after hemostasis was confirmed in the acetabulum, bone cement less than 1.5 cm in thickness was filled and pressed by a hemispherical compressor instrument in the acetabulum. As HA granules were interposed at the interface between bone and bone cement and several layers of HA granules were placed on the surrounding soft tissue, conduction of heat to the bone and the soft tissues was prevented to some extent. In the second stage, after cooling the warmed bone cement, the socket, as big as possible in diameter, was settled in the appropriate position and fixed using bone cement (■ Fig. 4.1). This technique was performed in five joints from 1984 to 1986. Full weight-bearing was allowed 4 weeks after surgery.

Results

Very few radiolucent lines appeared immediately after surgery in two cases and they disappeared several months after surgery. Very little osteolysis appeared in one case 17–19 years after surgery (■ Fig. 4.2).

B. *Revision THA filled with all HA granules.*

Materials and Methods

In reconstruction procedures, the soft tissue and necrotic tissue adhering to the acetabulum are completely removed (■ Fig. 4.3). Granules of 300–600 μm (G-2), 0.9–1.2 mm (G-4) and 3.0–5.0 mm (G-6) are mixed at a ratio of 10:45:45. Physiological saline is added to the mixture to increase the mixing density, which, due to the powders' porous characteristic, facilitates the adhesion of granules with one another. This results in firmer adhesion and more stable shape formation. The acetabulum is filled with the mixture. If the same size of HA granules is used, the mixing density decreases, and a firmer and more stable filling cannot be obtained, leading to easy breakage. At this time, a previously determined space for the socket installation is left open. A hemispherical compressor 2 mm larger than the outer diameter of the socket is then inserted successively into this space and firmly hammered into the acetabulum using a plastic hammer while continuously making adjustments to determine the best socket location (■ Fig. 4.3a, b). In cases with small and moderate medial wall deficiencies, excluding cases with large deficiencies, HA granules could be filled sufficiently. In other words, even though a large amount of filled HA granules escaped from the defect in the medial wall, the area was sufficiently filled with HA granule without using bone plate or other biomaterial to cover the deficiency. Escaped HA granules were protected by the soft tissues and never leaked.

When cementing the socket, a 2- to 3-mm thickness of cement in a paste-like consistency is placed on the entire surface of the acetabulum, immediately after aspirating liquid completely from the HA granule-impacted acetabulum using an aspirator. The cement is then compressed with a compressor 2 mm larger than the outer socket diameter until the cement has hardened.

The paste-like cement makes handling easier. During the period between 1986 and 1993, if the margin of the acetabulum had not been sufficiently filled with HA granules, the margin was filled with additional HA granules. When a bone defect extended over a large area on the superior periphery of the acetabulum and it was not possible to sufficiently fill the

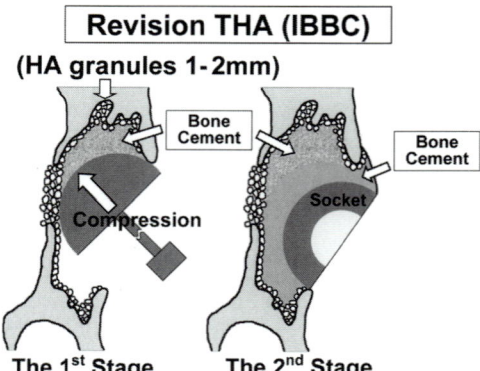

Fig. 4.1. A scheme of revision THA filled with all cement by interposing HA granules between bone and bone cement

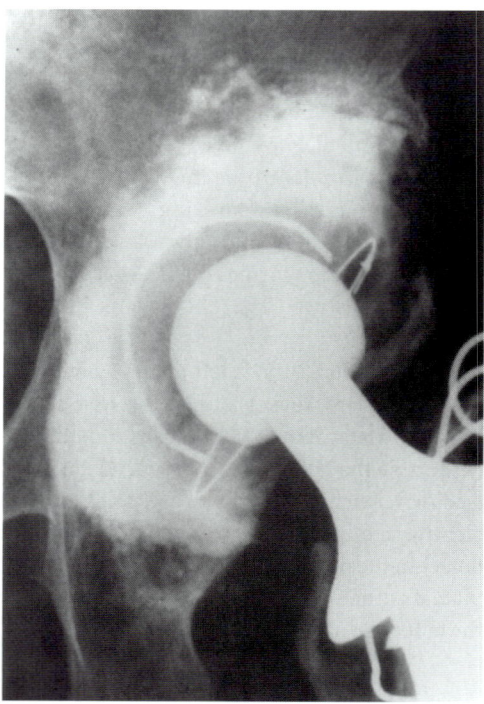

Fig. 4.2. Revision THA filled with all cement by interposing HA granules between bone and bone cement, 17 years after surgery

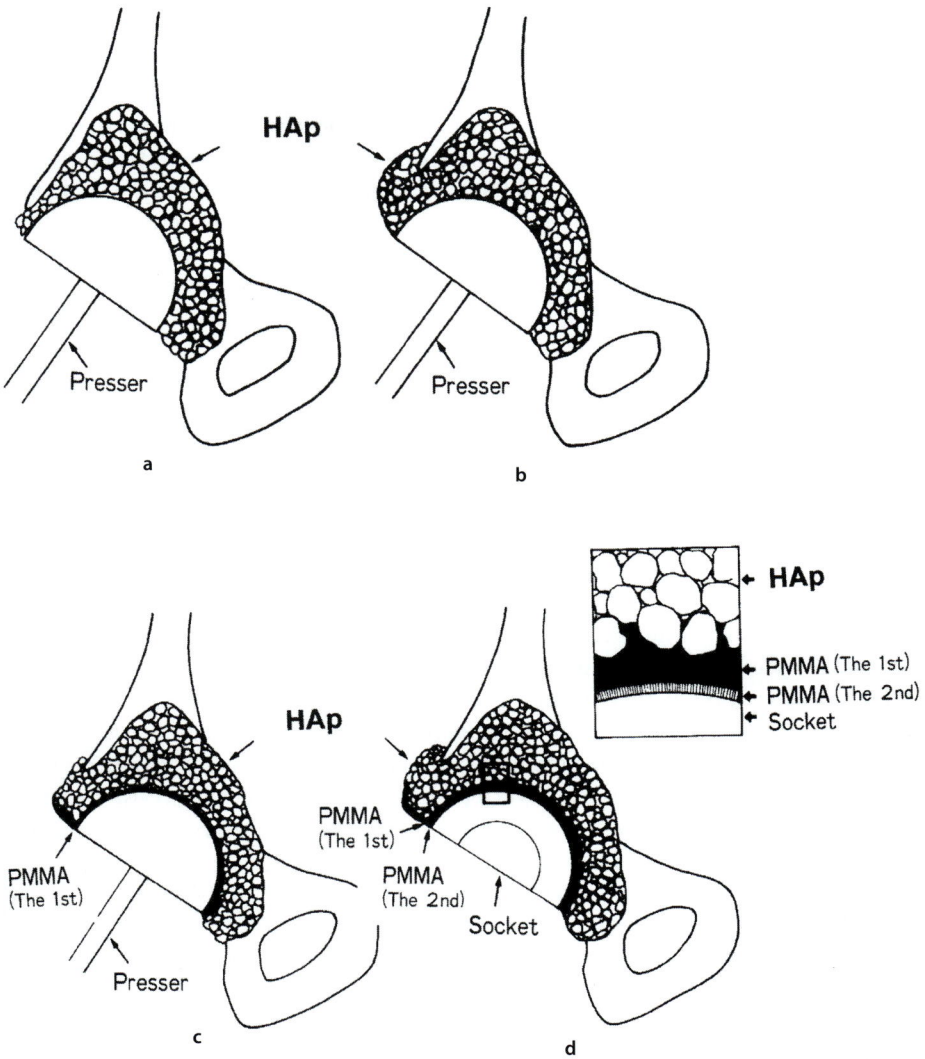

□ Fig. 4.3. A scheme of revision THA filled with all HA granules

defect with HA granules, additional HA granules were placed in this region and fixed using a 1- to 2-mm thickness of cement (□ Fig. 4.3c).

In 35 cases, the superior peripheral deficiency was covered with bone cement after filling HA granules (□ Fig. 4.3b). In one case, auto-bone graft from the iliac bone was used to cover a peripheral deficiency. In addition, all exposed surfaces of HA granules filled around the socket were covered with bone cement.

Before the socket is cemented, the hardened cement surface is dried and the socket is fixed with viscous cement that contains a lot of monomer (□ Fig. 4.3d). This procedure facilitates binding the viscous cement to the hardened cement. Using these procedures, the adequate cement thickness around the socket can be kept.

In clinical cases, between 1986 and 1992, we carried out this procedure on 40 hips. The bone loss was assessed according to the AAOS classification of acetabular deficiencies. Whole peripheral segmental and cavitary deficiencies with medial wall intact were found in 13 joints (33%) and peripheral cavitary deficiencies over the entire area with the medial wall absent were found in 18 joints (45%). They were very unstable cases after revision surgery. There were two men and 38 women and their age at operation ranged from 35 to 81 years. The follow-up period was 10–16 years. Our original revision THR was performed because of osteoarthritis in 33 patients, rheumatoid arthritis in five, avascular necrosis of the head of the femur in one, and systemic lupus erythematosus in one. In 36 joints this was the first revision, in three the second and in one the third. Histological studies were performed in the retrieved case.

In postoperative procedures, partial weight bearing was allowed 4–6 weeks after surgery in the stable cases, but 8–12 weeks after surgery in unstable cases, and full weight bearing was allowed after 8–12 weeks. Very careful and supervised partial weight bearing was allowed 2–4 weeks after surgery to the patient with Parkinson's disease.

Results

When HA granules are firmly packed, like a stone wall, stable filling is attained.

Although spaces were observed in parts at the interface between HA granules and bone immediately after surgery, these spaces gradually disappeared within 3 months following surgery. This probably was the result of new bone formation in the space between the HA granules, and then binding with HA granules. Sclerotic bone, surrounding loosened components, had changed to cancellous bone over a period of 1–3 years following revision surgery.

Our radiographic evaluation showed neither morphological changes nor a decrease in volume except for some cases with very specific complications.

In a case with a considerable cavitary and peripheral deficiency and a medial wall defect, HA granules were overfilled in the medial area of the acetabulum and the socket had settled laterally. Not only was there no detrimental effect radiographically or clinically, but also the filled HA granules were very stable following surgery (◘ Fig. 4.4).

However, when HA granules were filled in the acetabulum with an extensive cavitary deficiency and complete anterior and posterior peripheral deficiencies, as well as medial wall defects, the filled HA granule shape was broken and as a result the socket had moved.

As complications, in two cases spaces were observed between HA granules near the bone at the laterosuperior lesion. The width of the space increased very slowly, stopping after 5–6 years, and clinically there were no problems. We believe that rather wide spaces were left between the bony base and packed HA granules at surgery, and, in the vicinity of these gaps the bond between bone and HA granules was unstable after surgery. Continuous micromotion most likely occurred directly under the bone at these gaps before sufficient bone ingrowth in the spaces between HA granules or sufficient bonding between bone and HA had been obtained. In these cases, if the superior peripheral deficiencies had been covered with an allograft plate, such as a tibial plateau, a HA plate or a metal mesh, HA granules could have been filled sufficiently in the superior peripheral region, and as a result, the appearance of the spaces could have been avoided.

In two patients after the second revision and in one patient after the third revision, as the central part of the medial wall was absent and the overall deficiency was too great to allow

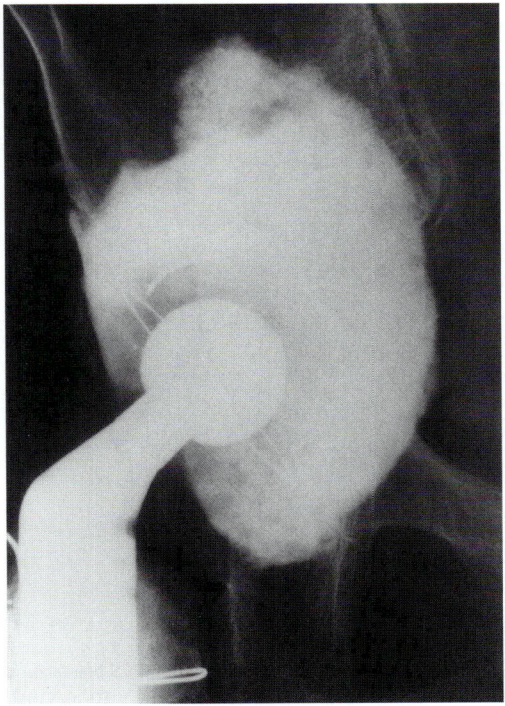

■ **Fig. 4.4.** Revision THA filled with all HA granules 16 years after surgery

stable filling of the granules, the packed HA granules broke and the prostheses migrated. In the third revision case, bone formation was very poor because it was the patient's third revision THR. In one of the second-revision cases, the patient was obligated, soon after surgery, to continue care of a bedridden relative. Since this occurred within the first 2 months following surgery, the HA mass could not endure the over 60 kg load. These prostheses began to move at around 6 months after surgery and continued migration. In two of them, the prostheses migrated as close as the iliosacral joint and stopped there. Osteolyses occurred in a wide area around the mass of HA granules because of the fine HA powders that were produced while the prostheses were migrating. After the prostheses attained and contacted the bone directly near the iliosacral joint, migration stopped. At the latest review, the two patients could walk with occasional slight or moderate pain, but were obliged to use crutches. One patient continued to work on a farm. They refused another revision surgery.

Materials and Methods

In the second generation, since 1992, peripheral segmental deficiencies have been covered with allograft of the femoral head, and a lateral superior, large peripheral deficiency has been covered with an allograft of the tibial plateau (■ Fig. 4.5) for patients undergoing arthroplasty, to enable stable filling of HA granules.

As a filler in the cavitary deficiency, mixtures of G-4 and G-6 HA granules were filled as in the first generation, and in some cases mixtures of HA granules of 0.9–1.2 mm (G-4) and small bone chips at a 30:70 or 50:50 ratio were used. Since 1995, the Kerboull cross-plate has

4

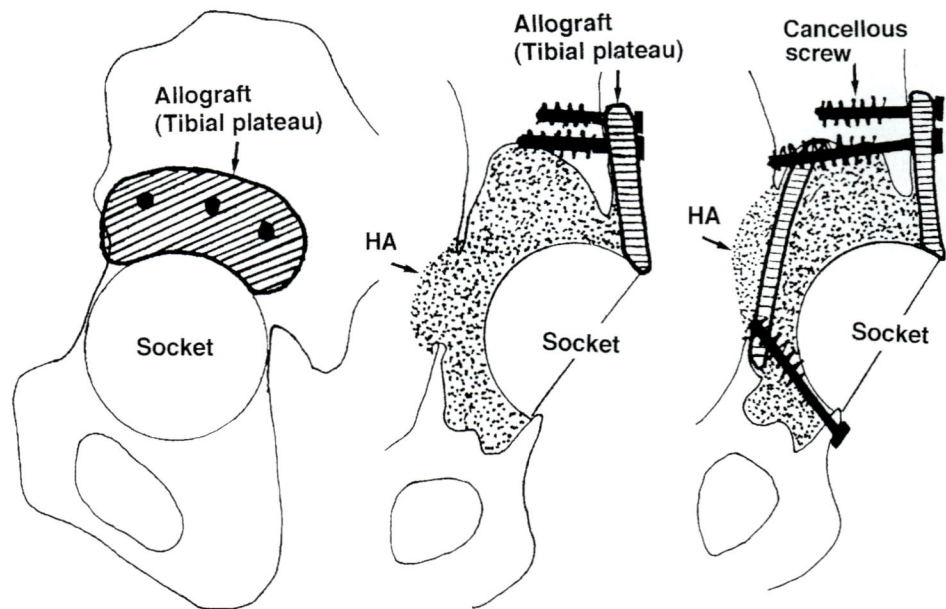

◘ Fig. 4.5. A scheme of revision THA filled with all HA granules and covered with an allograft of tibial plateau at a lateral-superior large peripheral deficiency of the acetabulum

been used to achieve a more secure fixation. Since 1997, the superior peripheral segmental and cavitary deficiency has been filled by bone block to support the Kerboull cross-plate and the socket firmly. However, the hook of the Kerboull cross-plate has broken in 30%. Since 1998, we have not used the Kerboull cross-plate.

Between 1992 and 1997, 48 hips have been operated on using the procedure. The follow-up period was 5–10 years. In 48 hips, 43 involved the first revision, in four the second revision, and in one the third revision. They were very unstable cases with great peripheral segmental and cavitary deficiencies, as in the first generation.

Results

In general, when the entire peripheral segmental deficiency was covered with allografts, filling with HA granules has turned out to be very stable (◘ Fig. 4.6).

In one case filled with a mixture of HA granules and bone chips, a slight volume change was observed. However, there were no clinical symptoms and the change did not increase.

Radiographically, there was no difference between HA alone and a mixture of HA and bone chips as fillers, when the peripheral segmental deficiency was covered with allografts.

Between 1995 and 1997, Kerboull cross-plates were used in 24 patients. In seven patients the hook of the Kerboull cross-plate broke (30%).

Consequently, when the Kerboull cross-plate is used, the superior peripheral deficiency must be filled by a good-quality bone block to support the body's weight.

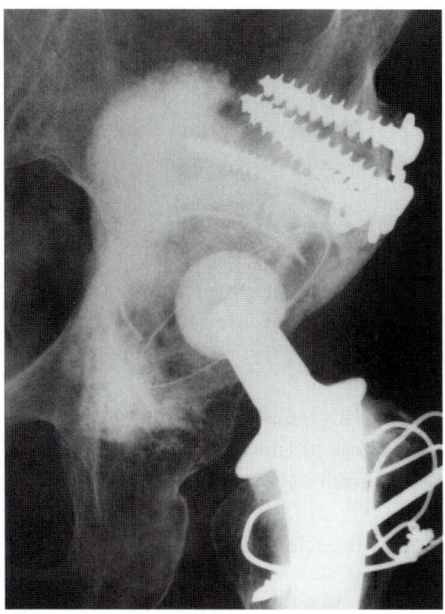

Histological Studies on Retrieved Cases

At the second revision surgery after breakage of the Kerboull cross-plate, we found that HA granules had formed a homogeneous mass into the entire depth of 2 cm and 2.5 cm, and it was difficult to make a drill hole and to cut with a chisel a homogeneous mass, which adhered to the bone very firmly.

In histological studies of two cases, bone ingrowth was obtained in the entire space between HA granules densely packed into the entire 2-cm depth 2 years after surgery and 2.5 cm 2.5 years after surgery.

In animal experiments, as a control, in non-weight-bearing area bone ingrowth was obtained densely to a depth of 0.5 cm into the HA granule space.

In clinical cases, HA granules were filled in the weight-bearing area. However, in experimental studies HA granules were filled in the non-weight-bearing area. From these results, it can be assumed that in the weight-bearing area a great amount of new bone entered the HA granule spaces and in the non-weight-bearing area only a small amount of new bone entered the spaces.

Discussion

We were the first to use HA for revision THA involving massive bone deficiencies in the world. The advantages of HA are:

1. The immunoreaction can be completely ignored.
2. The postoperative morphological changes and volume decreases do not occur if an adequate mixture of several sizes of the granules are packed densely and firmly during surgery.

3. Postoperative HA absorption, if any, is small in amount and extremely slow, and moreover as HA is osteoconductive, it is bound to bone physicochemically.
4. There were very few osteolyses at the interface of the bone.
5. As HA is osteoconductive and not resorbable, bone formation will continue forever at the interface of the bone, even after the onset of osteoporosis due to aging.

We believe that the reasons for the marked pain-relieving effect is that there were neither changes in the shape of packed HA granules nor movement of the component, since HA granules were packed firmly and stably, also bound to the bone physicochemically, and fixed with bone cement mechanically. In particular, in the case of interface bioactive bone cement, the component was very stable immediately after surgery, and patients could be allowed to walk soon after surgery.

The spaces observed in part at the interface between HA granules and bone immediately after surgery gradually disappeared within 3 months. These phenomena would result from new bone tissues entering the space between the HA granules encircling the surface of the bony cavity.

After filling HA granules into the cavitary deficiency, the sclerotic bone around the loosened socket changed to cancellous bone over a period of 1–3 years after revision surgery. This could be because the bone ingrowth into the spaces of HA granules from the surrounding sclerotic bone might be obtained and the HA granules might have bound to the whole surface of the sclerotic bone wall physicochemically. This phenomenon was very similar to bone union after non-union of fracture.

On the retrieved studies, HA granules had formed a homogeneous mass which was difficult to drill and cut with a chisel, and it adhered to the bone very firmly. Histologically, bone ingrowth was obtained in most of the spaces between HA granules in the entire depth of about 2.5 cm 2.5 years after surgery. Consequently, if HA granules were filled very firmly and stably, very strong new acetabulum could be reconstructed.

In the retrieved case, HA granules were filled in the weight-bearing area. However, in animal experiments, in non-weight-bearing area bone ingrowth was obtained to the depth of only 0.5 cm. In consequence, excellent results can be expected when an adequate mixture of several sizes of HA granules are packed densely and firmly during surgery int the massive defect of the bone in weight-bearing areas.

When there are spaces between HA granules and neighboring bone at the lateral-superior lesion (zone I) as one of the complications, we consider that HA granules had not been filled densely enough near the bone base, because, the superior peripheral deficiency was covered with bone cement after filling with HA granules. As a result, continuous micromotion probably caused the gaps to appear before sufficient bone growth could provide bonding. If the superior peripheral deficiency had been covered by an allograft plate, such as a tibial plateau or an allograft block, such as femoral head, the HA granules would probably have filled the spaces more satisfactorily.

In the case of socket migration, as the central part of the medial wall was absent and the overall deficiency was too great to allow stable filling of the granules, the form packed with granules broke. Moreover, osteolyses occurred in profusion around the mass of HA granules because of fine HA powders that were produced while the prostheses were migrating.

In order to prevent these complications, in the second generation (after 1992), the peripheral segmental deficiencies were covered by allografts in entire area.

In particular, a superior peripheral segmental deficiency was covered by a tibial plateau. Most anterior and posterior peripheral deficiencies could be covered when major superior peripheral segmental defects were covered by a tibial plateau. In some cases, both the peripheral and cavitary deficiencies were filled and stabilized by thick allografts to support the load and shield the HA granules.

Bone blocks of allografts have to be fixed stably to the pelvis by screws.

In the second generation, complications such as spaces between granules and the neighboring bony base at the lateral-superior lesion of the acetabulum and socket migrations have not been observed, although breakage of the Kerboull cross-plate hook was observed in seven cases.

References

1. Oonishi H (1988) Revision of THR for massive bone defects. J Joint Surg (Japan) 7:49–60
2. Oonishi H (1991) Orthopaedic applications of hydroxyapatite. Biomaterials 12:171–178
3. Oonishi H et al (1989) Interface bioactive bone cement by using PMMA and hydroxyapatite granules. Bioceramics, Vol. 1. Ishiyaku-Euro America, p 102–107
4. Oonishi H et al (1997) Hydroxyapatite in revision of total hip replacements with massive acetabular defects. J Bone Joint Surg Br 79:87–92
5. Oonishi H et al (2000) Hydroxyapatite granules interposed at bone-cement interface in total hip replacements. Histological study on retrieved specimens. J Applied Biomat 53:174–180
6. Oonishi H et al (2001) Total hip arthroplasty with a modified cementing technique using hydroxyapatite granules. J Arthroplasty 16:784–789
7. Oonishi H et al (2004) Excellent bone ingrowth into HA granules filled in acetabular massive bone defect under weight bearing condition. Bioceramics 16:643–646
8. Oonishi H et al (2004) Hydroxyapatite granules in acetabular reconstruction. In: Epinette J-A et al (eds) Fifteen years of clinical experience with hydroxyapatite coatings in joint arthroplasty. Springer-Verlag France, 339–348
9. Oonishi H et al (2004) The 13-year experience of a novel cementing technique using HA granules: interface bioactive bone cement (IBBC). In: Epinette J-A et al (eds) Fifteen years of clinical experience with hydroxyapatite coatings in joint arthroplasty. Springer-Verlag France, pp 197–207
10. Tanaka C et al. (1996) Acetabular reconstruction with Kerboull cross plate and KT plate. Rinsho Seikei Geka [Clin Orthop Surg] 31:287–295
11. Tanaka C et al (2003) Acetabular reconstruction using a Kerboull type acetabular reinforcement device and hydroxyapatite granules. J Arthroplasty 18,:719–725

Femoral Revision: The U.S. Experience

W. Bargar

Introduction

The early experience with revision of the femoral component in total hip replacement was discouraging. Re-cementing implants using so-called first generation techniques led to a high failure rate. Kavanagh [8] in 1985 reported a 44% failure rate at 4.5 years and 64% at 10 years. Complications were numerous, with a 6% incidence of femoral fracture, 13% perforation, and 10% dislocation. Infections have ranged from 4% to 32% in some series. These initial poor results can be explained, in part, by inadequate implant design and instrumentation. However, one important problem was failure to recognize that polymethylmethacrylate (PMMA) is not glue. PMMA is a grout, has no intrinsic adhesive properties, and depends on the surface roughness of the bone for interlock. In revisions, the surgeon frequently encounters a smooth tube, rather than the rough cancellous bone found in primary cases. No wonder the early results with cemented revisions were poor.

However, the early results with first-generation cementless implants were also poor. Harris et al. [11], using the Harris-Galante™ (Zimmer, Warsaw, IN) implant, reported that 4% were definitely loose and another 36% showed greater than 5 mm of subsidence at follow-up of 2 years or more. Peters et al. [16], using the BIAS™ (Zimmer, Warsaw, IN) implant and autogenous bone graft, reported that 45% were loose after 65 months. Mulliken et al. [14], using the Mallory-Head™ (Biomet, Warsaw, IN) implant, reported that 10% required revision, and another 14% were loose at 4.6 years average follow-up. A common theme in these early series was that many of the implants were coated for ingrowth only proximally. In addition, the designs did not provide sufficient contact with host bone to provide both initial stability and bone ingrowth.

Current Options

Second-generation cementing techniques (canal plugging and pressurization) along with long-stemmed implants resulted in significantly improved outcomes. Izquierdo and Northmore-Ball [12] reported 90.5% radiographic survival at 10 years. Also using advanced cementing techniques, Pierson and Harris [17] reported that after 8.8 years, only 7% of their

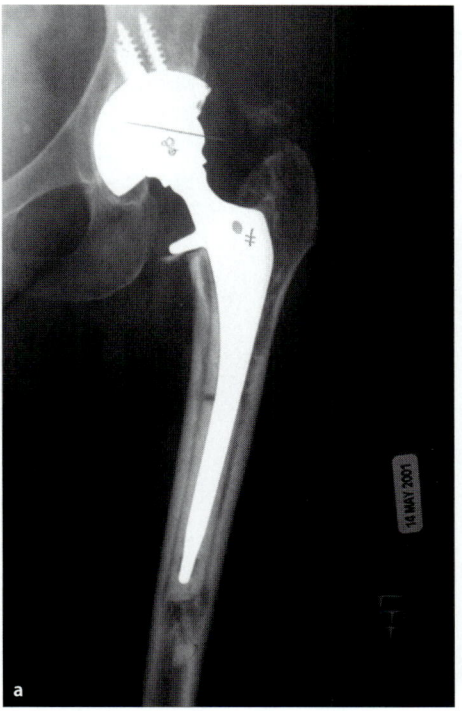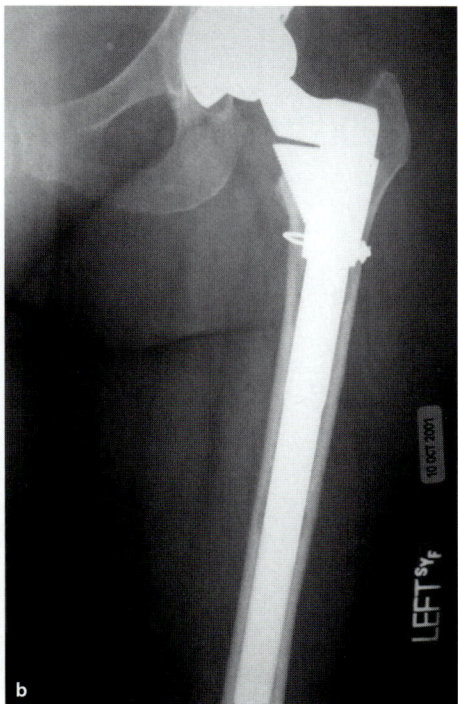

☐ **Fig. 5.1a, b.** Revision with SROM modular implant (Depuy, Warsaw, IN) **a** Failed cementless femoral component. **b** Reconstruction with SROM implant

cases required revision, although another 4% were loose. Katz et al. [13], after a minimum 10-year follow-up, reported that 5.4% had to be revised, but 26.1% were loose.

Modular implants (☐ Fig. 5.1), to which this book is dedicated, have also been successful. Chandler [4] used the SROM™ (DePuy, Warsaw, IN) implant and reported that 10% were loose at 3 years. Christie [5], Cameron [3] and Bono [2] also reported good results with the SROM implant. Their failure rates were 2.9% at 4 years, 16% at 3.5 years and 14% at 5.9 years. These excellent results can be achieved presumably because modular implants fit the bone both proximally and distally, providing both stability and host bone contact with only proximal ingrowth coatings. One problem encountered in two of the series of modular implants was intraoperative femoral fracture (25%–30%). While fretting and implant fracture at the modular junction are matters of potential concern, they have not as yet proven to be clinical problems.

The most commonly used implants in femoral revision are those that are extensively coated, both proximally and distally (☐ Fig. 5.2). They can bypass weakened proximal bone and achieve stability with host bone contact in the diaphysis, which is usually preserved. Paprowsky et al. [15] have reported that only 4.1% failed after a minimum follow-up of 10 years. Ingrowth of bone occurred in 82% of their cases. Engh et al. [7] had an 89% success rate after a minimum follow-up of 10 years. Although intraoperative complications occurred in approximately 44%, they had little effect on the long-term success. Stress shielding of the proximal bone has been observed with these implants, but, again, there has been no adverse clinical consequence. However, if another revision is ever necessary, exten-

5

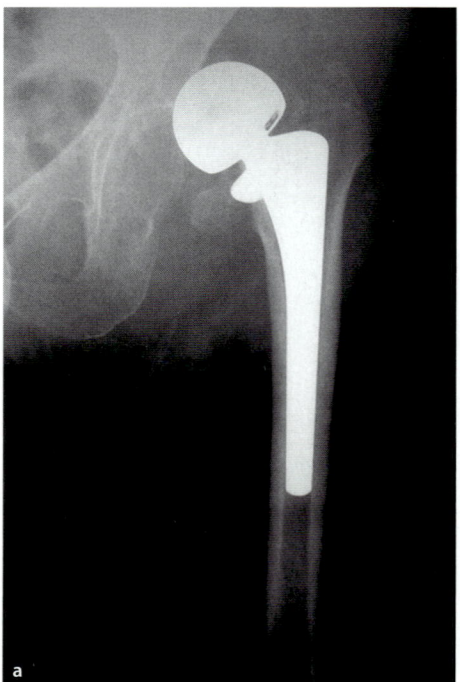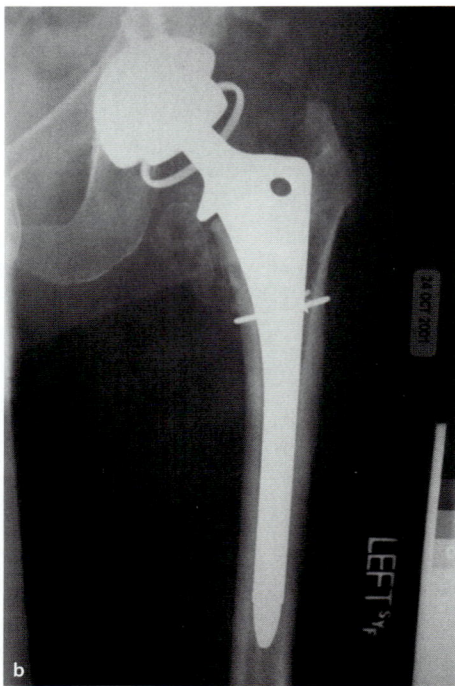

◘ Fig. 5.2a, b. Revision with extensively coated Solution implant (Depuy, Warsaw, IN) **a** Loose cementless femoral stem. **b** Reconstruction with extensively coated Solution implant

sively coated implants can be very difficult to remove, and the stress-shielded proximal bone may not support a new implant.

Tapered roughened stems as developed by Wagner [18] have recently gained popularity because they are easier to use. They too require some diaphyseal bone proximal to the isthmus for fixation and generate some of the same concerns with regard to stress shielding of proximal bone as well as potential problems if another revision becomes necessary.

Compaction allografting with cemented, polished, collarless, tapered stems (◘ Fig. 5.3) is another technique that has been used with success. This approach is especially helpful when both the metaphyseal and diaphyseal bone are still present but compromised. Gie [10] has reported 90.5% survivorship at 10 years with most failing for femoral fracture. Elting [6] reported that only 5% failed at 31 months but 20% subsided more than 2 mm. Others have found a relatively high fracture rate (17%–24%), both intraoperative and postoperative. There is no long-term data available as yet on this technique.

Proximal femoral allograft replacement with an allograft-prosthetic composite is a technique reserved for cases where the proximal bone is missing or unusable. Haddad et al. [9] reported on 40 cases with a minimum of 5-years of follow-up. Ten% failed early, 8% had junctional non-unions, 10% were unstable and 17.5% had severe resorption of the allograft. They recommend using any remaining proximal bone as a vascularized onlay autograft to avoid some of the problems they encountered. Blackley et al. [1] reported on 63 cases with a 9- to 15-year follow-up. Eight hips (13%) failed, five for infection and three for aseptic loosening. The success rate for all hips was 78% (49/63) after an average of 9 years of follow-up.

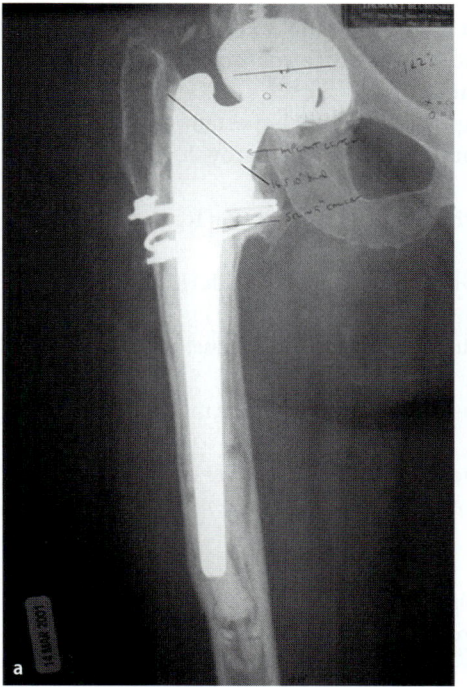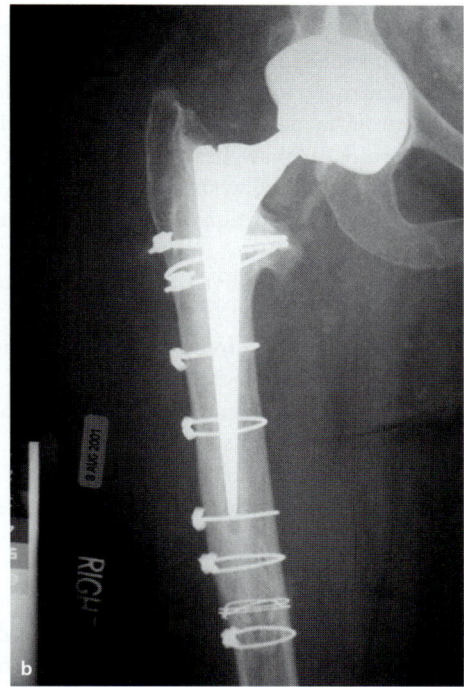

🔲 **Fig. 5.3a, b.** Revision with compaction allograft technique. **a** Failed cemented implant with extensive metaphyseal and diaphyseal bone damage. **b** Reconstruction with compacted allograft and a cemented collarless tapered stem

Authors Preferred Technique

Beginning in the late 1980s, I began to use a technique employing a CT-based custom femoral component for most femoral revisions. My reasoning was that a custom-made component could achieve good contact and stability on the remaining host bone proximally, since its size and shape could be tailored to fit any defects that were present. This would facilitate ingrowth of bone proximally and would minimize the concerns of stress shielding and re-revision. Since the stem was one piece it would also obviate the concern over potential fretting and fracture that could occur with modular implants. In addition, the stem was usually long and extended below the isthmus. This, as with other long-stemmed cementless implants, required the stem to be bowed. Off-the-shelf implants come with a standard bow radius. This requires over-reaming by 1–1 mm to avoid fracture, sometimes resulting in a loose distal fit. With a custom implant, however, the radius of curvature of the bow could be tailored to the individual patient's femur, allowing line-to-line reaming with better fit and less chance of intraoperative fracture.

Accurate preoperative imaging is mandatory for the design of custom implants. Plain radiographs provide only two-dimensional information and can contain large rotational or magnification errors. CT-scans provide three-dimensional information without these errors, but in revisions, because of the presence of an implant, they contain metal artifact that obscures some of the data. Many sophisticated computer programs have been created to reduce this effect, but in the late 1980s these were not available. Therefore, the CT-scan data was supplemented with information from radiographs that were taken in true AP and lateral positions using magnification markers. This practice continues today, even with improved metal artifact suppression algorithms.

Custom-made implants can have any shape or size. It is important to decide which design rules to follow, based upon priorities for fit, stability and ingrowth. The rules I have devised were the following:

1. The proximal portion of the implant has a rhomboidal cross-section for best fit as determined by CT/X-ray.
2. A horizontally grooved, roughened surface over proximal body with HA coating (50 μm thick).
3. A collar designed to be 2 mm high, as insurance against subsidence, but also to allow preferential wedge fit of the prosthesis.
4. A long, bowed stem with a cruciform cross-section and a radius to match the anatomic bow of the patient's femur.
5. Vertical and horizontal offset position of the femoral head to restore leg length and provide 25° anteversion, relative to the posterior condyles at the knee.
A typical implant is seen in ◘ Fig. 5.4.

I have performed over 300 revisions using this type of custom femoral component since 1990. Initially, I used it in nearly all femoral revisions. Over the years, as newer implants and techniques have evolved, I have revised my indications for custom femoral components (see below).

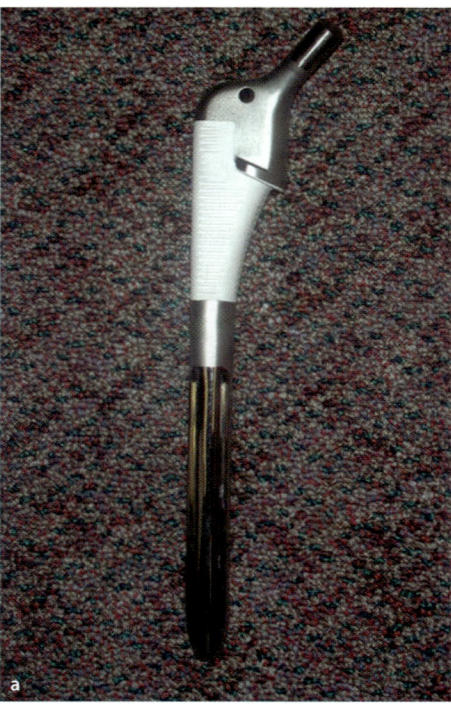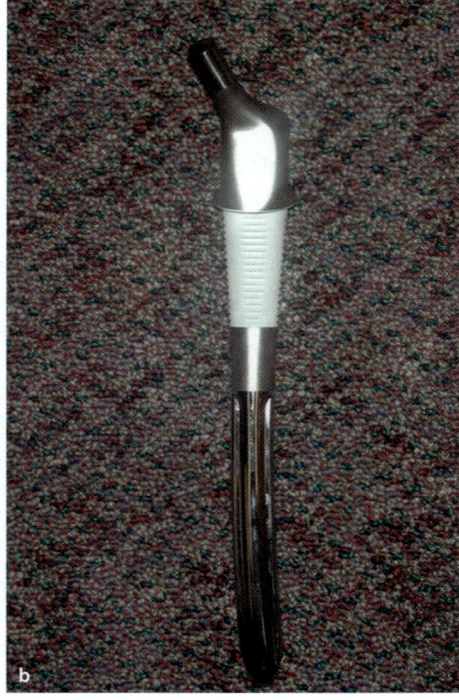

◘ **Fig. 5.4a, b.** Photographs of a CT-based custom femoral component (Hayes Medical Inc., Eldorado Hills, CA) **a** AP view. **b** Lateral view

I will now review the data on the first 57 cases with a potential minimum of 10 years of follow-up. Of these, eight patients died prior to the 10-year follow-up, 28 have been lost to follow-up, and one was revised prior to 10 years. The remaining 20 cases were analyzed. When the acetabulum was revised, the custom femoral component was paired with a DePuy (Warsaw, IN) Arthropor II acetabular component. Otherwise, the existing acetabular component was left in place if it was not loose. If the retained acetabular component was modular, the liner was always changed.

The patients' age at the time of operation averaged 62 years (range, 31–72). Their average weight was 171 lbs (range, 122–239). Nine were males (45%) and eleven were females (55%). Eight (40%) were Charnley Class A, two (10%) were Class B and eleven (50%) were Class C.

The average Harris Score at last follow-up was 83 (range, 49-(-100). Forty-five% were excellent (90–100), 20% were good (80–89), 15% were fair (70–79) and 20% were poor (<70). Most patients lost points due to functional deficits, which is common for a revision series. Pain scores were much better. The average Harris Pain Score (maximum, 44) was 40 (range, 20–44), with 65% having no pain, 15% slight pain, 15% mild pain, 5% moderate pain and 0% severe pain.

Complications were few. There was one occurrence of each of the following: aseptic loosening, recurrent subluxation, dislocation, nonfatal pulmonary embolus, and trochanteric fracture.

Analysis of the radiographs showed only one case (5%) of severe wear at 10 years, and there was no distal femoral osteolysis. There was no subsidence greater than 2 mm. Endosteal bone consolidation (a partial pedestal) was seen at the stem tip in two cases (10%). Stress shielding was seen in the proximal region (Gruen zones 1 and 7) in only one case. Example cases are shown in ◘ Figs. 5.5 and 5.6.

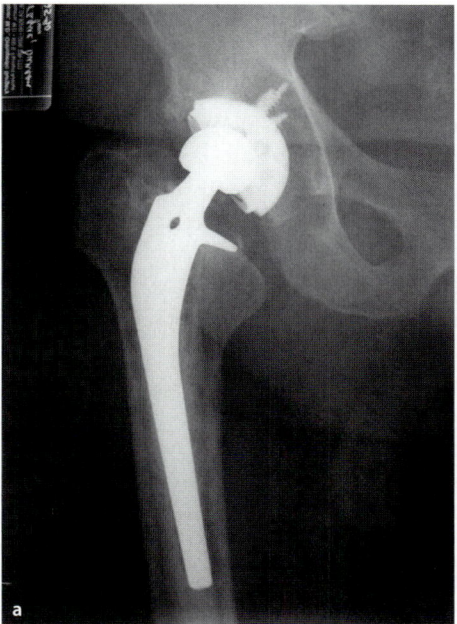
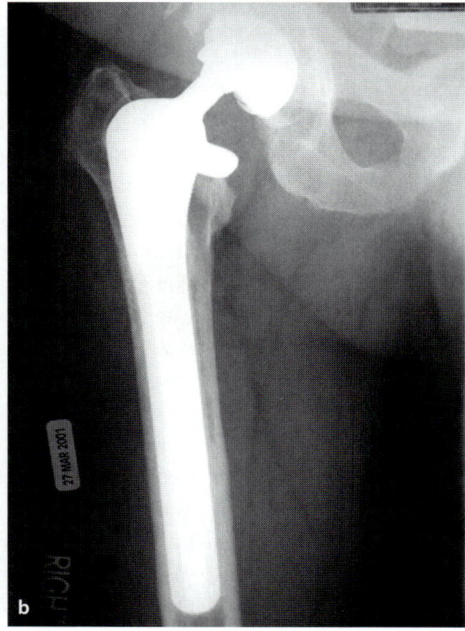

◘ **Fig. 5.5a, b.** Example of simple revision with CT-based custom. **a** Preoperative radiograph showing failed cemented stem. **b** Ten-year result. Note preservation of bone density despite large diameter

5

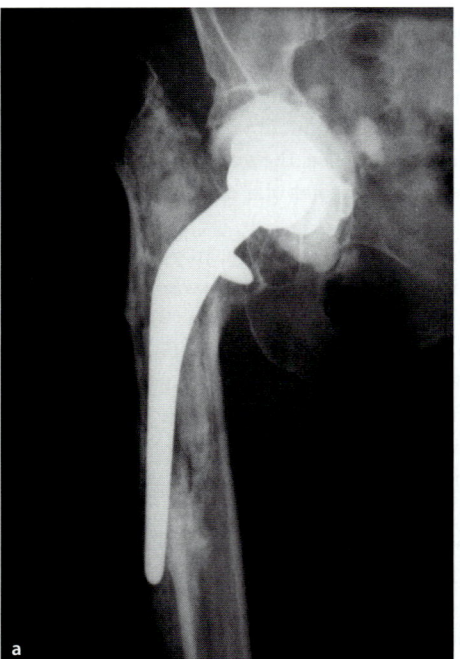
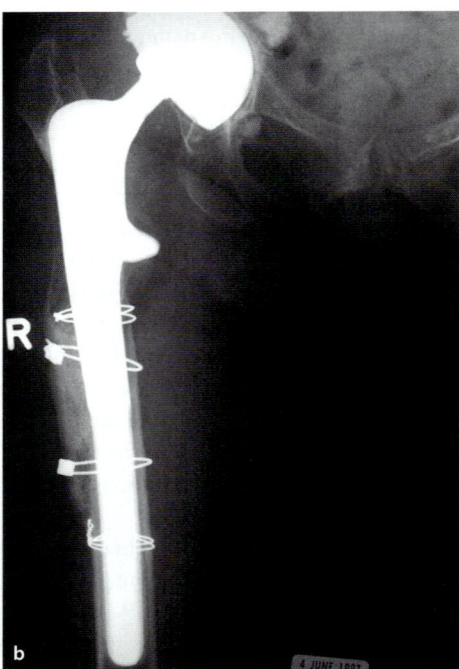

■ **Fig. 5.6a, b.** Example of complex revision with CT-based custom. **a** Preoperative radiograph showing extensive bone damage and lateral cortical defect. **b** Eight years after operation. radiograph showing large proximal body to restore leg length and healing of onlay lateral strut allograft

Conclusion

The data presented here represents one of the few long-term studies of cementless femoral revisions. In the author's hands, using CT-based custom components for femoral revisions has worked well. However, if revision with custom components is to be successful, it is essential that there be good communication between the surgeon and the design engineer at the company that manufactures the components. First, the clinical and radiographic information given to the design engineer must be accurate and complete. Second, the surgeon must follow the recommendations made by the design engineer, or any conflicting views must be resolved by dialogue between the two. The discussion must also include the possible techniques the surgeon plans to use for implant removal as well as anticipated problems with implant insertion and preservation of muscle function. Failure to fulfill these requirements has resulted in many anecdotal reports of custom implants that did not fit

Even when the communication is good and the design is correct, the surgeon may feel the implant is too large. This is common when first using a CT-based custom component that has been designed to fit the hard cortical bone. The custom broach provided should be used more like an internal template than a rasp. If it hangs up and does not advance with mild mallet blows, the broach should be extracted and a high-speed burr used to remove bone from the area of contact. Using this technique and taking sufficient time to carefully broach the femur will allow the correctly designed implant to be inserted in the desired position without fracture.

▼

My current indications for the various techniques are as follows. I feel that cemented components should be reserved for revisions in very elderly patients. For most revisions, modular and extensively coated implants can be used. I use them for patients in whom I am not sure preoperatively that I will revise the femoral component or in cases where there is insufficient time (6 weeks) to obtain a custom implant. Compaction allografting is usually reserved for cases with intact cortical tubes, but damage to the isthmus resulting in very large canal diameters. Proximal femoral allograft replacement is used when the proximal bone is either missing or unusable. All other cases, in my hands, are treated with CT-based HA-coated custom implants.

References

1. Blackley HR, Davis AM, Hutchison CR, Gross AE (2001) Proximal femoral allografts for reconstruction of bone stock in revision arthroplasty of the hip. A nine to fifteen-year follow-up. J Bone Joint Surg Am 83A:346–354
2. Bono JV, McCarthy JC, Lee J, Carangelo RJ, Turner RH (2000) Fixation with a modular stem in revision total hip arthroplasty. Instr Course Lect 49:131–139
3. Cameron HU (2002) The long-term success of modular proximal fixation stems in revision total hip arthroplasty. J Arthroplasty. 17 [Suppl 1]:138–141
4. Chandler HP, Ayres DK, Tan RC, Anderson LC, Varma AK 1995) Revision total hip replacement using the S-ROM femoral component. Clin Orthop 319:130–140
5. Christie MJ, DeBoer DK, Tingstad EM, Capps M, Brinson MF, Trick LW (2000) Clinical experience with a modular noncemented femoral component in revision total hip arthroplasty: 4- to 7-year results. J Arthroplasty 15:840–848
6. Elting JJ, Mikhail WE, Zicat BA, Hubbell JC, Lane LE, House B (1995) Preliminary report of impaction grafting for exchange femoral arthroplasty. Clin Orthop 319:159–167
7. Engh CA, Glassman AH, Griffin WL, Mayer JG (1988) Results of cementless revision for failed cemented total hip arthroplasty. Clin Orthop 235:91–110
8. Kavanagh BF, Ilstrup DM, Fitzgerald RH Jr (1985) Revision total hip arthroplasty. J Bone Joint Surg Am 67:517–526
9. Haddad FS, Garbuz DS, Masri BA, Duncan CP (2000) Structural proximal femoral allografts for failed total hip replacements: a minimum review of five years. J Bone Joint Surg Br 82:830–836
10. Halliday BR, English HW, Timperley AJ, Gie GA, Ling RS (2003) Femoral impaction grafting with cement in revision total hip replacement. Evolution of the technique and results. J Bone Joint Surg Br 85:809–817
11. Harris WH, Krushell RJ, Galante JO (1988) Results of cementless revisions of total hip arthroplasties using the Harris-Galante prosthesis. Clin Orthop 235:120–126
12. Izquierdo RJ, Northmore-Ball MD (1994) Long-term results of revision hip arthroplasty. Survival analysis with special reference to the femoral component. J Bone Joint Surg Br 76:34–9
13. Katz RP, Callaghan JJ, Sullivan PM, Johnston RC (1995) Results of cemented femoral revision total hip arthroplasty using improved cementing techniques. Clin Orthop 319:178–183
14. Mulliken BD, Rorabeck CH, Bourne RB (1996) Uncemented revision total hip arthroplasty: a 4-to-6-year review. Clin Orthop 325:156–162
15. Paprowsky WG, Greidanus, NV Antoniou J (1999) Minimum ten year results of extensively coated stems in revision hip arthroplasty. Clin Orthop 369:230–242
16. Peters CL, Rivero DP, Kull LR, Jacobs JJ, Rosenberg AG, Galante JO (1995) Revision total hip arthroplasty without cement: subsidence of proximally porous-coated femoral components. J Bone Joint Surg Am 77:1217–1226
17. Pierson JL, Harris WH (1994) Cemented revision for femoral osteolysis in cemented arthroplasties. Results in 29 hips after a mean 8.5-year follow-up. J Bone Joint Surg Br 76:40–44
18. Weber M, Hempfing A, Orler R, Ganz R (2002) Femoral revision using the Wagner stem: results at 2–9 years. Int Orthop 26:36–39

Basics of the Impaction Bone-Grafting Technique in the Acetabulum

N. Verdonschot, P. Buma, J. Gardeniers, B.W. Schreurs

Introduction

Although total hip arthroplasty is one of the most innovative and successful procedures in modern medicine, the number of patients who need a revision of a previously implanted total hip is rapidly increasing. In the long term, the main reason for the failure of all types of total hip implants is aseptic loosening. Revision surgery in cases with extensive bone stock loss is demanding. In general, the outcome of a revision of a failed hip implant is less successful in those hips with the most dramatic bone stock loss.

On the acetabular side, the loosening process can result in a cavitary bone defect, but in the more serious cases segmental wall defects also develop in combination with volumetric bone loss. Many acetabular reconstruction techniques have been described, both with cemented and noncemented cups. Controversy still exists on the best approach to these bone stock deficiencies.

In Nijmegen, The Netherlands we have a long history of reconstructing deficient acetabuli with the impaction bone-grafting technique. We use tightly impacted morselized cancellous allografts in combination with a cemented cup in all cases with acetabular bone stock loss, both in primary and revision total hip arthroplasty. We believe that this is an attractive technique because with this method a biological repair of the damaged bone is possible. In case of further revisions, the situation of the bone stock may be improved relative to the previous surgery.

We use the impaction bone grafting technique to reconstruct acetabular bony defects and reported on the clinical outcome in patients with primary THA [14], in young patients [8], in patients with CDH [3], in revision THA [7], and in patients with rheumatoid arthritis [6, 9]. In general the clinical outcomes are favorable as compared to other techniques, with, for example, revision rates as low as 6% after 13 years for patients under 50 years of age [8].

Impaction bone grafting is not a simple technique, and success depends on the technique utilized by the surgeon. An inferior technique will lead to early migration of the components. We believe that a clear understanding of the mechanical and biological behavior of the morselized bone grafts in combination with a good surgical technique will optimize the technique and improve the clinical outcome for these patients. The purpose of this chapter is to discuss some of the most important mechanical and biological findings and to provide some guidelines for an adequate surgical technique to reconstruct a deficient acetabulum in combination with a cemented component.

Biomechanics of Morselized Bone Grafts

From a mechanical perspective, a volume of morselized bone particles has a quite complex mechanical behavior [5, 10, 13]. It has a stiffness that is not constant over a long period of loading, it gradually deforms over time when loaded for a long period of time (creep) and it shows a viscoelastic behavior. This means that the deformation does not occur instantaneously after load application, but the material deformation has a delay. This is caused primarily by the fluid that is within the graft volume: this fluid needs time to escape from the graft when it is compressed. These mechanical characteristics of a volume of bone graft material can easily be demonstrated by confined compression tests, which we have previously reported (◘ Fig. 6.1) [13].

The morselized grafts were manually impacted in an impermeable, cylindrical test chamber with a diameter of 20 mm. A rigid, porous filter was placed on top of the impacted material, allowing free fluid exudation during loading. On top of the filter, a load spreader ensured that the applied load was equally distributed over the entire surface of the specimen. Using a servo-hydraulic MTS testing machine, a dynamic force, ranging from 10 N (minimum force) to 840 N (2.68 MPa, maximum force), was applied with a frequency of 1 Hz for a period of 900 s (loading phase). This load level was chosen because it resembles the stress level that may be expected around cemented cups [4]. After this loading period, the specimens remained unloaded for another 900 s, allowing the exudated fluid to be

Dynamic Load

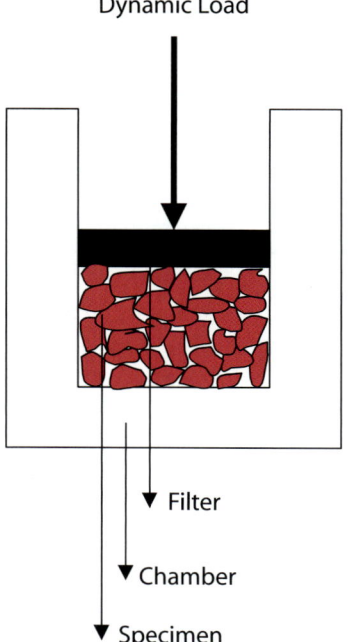

▼ Filter

▼ Chamber

▼ Specimen   ◘ **Fig. 6.1.** Schematic representation of a confined compression test

sucked back into the specimen. The deformation of the impacted material was measured by an extensometer.

The material became stiffer as loading proceeded (from 85 MPa at the beginning to 135 MPa at the end of the loading period). Obviously, the amount of stiffening depends heavily on the initial impaction of the volume in the test chamber. The more impaction applied at that time, the higher the initial stiffness and the smaller the increase during the loading period. Hence, to minimize the amount of migration, one should maximize the impaction force.

The graft volume underwent significant creep deformation. At the end of the loading phase, the deformation was almost 50%. After removal of the load, the morselized grafts recoiled until a total deformation of about 35% was maintained (■ Fig. 6.2). Hence, if one starts with a 10-mm highly impacted graft layer and load it dynamically it may be compressed to a height of 5 mm. If the load is removed, a layer of 6.5 mm is maintained. Again, these values depend on the grade of initial impaction. It is probably undesirable to have a layer that deforms so much, which emphasizes the point that firm impaction in clinical cases is really necessary.

We have studied the effects of the impaction bone-grafting technique on the acetabular side quite extensively. Parameters that will influence the initial stability are the type of bone grafts used, the size of the particles and the method of impaction applied.

From the beginning, the Nijmegen group has always used relatively large particles (in the order of 7–10 mm in diameter). These particles were manually created with a rongeur and consisted of only cancellous bone. However, this is a time-consuming and tedious part of the procedure. Therefore, surgeons opt to use bone mills for producing these bone chips. However, potential problems with the bone mills may be caused by the relatively small particles (on the order of 2–3 mm), the presence of cortical bone and the difficulty in removing all the cartilage from the femoral head.

To assess the effects of particle size on the stability of the acetabular reconstructions, we performed two in-vitro experiments. In one experiment, we used human cadaver pelvic

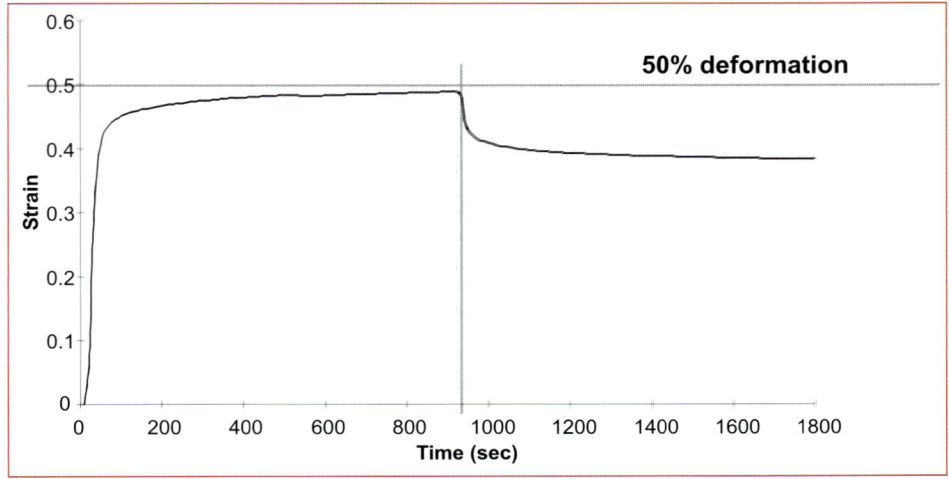

■ Fig. 6.2. Deformation of impacted bone grafts as a function of time. The first 900 s, a dynamic load was applied; the last 900 s was an unloaded period

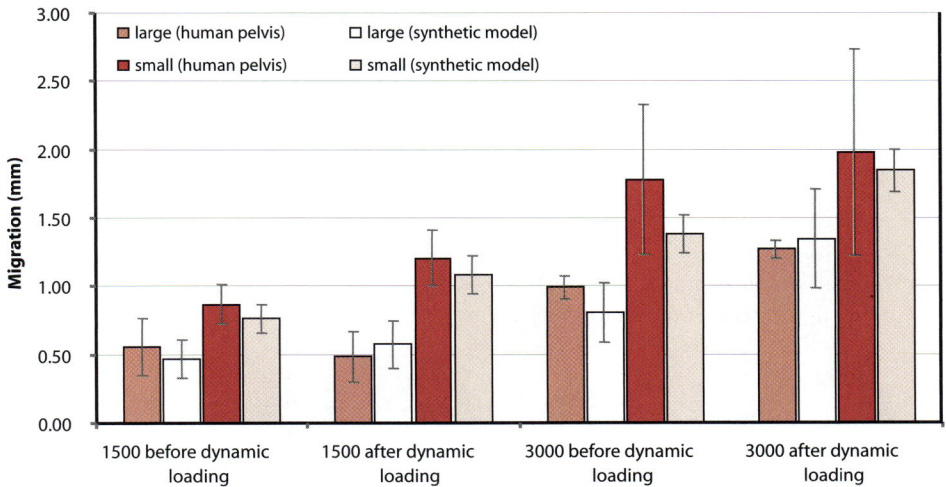

Fig. 6.3. Migration values of the cup relative to the bone in the cadaver pelvis and the synthetic model at the beginning and end of the 1,500-N loading period and at the beginning and end of the 3,000-N loading period. In these two models, the chip size was varied. More migration was found with the smaller grafts in both models

bones, whereas in the other we used a synthetic version of these bones. In both experiments, we found a similar migration of the cup relative to the host bone (■ Fig. 6.3.), indicating that the synthetic model was appropriate to analyze these mechanical effects.

More recently, the mechanical effects of washing the bone grafts prior to impaction have been assessed and it was found that the best stability was obtained with large washed particles and the most inferior stability was obtained with small, unwashed morselized grafts. However, we want to emphasize that all our long-term results are based on non-washed fresh frozen morselized bone grafts.

Biology of Morselized Bone Grafts

Basically, the application of morselized bone chips to reconstruct a bony defect is a biological solution, which aims to completely restore the defect with healthy host bone. In order to apply the technique most successfully, it is important to know how this process of incorporation and revascularization develops and whether this process can be further optimized.

To improve our understanding of the biological processes, we analyzed 24 human biopsies from impaction grafting reconstructions in the socket obtained between 1 month and 15 years after surgery [12]. Different tissue types such as nonincorporated bone graft, fibrous tissue, and new bone were quantified. In general, the bone graft was almost completely incorporated at mid-term (7 months to 9 years) and long-term follow-up (more than 9 years after surgery). However, even after very long follow-up periods, some areas of nonincorporated remnants of graft were present. In bone graft produced with a bone mill, cartilage fragments were found between the nonincorporated bone graft remnants. This was not observed in reconstructions, which were performed using chips produced by hand with a rongeur (see ■ Fig. 6.4). Hence, we believe that it is very important to remove all car-

6

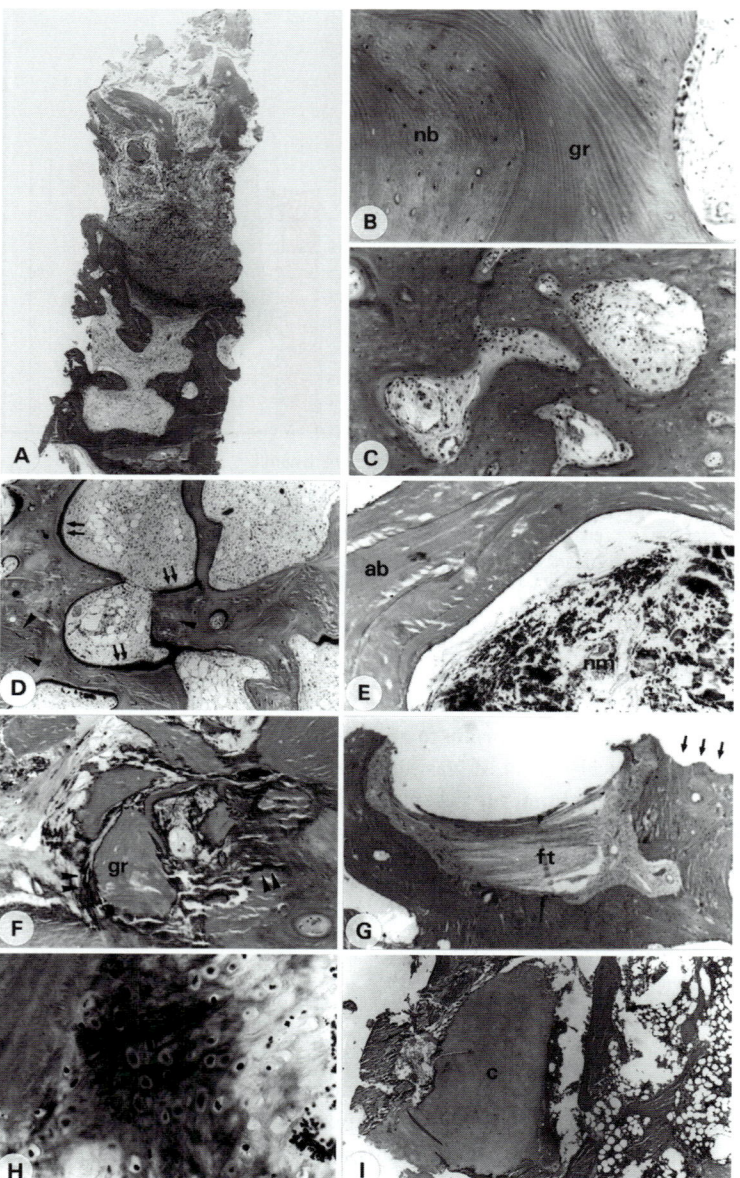

🔲 **Fig. 6.4A–I.** Histology of human biopsy specimens. **A** A human core biopsy with a short-term follow-up, showing the presence of different stages in one biopsy. Note the dead grafts (*top*), fibrous tissue (*middle*), and active bone remodeling (*bottom*), HE stain, magnification 20×. **B** New bone (*nb*) is formed on a cellular graft remnants (*gr*), HE stain, magnification 120×. **C** New woven bone is formed in interstitial fibrous tissue, HE stain, magnification 70×. **D** Bone is laid on graft remnants (*arrowheads*), surrounded by fibrous marrow. Note the active mineralizing bone surface (*arrows*), Goldner stain, magnification 35×. **E** Areas of necrotic marrow (*nm*) are present in the spaces between the avital trabecular bone structure (*ab*), HE stain, magnification 170×. **F** A dark precipitate (*arrowheads*) surrounds nonincorporated graft remnants (*gr*), HE stain, magnification 90×. **G** A thick layer of fibrous tissue (*ft*) is formed directly under the mesh (mesh removed for histotechnical reasons), but direct bone contact also is present (*arrows*), HE stain, magnification 45×. **H** Fibrocartilage has formed near a nonincorporated graft remnant at the interface of cement with graft, Goldner stain, magnification 190×. **I** Large pieces of cartilage (*c*) showed no incorporation. (HE stain, magnification 30×; from [36])

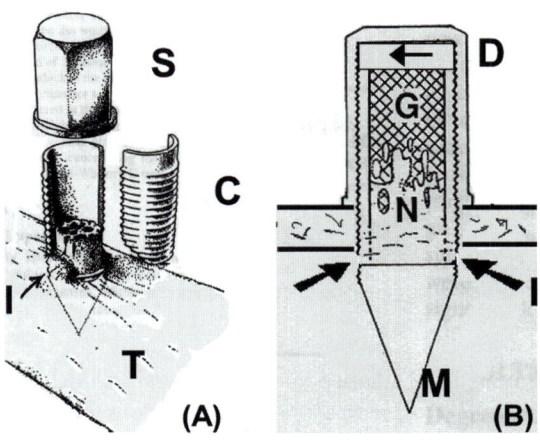

S

D

G

C

N

I

I

T

M

(A)   (B)

Fig. 6.5. Bone conduction chamber. The bone conduction chamber consists of two half cylinders (*C*) held together by a screw-cap (*S*). A disc (*D*) is used to lower the two ingrowth openings (*I*) just below the tibial cortex (*T*). New bone and tissue ingrowth (*N*) into the graft (*G*) is now possible via the marrow (*M*). (Mod. from Aspenberg et al. [1])

tilage before the femoral head is morselized. In addition, Bavadekar et al. [2], have shown that cartilage remnants will influence the mechanical properties in a negative sense.

As previously mentioned, washing the bone grafts could lead to a better mechanical performance of the impacted graft layer. Using bone chambers implanted in goats (see ▪ Fig. 6.5), we studied the biological consequences of washing the bone grafts prior to impaction [11]. Interestingly, we found that unwashed allograft bone induced significantly less bone ingrowth than autograft bone. After washing the bone chips, this difference disappeared, which indicated that washing with saline improved the incorporation potential of allograft bone. Again, we want to stress that our long-term clinical results were obtained with unwashed bone chips. Clinically, the benefits of washed bone grafts have not been proven yet.

Surgical Technique of Impaction Bone Grafting

We routinely use the posterolateral approach, which provides extensive exposure of the acetabulum and proximal femur and we found a trochanteric osteotomy seldom necessary. We try to open the hip joint while preserving the posterior part of the hip capsule. Using stay sutures in this tissue, the sciatic nerve can be protected from direct trauma. Before dislocating the hip joint, the proximal part of the femur is extensively exposed and carefully mobilized to prevent fracturing of the often very weak femur. A very wide exposure of the entire socket is achieved and all scar tissue is removed. Next the cup is removed, while trying to avoid any additional bone damage. Biopsies from the acetabular and femoral interface tissues are obtained and sent for frozen sectioning and bacterial culture. At this stage, systemic intraoperative antibiotics are administered.

The medial wall of the acetabulum is examined thoroughly for segmental defects (▪ Fig. 6.6, view 1) and the strength of the surrounding bone is checked. We always try to restore the original center of rotation and in most cases use the transverse ligament as a reference.

The abductor muscles are elevated from the bone to facilitate positioning of the meshes. If necessary, these meshes are placed on the outer side of the acetabular rim (▪ Fig. 6.6,

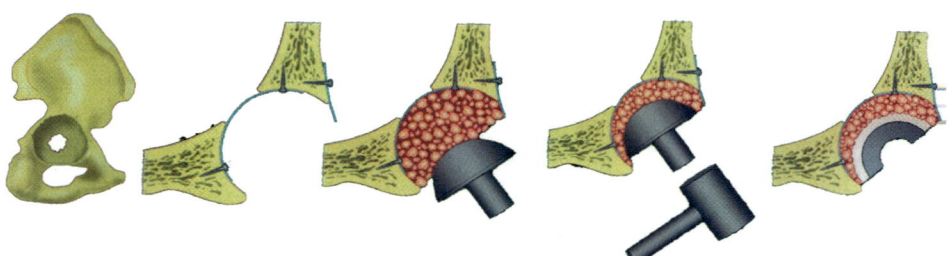

◘ Fig. 6.6. Schematic representation of the reconstruction impaction bone-grafting technique in the acetabulum

6

view 2). The flexible metal meshes are trimmed and adapted to the peripheral wall defects, using special scissors and clamps. They must be fixed with screws or, at locations with very thin cortical bone, with cerclage wires.

After all the soft tissue interface remnants have been removed, a small acetabular reamer is used to produce a freshly bleeding trabecular bone bed. In addition, multiple drill holes should be made in the host bone to create a bleeding host bone bed to stimulate revascularization of the bone graft.

Freshly frozen femoral heads are used, which have been stored at −80°C and are only used after testing the donors at donation and at 6 months after donation. The femoral head is thawed, cleaned of all soft tissues and divided into four parts. Morselized grafts are produced by hand, using a bone nibbler. There should be no cartilage remnants in the bone grafts, as they will not transpose into healthy bone. Alternatively, a specially designed bone mill can be used, which produces fairly large bone chips. We advocate using a chip size of 7–10 mm. However, most commercially available bone mills produce substantially smaller bone chips (2–4 mm), which are not recommended for impaction acetabular reconstruction.

The acetabular bone bed is cleaned using pressure lavage and the acetabulum is packed with bone chips (◘ Fig. 6.6, views 3 and 4). First the small cavities are filled, then the entire socket, layer by layer. The bone chips are vigorously impacted, using special instruments and a hammer. If there is any danger of fracturing the weak medial wall a metal mesh should be used medially to support this structure, but the force of impaction should not be reduced. Start with a small impactor and progress to increasingly larger ones. When the impaction technique has been performed correctly, the graft layer will be stable in the acetabulum after removal of the impactor. A substantial layer of bone material must be accumulated, at least 5 mm thick; otherwise the graft may become saturated with bone cement during cementation. The last impactor should be 4 mm larger in diameter than the proposed cup size to create a sufficiently large mantle of cement. After impaction, the pre-existing enlarged acetabular diameter will have been reduced to standard size. We never use pressure lavage on the bone graft before cementation. During preparation of the antibiotic-loaded bone cement, pressure is maintained on the graft with the impactor last used. After insertion, the bone cement is pressurized to obtain good interdigitation with the graft. Next the cup is guided into position and held in place with a pusher until the cement has polymerized. In this way, the cup is implanted in an acetabulum of which the defect is reconstructed biologically ◘ Fig. 6.6, view 5).

As an example, we include a revision case of a failed resurfacing prosthesis in a 21-year-old woman (◘ Fig. 6.7). After 21 years after surgery, the cups is still very well fixed, proving the concept of impaction bone grafting.

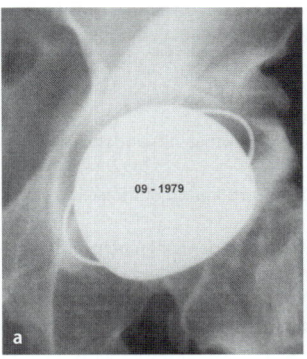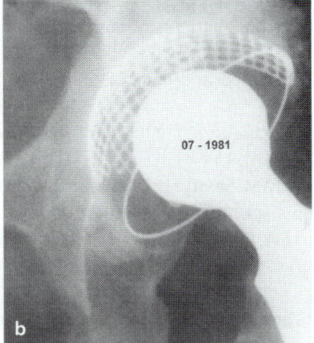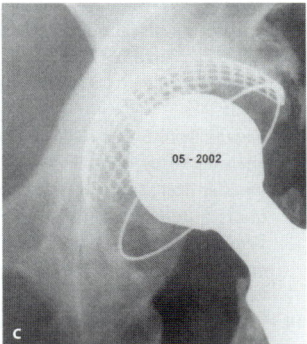

■ **Fig. 6.7. a** Preoperative AP pelvis radiograph of a failed resurfacing prosthesis with protrusio in a 21-year-old woman. **b** Four months after the revision with impaction bone grafting and a cemented cup. A metal mesh was used on top of the bone graft. Twenty-one years after the reconstruction, the position of the cup is unchanged. There is starting osteolysis in zone 1, but overall the cup is well fixed in this very active woman

Conclusion

The impaction bone-grafting technique is a very successful method to reconstruct bony defects around implants. The method offers a biological solution that promotes reconstruction of host bone. This facilitates fixation possibilities in case of future revision requirements. The method, however, is a sensitive technique and requires understanding of the behavior of the impacted bone chips, from both a mechanical and a biological point of view. In addition, the surgical technique should be carried out with discipline following the guidelines of experienced surgeons in this field.

References

1. Aspenberg P, Tagil M, Kristensson C, Lidin S (1996) Bone graft proteins influence osteoconduction: A titanium chamber study in rats. Acta Orthop Scand 67(4): 377–382
2. Bavadekar A, Cornu O, Godts B, Delloye C, van Tomme J, Banse X (2001) Stiffness and compactness of morselized grafts during impaction: an in vitro study with human femoral heads. Acta Orthop Scand 72:470–476
3. Bolder SB, Melenhorst J, Gardeniers JWM, Slooff TJJH, Veth RPH, Schreurs BW (2001) Cemented total hip arthroplasty with impacted morcellized bone-grafts to restore acetabular bone defects in congenital hip dysplasia. J Arthroplasty 16 [Suppl 1]:164–169
4. Dalstra M, Huiskes R (1995) Load transfer across the pelvic bone. J Biomech 28:715–724
5. Giessen EBW, Lamerigts NMP, Verdonschot N, Buma P, Schreurs BW, Huiskes R (1999) Mechanical characteristics of impacted morsellized bone grafts used in revision total hip arthroplasties. J Bone Joint Surg 81B:1052–1557
6. Rosenberg WJ, Schreurs BW, de Waal Malefijt MC, Veth RPH, Slooff TJJH (2000) Impacted morsellized bone grafting and cemented primary total hip arthroplasty for acetabular protrusion in patients with rheumatoid arthritis. An 8- to 18-year follow-up study of 36 hips. Acta Orthop Scand 71:143–146
7. Schreurs BW, Slooff TJJH, Buma P, Gardeniers JWM, Huiskes R (1998) Acetabular reconstruction with impacted morsellised cancellous bone graft and cement. A 10- to 15-year follow-up of 60 revision arthroplasties. J Bone Joint Surg 80B:391–395
8. Schreurs BW, van Tienen TG, Buma P, Verdonschot N, Gardeniers JWM, Slooff TJJH (2001) Favorable results of acetabular reconstruction with impacted morsellized bone grafts in patients younger than 50 years. Acta Orthop Scand 72:120–126

9. Schreurs BW, Thien MT, de Waal Malefijt MC, Buma P, Veth RPH, Slooff THJJH (2003) Acetabular revision with impacted morsellized cancellous bone graft and a cemented cup in patients with rheumatoid arthritis. J Bone Joint Surg Am 85:647–652

10. Ullmark G, Nilsson O (1999) Impacted corticocancellous allografts: recoil and strength. J Arthroplasty 14:1019–1023

11. Van der Donk S, Buma P, Aspenberg P, Schreurs BW (2001) Similarity of bone ingrowth in rats and goats: a bone chamber study. Comp Med 51:321–325

12. Van der Donk S, Buma P, Gardeniers JWM, Slooff TJJH, Schreurs BW (2002) Incorporation of morselized bone grafts: a study of 24 acetabular biopsy specimens. Clin Orthop 395

13. Verdonschot N, van Hal CT, Schreurs BW, Buma P, Huiskes R, Slooff TJ (2001) Time-dependent mechanical properties of HA/TCP particles in relation to morsellized bone grafts for use in impaction grafting. J Biomed Mater Res 58:599–604

14. Welten MLM, Schreurs BW, Buma P, Verdonschot N, Slooff TJJH (2000) Acetabular reconstruction with impacted morcellized cancellous bone autograft and cemented primary total hip arthroplasty. J Arthroplasty 15:819–825

6

II

Teil II   Grundlagen und Biomechanik modularer Revisionsimplantate

Biomechanische Aspekte der Revisionsendoprothetik

U. Holzwarth, A. Schuh, G. Zeiler

Einleitung

Die Entwicklung hat dem Menschen mit dem aufrechten Gang auf zwei Beinen die Chance verschafft, die obere Extremität frei zu machen für „begreifende Aktivitäten". Andererseits hat das Hüftgelenk eine vermehrte Beanspruchung durch die Aufrichtung aus dem Vierbeinstand und die Übernahme der vollen Körperlast zu erfüllen. Außerdem werden höhere Ansprüche an die zentrale Muskelsteuerung und das Gleichgewichtsorgan gestellt. Aus technischer Sicht ist das Kugelgelenk Hüfte gut geeignet, die beim Gehen entstehenden Kraft-Bewegungs-Kopplungen zu übernehmen. Formveränderungen, Fehl- und Überbelastungen der Hüftgelenke führen zum Verschleiß mit einer schmerzhaften Funktionseinschränkung.

Veränderungen des Kraftflusses nach Schaftimplantation

Die Implantation eines künstlichen Hüftgelenks, konkret der Einbau einer Schaftprothese in das proximale Femur, führt zu einer erheblichen Veränderung der Krafteinleitungsvorgänge in den Oberschenkelknochen. Ursache hierfür sind ausgeprägte Unterschiede in der mechanischen Festigkeit und Elastizität des Knochens und des Prothesenschaftes. Von den Veränderungen der Belastung ist insbesondere der proximale Abschnitt des Femur betroffen. Die neue Krafteinleitung ist abhängig von der Qualität des Knochens, von seiner individuellen Form und vom Design der Prothese [8, 41, 2]. Großvolumige Schaftprothesen ändern bei gleicher Materialqualität im weiten Femur die Krafteinleitung stärker, als Implantate mit kleinen Abmessungen in engen Femura. Die Änderung des Kraftflusses in den Knochen führt zu Strukturveränderungen des Knochens, die in der Regel schon im Röntgenbild in 2 Ebenen erkennbar sind. Sie drücken sich aus in lokaler Atrophie oder – in anderen Kontaktbereichen – in einer Hypertrophie des Knochens sowie in resorptiven Veränderungen. Das Stress shielding wird als Ursache für diese Veränderungen angenommen und der Prozess des Knochenumbaus als Effekt der knöchernen Adaptation an dieses Stress shieldings angesehen (◘ Abb. 7.1; [4, 5, 8, 9, 16, 58]).

Die biologischen und biomechanischen Grundlagen für diese Erscheinungsbilder werden in den Beobachtungen von Wolff [60, 61] und Ruox [47] gesehen, die Grundregeln dieser Prozesse (1891 und 1892) beschrieben haben. Pauwels [43] und Kummer [31–33] haben diese

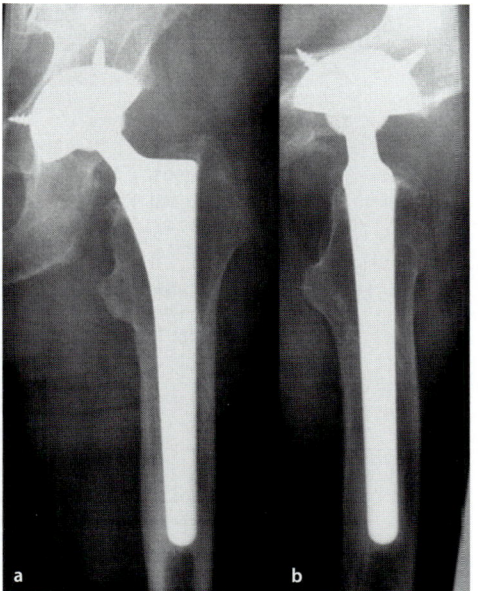

🔴 **Abb. 7.1a, b.** Eine oberflächenbeschichtete zementfreie Schaftprothese füllt weitgehend das distale Oberschenkelrohr aus. Es ist in zwei manschettenartigen Abschnitten in Höhe des distalen Prothesenendes und in der Mitte der Schaftprothese zu ringförmigen Knochenneubildungen mit kraftschlüssiger Integration des Schafts gekommen. Zwischen den beiden manschettenartigen Verdichtungen der Knochenstruktur besteht eine Zone lokaler Atrophie, lateral auch eine Osteolyse; im Bereich der Metaphyse hochgradige Atrophie des Knochens mit weitgehendem Verlust mineralisierter Strukturen. Die Veränderung ist sowohl **a** in der Projektion a.-p., wie **b** in der Lauensteinebene in gleicher Weise erkennbar

biologischen Reaktionen näher beleuchtet. Die stark unterschiedlichen Belastungsformen des epimetaphysären Femurbereichs und des Schafts regelt die Biologie durch den Einsatz unterschiedlicher Strukturvarianten des Knochens [11, 30, 45]: am Oberschenkelschaft durch eine rohrförmige Konstruktion, die von einer kortikalen harten Knochenqualität gekennzeichnet ist; im epimetaphysären Bereich durch einen Verbundbau aus trabekulären Knochenelementen, die unterschiedlichen Dehn- und Druckkräften Widerstand leisten und durch ihre parzellierte Füllung mit kleinvolumigen Flüssigkeitsräumen offensichtlich die elastische Verformstabilität dieses Knochenabschnitts gewährleisten [45].

In jüngerer Zeit haben zahlreiche Autoren rechnerische Modelle entwickelt, die mit der Methode der finiten Elemente die lokalen Lastverhältnisse ermitteln und generelle Aussagen zu unterschiedlichen Lastübergängen versuchen [6, 17, 18, 19, 20, 29]. Die proximale Atrophie und Resorption ist minder ausgeprägt, wenn z. B. durch eine geeignete Materialwahl – Titan-Schmiedelegierung [22] contra Kobalt-Chrom-Legierung [1, 23] – und eine andere Konfiguration die Schaftimplantate variiert werden. Anatomische Prothesenmodelle, die das kortikale Rohr des Oberschenkels voll ausfüllen und auch proximal eine hohe Annäherung an die Knochenrinde erzielen lassen, führen zu einer größeren proximalen Atrophie und einer distalen Hypertrophie [7, 12, 19]. Andererseits nimmt die Scherkraft im Grenzbereich beim Einsatz flexiblerer Implantate insbesondere proximal zu, was zu einer Gefährdung des biologischen Grenzflächenverbunds beitragen und wiederum zu resorptiven Vorgängen führen kann [19, 55].

Die klinische Wertigkeit der beschriebenen knöchernen Veränderungen am proximalen Femur wird unterschiedlich beurteilt und teilweise von klinischer Seite kritisch für den weiteren Verlauf und die Verbundsituation zwischen Implantat und Knochen angesehen. Einzelne Beobachtungen belegen, dass die proximale Knochenresorption und damit die mit Bindegewebe gefüllte Spaltbildung zwischen dem Implantat und dem Knochen fortschreiten und in Einzelfällen auch bei verbesserten Schaftmaterialien noch zu Implantatbrüchen führen kann [35, 36, 38, 54].

□ Tabelle 7.1. Prüfvorgaben für Primärhüftprothesen, Vergleich Prüfparameter ISO-Normung – Brehm-Normung, DIN ISO 7206 (ISO 7206–4, -8)

		ISO 7206–4, -8	Brehm
Kraft		Fu -200 bis –300 N Fo -2.300 N	Fu -300 N Fo -3.300 N
Frequenz		1–30 Hz	3–5 Hz
Last-Zyklen		Minimal 5 Mio.	Minimal 10 bis 20 Mio.
Winkel	Schaftlänge bis 200 mm	AP 10° ML 9°	AP 10° ML 9°
	Schaftlänge >200 mm	AP 0° ML 4°	AP 10° ML 9°
Medium	–	0,9% Ringerlösung 37°±1°	0,9% Ringerlösung 37°±1°

7

Für die intraoperative Lösung der Revisionssituation werden modulare Implantatsysteme entwickelt. Die Anforderungen an die Auslegung solcher Implantatsysteme für den Revisionsfall sind situations- und bauartbedingt deutlich höher. Die konstruktive Auflösung von Monoblockimplantaten in modulare Komponenten wirkt sich biomechanisch nicht auf die Biofunktionalität des Gelenks aus, jedoch müssen Ausführung und Fügetechnologie der Einzelkomponenten modular- und werkstoffkonform konstruiert sein und deren Dauerfestigkeit nach den technischen Regeln nachgewiesen werden [14]. Dauerfestigkeit wird hier definiert als Langzeitbauteilfestigkeit gegen Versagen durch Anriss oder Bruch. Die optimale Funktionsfähigkeit lasttragender Implantate über einen längeren Zeitraum ist national im Medizinproduktegesetz (MPG) und international in ISO-Normen gefordert. So sind beispielsweise in ISO-Normen bis heute die Bauteilfestigkeit von Primärimplantaten für das Femur – (Hüfte, □ s. Tabelle 7.1) und Knie – sowie Verschleißfestigkeit von Gleitkomponenten des Hüft- und des Kniegelenkes genormt (ISO 7206, 7207, 14242, 14243), während für modulare Revisionsimplantate solche Normvorgaben nicht existieren [21–27]. Dabei sind stets Belastungen (Kräfte) in N für die Prüfung und nicht Spannungen im Bauteil angegeben. Um eine Standardisierung zu erreichen, hat sich die ISO-Normung auf eine Mindestlastwechselzahl ohne Versagensanzeichen von 5×10^6 verständigt. Mediziner und Prüfingenieure fordern jedoch eine absolute Untergrenze von 10 bis 20×10^6 Lastwechseln, dabei entsprechen 1×10^6 Beanspruchungen einer idealisierten Annahme von 1 Jahr Tragedauer einer implantierten Prothese (□ Tabelle 7.1).

Spezielle Situation in der Revisionsendoprothetik

Die Situation in der Revisionsendoprothetik verdeutlicht die Problematik unter vier speziellen Gesichtspunkten:

— Die Notwendigkeit große proximale Atrophien und resorptive Defekte zu überbrücken, erfordert den Einsatz längerer Revisionsschäfte, die ihre Verankerungen im distalen intakten femoralen Knochenrohr suchen.

- Dadurch ändert sich die Verteilung des Kraftflusses vom Implantat auf den Knochen. Die Prothese findet bereits bei der Implantation im harten distalen Abschnitt des femoralen Knochenrohrs eine hohe Primärverankerung. Der Schaft heilt in diesem Bereich in kurzer Zeit ein. Hinreichend großflächige Kraftübertragungsflächen führen zu lokaler Hypertrophie. Für die proximale Knochenstruktur ist ein Kraftfluss vom Implantat her nicht mehr nötig. Der Knochen heilt unter dem Schutz des Implantats, eine Erholung der Knochenmasse und -qualität findet nicht mehr statt (◘ Abb. 7.2).
- Wegen der proximalen Knochenresorption werden in einer großen Zahl der Revisionsfälle Schaftdurchmesser erforderlich, die eine erhöhte Rigidität aufweisen. Auch die technischen Anforderungen an eine hinreichende Implantatsicherheit erhöhen diese Tendenz. Der exponentielle Anstieg der Verformungsstabilität von Revisionsprothesen mit zunehmendem Schaftdurchmesser erhöht das Missverhältnis zwischen der Flexibilität des Knochenrohrs und des Schafts und verstärkt die geschilderte Problematik [15].
- Keine der in der Literatur verbreiteten Untersuchungen befasst sich mit den äußeren Krafteinflüssen der Muskelansätze im Bereich des proximalen Femur. Der natürliche proximale Oberschenkelknochen am intakten Hüftgelenk fängt diese erheblichen Kräfte in dem geschlossenen Verbund der epimetaphysären Knochenabschnitte auf. Hohe Krafteinflüsse führen zu einer entsprechenden Verformung des Knochens im Sinne der Rotation und der Varisation. Die Zug- und Biegebeanspruchung der großen Muskelansätze am großen und am kleinen Rollhügel werden in unterschiedlicher Zugrichtung durch eine Verformung des hirtenstabartigen Knochens im Gesamtverbund problemlos abgefangen [34]. Nach der Implantation eines zementierten oder zementfreien primären Prothesenschafts fehlt der metaphysären Region die Schenkelhalsstruktur mit ihrer ringförmigen Stabilisation. Dieser Effekt wird bei der Revisionsendoprothetik massiv verstärkt, weil insbesondere am proximalen Femurabschnitt hier wesentliche Teile der spongiösen Innenstrukturen verloren gegangen sind und häufig auch die kortikale Rinde durch Atrophie und resorptive Vorgänge im Rahmen des Lockerungsprozesses erheblich an Strukturmenge und mechanischer Stabilität verloren hat. Zusätzlich werden im Rahmen der Wechseloperation häufig zugangsbedingt hier weitere Knochenschäden (transfemoraler Zugang, fissurale Frakturen, Trochanterosteotomie, Fensterungen) gesetzt, die die primäre Stabilität reduzieren.

Defektüberbrückung bei der Revisionsendoprothetik

Eigene Untersuchungen zeigen, dass mit zunehmender Länge des Schafts im Fall der Versorgung von Revisionssituationen mit Monoblockprothesen mit sternförmigem Querschnitt nach dem Vorbild des Wagner-Schafts und der modularen MRP-Titan-Schäfte mit zunehmendem Schaftdurchmesser auch eine zunehmende Hypertrophie im distalen Schaftabschnitt erkennbar wird, die Knochenstruktur dort erhalten bleibt, die Zone der proximalen Atrophie des Knochens aber umso mehr nach distal fortbesteht, je größer der Schaftdurchmesser und damit die Rigidität des Prothesenschafts ist (◘ Abb. 7.2). Unterschreitet der Durchmesser des Schafts ein gewisses Maß, so ergibt sich bei diesen Implantattypen eine zunehmend langstreckige distale Integration des Implantats mit Erhaltung der Knochenstruktur (◘ Abb. 7.3; [10, 62]).

7

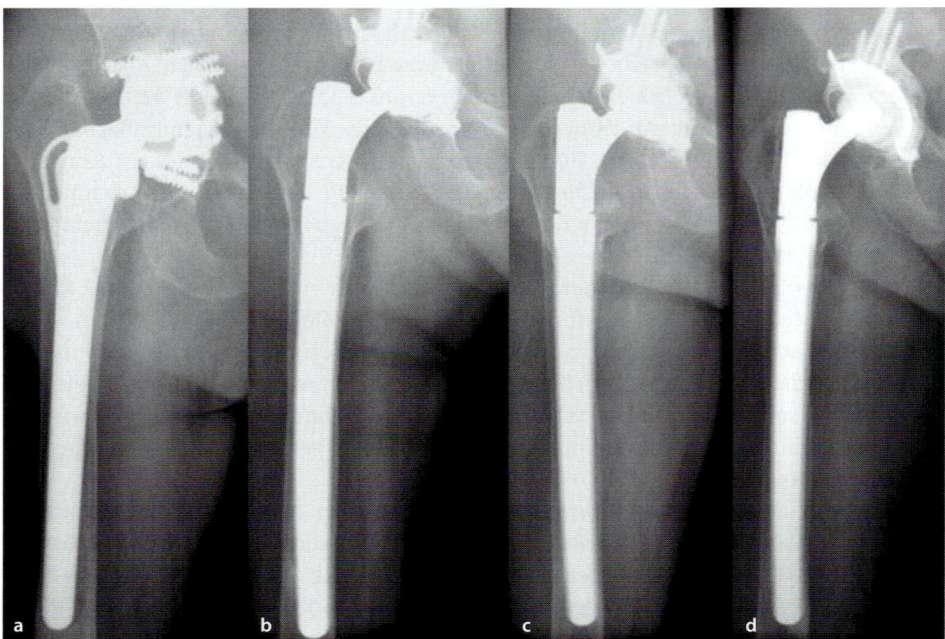

▣ **Abb. 7.2. a** Ein zementfreier Titanschaft hat sich im Oberschenkelrohr unter Lateralisation der Prothesenspitze und Teilverlust der lateralen Kortikalis gelockert und ist vermehrt eingesunken. Bei der Wechseloperation wird die bindegewebige Grenzmembran entfernt und ein Revisionsschaft, der den alten Prothesensitz nach distal um 3,5 cm überbrückt, implantiert. Im Rahmen der Lockerung ist die Kortikalis auf wesentlichen Teilen der ersten Schaftverankerungsabschnitte durch resorptive Vorgänge und eine hochgradige Atrophie teilweise papierdünn und von Fissuren durchsetzt. **b** Der fehlende Adam-Bogen und der hohe Sitz des Revisionsimplantats zur Wiederherstellung der Beinlänge ergibt primär einen unzureichenden Kontakt zwischen der Prothese und den metaphysären Knochenstrukturen. **c** Nach 6 Monaten hat der rigide Revisionsschaft mit 19 mm Durchmesser zu einer langstreckigen Einheilung auf der gesamten Zirkumferenz geführt. Im distalen Primärverankerungsbereich entsteht eine lokale Hypertrophie mit Strukturdichtezunahme. Dort ist der größte Teil des Kraftflusses gewährleistet. Wegen der hohen Rigidität des Revisionsschafts ist eine Substanzvermehrung und Zunahme der Mineralisationsdichte im langen atrophen Schaftabschnitt auch **d** nach 18 Monaten nicht erreicht und auch in der Zukunft nach den Langzeitbeobachtungen nicht zu erwarten. Der Krafteinfluss der Muskulatur in Form von Zug in unterschiedlichen Richtungen lässt eine verstärkte Relativbewegung des atrophen großen und kleinen Rollhügels erwarten. Deswegen ist dort die lokale Spaltbildung zwischen dem Implantat und der metaphysären Knochenzone nach 18 Monaten voll ausgebildet

Nur in den metaphysären Abschnitten der Implantatverankerung zeigen sich mit dem Zeitverlauf zunehmend resorptive Veränderungen mit bindegewebig gefüllten Spaltbildungen zwischen dem Implantat und dem Knochen, die bei kleinen Schaftdurchmessern in Einzelfällen eine deutliche Progredienz von proximal nach distal über Jahre hin beobachten ließen. Selbst wenn in Einzelfällen lokale Knochenresorptionen aufgrund eines vermehrten Polyethylenverschleißes oder einer Unverträglichkeit einer Metall-Metall-Artikulation gelegentlich als Ursache angenommen werden kann, ist die zahlenmäßig häufig auftretende proximale Spaltbildung auf die Existenz einer lokalen Relativbewegung zwischen dem Implantat und dem Knochen zurückzuführen, die ein biologisch verträgliches Maß an der Grenzfläche überschreitet (▣ Abb. 7.2, 7.3).

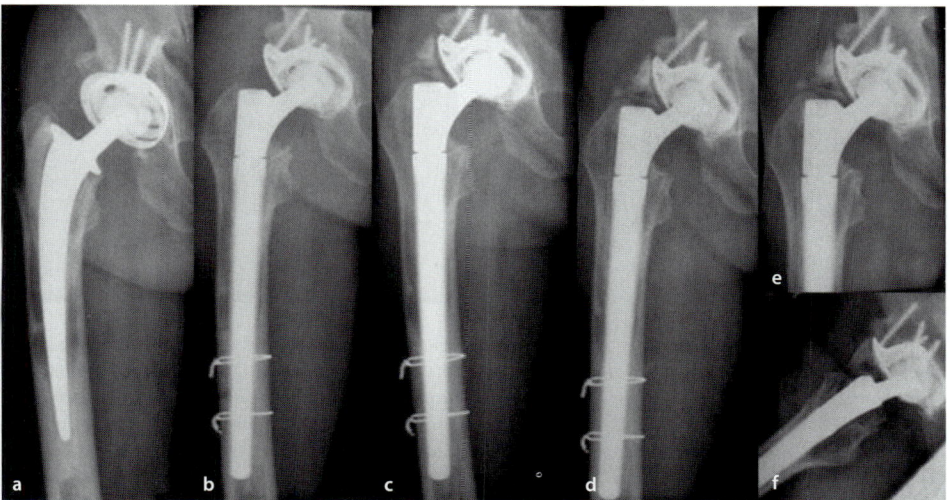

◻ **Abb. 7.3. a** Eine zementierte Titanschaftprothese hat zu einer massiven Osteolyse im Rahmen der Schaftlockerung im mittleren Schaftdrittel geführt. Die distal extrem fest verankerte Zementmanschette der Primärimplantation ist über eine Fensterung entfernt, das Granulom sorgfältig kürettiert und der Defekt mit einer Revisionsendoprothese überbrückt worden. Der Schaftdurchmesser hätte zweifelsohne auch höher gewählt werden können.
b Bei der Wechseloperation wird sowohl das laterale weichteilgedeckte Fenster, wie auch der Übergang in die
intakte Schaftregion mit einer Drahtcerclage gesichert. Eine Knochentransplantation erfolgt nicht. Proximal ist
eine Kontaktaufnahme zwischen der metaphysären Prothesenkomponente und den metaphysären Knochenstrukturen nicht erreicht. **c** 8 Monate nach dem Eingriff sind die ersten osteolytischen Zonen mit Knochenstrukturen
gefüllt und der Schaft weitgehend knöchern integriert. **d** 40 Monate später sind die Osteolysen zwar radiologisch
noch erkennbar, aber im Detailausschnitt bereits mit Knochenstrukturen ausgefüllt. Vorher verdünnte kortikale
Abschnitte haben sich erholt, die Prothese ist distal stabil eingeheilt. Ein Absenkprozess hat nicht stattgefunden. **e,
f** Die Aufnahme des metaphysären Knochenabschnitts zeigt osteolytische Saumbildungen in beiden Projektions-
ebenen. Auf der Seite des Adam-Bogens und des kleinen Rollhügels ist Knochenneubildung erfolgt. Hier besteht
offensichtlich eine hinreichende Verbindung zwischen Implantat und Knochen. Lateral ist der große Rollhügel
auch langstreckiger vom Implantat durch einen Osteolysesaum getrennt

Kraftflussverteilung

Klinische und feingeweblich histologische und mikroradiologische Untersuchungen von
implantierten Revisionsschäften zeigen, dass das sternartige Querschnittsprofil des Wagner-Schafts große Vorteile für den Kraftfluss vom Implantat zum Knochen realisieren
hilft. Er garantiert nicht nur eine hohe Rotationsstabilität dadurch, dass sich einzelne Rip-
penränder härteren spongiösen oder kortikalen Knochenstrukturen der Femurinnenwand
nähern und primär verklemmen [56, 57]. Es ergeben sich darüber hinaus nach eigenen,
wie auch woanders durchgeführten histologischen Analysen von In-vivo-Explantaten
Chancen für den kontaktaufnehmenden Knochen entlang der freien Rippenkanten [48].
Über lokale spongiöse oder neu gebildete trabekuläre Knochenbildungen werden teilelas-
tische und streifenförmige und damit auch flächenförmig reduzierte Kontaktaufnahmen
zwischen dem Implantat und dem Knochen geschaffen. In den Vertiefungen der Zwi-
schenrippenbereiche des Implantats bleibt oft das lokale Markgewebe mit den Gefäßen
erhalten (◻ Abb. 7.4).

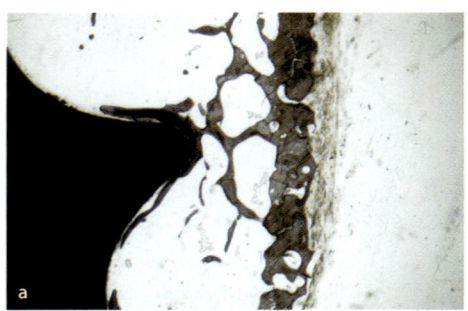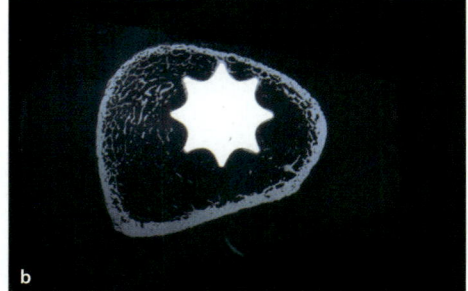

🔲 **Abb. 7.4a,b.** Unabhängig von der Versorgung mit einer Revisionsendoprothese ist eine 80-jährige Patientin 1,5 Jahre nach der Wechseloperation wegen einer Tumorerkrankung verstorben. Das zur Verfügung stehende Knochen-Implantat-Präparat konnte feingeweblich und mikroradiographisch analysiert werden. Die Patientin war bis zum Ableben seitens der lokalen Versorgung beschwerdefrei und gehfähig. **a** Die histologische Abbildung zeigt die Kontaktaufnahme der inneren kortikalen Strukturen mit trabekulären Knochenelementen mit den Kanten der Längsrippen des Revisionsimplantats. **b** Das Übersichtsbild einer Mikroradiographie zeigt, dass diese Kontaktaufnahme nur mit einzelnen Schaftrippen erfolgt. Die Ausdehnung des Kraftflusses wird deswegen im Idealfall auf lange Streckenabschnitte des Implantat-Knochen-Verbunds verteilt und die Fläche des ausgebildeten Knochens zum Implantat in schmale streifenförmige Zonen aufgeteilt

Eine vollflächige Knochenfüllung zwischen dem ortständigen Knochen und dem Implantat ist in hochbelasteten Verankerungsabschnitten zu beobachten. Die Druck übertragenden Abschnitte zwischen Knochen und Implantat werden damit nicht nur auf die gesamte Zirkumferenz des Knochenrohrs, sondern auch in Längsrichtung des Schafts über größere Streckenabschnitte verteilt. Der Kraftfluss pro Kontaktfläche bleibt klein und somit die sekundäre Reaktion des Knochens in Form einer Massen- und Strukturdichtezunahme aus, solange sich die Rigidität des Prothesen- und des Femurschafts in einer akzeptablen Relation zueinander bewegen. Rechnerisch kann hier eine Abstimmung der Rigidität des Knochenrohrs abhängig von den absoluten Durchmessern und der Dicke der kortikalen Strukturen, deren Biegeverhalten und physiologischen Krafteinflüssen sowie den mechanischen Kenndaten zugeordneter Prothesen erfolgen.

Steifigkeit des Prothesenschafts

Die starke Zunahme der Schaftrigidität bei größeren Schaftdurchmessern ist theoretisch durch eine Anpassung der Schaftquerschnitte mit Materialreduktion oder durch die Wahl von Implantatwerkstoffen aus dem Titanlegierungsbereich mit niedrigerem Elastizitätsmodul zu verbessern. Die Entwicklung isoelastischer Prothesenkomponenten scheitert an der unterschiedlichen Formgebung und Materialqualität. Sie führt mit großer Wahrscheinlichkeit auch zur Überbelastung der Grenzflächen zwischen dem Implantat und dem Knochen im metaphysären Bereich. Monoblockrevisionsprothesen haben in dieser Hinsicht den Vorteil eines harmonischen Durchbiegeverhaltens. Modulare Prothesensysteme sind naturgemäß dadurch gekennzeichnet, dass im Bereich der konischen oder zylindrischen Steckverbindung abhängig von der Konfiguration Steifigkeitssprünge auftreten, die die Knochenstrukturen im Grenzbereich mit höheren Grenzflächenbelastungen gefährden [13–15, 37].

Krafteinleitung durch Muskel- und Sehnenansätze

Weitgehend unbeachtet ist bis heute in der Literatur die Funktion der Muskulatur mit ihrer direkten Krafteinwirkung auf den metaphysären femoralen Bereich und das proximale Femur. Unter den Kugelgelenken des Menschen ist das Hüftgelenk das den stärksten Belastungen ausgesetzte Gelenk. Neben seinen passiven Führungselementen, der Pfanne, dem Hüftkopf, dem Limbus, der Kapsel und den Bändern, übt die Muskulatur, die in mehreren Schichten um das Gelenk und den Schenkelhals herum angelegt ist, mit einem in der Regel großen physiologischen Querschnitt einen erheblichen Einfluss auf die lokale Knochenbeanspruchung aus. Die Literatur teilt die großen Muskelgruppen in Agonisten und Antagonisten. Aktuelle Veröffentlichungen [39, 40, 44] untersuchen diese Muskelgruppen auch auf unterschiedliche Faserstrukturen und Kontraktionsgeschwindigkeiten und analysieren die schichtförmige Anordnung für die funktionelle Abstimmung hinsichtlich der Rotations- sowie der Ab- und Adduktionsbewegungen [35, 36]. Die fächerförmige Anordnung etwa der Hüftabduktoren und eine vergleichbare anatomische Ausrichtung der Adduktoren lassen hier eine Steuerung der Einzelfunktion, insbesondere bei Summenbewegungen aus Ab- und Adduktion, Außen- und Innenrotation sowie Flexion und Extension annehmen. Sowohl das Offset der Prothese als auch ihr CCD-Winkel sollten sich idealer Weise an den natürlichen Vorgaben der vorbestehenden Knochenform, häufig noch am radiologischen Beispiel der Gegenseite rekonstruierbar, orientieren. Beide Gestaltungen haben Einfluss auf die Belastung des Hüftgelenkes und die Kraftrichtung der Druck- und Zugbelastungen, die am Gelenk wirken. Eine Vergrößerung des Offset ist z.B. vom Rotationszentrum des Hüftgelenks und den natürlichen Vorgaben der Weichteilbegabung der Region des Hüftgelenks und des Oberschenkels abhängig. Die Vergrößerung des Offsets reduziert zusätzlich die Druckbelastung des Gelenks, weil sie den stabilisierenden Abduktoren einen längeren Hebelarm und damit ein größeres Drehmoment gegenüber dem Drehmoment des Lastarms des Körpergewichts erzeugt. Der CCD-Winkel hat Einfluss auf die Vorspannung der verbliebenen Muskulatur. Er ist im Zusammenhang mit der Revisionsendoprothetik nicht von so elementarer Bedeutung, weil der Operateur über die Positionierung des Schafts den Drehpunkt des künstlichen Kopfs im Verhältnis zum Schaft beliebig realisieren kann.

Die Arbeiten von Bergmann [2, 3] haben eindrucksvoll belegt, dass die früher üblichen mechanischen Modellrechnungen, oft in einer Ebene durchgeführt, die Belastungsverhältnisse des Hüftgelenkes nur unzureichend beschreiben. So haben die instrumentierten Prothesen bei den Messungen durch Beergmann für den Zweibeinstand Belastungen um die 80% des Körpergewichts ergeben, obwohl sich nach Modellrechnungen nur solche von 30–40% des Körpergewichts ergeben sollten. Die Belastungen für das Treppenaufwärtsgehen liegen bei etwa 300% des Körpergewichts und beim Treppenabwärtsgehen bei etwa 500%, was darauf hinweist, dass für die tatsächlichen Belastungsvarianten die Kraftsummen der Muskulatur, aber auch die passiven spannungsvermittelnden Komponenten wie die des Tractus ilio tibialis von entscheidender Bedeutung sind [46].

Der Tractus ilio tibialis wird bei der knöchernen Verformung des Schenkelhalses im Sinne der Varisation als Zuggurtungselement durch geringe Längendehnung über eine Spannungsaufnahme in die Kraftverteilung mit einbezogen.

Entsprechende Kraftmessungen sind bis heute nicht durchgeführt worden. Hinweise für eine quantitative Analyse der Muskelkräfte, die am Hüftgelenk wirken, finden sich zuerst bei von Lanz u. Wachsmuth [34]. Es ergeben sich beachtliche Werte, wenn man seine Angaben in Nm (Drehmoment) umrechnet: für den Iliopsoas Beugemomente von

98 Nm, für den Glutaeus minimus 34 Nm, für den Glutaeus medius 122 Nm, für den Glutaeus maximus 102 Nm, für die gesamte Adduktorenloge rund 600 Nm. Alle Außenrotatoren zusammen sind für Momente von 390 Nm angelegt, die Innenrotatoren etwas schwächer mit etwa 330 Nm [34]. Die Krafteinleitung des Musculus iliopsoas, der pelvitrochanteren Muskulatur, der Außenrotatoren und des Glutaeus maximus erfolgt direkt im metaphysären Bereich des Femur. Auch wenn die Muskel- und Sehnenverläufe häufig fächerförmig angeordnet sind und die Anspannung einzelner muskulärer Strukturen und ihre Kraftentfaltung bei einem komplexen Bewegungsvorgang nicht sicher zu analysieren ist, erklärt der Einfluss der Muskulatur doch die massive Belastungsveränderung des Hüftgelenks, z.B. beim Treppensteigen oder beim Aufstehen aus sitzender Position. Das dabei auftretende rotatorische Moment ist mit 40 Nm gemessen worden (Bergmann, [3, 27, 42]). Damit erfahren die metaphysären Knochenstrukturen des Femurs zweifelsfrei hohe Zugbeanspruchungen von außen über die Sehnenansätze der Muskulatur. Die lokalen Sehnenansätze am großen und kleinen Rollhügel und am Ansatz des Glutaeus maximus distal des Tuberculum innominatum, des Vastus lateralis am Tuberculum innominatum und auch den Ansätzen der Außenrotatoren entlang der Crista intertrochanterica und ihrer Antagonisten der Innenrotatoren über der Vorderfläche des großen Rollhügels und der angrenzenden Schenkelhalskontur leiten diese Kräfte im Fall der Revisionssituation in Knochenabschnitte ein, deren mechanische Verformungsstabilität durch Resorption, Osteolyse, Knochenatrophie und intraoperative Festigkeitsminderung durch Fissuren oder Osteotomien vermindert ist. Während intakte Knochenstrukturen mit geringen Verformungsveränderungen diese Kräfte aufzunehmen im Stande sind, muss es in der Revisionschirurgie in diesen Abschnitten des proximalen Femur zu erheblichen Verformungen in unterschiedlichen Zugrichtungen kommen. Nach Revisionsoperationen beobachtet man häufig proximale Spaltbildungen zwischen dem Implantat und dem geschädigten proximalen Knochenrohr. Die Spaltbildung ist unseres Erachtens Ausdruck einer vom ersten Tag an bestehenden Relativbewegung in diesem Bereich, die entscheidend von den Krafteinflüssen der Muskulatur mit verursacht werden (Zeiler). Dementsprechend zeigen die klinischen Beobachtungen nach Revisionssituation, dass diese Spaltbildungen dort am ausgeprägtesten sind, wo intraoperativ im metaphysären Knochenabschnitt keine direkte Wiederherstellung des Knochen-Implantat-Kontakts realisiert wurde. Gleiche Beobachtungen ergeben sich immer dann, wenn Revisionsimplantate verwendet werden, deren metaphysäre Abschnitte weder durch ihre Formgebung, noch durch Oberflächenbehandlung die primäre Stabilität und die sekundäre Osteointegration fördern. Kommt es zu Relativbewegungen zwischen dem verformbaren metaphysären Knochenrohr und den zementfreien Revisionsimplantaten aus Titanlegierungen, besteht neben dem Risiko der Knochenresorption durch Relativbewegung die Gefährdung der Abtragung der Titanoxidschicht in Form von Partikeln in das umgebende Weichgewebe. Nachteilige Konsequenzen dieses Materialtransports sind hinreichend bekannt. Die Aktivierung von Makrophagen und Fibroblasten durch die Partikelkrankheit mit der Freisetzung lokaler Entzündungsmediatoren lassen osteolytische Prozesse beschleunigt ablaufen [59].

Nach den Regeln von Wolff sollte sich bei allen Fällen von Revisionsoperationen am Oberschenkelknochen mit stabilen Revisionsimplantaten, die proximal spaltförmig vom Knochen getrennt sind, dieser Knochen bei fehlendem Lastfluss zwischen Implantat und Knochen auflösen und damit die Strukturen definitiv verschwinden. Letztlich erklärt nur die Beanspruchung des Knochens durch die Krafteinleitung über die Muskulatur deren Fortbestand.

Spannungsberechnung

Für die konstruktive Auslegung einer Revisionsprothese zeichnet neben dem Lastenheft der Entwicklungsgruppe die Biologie verantwortlich. Gewisse Geometrieverhältnisse wie Markrauminnendurchmesser sind für jeden Menschen individuell von der Natur vorgegeben, es lassen sich jedoch Standardgrößen bei akzeptabler Größenstaffelung erzeugen. Zum Nachweis der statischen Bauteilsicherheit ist es unabdingbar, die Konstruktion mit einer Festigkeitsanalyse über eine finite Elementberechnung abzusichern. Die dabei auftretenden Spannungskonzentrationen zeigen besonders bei Kerben mit den Kerbfaktoren αk (statisch) und βk (dynamisch) sofort die Zonen der hoch beanspruchten und somit gefährdeten Implantatquerschnitte gegen Versagen.

Das biegeelastische Verhalten eines Implantats wird über die Querschnittsfläche und die Länge direkt beeinflusst. Die Kenngröße der Steifigkeit geht somit direkt in das Bauteil ein und variiert mit der freien Länge bis zur festen Einspannung. Für den distalen Schaft der modularen Revisionsprothese MRP-Titan wurde die Berechnung der Steifigkeit auf Basis des Durchmessers 17 mm durchgeführt, weil hier ein ideales Implantatbiegeverhalten in Verbindung zur knöchernen Verankerung gegeben ist [13, 15, 49]. Damit ist für alle Standarddurchmesser gleichzeitig der Einfluss der Schaftsteifigkeit in Abhängigkeit des Schaftdurchmessers ermittelt und in ein relatives Verhältnis gesetzt worden. Als Berechnungsbasis diente das Tetra-10-Element, ein quadratisches C°-Element zur Vernetzung von Bauteilen mit finiten Elementen. In ▢ Tabelle 7.3 sind die Abmaße der einzelnen, berechneten Varianten zusammengefasst, wobei Variante Var-EL-b den biomechanisch idealen Zustand repräsentiert.

Neben den Verformungen waren ebenfalls die maximal auftretenden Vergleichsspannungen σ_v zu ermitteln um ein Versagen gegen plastische Verformung auszuschließen. Diese Werte sind in der folgenden Tabelle aufgeführt und gelten für eine reale Querkraft von 100 N auf den rohrförmigen Knochen. Im Vergleich zu der Streckgrenze des Werkstoffes mit Rp0,2=800 MPa ist bei einem dynamischen Sicherheitsfaktor von s_D=4,0 hier mit einer maximal zulässigen Vergleichsspannung von σ_v=200 MPa genügend Sicherheit zu verzeichnen (▢ Tabelle 7.2).

Gegenüber diesem technologischen Idealzustand lässt sich eine elliptische Querschnittsform in keiner Richtung anatomisch in den Markraum des Femurs so einsetzen, dass eine kraftschlüssige Verbindung mit der Knochengrenzfläche entstehen kann. Es bleibt also zur gezielten Einstellung des Steifigkeitsverhaltens eines anatomisch idealen Revisionsschaftes nur der Werkstoff über den E-Modul zu variieren (▢ Tabelle 7.3; [15]).

Diesem elastischen Verhalten eines Implantats im Knochen kommt eine entscheidende Rolle für die Langzeitstabilität zu. Im elastischen Bereich verhalten sich ideal-isotrope

▢ **Tabelle 7.2.** Vergleichsspannungen σ_v

Schaft	Ø 17 Referenz	Ø 22				
		Ausgangs-struktur	Var-EL-a	Var-EL-b	Var-EL-c	Var-EL-d
Maximale Vergleichs-spannung [MPa]	59,5	37,3	35,0	54,6	51,3	56,9

Werkstoffe entsprechend dem Hooke-Gesetz: bei Einwirkung einer Kraft verformt sich ein Körper elastisch so, dass er bei Entlastung seine Ausgangsgeometrie wieder einnimmt. Die Steigung dieser Kraft – Verlängerungsgeraden, auch Hooke-Gerade genannt – entspricht dem Elastizitätsmodul E (MPa). Dieser Wert E ist neben dem Geometriefaktor der beeinflussende Parameter für das Verformungsverhalten eines Bauteils im elastischen Bereich. Werte des Elastizitätsmoduls für die gängigen Werkstoffe in der Endoprothetik sind in ◘ Tabelle 7.4 aufgelistet und lassen sich wie folgt beurteilen: je größer der E-Modul, desto steifer das Bauteil bei identischer Querschnittsgeometrie.

In die Gleichung der Biegelinie

$$f = \frac{\pi\,F l^{\,3}}{32\,E I_g}$$

$$I_g = \int\ h *A *dr$$

geht mit dem E-Modul ebenfalls der Werkstoff und mit dem Trägheitsmoment I ebenfalls die Querschnittsgeometrie in das elastische Verhalten des Schaftsystems direkt ein. Ein niedrigerer E-Modul hat direkt linear eine größere Durchbiegung und somit eine größere Wirkung auf die Grenzfläche zur Folge [13, 15].

◘ **Tabelle 7.3.** Schaftabmessungen

		Tabellenmaße				
Art.-Nr.	Größe	⌀A	⌀B	⌀C	⌀D	R_n
60917-0	⌀17 Referenzstruktur	13	9,5	13	19	2
	⌀22 Ausgangsstruktur	18	11,5	14,5	24	2
60922-0	⌀22 Var-EL-a	16; 18	11,5	14,5	20; 24	2
	⌀22 Var-EL-b	12,8; 18	9,2; 11,5	11,6; 14,5	16; 24	2
	⌀22 Var-EL-c	13,2; 18	9,5; 11,5	12; 14,5	16,5; 24	2
	⌀22 Var-EL-d	13; 18	9,2; 11,5	11,6; 14,5	16; 24	2

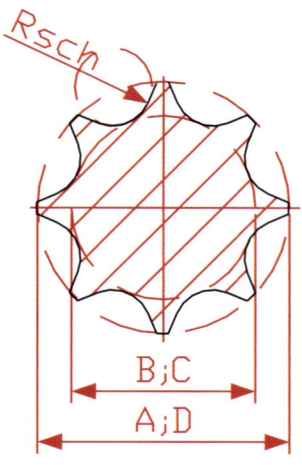

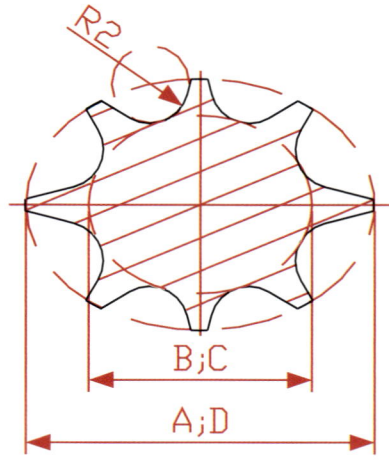

◼ **Tabelle 7.4.** Elastizitätsmodul von Implantatwerkstoffen der Endoprothetik

Werkstoff	Elastizitätsmodul E [GPa]
Al_2O_3-Keramik	380–400
Stahl	210
Co-Basis	200
($\alpha+\beta$)-Titan	110
Cp-Titan	105
β-Titan	70–80
β-Titan, Forschung	40–42 [13]
Knochen	12–25
UHMW-PE	3–6
PMMA	3–5

Alle Einflüsse wie Stützwirkung, Scherkräfte, Durchbiegung und Steifigkeit führten zu Querschnittsvarianten mit idealer Biegelinie eines Schaftdurchmessers von 17 mm. Aufgrund der Biomechanik müssten alle größeren Schaftdurchmesser in der Steifigkeit an die Werte des biomechanisch idealen Schaftdurchmessers 17 mm unter Beibehaltung des Werkstoffs angeglichen werden.

Ergänzend wurde die Euler-Knickung für den Euler-Fall I berechnet, um die Durchbiegung mit den Idealwerten des 17 mm Schaftes zu vergleichen, die vier Euler-Knickfälle sind definiert wie folgt:

Euler-Fall I: Ein freies Ende, ein fest eingespanntes Ende.
Euler-Fall II: Ein in Stabachse bewegliches Ende, ein rotationsfreies Ende.
Euler-Fall III: Ein in Stabachse bewegliches Ende, ein fest eingespanntes Ende.
Euler-Fall IV: Zwei fest eingespannte Enden.

Bauteilprüfung

Um die Bauteilsicherheit axial und rotatorisch zu gewährleisten sind für modulare Hüftimplantatsysteme Bauteilprüfungen in Anlehnung an die ISO 7206-4 (◼ Tabelle 7.1) sowie eine eigens konzipierte Rotationsprüfung der montierten modularen Komponenten entwickelt worden. In ◼ Abbildung 7.5 sind die Prüfkonfiguration und Belastungssituation der einzelnen Prüfanforderungen dargestellt.

Über eine querkraft- und momentenfreie Krafteinleitungskonstruktion (◼ Abb. 7.5) wird eine axiale Druckbelastung auf das montierte und in entsprechendem Abstand zur Trennlinie eingebetteten Implantatsystem aufgebracht. Die Prüfung muss – um den Einfluss der Korrosion bei Ti-Basiswerkstoffen nicht auszuschließen – in Ringerlösung bei 37°C und einer Frequenz von 3–5 Hz durchgeführt werden. Die minimal ertragene Lastspielzahl sollte bei entsprechender Last 20 Millionen (entsprechend 20 Jahren) versagens- und anrissfrei betragen. Diese Zyklenzahl ist für Versorgungen beim jüngeren Patienten keine Seltenheit mehr. Weitere Laststeigerungen haben für das MRP-Titan-System die in ◼ Tabelle 7.5 gezeigten Lasten versagens- und anrissfrei ergeben, so dass nach diesem Prüfkonzept von einer absoluten Sicherheit gegen Versagen gesprochen werden kann – stets vorausgesetzt das System wurde korrekt nach Herstellerangaben montiert [14, 53].

7

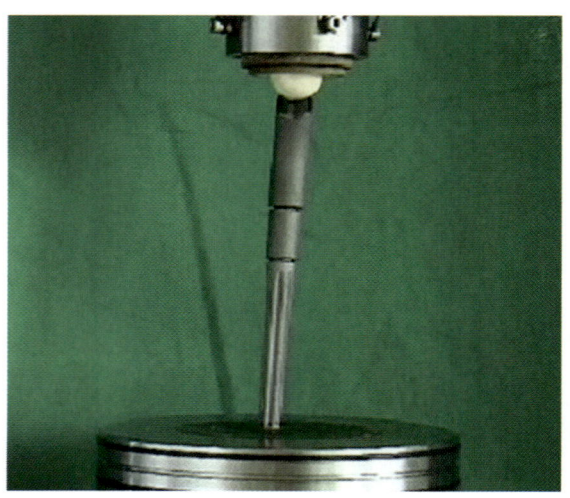

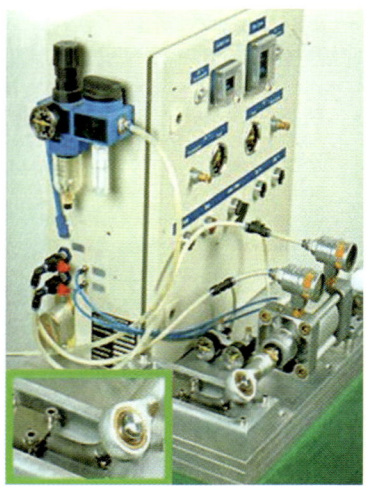

◘ **Abb. 7.5.** Querkraft- und momentenfreie dynamische Axialbelastung des modularen Schaftsystems

◘ **Abb. 7.6.** Dynamische Rotationsprüfung der montierten Fügestelle zweier Modulkomponenten

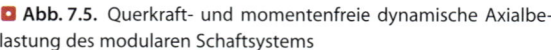

◘ **Tabelle 7.5.** Anrissfreie Laststeigerung am System MRP-Titan	
Ober-/Unterlast [N]	**Lastspielzahl**
300–2800	20.000.000[a]
450–4650	16.000.000
600–6200	10.000.000
1300–8000	5.300.000

[a] Die Versuche wurden 1993 nach dem Erreichen von 20 Mio. Lastwechseln abgebrochen. Nach dem Demontieren der Einzelteile zeigen sich lediglich Verschleißspuren an den Kegelsteckverbindungen.

Die trockene Rotationsprüfung nach ◘ Abb. 7.6 über mindestens 1 Million Lastwechsel bei einer Wechselbelastung von 60 Nm in Rotationsrichtung der gefügten Modulelemente gewährleistet bei 0°-Verschiebung der Einzelkomponenten zueinander nach dem Test eine sichere Verbindung unter der Belastung des Aufstehens von und Hinsetzens auf z.B. einen Stuhl. Dies ist insofern zwingend relevant, als dass durch eine evtl. Rotation der In-vivo-Komponenten unter Last der Antetorsionswinkel und somit die Geometrie der versorgten Hüfte nicht mehr den natürlichen Vorgaben entspricht. Der betroffene Patient müsste sich einem erneuten Revisionseingriff unterziehen. Die bezeichneten Prüfungen sind als Normen-Entwurf im ISO-Gremium eingereicht worden (Holzwarth).

Zukünftige Entwicklung

In einem Ausblick für wissenschaftliche Arbeiten mit modularen Revisionshüftendoprothesen zur weiteren Verbesserung der klinischen Ergebnisse in der naher Zukunft kann postuliert werden:

— Weltweit zwingend vereinheitlichte Prüfnorm unter ISO nach dem ausgeführten Vorgehen dieses Kapitels um eine Vergleichbarkeit analog der Prüfung von Primärhüftprothesen zu erhalten.

— Optimierung der Steckverbindungen modularer Revisionshüftendoprothesen, z.B. durch Einbringen von Oberflächenspannungen an der Innenseite der weiblichen Steckkomponente [37, 52].

— Werkstoffseitige Variation des Materialverhaltens in Form eines reduzierten E-Moduls unter Berücksichtigung der Geometrie zur Reduzierung des Risikos der proximalen Relativbewegungen [13, 59].

— Berücksichtigung des Widerstandsmoments in Form der Durchbiegung.

— Herstellung einer edelkorund- und glaspartikelfreien Prothesenoberfläche zur Verbesserung der Qualität und zur Verminderung der Partikelfreisetzung in vivo [50, 51, 52].

— Variation der metaphysären Elemente von modularen Revisionsprothesen mit dem Ziel eines variablen Offsets und einer rotationssichernden Primärverankerung der verbliebenen metaphysären Knochenschale am Implantat, evtl. auch unter Einsatz besonderer Beschichtungsverfahren zur Beschleunigung der knöchernen Integration.

— Änderung der technischen Operationsplanung und -durchführung mit dem Ziel möglichst kurze Revisionsprothesen einzusetzen, die langfristig die notwendige distale Verankerung mit einer proximalen Knochen-Implantat-Verbund kombinieren [53, 62].

Abkürzungen (alphabetisch)

αk	Statische Stützwirkung
AP	Anterior-Posterior
APS	Atmosphärisches Plasmaspritzen
$(\alpha+\beta)$-Titan	TiAl6V4 oder TiAl6Nb7
β-Titan	TiMo15 oder TiNb13Zr13 oder TiMo12Zr6Fe2 (TMZF)
βk	Dynamische Stützwirkung
CCD-Winkel	Winkel zwischen Hüftschaftachse und Halsachse der montierten modularen Femurkomponente
Co-Basis	z.B. CoCr28Mo6 geschmiedet (ISO 5832–12) oder gegossen [ASTM F 75]
Cp-Ti	Reintitan
E	Elastizitätsmodul [MPa]
F	Kraft [N]
HD-PE	Hochvernetztes Polyethylen
I	Widerstandsmoment [mm³]
Keramik:	Al_2O_3-Keramik
l	Hebelarm [mm]
lk	Knicklänge [mm]
ML	Media-Lateral
MPG	Medizinproduktegesetz
ROM	Range of Motion [°]
s_D	Dynamischer Sicherheitsfaktor
σ_{bW}	Biegewechselfestigkeit [MPa]
σ_v	Vergleichsspannung [MPa]
UHMW-PE	Ultrahochmolekulares Polyethylen
VPS	Vakuumplasmaspritzen

Literatur

1. ASTM F 75: Implants for surgery, cobalt chromium molybdenum alloy for casting implants. http://www.astm.org
2. Bergmann G (1997) In vivo-Messung der Belastung von Hüftimplantaten. Wiss. Schriftenreihe Biomechanik, Bd 2. Köster, Berlin
3. Bergmann G, Rohlmann A, Graichen F (1989) In vivo-Messung der Hüftgelenksbelastung. 1. Teil: Krankengymnastik. Z Orthop 127: 672–679
4. Bobyn JD, Glassman AH, Goto H, Krygier JJ, Miller JE, Brooks CE (1990) The effect of stem stiffness on femoral bone resorption after canine porous-coated total hip arthroplasty. Clin Orthop 261: 196
5. Breul R (1985) Die Auswertung der Dichteverteilung im Röhrenknochenquerschnitt von menschlichen Femora für die Bestimmung der Richtung der günstigsten Biegebeanspruchung. Z Morph Anthrop 76: 63–76
6. Brinckmann P, Frobin W, Leivseth G (2000) Mechanische Aspekte des Hüftgelenkes. Orthopäd Biomech 9: 74–89
7. Brown IW, Ring PA (1985) Osteolytic changes in the upper femoral shaft following porous coated hip replacement. J Bone Joint Surg 67-B: 218–221
8. Carter DR (1984) Mechanical loading histories and cortical bone remodelling. Calcif Tissue Int 36: 19–24
9. Carter DR, Orr TE, Fyhrie DP (1989) Relationships between loading history and femoral cancellous bone architecture. J Biomech 22: 231–244
10. Engh CA, Bobyn JD (1985) Biological fixation in total hip arthroplasty. Slack, New Jersey
11. Frost HM (1964) The laws of bone structure. Charles C. Thomas, Springfield/IL
12. Griss P, Heimke G, Werner E, Bleicher J, Jentschwa G (1978) Was bedeutet die Resorption des Calcar Femoris nach der Totalprothesenoperation der Huefte? Archs Orthop Traum Surg 92: 225–232
13. Holzwarth U (1992) Herstellung und Untersuchung von in der biomedizinischen Technik anwendbaren metallischen Werkstoffen mit niedrigem Elastizitätsmodul auf Basis Titan. Dissertation, Universität Erlangen-Nürnberg
14. Holzwarth U (1996) MRP-Titan, ein modulares Konzept für die Revisionshüftprothetik. In Venbrocks Forst R (Hrsg) Jahrbuch der Orthopädie. Biermann
15. Holzwarth U, Zeiler G, Lintner F, Schuh A (2004) Modulare Hüftrevisionschäfte auf Titanbasis, Einfluss und Optimierung des Steifigkeitsverhaltens. Biomed Technik Band 49 Heft 7-8/2004, 216–221
16. Huiskes R (1980) Some fundamental aspects of human-joint replacement. Acta Orthop Scand (Suppl) 185
17. Huiskes R, Chao EYS (1983) A survey of finite element methods in orthopaedic biomechanics. J Biomechanics 16: 385–409
18. Huiskes R, Weinans H, Grootenboer HJ, Dalstra M, Fudala B, Sloof TJ (1987) Adaptive bone-remodeling theory applied to prosthetic-disign analysis. J Biomechanics 20: 1135–1150
19. Huiskes R, Weinans H, Van Rietbergen B (1992) The relationship between stress shielding and bone resoption around total hip stems and the effects of flexible materials. Clin Orthop 274: 124–134
20. Husen M van et al. (1999) In: Jerosch J et al. (Hrsg) echnergestützte Verfahren in Orthopädie und Unfallchirurgie. Steinkopff, Darmstadt
21. ISO 5832–1: Chirurgische Implantate, metallische Werkstoffe, nichtrostender Stahl.
22. ISO 5832–11: Implants for surgery – metallic materials, Wrought Ti6Al7Nb alloy.
23. ISO 5832–12: Chirurgische Implantate, metallische Werkstoffe, Kobalt-Chrom-Molybdän-Schmiedelegierung.
24. ISO 5834: Implants for surgery, ultra-high molecular weight polyethylene.
25. ISO 6474: Keramische Werkstoffe auf der Grundlage reinen Aluminiumoxids.
26. ISO 7206–4 (10–2002): Determination of endurance properties of stemmed femoral components.
27. ISO 7206–8 (07–1995) Endurance performance of stemmed femoral components with application of torsion.
28. Jacobs CR, Beaupré GS (1992) The role of multiple load histories in bone remodeling simulation. Trans 38th ORS, 535
29. Jacobs CR, Levenston ME, Beaupré GS, Simo JC, Carter DR (1995) Numerical instabilities in bone remodeling simulations: The advantages of a node-based finite element approach. J Biomechanics 28(4): 449–459
30. Koch JC (1917) Laws of bone architecture. Am J Anat 177–298
31. Kummer B (1968) Die Beanspruchung des menschlichen Hüftgelenks. I Allgemeine Problematik. Z Anat Entwicklungsgesch 127: 277–285
32. Kummer B (1972) Biomechanics of bone: Mechanical properties, functional structure, functional adaptation. In: Fung YC (ed) Biomechanics. Prentice-Hall, Englewood Cliffs, pp 237–271
33. Kummer B (1985) Einführung in die Biomechanik des Hüftgelenkes. Springer, Berlin Heidelberg New York Tokio
34. Lanz T von, Wachsmuth W (1972, 2004) Praktische Anatomie – Band I/4 – Bein und Statik. Springer, Berlin Heidelberg New York Tokio

35. Malchau H et al. (2000) Progrosis of total hip replacement. Scientific Exhibition of the 67th Ann. Meeting of AAOS, Orlando, USA
36. Malchau H, Herberts P (1998) Prognose der totalen Hüftarthroplastik. Revisions- und Mehrfachrevisionsrate beim totalen Hüftgelenksersatz. 65. AAOS Meeting, New Orleans, USA
37. Mersch D (1995) Optimierung der Gestaltfestigkeit von Konussteckverbindungen bei modular aufgebauten Revisionshüftendoprothesen aus TiAl6Nb7. Bd 5, FB Arbeitsgruppe Biomechanik. Hieronymus, München
38. Morscher E (Hrsg)(1983) Die zementlose Fixation von Hueftendoprothesen. Springer, Berlin Heidelberg New York Tokio
39. Möser M, Hein W (1987a) Kräfte an der Hüfte – Das Untergurtmodell. Teil I: Kritik am Pauwels-Modell, der Zweibeinstand. Beitr Orthop Traumatol 34: 83–92
40. Möser M, Hein W (1987b) Kräfte an der Hüfte – Das Untergurtmodell. Teil II: Der Einbeinstand – Das Turmkranprinzip. Beitr Orthop Traumatol 34: 179–189
41. Noble PC et al. (1988) The anatomic basis of femoral component design. Clin Orthop 235: 148–165
42. Otani T, Whiteside LA, White SE (1991) Strain distribution changes in the proximal femur caused by metallic and flexible composite femoral components under torsional load. Trans. 37th Ann. ORS, Anaheim, Calif., 1, 267.
43. Pauwels F (1965) Gesammelte Abhandlungen zur funktionellen Anatomie des Bewegungsapparates. Springer, Berlin Heidelberg New York
44. Pieper K-S, Brückner L (2003) Wechselbeziehungen zwischen muskulärer Leistung und Gelenkführung, dargestellt am Beispiel des Hüftgelenks – ein scheinbar noch wenig beachtetes Problem. MOT 5: 7–16
45. Robin PJ et al. (1992) The morphology of the proximal femur. J Bone Joint Surg 74-B: 28–32
46. Rohlmann A, Moessner U, Bergmann G, Koelbel R (1983) Finite element analysis and experimental investigation in a femur with hip endoprosthesis. J Biomech 16: 727–742
47. Roux W (1881) As cited by Wolff (1892) Der Kampf der Teile im Organismus. Engelmann, Leipzig
48. Schenk RK, Wehrli U (1989) Reaction of the bone to a cement-free SL femur revision prosthesis. Histologic findings in an autopsy specimen 5 1/2 months after surgery. Orthop. 18 (5): 454–462
49. Schuh A, Holzwarth U, Zeiler G (in Druck) The effect of the stiffness of the MRP-Titan revision stem depending on stem diameter. Materialwissenschaft und Werkstofftechnik. Wiley-VCH, Weinheim
50. Schuh A, Holzwarth U, Kachler W, Göske J, Zeiler G (in Druck) Oberflächenuntersuchungen an Al2O3-raugestrahlten Titanimplantaten in der Hüftendoprothetik. Der Orthopäde
51. Schuh A, Holzwarth U, Kachler W, Göske J, Zeiler G (in Druck) Oberflächenuntersuchungen an Glaskugelgestrahlten Titanimplantaten in der Hüftendoprothetik. Zentralbl Chir
52. Schuh A, Uter W, Holzwarth U, Kachler W, Göske J, Zeiler G (in Druck) Vergleichende Oberflächenuntersuchungen an der glaskugelgestrahlten Konussteckverbindung des MRP-Titanrevisionsschafts. Biomedizinische Technik
53. Schuh A, Zeiler G, Holzwarth U (in Druck) Cementless modular revision arthroplasty of the hip- 2 to 7 years results with the modular MRP-Titan stem. Arch Orthop Trauma Surg
54. Steinberg GG, McCarthy CK, Baran DT (1991) Quantification of bone loss of the proximal femur after total hip arthroplasty. Trans. 37th Ann. ORS, Anaheim/CA, 1, 221
55. Thomsen M, Görtz W, Kubein-Meesenburg D, Nägerl H (2002) Lokalisation der Übertragung des axialen Drehmoments bei Schäften von Hüftendoprothesen: Experimenteller Vergleich. Biomaterialien 3: 2
56. Wagner H (1987) Revisionsprothese für das Hüftgelenk bei schwerem Knochenverlust. Orthopäde 16: 295
57. Wagner H (1989) Revisionsprothese für das Hüftgelenk. Orthopäde 18: 438
58. Weinans H, Huiskes R, Grootenboer HJ (1992) The behavior of adaptive bone-remodelling simulation models. J Biomechanics 25: 1425–1441
59. Willert HG, Bobäck LG, Buchhorn GH, Jensen PH, Köster G, Lang I, Ochsner P, Schenk R (1996) Crevice corrosion of cemented titanium alloy stems in total hip replacements. Clin Orthop 333, 51–75
60. Wolff J (1869) Ueber die Bedeutung der Architektur der spongioesen Substanz. Zentralbl Med Wiss VI: 223–234
61. Wolff J (1892) Das Gesetz der Transformation der Knochen. Hirchwild, Berlin; Springer, Berlin
62. Zeiler G (2001) Revisionsarthroplastik des Hüftgelenkes unter Verwendung der Modularen-Revisions-Prothese (MRP-Titan). In: Perka C, Zippel H (Hrsg) Revisionsendoprothetik des Hüftgelenkes. Einhorn, S 185–192

Optimierung von Produktdesign (Steckkonusverbindungen) und Werkstoffen

W. Plitz

Einleitung

Der Bedarf an geeigneten Revisionssystemen steigt ständig, was nicht zuletzt an der zunehmenden Zahl der Primärimplantationen liegt, einerseits bedingt durch die immer großzügigere Indikationsstellung was das Alter betrifft, andererseits aber auch durch den Umstand, dass die Lebenserwartung nach wie vor steigt. Legt man die Revisionsraten gemäß ■ Tabelle 8.1 zugrunde, so ergeben sich allein in Deutschland etwa 27.000 Revisionen pro Jahr bei weiterhin steigender Tendenz.

Nicht nur aus heutiger volkswirtschaftlicher Sicht erwächst die Notwendigkeit leistungsfähige Revisionssysteme zur Verfügung zu haben, die weitere Revisionen möglicherweise entbehrlich machen, oder die zumindest Langzeitergebnisse erzielen, wie sie die Primärimplantationen zeigen.

Während bis etwa 1980 im Falle einer notwendig werdenden Revision meist Endoprothesen mit verlängertem Schaft Verwendung fanden (vgl. ■ Abb. 8.1) kamen nach und nach Endoprothesen auf den Markt, die speziell für den Revisionsfall entwickelt worden waren und demnach den besonderen Anforderungen schon besser gerecht wurden. Dies betrifft sowohl die Operationstechnik als auch die biomechanischen Erfordernisse.

Bekanntestes Beispiel dieser Entwicklungstendenz ist das Modell nach Wagner, das bereits wesentliche Merkmale aufweist, die als unabdingbar für die Revisionsendoprothetik erkannt wurden. Es ist einerseits die Verwendung von modernen Titanlegierungen als Werkstoff mit entsprechend rauhen, osteokonduktiven Oberflächen, andererseits auch das

■ **Tabelle 8.1.** Revisionsraten bei Hüftendoprothesen

	Revisionsraten bei Hüftendoprothesen (in % der jährlichen Primärimplantationen)
Kanada	11
Deutschland	15
Finnland	18
USA	20
Norwegen	22

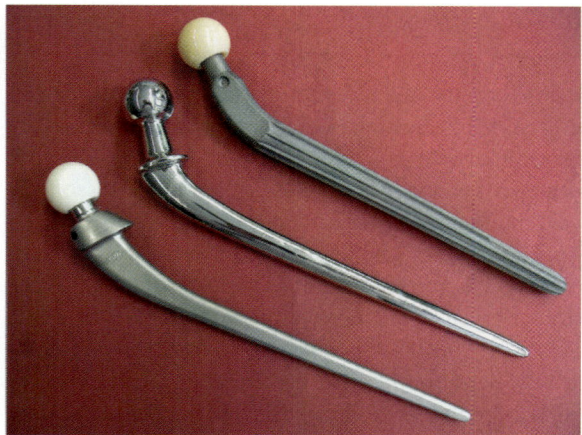

◘ **Abb. 8.1.** 2 Langschäfte und das Revisionsmodell nach Wagner (*oben*)

sternförmige Schaftdesign zur Erzielung einer ausreichenden Rotationsstabilität. Wagner [4] beobachtet bei seinem Modell proximale Knochenneubildungen, was zweifelsohne einem günstigen Langzeitergebnis zugute kommt. Zwischenzeitlich wurden mehrere Revisionssysteme entwickelt, die sich vom *Basismodell* nach Wagner in aller Regel durch modularen Aufbau unterscheiden.

Allgemeine Überlegungen

Die Optimierung der von Wagner angegebenen Basiskonstruktion wurde unter folgenden, größtenteils klinischen Forderungen angegangen, ebenso jedoch auch aufgrund von Problemanalysen, wie sie bei existierenden Systemen bekannt geworden sind.

— Keine intraoperative Korrekturmöglichkeit hinsichtlich Antetorsion, CCD-Winkel, Offset und Beinlänge nach Fixation (Einschlagen) des Schafts mehr möglich;

— schwierige Realisierung der Planungsvorgaben;

— Nachsinken des Schafts mit daraus resultierenden Fehlpositionen hinsichtlich Antetorsion und Beinlänge;

— Einlaufen des Schafts in suboptimaler Position, ohne Beeinflussbarkeit durch den Operateur, damit oftmals nicht mehr korrigierbarer Antetorsionswinkel.

Auf der Grundlage dieser und anderer Überlegungen wurde ein modulares Revisionssystem entwickelt, das die aufgezeigten Mängel weitgehendst zu eliminieren versucht. Modulare Systeme zeichnen sich prinzipiell gegenüber konventionellen Monoblock-Systemen dadurch aus, dass sich aus mehreren, sinnvoll gestalteten Komponenten, die intraoperativ gefügt werden können, diejenigen biomechanischen Parameter erzielen lassen, die der funktionellen Einheit am nächsten kommen. Die Problematik der Fügestellen besteht darin, dass einerseits nach endgültiger, richtig gewählter Positionierung die auftretenden Rotations- und Axialkräfte problemlos aufgenommen werden können, andererseits jedoch intraoperativ wieder lösbar sein müssen, ohne jedoch die bereits fest sitzende Schaftkomponente durch Lösekräfte wieder zu lockern. Alle diese intraoperativen Manipulationen müssen dabei im Rahmen eines vertretbaren Operationsfensters zu bewerkstelligen sein.

Konzept und Design

Da für die Konstruktion dieser Revisionssysteme aus osteokonduktiven Gründen nur die bereits bewährten Titanlegierungen (TiAl6Nb7) in Frage kommen, müssen die modularen Verbindungen entsprechend werkstoffgerecht konzipiert werden. Einer spezifischen Werkstoffeigenschaft der Titanlegierungen kommt in diesem Zusammenhang besondere Bedeutung zu. Wenn es zwischen zwei Titankomponenten infolge nicht ausreichender Verbindungskräfte zu Relativbewegungen unter hoher Last kommt, kann es zu sog. Fretting-Erscheinungen und Spannungsrisskorrosion kommen, die die Gestaltfestigkeit des Bauteils erheblich beeinflussen können. Die erkennbaren Oberflächenveränderungen sind demnach als solche nicht unbedingt problematisch, vielmehr ist es die außerordentlich hohe Kerbempfindlichkeit der Titanlegierungen, die dann mitunter an den Fretting-Arealen bzw. an den Stellen, die Spannungsrisskorrosion zeigen, zu Ermüdungsbrüchen des Gesamtbauteils führen können und dies schon bei wesentlich niedrigeren Lasten.

Im Rahmen einer Dissertation [3] wurde der Lösung dieses Problems insbesondere für die modulare Steckkonusverbindungen intensiv nachgegangen. Vorab sei nochmals darauf hingewiesen, dass das als Steckkonus konzipierte Verbindungselement bei der MRP-Titanrevisionsprothese aus dem allgemeinen Maschinenbau adaptiert wurde. Der hier weit verbreitete sog. Morse-Kegel wird vorzugsweise zur temporären Verbindung von Werkzeugen bei Dreh- und Fräsmaschinen benutzt. Hierbei ist jedoch zu bemerken, dass diese Kegelkonstruktionen für Reibschlussverbindungen gedacht sind, die axiale Lasteinleitungen aufnehmen müssen, Radialkräfte und Biegemomente sind eher die Ausnahme und vom Bauprinzip her betrachtet auch nicht vorgesehen. Demnach wird die modulare konische Steckverbindung bei der MRP-Revisionsendoprothese und auch anderen sinngemäß konzipierten Modellen (z.B. Helios, Revitan modular) von vorne herein kritischer zu sehen sein, denn sie sind Beanspruchungen ausgesetzt, die im ursprünglichen Konzept als Maschinenelement im Werkzeugmaschinenbau nicht vorgesehen sind. Diese Beanspruchungen sind in erster Linie in anzunehmenden Biegemomenten zu sehen, die überdies mit nicht zu vernachlässigenden Drehmomenten überlagert sind.

Geht man entsprechend den Untersuchungen von Bergmann et al. [1] davon aus, dass bei jedem Schritt beim normalen Gehen auf der Ebene eine Last vom 2,5- bis 3fachem des Körpergewichts auf den Prothesenkopf auftrifft, und darüber hinaus beim Treppensteigen und anderen Aktivitäten mit starker Beinflexion ein Drehmoment von etwa 40 Nm und mehr auftritt, so müssen diese Werte als Mindestanforderung gesehen werden, wobei sich aus der Lasteinleitung am Kopf ein Biegemoment an den Konusverbindungen je nach Abstand vom Kopf ergibt.

Überprüfung der Gestaltfestigkeit

Die Überprüfung der Gestaltfestigkeit unter dem Aspekt genügender Festigkeitsreserven für einen möglichen Ermüdungsbruch festzulegen, ist für Primärendoprothesen in DIN 50 100/DIN 58 840/ISO 7206-4 festgelegt. Es wird dabei davon ausgegangen, dass bis zu 80 mm unterhalb des Kopfmittelpunkts keine knöcherne Unterstützung mehr existiert (sinngemäß als Prothesenlockerung anzusehen) und der Schaft unter diesen Umständen im gefährdeten Querschnitt eine noch ausreichende Ermüdungsfestigkeit aufweist, ohne zu versagen. An diese Versuchsanordnung wurde ein entsprechendes Konzept angepasst

(◘ Abb. 8.2), wobei es unter den entsprechenden Lasten und einer geeigneten Einbauposition (10° medial, 9° a.-p., 1/3 Einbettung 2/3 freie Schwinglänge) zu einer Durchbiegung und Drehmomentbeanspruchung des Revisionsschafts kommt.

Diese Untersuchungen erfolgten nach dem Vorspannen der Konus-/Kegelverbindung entsprechend den Herstellerangaben mit 25 Nm Spanndrehmoment (◘ Abb. 8.3). ◘ Tabelle 8.2 gibt die angewandten Laststufen wider.

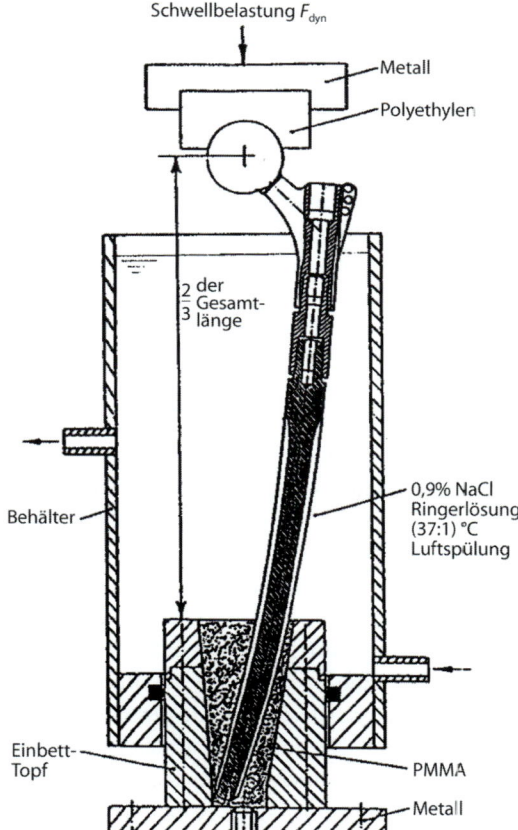

◘ **Abb. 8.2.** Für Revisionsendoprothesen modifizierter Dauerschwingversuch in Anlehnung an ISO 7206-4 ([3]: S. 20 Abb. 3.1.2)

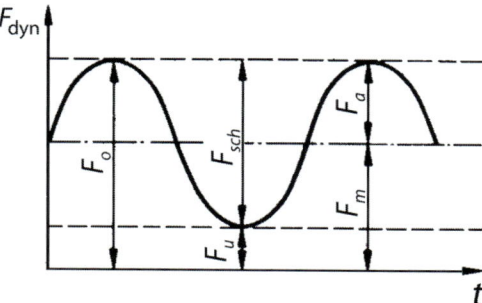

◘ **Abb. 8.3.** Dynamische Beanspruchung nach ISO 7206-4

▣ Tabelle 8.2. Beträge der Ober-, Mittel- und Unterkräfte bei unterschiedlichen Laststufen					
	1fach	1,5fach	2fach	2,5fach	3fach
F_{max} (n)	3100	4650	6200	7750	9300
F_{mittel} (n)	1700	2550	3400	4250	5100
F_{min} (n)	300	450	600	750	900

An insgesamt 14 Prüfobjekten wurden diese Untersuchungen in der servohydraulischen Prüfmachine (Hydropulser) durchgeführt, wobei jeweils 10 Millionen Lastwechsel als Untersuchungsziel angestrebt waren. Der Anwesenheit eines Korrosionsmediums wird durch Prüfung in einer 0,9% NaCl-Ringerlösung Rechnung getragen. Zwangsläufig wird damit auch Konussteckverbindung mit in die Beanspruchung einbezogen, wobei sie ggf. auch versagen kann. Nach Versuchsende wurden die Konussteckverbindungen einer werkstoffkundlichen Analyse unterzogen (Rasterelektronenmikroskopie, Metallographie) um ggf. Spuren einer Relativbewegung oder bereits Fretting bzw. Spannungsrisskorrosionserscheinungen festzustellen.

Ergebnisse der Gestaltfestigkeitsprüfung

Zunächst wurden die Kegel der Verlängerungshülse als wahrscheinlicher Ort eines Schadens einer makroskopischen Begutachtung im Stereomikroskop unterzogen. Mit freiem Auge und mit dem Stereomikroskop wurde nach plastischen Verformungen, Anrissen und Verschleißspuren gesucht. An den modularen Verbindungsstellen, die sich generell als Schwachstellen herausstellten, lassen sich asymmetrische Verschleißspuren erkennen, die lateral ausgeprägter als medial sind (vgl. ▣ Abb. 8.4a,b).

Diese Verschleißerscheinungen sind offenbar bedingt durch das hier auftretende hohe Biegemoment, das in Kombination mit einer konstruktiv bedingten Querschnittsschwächung und anderen spannungsinduzierenden Parametern diese Verschleißerscheinungen bedingen. Wie bereits weiter oben erwähnt, trägt auch die kombinierte Beanspruchung (Biegemoment, Radialspannung, Axiallast, Drehmoment) nicht unerheblich zu diesem Verschleißbild bei.

Zur weiteren Abklärung evtl. Materialschäden im Bereich der Konus-/Kegelverbindung wurde als Methode der Wahl die Rasterelektronenmikroskopie (REM) eingesetzt, die sich durch besonders hohe Tiefenschärfe auch bei großen Vergrößerungsfaktoren auszeichnet. Es wurde jeweils der Schaftkonus und der Konus der Verlängerungsmodule untersucht, wobei insbesondere nach Anrissen gesehen wurde, die als Ausgangspunkt eines Ermüdungsbruchs anzusehen sind. ▣ Abb. 8.5 (182 428) zeigt einen solchen Anriss im medialen Kegelfußbereich eines Verlängerungsmoduls. Bei weiterer Beanspruchung ist davon auszugehen, dass dieser Anriss Ausgangspunkt eines quer durch das Bauteil verlaufenden Ermüdungsbruchs gewesen wäre.

Die Auswirkung der Spannungsrisskorrosion, die bei Anwesenheit eines Elektrolyts, einer Zugspannung und dem Vorhandensein eines Anrisses auftreten kann, wurde im Kegelfußbereich eines Verlängerungsmoduls gesehen und stellt sich im Rasterelektronenmikroskop, wie in ▣ Abb. 8.6 (182 694) dar.

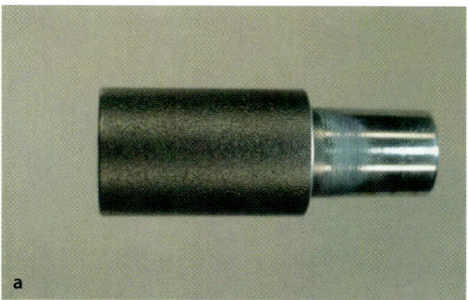
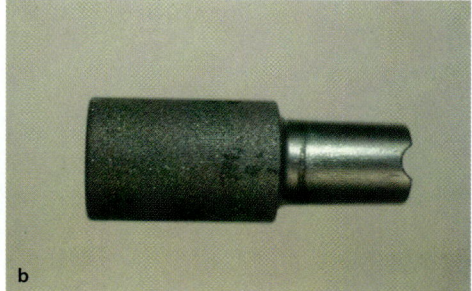

a

b

▣ **Abb. 8.4a,b.** Verschleißbild am Kegel der Verlängerungshülse: **a** lateral, **b** medial. ([3]: S. 25 Abb. 3.2.2)

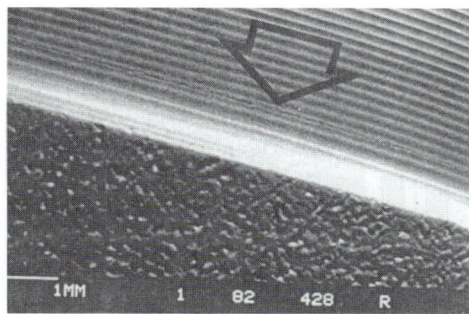

▣ **Abb. 8.5.** Anriss im medialen Kegelfußbereich des Verlängerungsmoduls

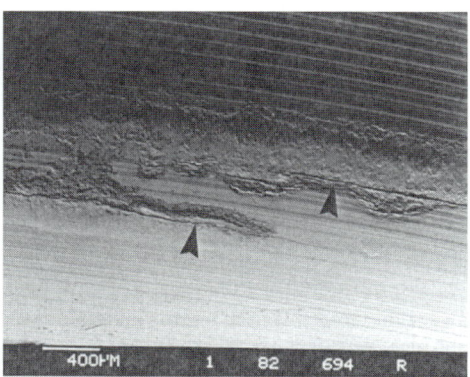

▣ **Abb. 8.6.** Mehrere Anrisse im Kegelfußbereich des Verlängerungsmoduls

Das ebenso weiter oben bereits erwähnte Fretting (Reibkorrosion) konnte ebenso bei der REM-Analyse entdeckt werden und setzt Relativbewegungen in der Kegel-/Konusverbindung voraus, die offenbar während des Versuchsablaufs auch tatsächlich vorhanden waren. ▣ Abbildung 8.7 (182 695) zeigt ein für das Fretting-Phänomen typisches Bild.

Ein weiterer Teil der Untersuchungsmethodik war die Analyse der Gefügestruktur durch metallographische Schliffprobenanfertigung mit anschließender auflichtmikroskopischer Beurteilung. Wesentliches Ergebnis dieser Untersuchung ist, dass keine Besonderheiten im Gefüge festgestellt werden konnten und auch keine Anzeichen einer plastischen

8

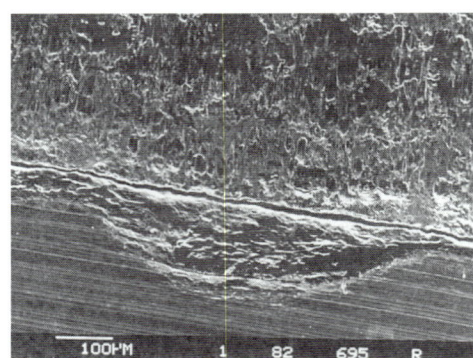

■ **Abb. 8.7.** Verschleiß im Kegelfußbereich eines Verlängerungsmoduls durch Relativbewegung von Kegel
und Konus

Verformung zu finden waren. Lediglich im Bereich der Drehriefen am Kegel sind gering-
fügige plastische Verformungen zu sehen, die einerseits eine Verfestigung des Gefüges
bewirken, andererseits aber auch kerbspannungsinduzierend wirken können. Eine negative
Auswirkung auf die Bauteilfestigkeit geht davon aber offenbar nicht aus.

Anhand von 14 untersuchten Revisionsendoprothesen vom Typ MRP im Hydropulser
kann zusammenfassend Folgendes festgestellt werden.

Konstruktive Gegebenheiten (Geometrie der Steckkonusverbindung) und die Oberflächenbearbeitung der Konen begünstigen offenbar Fretting und Spannungsrisskorrosion,
wobei dieses Bauteilversagen im Wesentlichen im Bereich der modularen Komponenten
auftritt. Zur Erhöhung der Sicherheit gegen Bauteilversagen, vor allem im Bereich der
Kegel-/Konusverbindung sind daher weitere Maßnahmen zu ergreifen, um die Versagens-
rate zu minimieren und die Sicherheit des versorgten Patienten zu gewährleisten.

Maßnahmen zur Verbesserung und Sicherung der Bauteilfestigkeit bei modularen Revisionsprothesen

Wie bereits ausgeführt, bieten die ermittelten Schadensbilder verschiedene Ansatzpunkte
für Verbesserungsmöglichkeiten. Zunächst besteht seitens der Konus-/Kegelfertigung die
Möglichkeit, die gedrehten Kontaktoberflächen mit geringeren Rautiefen zu fertigen, so dass
die Kerbwirkung, wie sie von den Drehriefen ausgeht, minimiert werden kann. Eine weitere
fertigungstechnische Maßnahme besteht in der sorgfältigeren Ausarbeitung aller Radien,
besonders derjenigen in den gefährdeten Kegelfußbereichen. Auch diese Maßnahme wird
die Kerbwirkung, wie sie von den nicht optimierten Radien ausgeht, weiter erniedrigen. Eine
weitere Möglichkeit, die Ermüdungsfestigkeit des Gesamtmodulsystems zu erhöhen, ist über
eine Oberflächenvergütung des Kegel-/Konusbauteils möglich. Hier bieten sich entsprechende Oberflächenstrahlverfahren an, wie sie aus Hochtechnologiefertigungen bekannt sind.

Oberflächenveränderungen zur Verbesserung der Gestaltsfestigkeit

Wie die Untersuchungen zur Gestaltfestigkeit gezeigt haben, geht eine nicht unerhebliche
Minderung der Dauerfestigkeit auf die Gestaltung der Kegeloberflächen zurück. Es ist daher
anzustreben, diese Oberflächen so zu modifizieren, so dass das Auftreten von Spannungs-

riss- und Reibkorrosion und deren schädigende Wirkung herabgesetzt werden kann. Eine Möglichkeit dies zu erreichen, besteht darin, die Randhärte zu steigern, indem Druckeigenspannungen in diese Randschicht eingebracht werden. Hierzu sind spangebende Verfahren bekannt, die im Anschluss einem mechanischen Poliervorgang unterzogen werden, die mit dem Auftreten von plastischen Verformungen verknüpft sind, die parallel und senkrecht zur Oberfläche Kräfte freisetzen, die dann Druckeigenspannungen in diese Oberflächen nach sich ziehen. Eine weitere Methode, Druckeigenspannungen zu erzeugen, besteht in der Elektropolitur.

Neben diesen spangebenden Verfahren können die angestrebten Oberflächenveränderungen durch sog. Festwalzen, aber auch durch Verfestigungs- oder Kugelstrahlen erreicht werden. Auch bei diesen Verfahren kommt es in randnahen Bereichen zu Veränderungen des Werkstoffzustands infolge lokaler, inhomogener, plastischer und elastischer Deformationen, die entsprechende Gefügeumwandlungen nach sich ziehen.

Während die eben geschilderten Methoden zur Verbesserung des Oberflächenzustands (Erhöhung der Randhärte und Glättung der Oberfläche) in jedem Fall die präzise Optimierung der relevanten Verfahrensparameter erfordern, zeichnen sich die in der Folge beschriebenen Verfahren durch hohe Reproduzierbarkeit aus, die ein genau definierbares Ergebnis erzielen und überdies ohne Materialabtrag ablaufen. Es handelt sich um das Verfestigungs- oder Kugelstrahlen, das mindestens ebenso günstige Oberflächenveränderungen ergibt, ohne jedoch mit den beschriebenen Mängeln behaftet zu sein. Bei diesem Verfahren wird Strahlmittel mit hoher Geschwindigkeit auf die Bauteiloberfläche gelenkt, wobei beim Aufprall die dem Strahlmittel innewohnende kinetische Energie in plastische Formänderungsenergie und thermische Energie umgewandelt wird. Die Folge dieser Oberflächenbehandlung der Titanmodulkomponenten, die auch bei der Fertigung von Titanschaufeln bei Flugtriebwerken Anwendung findet, zeigt sich in einer starken Zunahme der Druckeigenspannungen an der Oberfläche mit der Folge einer signifikanten Erhöhung der Ermüdungsfestigkeit und der Verminderung der Spannungsriss- und Reibkorrosion. Die Anwendung dieser Methode speziell an den konstruktionsbedingten, nicht vermeidbaren Kerben (Radiusübergänge im Kegelfußbereich) ergibt eine erhebliche prozentuale Steigerung der Ermüdungsfestigkeit.

Auch bei diesem Verfahren sind gewisse Randbedingungen einzuhalten, um ein optimales Ergebnis zu erzielen. Besonders ist dabei die Auswahl des Strahlmittels (Stahl und Glaskugelmischung) zu beachten wie auch die spangebende Oberflächenfertigung der Kegel-/Konusmodule bevor sie dem Kugelstrahlprozess zugeführt werden.

Optimierung der Kegel-/Konusgeometrie zur weiteren Verbesserung der Gestaltfestigkeit

Die Untersuchung der Spannungsverteilung insbesondere am ermüdungsbruchgefährdeten Kegelfußbereich der Verlängerungsmodule sollte u.a. Aufschluss darüber bringen, ob hier noch Optimierungsmöglichkeiten bestehen, die eine weitere Erhöhung der Gestaltfestigkeit mit sich bringen. Zur Spannungsanalyse in diesem Bereich kamen neben der sog. Thermospannungsanalyse (dem derzeit modernsten Verfahren), die vor allem bei der Analyse komplexer isotroper Bauteile die größten Vorteile aufweist, auch die zweidimensionale Spannungsanalyse mit Hilfe der Finiten-Elemente-Methode zum Einsatz. Mit Hilfe dieses Verfahrens konnten zahlreiche Geometrievarianten des Kegelfußbereichs erarbeitet werden. Als erfolgversprechendste Maßnahme konnte dabei eine Veränderung des Querschnittsübergangs im Bereich des Kegelfußes ermittelt werden, aus der ebenso eine Minimierung der Zugspannung in diesem Bereich resultiert.

Ein weiteres modernes Verfahren, das beim angestrebten Optimierungsansatz zum Einsatz kam, ist die Geometrieoptimierung mit Hilfe der Computer Aided Optimization (CAO). Die Grundlage dieses Verfahrens bilden Beobachtungen aus dem biologischen Wachstum (Baumgabel), wobei dieses unter Benutzung mathematischer Algorithmen und der FEM-Methode adaptiert wird. Biologische Wachstumsvorgänge zeichnen sich bekanntermaßen durch minimierten Materialeinsatz bei optimierter Beanspruchbarkeit aus. Auch mit Hilfe dieses Verfahrens konnten insbesondere der Übergang im Kegelfußbereich weiter optimiert werden.

Als letztes spannungsanalytisches Verfahren kam die dreidimensionale Spannungsopitk zum Einsatz, wobei hier vergrößerte Kunststoffmodelle des Kegelfußbereichs nachgebaut wurden und unter polarisiertem Licht bei vergleichbaren Belastungssituationen Linien gleicher Spannung beobachtet werden können. Es handelt sich hier um ein halbquantitatives Verfahren, das zwar die Gesamtspannungssituation gut wiedergibt, jedoch Aussagen zu realen Bauteilspannungen nur bedingt möglich sind. Die Fertigung der vergrößerten Modelle des Kegelfußbereichs aus Plexiglas ist relativ aufwändig, so dass eine Planungsphase zur Klärung der tatsächlich anzufertigenden Modellvariante voranzuschicken ist.

Alle bislang beschriebenen Verfahren zielten darauf ab, den Kegelfußbereich weiter zu optimieren, denn dies ist – wie die Untersuchungen zum Dauerschwingverhalten gezeigt haben – der Bereich der die größte Gefährdung im Hinblick auf einen Ermüdungsbruch zeigt.

Zusammenfassung

Der Einsatz modularer Revisionsendoprothesen hat es mit sich gebracht, dass einerseits der Rekonstruktion der funktionellen Einheit weit mehr Möglichkeiten geboten werden als dies bei Monoblock-Revisionsendoprothesen möglich war. Andererseits hat die modulare Bauweise Probleme der Werkstofftechnik und der konstruktiven Gestaltung mit sich gebracht, die im Hinblick auf die Sicherheit dieser Implantatkonstruktionen zu überprüfen und ggf. abzustellen waren. Zunächst wurden im Rahmen einer Dissertation Gestaltfestigkeitsuntersuchungen durchgeführt, die die Schwachstellen der modularen Konstruktion aufdecken konnten, die im Besonderen im Kegelfußbereich der modularen Verlängerungsstücke zu finden waren, die auch z.T. auf die Verwendung der hochfesten Titanlegierungen zurückzuführen waren, die bekanntermaßen spannungsriss- und reibkorrosionsanfällig sind und mit diesen Korrosionserscheinungen auch die Ermüdungsfestigkeit stark beeinträchtigt wird. In der Folge wurden diese modularen Bauteile verschiedenen Optimierungsverfahren unterzogen, wobei der entscheidende Vorteil über das sog. Verfestigungs- oder Kugelstrahlen erzielt werden konnte, das eine Erhöhung der Druckeigenspannungen in den gefährdeten Bereichen mit sich bringt, wobei dann die Ermüdungsbruchgefahr weitgehend minimiert werden konnte. Darüber hinaus wurden verschiedene moderne Verfahren der Spannungsanalyse angewandt, die insbesondere den Kegelfußbereich dahingehend optimieren konnten, dass auch von dieser Seite eine Ermüdungsbruchgefahr eingeschränkt wurde.

Aufgrund aller beschriebenen Maßnahmen kann heute davon ausgegangen werden, dass bei sachgerechter intraoperativer Fixierung der modularen Konus-/Kegelverbindungen ein Ermüdungsbruch äußerst unwahrscheinlich ist, so dass alle Vorteile des modularen Aufbaus der Revisionsprothese voll zum Tragen kommen können.

Literatur

1. Bergmann G, Graichen F, Rohlmann A (1993) Hip joint loading during walking and running measured in two patients, J Biomechanics 26(8): 969–990
2. ISO 7206-4 (1989) Implants for surgery – Partial and total hip joint prostheses, Part 4, Determination of endurance properties of stemmed femoral components with application of torsion.
3. Mersch D (1996) Optimierung der Gestaltfestigkeit von Konussteckverbindungen bei modular aufgebauten Revisionshüftendoprothesen aus TiAl6Nb7, Forschungsberichte Arbeitsgruppe Endoprothetik, Bd 5. Hieronymus, München
4. Wagner H (1987) Revision prosthesis for the hip joint in severe bone loss, Orthopäde 16(4): 295–300

Analyse der Revisionskonzepte von modularen und nichtmodularen Systemen

S. Eichinger, R. Forst

Die wachsende Fallzahl in der Hüftendoprothetik insbesondere bei jüngeren Patienten mit hohem Aktivitätsniveau führt zwangsläufig zu einer zunehmenden Rate von Prothesenlockerungen mit teilweise ausgedehnten, meist proximal gelegenen knöchernen Femurdefekten und azetabulären Defektsituationen.

In der femoralen Revisionsendoprothetik steht dem Prinzip nichtmodularer Schaftkomponenten mit distal diaphysärer, stabiler Fixierung die Möglichkeit des distalen und proximalen „fit and fill" modular aufgebauter Systeme gegenüber.

Die anerkannten Vorteile modularer femoraler Revisionssysteme mit der Option einer intraoperativen individuellen Anpassung von Beinlänge, femoralem Offset und femoraler Antetorsion sehen sich dem durch modulare Verbindungen erhöhten Risiko von Fretting und Korrosion konfrontiert mit hierdurch bedingter Gefahr der Osteolyse und nachfolgender Prothesenlockerung, insbesondere bei nicht optimal konstruierten Systemen.

Bei ausgedehnten azetabulären knöchernen Defekten bieten modulare Revisionspfannen die Möglichkeit der biomechanisch so wichtigen individuellen Rekonstruktion des anatomischen Rotationszentrums.

Die femorale Revision

Die Notwendigkeit für Revisionen der femoralen Prothesenkomponente besteht insbesondere bei der aseptischen bzw. septischen Lockerung sowie bei periprothetischer Fraktur mit hierbei häufig ausgeprägten knöchernen Defektsituationen vor allem des proximalen metaphysären Femurs.

Ziele der femoralen Revision
- Die primäre und dauerhaft stabile Verankerung der femoralen Revisionskomponente
- die Möglichkeit der Regeneration geschädigter Knochenbezirke
- die Wiederherstellung der femoralen Länge (Beinlänge)
- die Rekonstruktion des mediolateralen femoralen Offsets zur Optimierung des Wirkungsgrades der pelvitrochanteren Muskulatur und der auf das Hüftgelenk wirkenden resultierenden Kraft
- die Rekonstruktion der femoralen Antetorsion zur Gewährleistung von Stabilität und Beweglichkeit

In den Fällen ohne oder mit nur geringem Knochendefekt kann für die femorale Revision eine Standardprothese Verwendung finden, welche nach den Prinzipien der primären Endoprothetik implantiert wird. Bei Revisionen mit fortgeschrittenen ossären Defekten werden Prothesenlänge und Ort der primären Stabilisierung (proximal/distal) vom Ausmaß und der Lokalisation des Defektes bestimmt. Argumente gegen den Einsatz zementierter Revisionsschäfte sind die Gefahr einer *Plombierung* vorhandener Knochendefekte durch den Knochenzement und die Verhinderung einer knöchernen Regeneration der meist proximal gelegenen Knochendefekte [30]. Zementierte Schaftprothesen werden demgegenüber bei gut erhaltenem Knochenstock wegen des Vorteils der sofortigen Belastungsstabilität und der geringen Nachblutungstendenz von anderen Autoren bevorzugt [22].

Primäre mechanische Stabilität durch eine suffiziente knöcherne Verankerung ist entscheidend für den langfristigen Erfolg in der Revisionsendoprothetik, wobei insbesondere die rotationsstabile Verankerung des Implantats bedeutsam ist [21, 23, 25]. Bei proximalem Defekt oder segmentalen Knochenschäden ist Rotationsstabilität des Implantats oft nur schwer zu erreichen. In diesen Situationen wird von einigen Autoren eine distale Fixation (z. B. durch Verriegelungsschrauben) empfohlen, wohingegen andere eine distale Stabilisierung („Press-fit-Verankerung") für überlegen erachten [19].

Auch bei schwerer Schädigung ist das proximale Femur für die Primärstabilisierung, die knöcherne Regeneration, die Auswahl der nötigen Prothesenlänge und eine frühe Funktionsaufnahme des Beines von wesentlicher Bedeutung, so dass auch ein geschädigtes proximales Femur zur Stabilisierung der Revisionsprothese eingesetzt werden sollte [21, 23, 25, 30].

Bei fortgeschrittenen ossären Defekten müssen, insbesondere bei Schädigung und Schwächung des proximalen Femurs, langstielige Schäfte implantiert werden, die ihre Primärstabilität durch Fixierung im intakten distalen, d. h. diaphysären Knochen finden [23]. Bei vollständigem Verlust der Tragfähigkeit des proximalen Femurs sollte der Revisionsschaft unter Berücksichtigung der femoralen Antekurvation mindestens bis zum distalen Ende der Diaphyse reichen und einen ausreichenden Durchmesser besitzen, um eine Ermüdungsfraktur zu vermeiden.

Bei periprothetischen Frakturen muss die Revisionsprothese die Fraktur bzw. den instabilen Defekt ausreichend weit überbrücken, wobei vor allem bei ausgeprägter femoraler Antekurvation nur durch den Einsatz entsprechend antekurvierter langstieliger Schäfte eine anatomische Reposition erzielt werden kann.

Die Grenze erreichen lange Schäfte bei Verlust der Tragfähigkeit der Diaphyse und lediglich intaktem distalen Femur. Hier besteht dann die Indikation zur Implantation einer totalen Femurprothese [23].

Prinzipiell sollte durch den Revisionsschaft eine ausreichend langstreckige, formschlüssige knöcherne Verankerung erreicht werden. Dennoch sollte nicht grundlos ein möglichst langer Prothesenschaft gewählt werden, da das kürzeste, stabil verankerte Revisionsimplantat die stabilsten Langzeitergebnisse erwarten lässt [28, 30].

Lange Schäfte leiten die Kräfte in den Bereich des diaphysären kortikalen Knochens mit rascher lokaler Primärstabilität und schneller knöcherner Einheilung. Langfristig können jedoch proximale Resorptionserscheinungen, proximale Knochenatrophie, das Auftreten von Relativbewegungen und Osteolysen mit der Bildung eines nicht tragfähigen und nicht integrierten Knochenregenerats die Folge sein.

Ein formschlüssiger Kontakt zwischen Prothese und kortikalem Knochen mit gutem proximalen „fit and fill" wird mitentscheidend zur Vermeidung des Auftretens eines „stress shielding" erachtet [21]. Je besser das „Fit-and-fill-Verhältnis" der femoralen Komponente ist, umso eher ist eine primäre und dauerhafte Stabilität zu erwarten.

Die Rekonstruktion der anatomischen Position des Hüftkopfzentrums ist biomechanisch bedeutsam für die optimale Wiederherstellung der abduktorisch wirkenden Kräfte.

Femoralseitig hängt dies ab von der vertikalen femoralen Länge (Beinlänge), dem Winkel der Antetorsion und des medialen Offset des Kopfs bezogen auf die Achse des Femurschafts.

Bei zu kurzer femoraler Länge kann eine Instabilität des Gelenks die Folge sein, bei zu langer Situation kann dies zur Einschränkung der Beweglichkeit, muskulären Beschwerden und Nervenläsionen führen.

Eine nicht korrekte Einstellung der Antetorsion resultiert evtl. in einer Bewegungseinschränkung bzw. einer erhöhten Luxationsneigung.

Ein zu geringer medialer Offset bedeutet eine Verkürzung des Kraftarms der Abduktoren mit konsekutiver Erhöhung der resultierenden Kraft auf das Gelenk und vermehrter Gelenk- bzw. Prothesenbeanspruchung mit der Gefahr einer frühzeitigen Implantatlockerung. Ein zu großer Offset hat erhöhte Torsionskräfte zwischen Knochen und femoralem Implantat zur Folge.

9

Nichtmodulare Systeme

Nichtmodulare Systeme bestehen in der Regel aus Prothesenschäften unterschiedlicher Länge, verschiedener Durchmesser und gegebenenfalls unterschiedlicher CCD-Winkel. Nach Implantation des nichtmodularen Revisionsschaftes ist Variabilität durch Aufstecken von Prothesenköpfen unterschiedlicher Länge (bereits eine Art der Modularität!) gegeben, wodurch eine Einflussnahme auf die Beinlänge möglich ist. Diese Variationsmöglichkeit hat jedoch ihre engen Grenzen, insbesondere bei Auswahl von Keramikköpfen.

Bei großen ossären Defekten erlauben nichtmodulare Systeme oft nur eine distale Stabilisierung [25].

Das Femurimplantat muss eine proximale Krafteinleitung garantieren, um die durch „stress shielding" bedingte knöcherne Atrophie des proximalen Femurs zu verhindern. Vor allem ossäre Defekte und segmentale Knochenschäden erschweren unter Umständen das nötige „fit and fill" bzw. die Stabilität des Implantates.

Insbesondere die Einführung der Revisionsprothese nach Wagner mit konischem Schaft und Längsrippen führte zu einer deutlichen Erhöhung der Rotationsstabilität und einem flächenreduzierten Kraftfluss vom Implantat auf den Knochen [4, 30], wodurch es zur Verbesserung der dauerhaften Stabilität mit Erhalt der tragenden kortikalen Strukturen kam (◘ Abb. 9.1).

Modulare Systeme

Modulare Systeme bestehen aus Prothesenschäften unterschiedlicher Länge, verschiedener Durchmesser und gegebenenfalls Antekurvation, variablen metaphysären Halssegmenten verschiedener Länge, Verlängerungshülsen und Prothesenköpfen unterschiedlicher Länge. Sie werden zementfrei implantiert und ermöglichen durch schrittweise Implantation ihrer einzelnen Komponenten eine nahezu individuelle Anpassung der Beinlänge, die meist

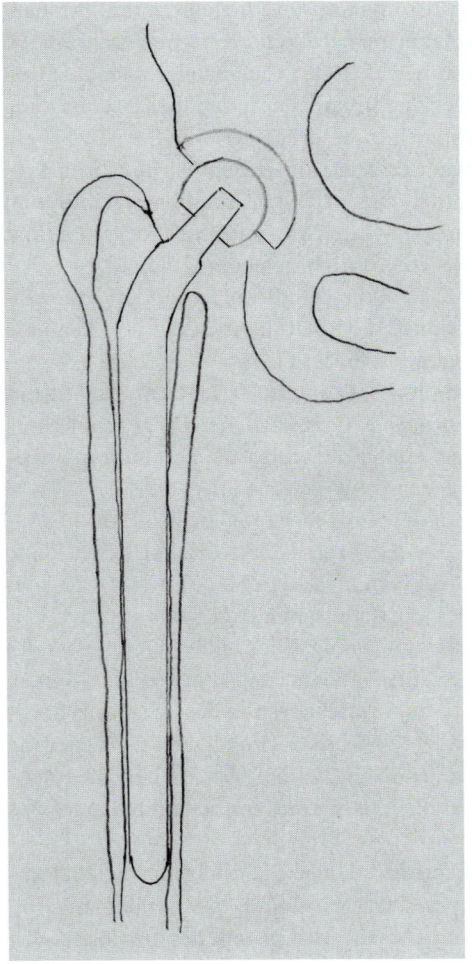

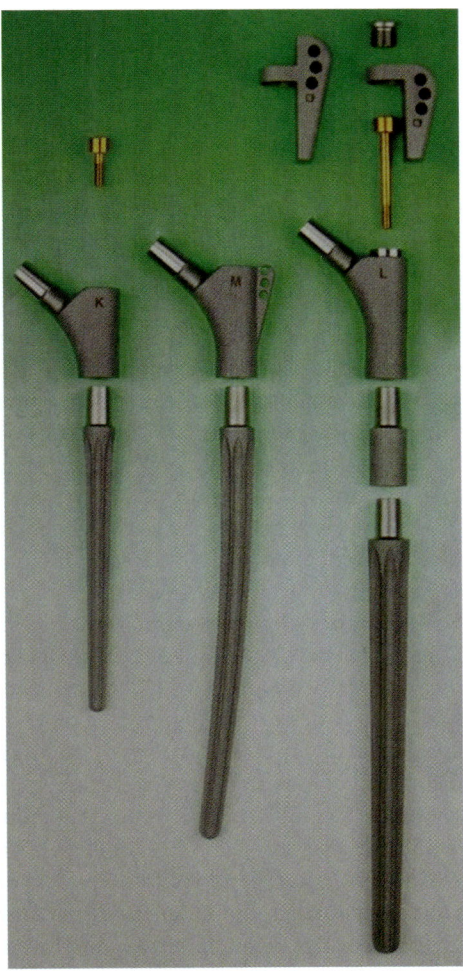

■ **Abb. 9.1.** Nichtmodulare Revisionsprothese (Wagner LS)

■ **Abb. 9.2.** Modulare Revisionsprothese (MRP)

stufenlose Einstellung der Antetorsion und die Anpassung des femoralen mediolateralen Offset (■ Abb. 9.2).

Insbesondere bei Notwendigkeit der Implantation langer antekurvierter Schäfte wird das operative Vorgehen durch das Implantieren der Einzelkomponenten „step by step" erleichtert.

Im Gegensatz zu nichtmodularen Revisionsschäften besteht bei modularen Implantaten eine „Unabhängigkeit" zwischen diaphysärer Komponente (Schaftteil) und metaphysärer Komponente (Halsteil), d. h. nach primärstabiler diaphysärer Implantation bzw. Fixierung des Schaftteils kann hiervon unabhängig die Dimension der metaphysären Komponente und deren Ausrichtung vorgenommen werden [14, 17]. Dies führt in der Regel zu einer verbesserten metaphysären Verankerung und besserem Knochenkontakt durch das Implantat („fit and fill"; ■ Abb. 9.3).

Durch diese Möglichkeit der unabhängigen diaphysären und metaphysären Verankerung ist insgesamt häufig erst die Möglichkeit einer primär stabilen „Press-fit-Verankerung"
der Femurkomponente gegeben [13]. In dieser Möglichkeit des voneinander unabhängigen
proximalen und distalen „fit and fill" mit distaler und proximaler individueller Anpassung
(„customization") sowohl in mediolateraler als auch in anteroposteriorer Ebene wird ein
wesentlicher Vorteil modularer Revisionssysteme gesehen [10]. Neben der günstigen Pro-
thesenfixierung besteht darüber hinaus der Vorteil einer erhöhten Rotationsstabilität und
einer verbesserten Osteointegration bei gutem metaphysären Sitz und Knochenkontakt mit
besserer Möglichkeit der spontanen Regeneration von ossären Defekten [5, 25, 26].

Ein optimaler Kontakt zwischen Implantat und proximalem Femur, vor allem im medialen Femurbereich, erhöht sowohl die axiale als auch die Rotationsstabilität und kann die
proximale Knochenregeneration bzw. Osteointegration fördern [10].

Nach der Implantation von in Länge und Durchmesser optimaler Prothesenschäfte mit
anzustrebender fester distaler Verankerung und nach evtl. zusätzlicher Längenanpassung
durch Verlängerungshülsen oder Zwischenringe, erfolgt die modulare Verbindung proximaler Kopf-Hals-Segmente mit entsprechend angepasstem Antetorsionswinkel.

Bei massiver knöcherner Schädigung insbesondere im Trochanter-major-Bereich, können die modularen metaphysären Komponenten gegebenenfalls mittels zusätzlicher Finne
durch Lateralisation des Ansatzes der pelvitrochanteren Muskulatur eine Verlängerung des
Hebelarms der Abduktoren mit Verbesserung des hüftstabilisierenden Effekts erzielen.

Eine genaue präoperative Planung ist auch hier notwendig. Der exakte Durchmesser des
distalen Prothesenteils wird jedoch meistens erst intraoperativ bestimmt werden können.
Die Auswahl der zur Verfügung stehenden Länge bzw. Antekurvation des Schaftteils hängt
vom Ausmaß der ossären Defekte und insbesondere von der Notwendigkeit der Fixierung
distal des Isthmus ab. Die passgerechte Auswahl des Schaftdurchmessers sichert die rotationsstabile Verankerung im Femur und reduziert die Gefahr eines relevanten Nachsinterns
des Schafts.

Modulare Revisionssysteme eröffnen nach primärstabiler Fixierung der Schaftkomponente zusätzlich die Möglichkeit der intraoperativen Variierung bzw. Anpassung von
femoraler Länge, femoraler Ante- und Retroversion, der Halslänge und des mediolateralen
Offset aufgrund der unabhängigen Kombinationsmöglichkeiten ihrer modularen Einzelkomponenten. Hierdurch können Beinlänge, Stabilität, Luxationsneigung, Beweglichkeit,
Wirkungsgrad der pelvitrochanteren Muskulatur und damit die Größe der resultierenden
Kraft im Hüftgelenk individuell im Sinne eines „individual customization" beeinflusst und
korrigiert werden (◘ Abb. 9.4; [10, 20, 21, 24]).

Ebenso besteht die Möglichkeit der Rekonstruktion des femoralen Hüftkopfzentrums
bei regelrechter Lage einer Pfannenkomponente, ohne diese entfernen zu müssen. Ferner ist eine nachträgliche Korrektur, z. B. bei wiederholter Luxation, ohne Austausch des
gesamten Implantats möglich [11, 20, 27]. Insgesamt gewährleistet die Modularität eine
Erhöhung der intraoperativen Flexibilität für den Operateur und eröffnet die Möglichkeit
der Anpassung an planbare wie auch unerwartete intraoperative Situationen [20, 24].

Diesen Vorteilen modularer Systeme werden bedeutsame Nachteile und Gefahren
gegenübergestellt. Kritischer Schwachpunkt modularer Systeme sind die Verbindungen
der einzelnen modularen Komponenten. Zahlreiche Berichte über vermehrt aufgetretenes
Fretting (Schwingreibungsverschleiß), Reibkorrosion und hierdurch induzierte Osteolysen
mit erhöhter Gefahr der Prothesenlockerung sowie Fällen von Implantatdislokation, Implantatdissoziation und Implantatversagen sind bekannt [1, 6, 28].

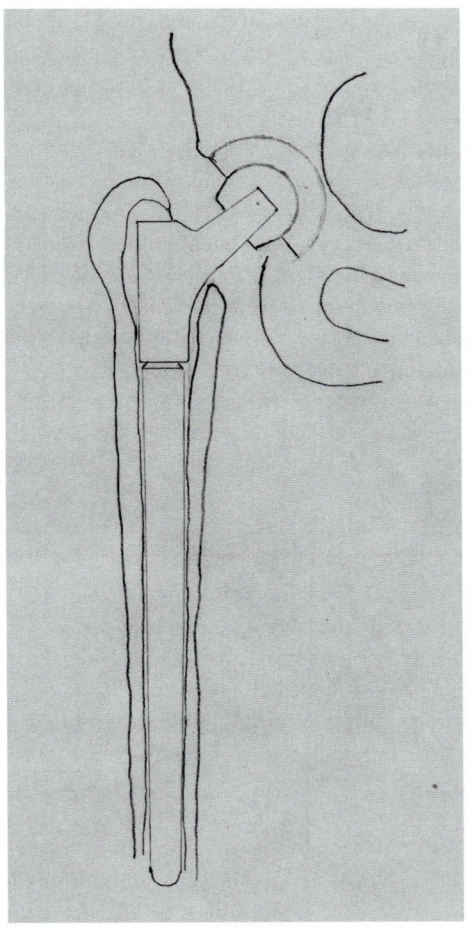

Abb. 9.3. Modulare Revisionsprothese (MRP)

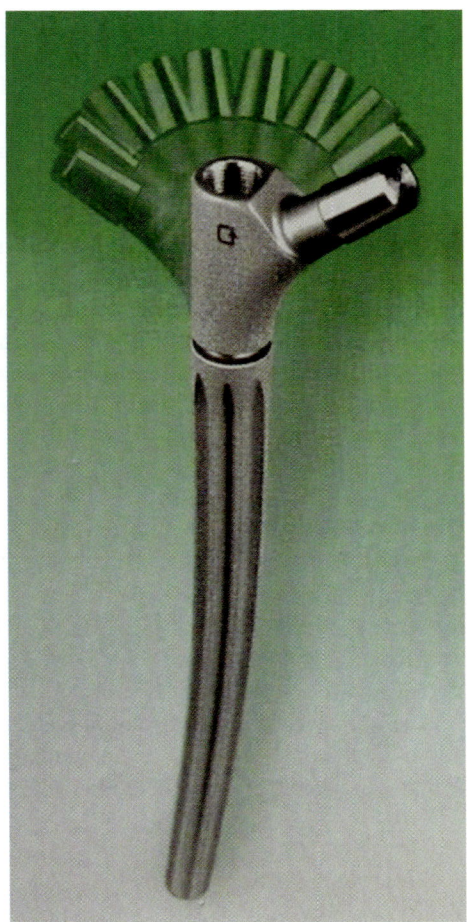

Abb. 9.4. Variable Antetorsion des modularen Halsteils

Die für Endoprothesen verwendeten Metalllegierungen sind korrosionsbeständig und daraus folgend bioinert. Dies ist durch die sich bereits bei geringstem Sauerstoffpartialdruck bildende Oxidschicht begründet, die eine weitere Oxidation unterbindet. Bei Relativbewegungen der Implantatanteile zueinander wird diese Oxidschicht verletzt und es kommt zu Beschädigungen der Metalloberflächen mit Partikelbildung und Korrosionsvorgängen, d. h. zu durch gelöste Metallionen ausgelösten Reaktionen.

Durch sukzessiven Partikelabrieb kommt es zunächst zur weiteren Schädigung der metallenen Oberflächen und weiterer Partikelbildung, wobei die passive Oxidoberflächenschicht, welche normalerweise die eigentliche Metallschicht schützt, hierdurch zunehmend geschädigt wird. Es kommt zum weiteren Freiwerden von Metallionen und konsekutiven Korrosionserscheinungen (Fretting).

Dies bedingt die Gefahr der Entwicklung von Osteolysevorgängen, Fremdkörperreaktionen und der Fremdkörperschädigung der artikulierenden Prothesenkomponenten („three body wear"), was insgesamt eine Prothesenlockerung begünstigt. Bei modularen Systemen wurden vermehrt derartige Phänomene des Frettings, der Korrosion [1, 6, 20] und erhöhten Partikelabriebs und Osteolyse [20, 29] beschrieben, was den Einsatz dieser Systeme gelegentlich in Frage stellt [2].

Erhöhte Serumtitanspiegel bei Patienten mit modularen Hüftsystemen konnten gefunden werden, ohne dass jedoch hieraus bisher eine klinische Relevanz abgeleitet werden konnte.

Das Auftreten von Fretting und Korrosion hängt sehr stark von der Qualität der entsprechenden modularen Konusverbindungen, der Art der verwendeten Metalllegierungen, dem Design und der Art der intraoperativen Fixierung ab [7, 8, 18]. Hierbei ist vor allem die intraoperative Fixierung der Konusverbindungen mit definiertem Kraftschluss geeignet, derartige Phänomene wie auch die Komplikationen von postoperativen Implantatdissoziationen [9] zu vermeiden. Unter diesen Voraussetzungen wurden insgesamt keine erhöhten Komplikationsraten modularer Systeme gesehen und gute langfristige Ergebnisse beobachtet [4, 9, 10, 25, 28].

Die Pfannenrevision

Die Pfannenlockerung führt neben der Migration bzw. Dislokation der Pfannenkomponente zu mehr oder minder ausgeprägten knöchernen Defekten des Acetabulums, wobei die Kombination von Pfannenmigration und azetabulärem knöchernen Defekt in der Regel die Verlagerung des Rotationszentrums des Hüftgelenkes zur Folge hat.

Die Verlagerung des Hüftrotationszentrums folgt somit zwangsläufig der Richtung des durch die Pfannenlockerung bedingten knöchernen Defektes des Acetabulums, insbesondere nach kraniolateral, kraniomedial oder medial.

Ziele der Pfannenrevision
- Rekonstruktion knöcherner Defekte
- Primär stabile Verankerung von Knochentransplantaten
- Primär stabile Verankerung der Revisionspfanne
- Rekonstruktion des anatomischen Hüftrotationszentrums

Der Rekonstruktion von knöchernen Defekten kommt entscheidende Bedeutung zu, da nur hierdurch eine regelrechte Wiederherstellung des Rotationszentrums und eine dauerhaft stabile Verankerung der Revisionspfanne ermöglicht wird.

Das Ziel der Pfannenrevision muss neben der Rekonstruktion von knöchernen Defekten mit auto- oder homologen Knochentransplantaten, der sicheren und belastungsstabilen Verankerung der Pfanne an vitalem Beckenknochen und dem Schutz des Transplantats vor großer mechanischer Belastung immer auch die Rekonstruktion des Hüftrotationszentrums beinhalten.

Die Lage des Hüftrotationszentrums bestimmt die Biomechanik des Hüftgelenkes und damit auch der implantierten Endoprothese wesentlich. Insbesondere wird die Funktion der pelvitrochanteren Muskulatur (Abduktoren) und damit die Gelenkbeanspruchung, d. h. die Größe der auf das Gelenk und an der Grenzzone Prothese – Knochen resultierenden Kraft, von der Lage des Rotationszentrums bestimmt.

Neben der Stabilität des Gelenkes, der Beinlänge und dem Gangbild wird insgesamt das langfristige postoperative Ergebnis signifikant von der Lage des Hüftrotationszentrums beeinflusst [3, 15, 16].

Nach autologer oder homologer Rekonstruktion des knöchernen Defektes muss die Revisionspfanne unter ausreichender Überbrückung des ehemaligen Defektes implantiert werden. Revisionsschalen übernehmen in erster Linie eine Abstützfunktion. Sie werden in der Regel zementfrei primär stabil am Beckenknochen verankert.

Art, Größe, Form und Positionierung der Revisionspfanne werden in erster Linie durch das Ausmaß des knöchernen Defekts bestimmt. Andererseits haben Art, Größe und Position der Revisionspfanne ihrerseits auch Einfluss auf die Position des Hüftrotationszentrums.

In die Revisionsschale wird unter Beachtung der korrekten Inklination und Anteversion in der Regel ein Polyethyleneinsatz zementfrei oder zementiert eingebracht, wobei die zementierte Verankerung den Vorteil der von der Lage der Revisionsschale unabhängigen Einstellungsmöglichkeit des PE-Einsatzes hat. Dieses Prinzip bedeutet bereits Modularität mit den modularen Komponenten Revisionsschale und PE-Einsatz.

Die meisten der heute verwendeten Revisionsschalen, wie z. B. die Müller-Revisionspfanne, der ARR (azetabularer Revisionsring), der ARR mit Haken, die Hakenschale nach Ganz, der Burch-Schneider-Ring und der Beckenteilersatz (Link) entsprechen diesem „modularen" Aufbau. Nur bei minimalen azetabulären Knochendefekten finden Standardpfannen Anwendung.

Mit der schwierigste Schritt der Pfannenrevision ist die Anpassung der Position der Revisionsschale an die individuelle anatomische Situation, gerade bei fortgeschrittenen Knochendefektsituationen und deren primärstabile Verankerung unter möglichst optimaler Rekonstruktion des Hüftrotationszentrums. Das Ausmaß des knöchernen Defekts ist präoperativ oft nicht vorhersehbar und erst intraoperativ in ganzem Maß zu erkennen. Hier muss häufig die anatomische Situation auf die nur in der Größe variablen Revisionsschalen unter den Voraussetzungen einer primarstabilen Verankerung angepasst werden. Nicht selten müssen jedoch „Kompromisse" zwischen primär stabiler Verankerung, optimaler Positionierung und Optimierung der Lage des Hüftrotationszentrums eingegangen werden.

Modulare Systeme

Modularität im eigentlichen Sinne bedeutet, dass die Revisionsschale selbst modular aufgebaut ist. Deren einzelnen modularen Komponenten können intraoperativ nach Rekonstruktion knöcherner Defekte zur stabilen Verankerung und in einer möglichst optimalen Positionierung „step by step" zusammengefügt werden. Es erfolgt somit eine Anpassung des Implantats an die vorgegebene anatomische Situation.

Nach Einsetzen eines Basisrings mit Hakenverankerung in der Incisura acetabuli wird ein definierter Abstand des Rotationszentrums zum kaudalen Pfannenbereich vorgegeben [12]. Es erfolgt der weitere modulare Aufbau der Revisionsschale mit im Os ilium verankerter Abstützlasche, sphärischer Pfanne und variablen PE-Einsätzen (◨ Abb. 9.5).

Modulare Systeme können in Fällen ausgedehnter Knochendefekte die Implantation der Revisionsschale und die Rekonstruktion des Rotationszentrums erleichtern. Kritischer Punkt sind jedoch auch hier die modularen Verbindungen [29], die eine qualitativ hochwertige Herstellung und eine regelrechte und präzise Operationstechnik dringend erforderlich machen (◨ Abb. 9.6, 9.7).

9

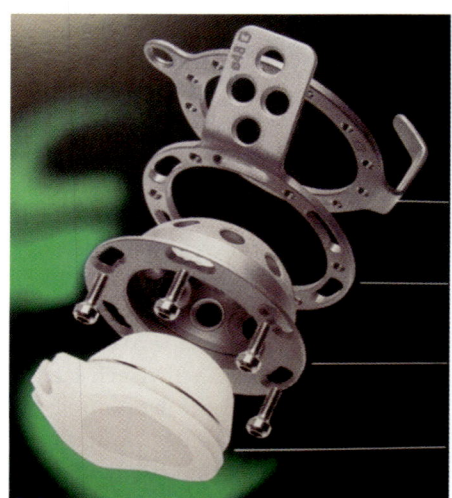

◨ **Abb. 9.5.** modulare Revisionspfanne (MRS)

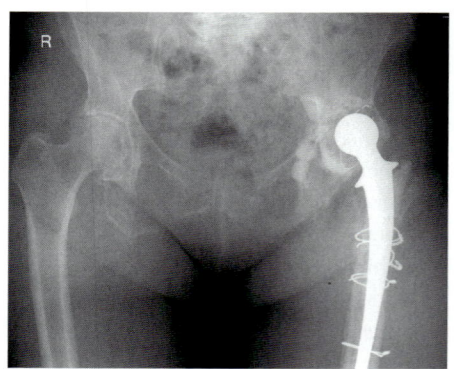

◨ **Abb. 9.6.** Ausgeprägte Pfannenlockerung und Schaftlockerung bei einer 73-jährigen Patienten

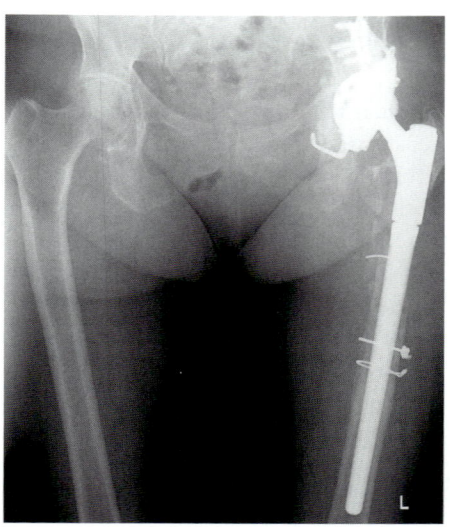

◨ **Abb. 9.7.** Prothesenwechsel mit modularem Revisionsschaft und modularer Revisionspfanne

Zusammenfassung

Modulare femorale Revisionssysteme bieten die Möglichkeit der voneinander unabhängigen Implantation der distalen und metaphyären Komponente mit gutem Kontakt zwischen Implantat und Knochen, wodurch ein metaphysäres und diaphysäres „fit and fill" angestrebt werden soll, um eine verbesserte proximale Stabilisierung und Knochenregeneration zu erreichen.

Des Weiteren bieten sie die Möglichkeit einer intraoperativen individuellen Anpassung von Beinlänge, Antetorsion und mediolateralem Offset mit Optimierung des Wirkungsgrades der Hüftabduktoren.

Modulare Pfannenrevisionssyteme erleichtern in schwierigen Situationen die Implantation und ermöglichen eine individuelle Rekonstruktion des Hüftrotationszentrums.

Vorteile modularer Revisionssysteme

- Unabhängiges „fit and fill" des metaphysären und diaphysären Femurs mit erhöhter proximaler Stabilität und verbesserter metaphysärer Knochenregeneration
- Individuelle Anpassung von Beinlänge, femoraler Antetorsion und femoralem Offset mit Optimierung des Wirkungsgrades der Hüftabduktoren
- Möglichkeit der nachträglichen Korrektur ohne Explantation des gesamten femoralen Implantates
- Möglichkeit der individuellen Rekonstruktion des Hüftrotationszentrums bei der Pfannenrevision
- Teilweise reduzierte Lagerhaltung

Nachteile modularer Revisionssysteme

- Höhere Implantatkosten
- Erhöhte Gefahr von Fretting, Korrosion, Osteolyse und Implantatlockerung bei qualitativ minderwertigen Systemen
- Gefahr der Implantatdissoziation und des Implantatversagens bei nicht exakter Operationstechnik

Neben dem gerade heute nicht unwesentlichen Aspekt höherer Implantatkosten wird Modularität zum Teil erkauft unter dem Risiko des Auftretens von Fretting, Korrosion und Osteolysebildung bedingt durch mechanische Vorgänge an den modularen Verbindungen insbesondere bei qualitativ schlecht konzipierten und fabrizierten Implantaten.

Dies macht die absolute Notwendigkeit eines optimalen und qualitativ hochwertigen Designs und Formgestaltung, hochwertiger Legierungen mit optimalem Abriebverhalten, höchster Präzision der Herstellung mit Realisierung geringster Toleranzbereiche und eine exakte operative Implantationstechnik erforderlich.

Literatur

1. Barrack RL (1994) Modularity of prosthetic implants. J Am Acad Orth of Surg 2(1): 16–25
2. Barrack RL (2003) Orthopaedic crossfire- stem modularity is unnecessary in revision total hip arthroplasty: in the affirmative. J Arthroplasty 18(3 Suppl 1): 98–100
3. Callaghan JJ, Salvati EA, Pellicci PM, Wilson PD, Ranawat CS (1985): Results of revision for mechanical failure after cemented total hip replacement. J Bone and Joint Surg 67-A(7): 1074–1085
4. Cameron HU (2002) The long- term success of modular proximal fixation stems in revision total hip arthroplasty. J Arthroplasty 17 (4 Suppl 1): 138–141
5. Cameron HU (2003) Orthopaedic crossfire-stem modularity is unnecessary in revision total hip arthroplasty: in opposition. J Arthroplasty 18(3 Suppl 1): 101–103
6. Castro FP jr, Chimento G, Munn BG (1997) An analysis of food and drug administration medical device reports relating to total joint components. J Arthroplasty. 12(7): 765–771
7. Chmell MJ, Rispler D, Poss R (1995) The impact of modularity in total hip arthroplasty. Clin Orhop 319: 77–84
8. Chu CM, Wang SJ, Lin LC (2001) Dissociation of modular total hip arthroplasty at the femoral head- neck interface after loosening of the acetabular shell following hip dislocation. J Arthroplasty 16(6): 806–809
9. Christie MJ, DeBoer DK, Tingstad EM, Capps M, Brinson MF, Trick LW (2000) Clinical experience with a modular noncemented femoral component in revision total hip arthroplasty: 4- to 7- year results. J Arthroplasty 15(7): 840–848
10. Cuckler JM (1995) Evolution and experience with modular hip system. Orthopaedics today (Dec)
11. Earll MD, Fehring TK, Griffin WL (2002): Success rate of modular component exchange for the treatment of an unstable total hip arthroplasty. J Arthroplasty 17(7): 864–869
12. Fessy MH, N'Diaye A, Carret JP, Fisher LP (1999) Locating the center of rotation of the hip. Surg Radiol Anat 21: 247–250
13. Gierer P, Andreß HJ, Landes J, Lob G (2001) The treatment of bone defect situations of the proximal femur with a modular hip prosthesis. Eur J Trauma E- (Suppl) 1: 9–11
14. Goldberg VM (2002) Revision total hip arthroplasty using a cementless modular femoral hip design. Am J Orthop 2002 31(4): 202–204
15. Iglic A, Anatolic V, Srakar F (1993) Biomechanical analysis of various operative hip joint rotation center shifts. Arch Orthop Trauma Surg 112: 124–126
16. Karachalios T, Hartofilakidis G, Zacharakis N, Tsekoura M (1993) The role of the center of rotation in THA Clinical Orthopaedics and related research. 296: 140–147
17. Kwong LM, Miller AJ, Lubinus P (2003) A modular distal fixation option for proximal bone loss in revision total hip arthroplasty: a 2- to 6- year follow-up study. J Arthroplasty 18(3 Suppl 1): 94–97
18. Manley MT, D'Antonio JA, Capello WN, Edidin AA (2002) Osteolysis: a disease of access to fixation interfaces. Clin Orthop 405: 129–137
19. Mattingly D, McCarthy J, Bierbaum BE, Chandler HP, Turner RH, Cameron HU, McTighe T (1991) Revising the deficient proximal femur. AAOS meeting, Anaheim/CA
20. McCarthy JC, Bono JV, O'Donnell (1997) Custom and modular components in primary total hip replacement. Clin Orthop 344: 162–171
21. McTighe T (1999) Design considerations for cementless total hip arthroplasty. JISRF 11/99
22. Ochsner PE (Hrsg)(2003) Die Hüfttotalprothese. Springer, Berlin Heidelberg New York Tokio, S 27–43
23. Orthopädische Operationslehre (1994) Teil 2/1, Revisionsalloarthroplastik des Hüftgelenkes. Thieme, Stuttgart, S 324–356
24. Rosenberg AG (2002) Fixation for the millenium: the hip. J Arthroplasty 17(4 Suppl 1): 3–5
25. Schuh A, Salminen S, Holzwarth U, Zeiler G (2002) Cementless modular hip revision arthroplasty with the MRP titanium stem. SOT 2/25: 175–178
26. Toni A, Paderni S, Sudanese A, Guerra E, Traina F, Giardina F, Antonietti B, Giunti A (2001) Anatomic cementless total hip arthroplasty with ceramic bearings and modular necks: 3 to 5 years follow-up. Hip International 11/1: 1–17
27. Toomey SD, Hopper RH jr, McAuley JP, Engh CA (2001) Modular component exchange for treatment of recurrent dislocation of a total hip replacement in selected patients. J Bone Joint Surg Am 83 A(10): 1529–1533
28. Wirtz DC, Heller KD, Holzwarth U, Siebert C, Pitto RP, Zeiler G, Blencke BA, Forst R (2000) A modular femoral implant for uncemented stem revision in THR. Int Orthopaed (SICOT) 24: 134–138
29. Young AM, Sychterz CJ, Hopper RH Jr, Engh CA (2002) Effect of acetabular modularity on polyethylene wear and osteolysis in total hip arthroplasty. J Bone Joint Surg Am 84 A(1): 58–63
30. Zeiler G, Holzwarth U (1997) Indikation, Technik und erste Ergebnisse des modularen Hüftprothesenschaftes MRP-Titan. Z Orthopädie 4: 135

Implantatauswahl in der Hüftrevisionsendoprothetik

M. Hauschild, R. Bader, W. Mittelmeier

Weltweit werden heutzutage mehr als eine Million künstliche Gelenke pro Jahr implantiert. In Deutschland sind es etwa 250.000 Implantationen.

Der Großteil mit etwa 180.000 entfällt dabei auf künstliche Hüftgelenke [11]. Epidemiologische Untersuchungen vornehmlich aus dem skandinavischen Raum zeigen hierfür nach 10 Jahren ein relatives Revisionsrisiko von 7–13% in Abhängigkeit von Verankerungsart und Implantat [27].

Bei weiterhin steigenden Implantationszahlen in der Primärendoprothetik ergibt sich daraus zwangsläufig eine zunehmende Anzahl an notwendigen Revisionsoperationen [22]. Die mit Abstand häufigste Ursache für Wechseloperationen ist die aseptische Implantatlockerung. Seltener sind Früh- oder Spätinfektionen, periprothetische Frakturen, Prothesenluxationen oder technisches Versagen Indikationen zu Austauschoperationen. Bei Wechseloperationen ist eine präoperative Diagnostik und Operationsplanung für die Wahl geeigneter Revisionimplantate unerlässlich.

Der Implantatauswahl auf der Grundlage funktioneller, biomechanischer, tribologischer aber auch juristischer und ökonomischer Überlegungen kommt hierbei eine große Bedeutung zu [28].

> Zudem stellt jede Revision eine individuelle und nur bedingt vorhersagbare Situation dar, auf die man intraoperativ reagieren können muss.

Unter Berücksichtigung dieser Aspekte soll im Folgenden auf zur Verfügung stehende Revisionsimplantate in der Hüftendoprothetik und deren Indikationsgebiete eingegangen werden.

Das Hauptproblem in der Endoprothetik und die häufigste Ursache für aseptische Lockerungen stellen trotz gut 40 Jahren an Entwicklungsarbeit seit „Charnley's low-friction arthroplasty" der Verschleiß der Gleitpartner und die daraus entstehenden Abriebprodukte dar.

Diese pathologischen Zusammenhänge, die erstmals von H. Mittelmeier [18, 19] aufgezeigt und später von Willert et al. [33, 34] als sogenannte Partikelerkrankung („wear disease") beschrieben wurden, führen in letzter Konsequenz immer zum Versagen aller Anteile eines Implantatsystems. Daher kommt dem frühzeitigen Erkennen eines zunehmenden Verschleißes des Inlays eine besondere Bedeutung zu. Vor allem stellt der reine Wechsel der Gleitpartner eine deutlich einfachere und für den Patienten weniger belastende Prozedur dar.

Modulare Hüftendoprothesensysteme bestehen heutzutage meist aus vier Komponenten: Pfannenschale, Inlay, Kopf und Stiel [4].

Prinzipiell unterscheiden wir in der Revisionsendoprothetik den *Komplett- vom Teilwechsel*. Hieraus ergeben sich unterschiedliche Anforderungen u.a. für die Wahl des zu verwendenden Implantates [3].

Deutlich anspruchsvoller in der Planung ist der *Endoprothesenteilwechsel* bei festsitzendem Stiel (häufiger) oder Pfanne (seltener; [28]).

Die Entscheidung für das jeweilige Implantat sollte unter Berücksichtigung der Lockerungs- und Versagensursachen die nachfolgenden *Kriterien* einbeziehen:
- Eventuell verbleibende Implantate/Kombinierbarkeit;
- knöcherne Defektsituation:
    - Defektklassifikation Femur (z.B. Paprosky),
    - Defektklassifikation Acetabulum (z.B. D'Antonio),
    - Defektaufbau oder ausschließlich endoprothetischer Ersatz;
- Verankerungsart:
    - zementfrei,
    - zementiert;
- Implantatdesign/Range of Motion;
- Implantatallergie.

Auf die für die Entscheidung zugrundeliegende Philosophie, ob große, defektersetzende Implantate zum Einsatz kommen oder aber der Defektaufbau mit Knochenersatzmaterialien bzw. kleinere Implantate erfolgt, soll hier nicht im Detail eingegangen werden.

Im Folgenden sollen die einzelnen Implantatkomponenten und die für einen Wechsel dieser Komponenten und die entsprechende Implantatwahl zur Verfügung stehenden oben beschriebenen Kriterien einzeln diskutiert werden.

So können z.B. nach einem Keramik-Inlaybruch durch die nicht sicher vollständig entfernten keramischen Partikel Einschränkungen in der Implantatwahl resultieren. Durch verbliebene Keramikpartikel können bei nachfolgender Anwendung der Gleitpaarung Polyethylen(PE)-Metall oder Metall-Metall erhöhte Abriebraten induziert werden [29].

Inlay-Wechsel

Der Inlay-Wechsel stellt in erster Linie ein planerisches Problem dar, primär geht es hierbei um die Klärung von
- Verfügbarkeit,
- Ursache,
- Werkstoffkombination,
- Luxationsschutz.

Er setzt die exakte Kenntnis des vorhandenen Implantats voraus, meist gelingt dies über den Operationsbericht, Implantatpass oder bei Unklarheiten zudem über den direkten Kontakt zum Hersteller. Ergänzend muss hierbei erwähnt werden, dass im Rahmen der

Konsolidierung des Implantatherstellermarktes einige Hersteller nicht mehr existieren und deshalb auch einige Ersatzkomponenten nicht mehr verfügbar sind. Das macht in diesen Fällen den vollständigen Pfannenwechsel notwendig. Juristische Gründe machen in diesen Fällen ganz besonders eine ausführliche Dokumentation notwendig.

Bei einem Wechsel auf der Basis eines vermehrten Verschleißes ohne Pfannenlockerung kann in den meisten Fällen ein Standard-Inlay aus Polyethylen implantiert werden.

Hinsichtlich der zur Verfügung stehenden *Werkstoffe* kommt aus unserer Sicht bei der Revision in erster Linie Polyethylen in Frage, Metall-Inlays spielen lediglich bei wenigen speziellen Firmen eine Rolle, Keramik als Werkstoff hat bei der Wahl eines Inlays im Rahmen einer Revision eine untergeordnete Bedeutung. Grund für einen Werkstoffwechsel wäre z.B. wie oben beschrieben ein Keramikbruch [15, 30].

Erfolgt der Wechsel jedoch wegen Luxation oder Instabilität, kann ein einseitig *überhöhtes Inlay* zum Einsatz kommen. Zu berücksichtigen ist hierbei die mögliche Einschränkung des Bewegungsumfangs („Range of Motion") des künstlichen Hüftgelenkes (s. unten).

Zusätzlich verfügbare spezielle Inlays wie exzentrische oder Schnapp-Inlays bleiben ausgewählten Einzelfällen vorbehalten; macht die intraoperative Situation die Verwendung einer solchen Komponente notwendig, sollte bei meist nicht korrekter Pfannenlage über einen Komplettwechsel der festsitzenden Pfanne nachgedacht werden.

Für die Implantation eines Schnappinlays verbleiben aus unserer Sicht allenfalls spezielle Indikationen wie z.B. die Hüft-TEP-Implantation beim Querschnittsgelähmten mit Spastik.

Kopfwechsel

Die genaue Kenntnis des implantierten Stiels und vor allem des vorhandenen Konus mit seinen Fertigungsparametern hinsichtlich Durchmesser und Steigung ist unabdingbar. Zu bedenken ist, dass – besonders für die bruchempfindlichen Keramikköpfe – durch die kleinen Nuancen der *Konus*-Fertigung keine bedenkenlose Kombination von Stielen und Köpfen verschiedener Firmen möglich ist. Prinzipiell sollten somit bei liegendem Stiel nur Köpfe des gleichen Herstellers, die für diesen spezifischen Stiel zugelassen sind, verwendet werden. Komplikationen bei Nichtbefolgen dieser Richtlinie haben immer den Haftungsausschluss des Herstellers und damit die volle Verantwortlichkeit für den Operateur zur Folge.

Als *Werkstoff* für den Kopf kommen im Revisionsfall meistens Metalllegierungen wie Kobalt-Chrom-Molybdän in Frage. Die Hauptursache hierfür liegt im benutzten und evtl. beschädigten Konus. Die Rauheit des Konus, die primär bei etwa 70 µm liegt, wird beim ersten Setzen des Kopfes durch plastische Verformung verändert [12, 31]. Beim Wechsel eines Keramikkopfes kann es zur Ausbildung von Spannungsspitzen mit der Gefahr eines Keramikkopfbruchs führen. Die veränderte Rauheit kann auch zur verminderten Verspannung/Verklemmung des Kopfes mit geringerer Verbindungsfestigkeit führen.

Sollte bei Stabilitätsproblemen *eine Beinverlängerung oder Erhöhung des femoralen Offset* zur Erzeugung einer größeren Spannung notwendig sein, stehen lange und extralange Standardköpfe von verschiedenen Herstellern zur Verfügung. Zu beachten ist hierbei, dass ab der Größe XL die meisten Hersteller Köpfe mit Kragen verwenden mit entsprechender Einschränkung der Range of Motion bzw. mit der Gefahr eines Impingement am Pfannenrand (◘ Abb. 10.1; [2]).

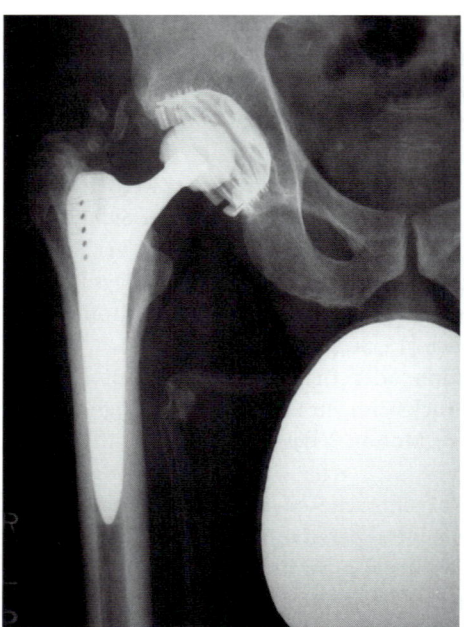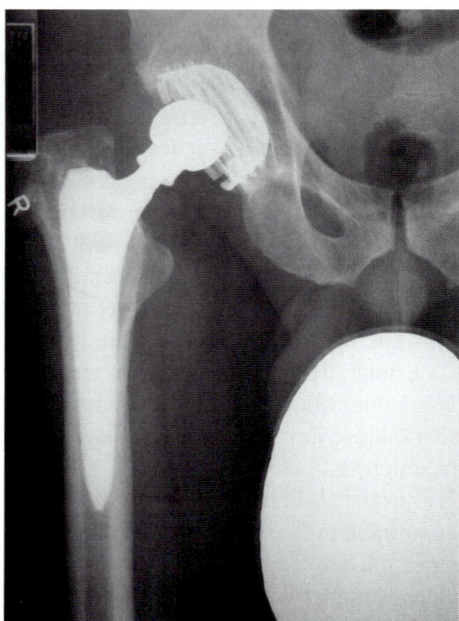

■ **Abb. 10.1.** Bei Partikelerkrankung mit Kopfdenzentralisierung und gleichzeitig vorliegender Glutealinsuffizienz erfolgter Kopf- und Inlay-Wechsel zur Verlängerung und Offset-Verbesserung

10

Spezielle Revisionskopflösungen (z.B. Fa. Merete) bieten im Revisionsfall eine universelle modulare Lösung an, mit deren Hilfe sich auch extreme Verlängerungen realisieren lassen. Zudem bieten die Konusadapter über einen asymmetrischen Innenkonus eine Variationsmöglichkeit im Hinblick auf den CCD-Winkel der Endoprothese.

In scheinbar ausweglosen Revisionsfällen muss bei fehlenden Verankerungsmöglichkeiten im Acetabulum bzw. bei ausgeprägten Komorbiditäten, die eine Ausweitung des operativen Eingriffes verbieten, als Salvage-Lösung auch an Duoköpfe, Großköpfe oder Pilzköpfe gedacht werden [21].

Sind im Rahmen der Partikelerkrankung ausgedehnte Osteolysen und damit Lockerung der lasttragenden Implantate eingetreten, müssen auch diese gewechselt werden.

Pfannenwechsel

Im Rahmen der präoperativen Planung steht auch die Frage nach der Kombinierbarkeit der gewechselten und der belassenen Implantatteile im Mittelpunkt. Der isolierte Pfannenwechsel ist auch operationstechnisch sehr anspruchsvoll aufgrund der sehr beengten Platzverhältnisse [9]. Die Wahl des Implantats ist gerade im Bereich der Pfanne defektabhängig, parallel entscheiden die vorhandenen Komorbiditäten oder in Einzelfällen die zu erwartende Überlebenszeit des Patienten [23]. Die unten aufgeführte Defektklassifikation nach D'Antonio (AAOS; [8]), bringt den Vorteil einer direkten Korrelation zwischen Defekttyp und resultierendem Implantattyp.

Typ I beschreibt segmentale Defekte (meist kranial *oder* ventral),

Typ II beschreibt kavitäre Defekte mit erhaltenem knöchernen Ring,

Typ III beschreibt kombiniert segmental-kavitäre Defekte bei erhaltener Beckenkontinuität (meist kranial *und* ventral),

Typ IV beschreibt Defekte mit Beckendiskontinuität.

Es ergeben sich grundsätzlich folgende Möglichkeiten für die Wahl der Pfannenkomponente.

Pfannenimplantate

- Defektfüllendes Rekonstruktionsimplantat
  - Monobloc-System z.B. LOR-Pfanne (Zimmer)
  - Modulare Systeme z.B. Kranialpfanne (ESKA), MRS (Brehm)
- Rekonstruktionspfanne mit ergänzendem Knochenersatz
  - TCP/HA, artifizieller Knochenersatz
  - Spongiosa, autogen/allogen
- Standardpfanne mit tragenden Allograft

Verankerung der Pfanne

- Zementlos ohne/mit speziellen Verankerungsvorrichtungen
  - Fixe Lasche
  - Anformbare Lasche
  - Verankerungszapfen
    Fixiert
    Modular
  - Schrauben/Nägel
- Zementiert

Insertfixierung

- Einzementieren des Inlays (z.B. in Verbindung mit Laschenpfanne)
- Direkte meist konische Klemmung

Sonderimplantate als Rückzugsmöglichkeiten

- Sockelpfanne
- Sattelprothese
- Tumorendoprothese
- Beckenteilersatz

10

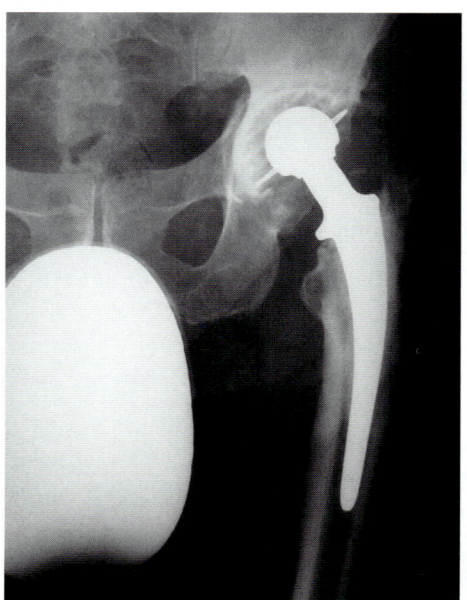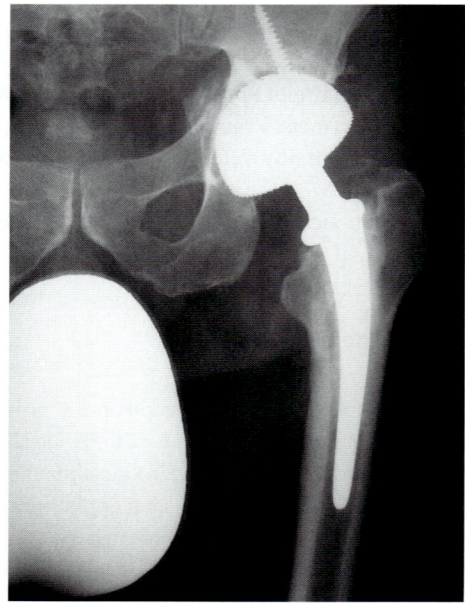

🔲 **Abb. 10.2.** Bei kavitärem Pfannendefekt (D'Antonio-Typ-II) Wechsel auf großes Primärimplantat zementfrei

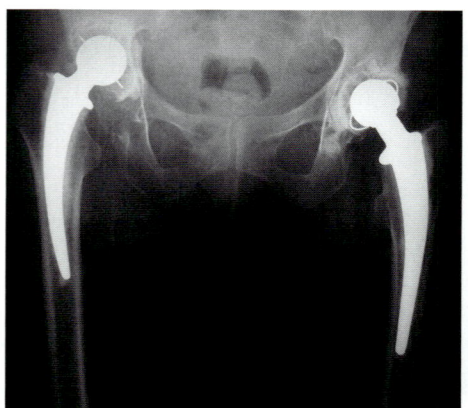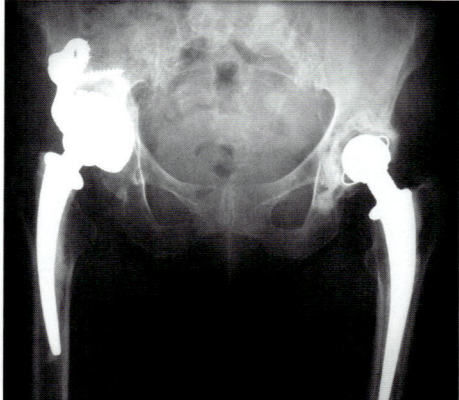

🔲 **Abb. 10.3.** Bei kombiniert kavitärem-segmentalen Defekt (D'Antonio-Typ-III) Wechsel auf defektrekonstruierendes Implantat mit zusätzlicher Fixierungslasche

Verschiedene Entwickler- und Anwendergruppen haben aus oben genannten Konzepten Indikationsstrategien entwickelt, so dass bestimmten Defekten des Acetabulums spezielle Lösungen zugeordnet werden können (🔲 Abb. 10.2, 10.3).

Die vorgestellten klinischen Ergebnisse sind jedoch inhomogen und nur eingeschränkt vergleichbar, hochgradig evidenz-basierte Studien sind bislang noch nicht ausreichend verfügbar. Somit kann letztlich keine einfache Ideallösung vorgegeben werden. Gradinger et al. [13] beispielsweise schlagen folgende Defektimplantatzuordnung vor (🔲 Abb. 10.4).

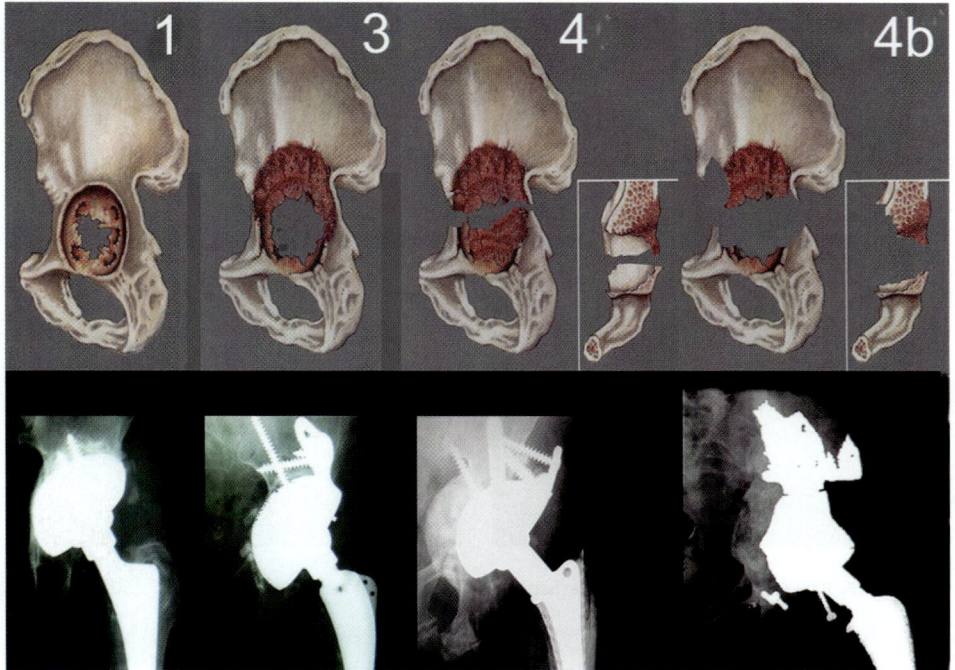

☐ **Abb. 10.4.** Zuordnung Defekttyp – Versorgungsmöglichkeit mit zementfreien defektrekonstruierenden Implantaten (modifiziert nach D'Antonio [8])

Typ-I-Defekt Versorgung mit kranial aufgesockelter Pfanne ohne äußere Fixation
Typ-II-Defekt Versorgung mit größerem Standardimplantat
Typ-III-Defekt Versorgung mit kranial aufgesockelter Pfanne mit Lasche
Typ-IV-Defekt Versorgung mit kranial aufgesockelter Pfanne mit Lasche und zusätzlichem intramedullären Zapfen

Stielwechsel

Auch hier kommt der präoperativen Planung eine sehr große Bedeutung zu. Im Vordergrund stehen Überlegungen zur Kombinierbarkeit bezüglich Kopf und Pfanne/Inlay [36].

Prinzipiell stehen beim Stielwechsel zementlose und zementierte Implantate (☐ Abb. 10.5) zur Verfügung.

Die Wahl des Implantats ist abhängig vom Ausmaß des Defekts [26]. International gebräulich ist z.B. die Defektklassifikation nach Paprosky [10, 24].

Typ I   Minimaler metaphysärer und diaphysärer Knochenverlust
Typ II   a   Kalkardefekt bis knapp unterhalb der intertrochantären Region
         b   Anterolateraler metaphysärer Defekt
         c   Fehlender Kalkar mit posteromedialem metaphysärem Defekt
Typ III   Unterteilung wie 2. mit diaphysärem Knochenverlust

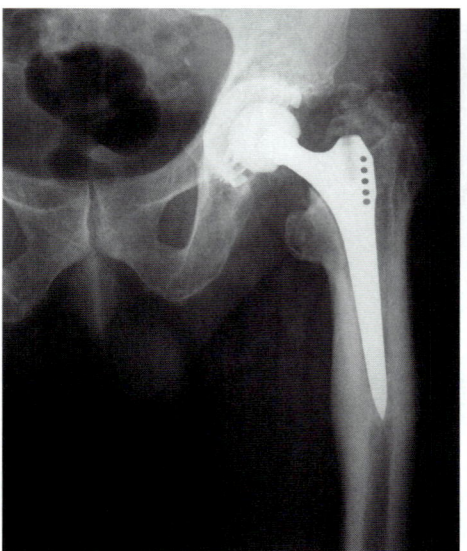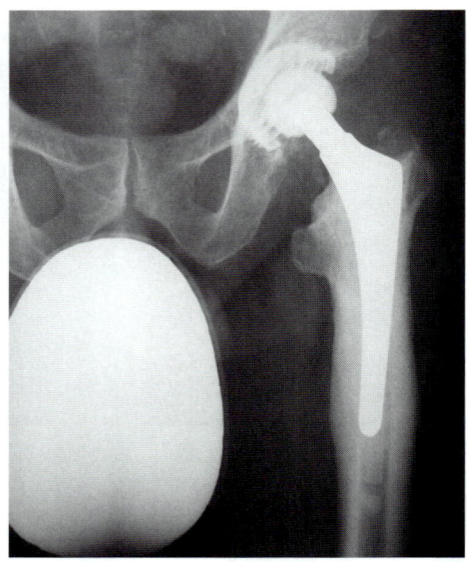

◘ Abb. 10.5. Bei erhaltenem proximalen Knochenlager Wechsel auf Primärstiel zementiert

Grundsätzlich ergeben sich für die Implantatwahl folgende Möglichkeiten.

10

Stielimplantate

- Primär Implantat
- Lange, einteilige Stiele
  - Gerade
  - Kurviert
  - Distal verriegelbar
  - Nicht verriegelbar
- Modulare Stiele
  - Distal verriegelbar
  - Nicht verriegelbar
  - Konisch
  - Zylindrisch
- Kombinationen mit Allograft (z.B. Onlay Graft)

Stielverankerung

- Zementlos ohne/mit speziellen Verankerungsvorrichtungen
  - Trochanterersatz mit Fixationösen
  - Mit Kragen
  - Ohne Kragen
- Zementiert
  - Mit Kragen

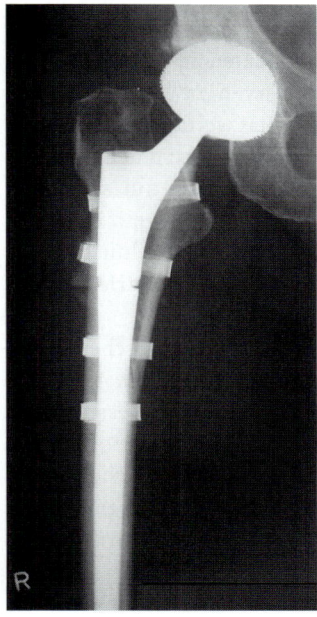

Abb. 10.6. Bei periprothetischer Fraktur Wechsel auf zementfreies modulares Stielsystem mit zusätzlicher Cerclage-Fixation proximal

Bei fehlendem oder defektem proximalen Knochenlager ermöglichen diese die distale Verankerung und damit die Krafteinleitung, z.T. mit distaler Verriegelung. Der Vorteil *modularer Systeme* liegt in der besseren Anpassbarkeit an die tatsächliche individuelle intraoperative Situation. Somit ist die Möglichkeit zur Anpassung, Einstellung bzw. Korrektur von Offset, Antetorsion und CCD-Winkel gegeben (■ Abb. 10.6; [35]).

Ziel ist das Erreichen einer ausreichenden Primärstabilität und eines guten Langzeitresultats.

Vorwiegend finden zementfreie, modulare Implantate Anwendung bei ausgedehnteren Defekten. Nachteil einer solchen Versorgung sind die erheblichen Mehrkosten [6, 7].

Zementierte einteilige Implantate sind kleineren Defekten oder älteren, multimorbiden Patienten vorbehalten [25].

Design/Range of Motion

In der Revisionsendoprothetik ist die ungestörte postoperative Beweglichkeit im künstlichen Hüftgelenk ein wichtiger Parameter für die ungestörte Langzeitfunktion.

Falls die Hüftendoprothese einen für den Patienten nur unzureichenden Bewegungsumfang (Range of Motion) zulässt, kann es zum Anschlagen des Prothesenhalses am Pfannenrand (Prothesen-Impingement) kommen.

Daraus können Materialversagen (z.B. bei Polyethylenpfannen massiver Abrieb, bei metallischen Pfanneneinsätzen Deformation des Pfannenrands mit erhöhtem Metallabrieb, und bei keramischen Pfanneneinsätzen Randabplatzer oder Bruch), hohe Scherbeanspruchungen im Interface zwischen Pfannengehäuse und knöchernem Implantatlager sowie Luxation resultieren [2, 17, 20]. Es werden Luxationsraten nach primärem Hüftgelenkersatz von 0,3–9% angegeben [16], bei Wechseloperationen ist die Rate deutlich höher, es werden z.T. über 20% angegeben [17]. Wesentliche Faktoren für die Endoprotheseninstabilität sind im Design und einer ungünstigen Position der Implantatkomponenten zu sehen.

Um einen Wechsel einzelner Implantatkomponenten realisieren zu können, sollten aktuelle Hüftendoprothesen modular aufgebaut sein. Bei Instabilität werden hierbei häufig die Standard-Inlays durch asymmetrischen PE-Inlays ersetzt. Dabei stehen zumeist 2 unterschiedliche Designvarianten zur Verfügung, zum einen die Variante mit nur segmental erhöhter Randgeometrie („elevated rim segment liner", ERL), zum anderen mit einer mit von Pol zu Pol ansteigenden Randerhöhung („high wall liner", HWL). Hinsichtlich Range of Motion bietet die Designvariante mit nur segmental erhöhter Randgeometrie Vorteile gegenüber dem HWL-Design (■ Abb. 10.7).

Bei adäquater Positionierung der Randüberhöhung entsprechend den klinischen Erfordernissen lässt sich mit den ERL-Inlays der Verlust an Bewegungsausmaß im Vergleich zum Standard-Inlay in engeren Grenzen halten, dagegen ist mit den HWL-Designs auch bei günstiger Positionierung mit einer ausgeprägten Einschränkung der Range of Motion zu rechnen. Bei unkritischem und unsachgemäßem Einsatz dieser asymmetrischen Inlays oder spezieller Antiluxationspfannen können wie Schnapp-Pfannen oder augmentierte bzw. Constraint-Inlays erhöhter Polyethylenabrieb, hohe Scherspannungen im Interface und erhöhte Luxationsinzidenz auftreten [20].

Des Weiteren kann durch Verwendung größerer Köpfe der Bewegungsumfang und die Stabilität des künstlichen Hüftgelenks gegenüber Luxation erhöht werden. Um ein frühzeitiges Impingement zu vermeiden, sollte das Verhältnis von Kugelkopf- zu Halsdurchmesser stets größer gleich 2:1 sein. Die sogenannten Steckköpfe (XL-Köpfe) schränken die ROM deutlich ein und sollten deshalb nur in Ausnahmefällen erfolgen.

Hinsichtlich der Implantatposition ist eine laterale Inklination von 45° und eine Anteversion der Pfanne von 15–20°, für die Antetorsion des Stieles 0–10° anzustreben. Bei

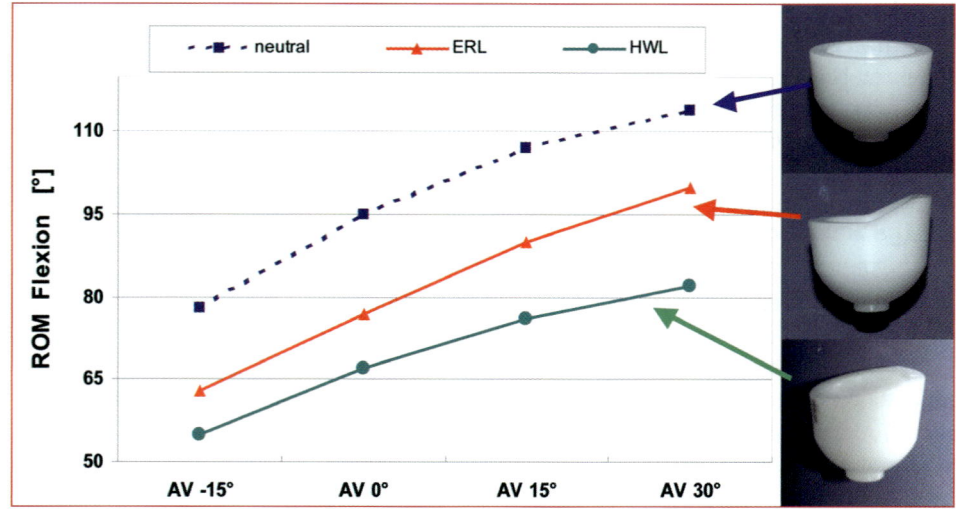

■ **Abb. 10.7.** ROM für Flexion im Vergleich neutrales Insert vs. asymmetrische Inserts. *ERL* Elevated rim liner mit einem um 5 mm erhöhten hemizirkulärem Randsegment, *HWL* High wall liner mit 5 mm Randüberhöhung von Pol zu Pol verlaufend, jeweils in 0°-Position (12-Uhr-Stellung) bei unterschiedlicher Anteversion (*AV*) der Pfanne (jeweils Inklination 45°, Stielantetorsion 0°, Kopfdurchmesser 28 mm, Konus 12–14)

alleiniger Revision einer Komponente ist jedoch deren Positionierung auf die Stellung der belassenen Implantate abzustimmen.

Hierzu ist bei Wechseloperationen eine präzise präoperative Diagnostik und Operationsplanung für die Wahl geeigneter Revisionsimplantate und Positionierungsvorgaben erforderlich, d.h. im Revisionsfall müssen bereits präoperativ die Kombinationsmöglichkeiten der einzelnen Implantatkomponenten berücksichtigt werden. Bei vorliegendem Impingement oder Instabilität ist meist eine weiterführende Diagnostik wie Computertomographie oder Röntgenfunktionsaufnahmen zur Ursachenanalyse und Festlegung der Operationsstrategie nötig. Die Planung sollte aber auch Variationsmöglichkeiten für eine mögliche Anpassung an sich erst intraoperativ zeigende Verhältnisse, z.B. Qualität des knöchernen Implantatlagers, Abriebsituation etc. berücksichtigen.

Durch Verwendung von zuverlässigen, computerunterstützten Systemen sollten zukünftig die optimalen Positionierungsvorhaben der Implantate bereits präoperativ festgelegt und intraoperativ umgesetzt werden können. Dafür sind entsprechende ROM-Karten der jeweiligen Implantatkombinationen mit Vorgabe der günstigsten Position der Einzelkomponenten zu erarbeiten.

Implantatallergie

Es ist nach wie vor unklar, ob eine vorliegende Sensibilisierung gegen Implantatkomponenten (Metalle, Knochenzement, Additive) ein ergänzender Faktor für ein mögliches Implantatversagen einer primären Hüfttotalendoprothese darstellt. Die Prävalenz von Kontaktallergien bei Patienten mit Hüftendoprothese, vor allem bei denen mit gelockertem Implantat, ist höher als in der allgemeinen Bevölkerung [5, 32]. Ob dadurch aber eine grundsätzlich erhöhte Komplikationsrate mit vermehrten Lockerungen einhergeht, ist umstritten. Sicher ist, dass bei spezifischer Sensibilisierung von Lymphozyten, sei es neu oder bestehend, Überempfindlichkeitsreaktionen gegen Implantatbestandteile auftreten können. Hiervon sind nicht nur die klassischen Edelstahl- bzw. Kobalt-Chrom-Legierungen mit ihren bekannten Kontaktallergenen betroffen, auch gegen moderne Titanlegierungen sind mittlerweile Reaktionen beschrieben worden [1]. Bei entsprechendem anamnestischem oder klinischem Verdacht sollte daher eine präoperative allergologische Testung der verwendeten Legierungen durchgeführt werden und in den Entscheidungsprozess zur Auswahl des Implantats einbezogen werden [14].

Aus heutiger Sicht ist zu empfehlen, bei tatsächlichem Allergienachweis, allergene Implantatkomponenten zu meiden.

Literatur

1. Antony FC, Holden CA (2003) Metal allergy resurfaces in failed hip endoprostheses. Contact Dermatitis 48(1): 49–50
2. Bader R, Steinhauser E et al. (2001) The effects of implant position, design and wear on the range of motion after total hip arthroplasty. Hip International 11: 80–90
3. Barrack RL (2004) Preoperative planning for revision total hip arthroplasty. Clin Orthop 420: 32–38
4. Branson JJ, Goldstein WM (2003) Primary total hip arthroplasty. Aorn J 78(6): 947–953, 956–969; quiz 971–974
5. Cancilleri F, De Giorgis P et al. (1992) Allergy to components of total hip arthroplasty before and after surgery. Ital J Orthop Traumatol 18(3): 407–410

6. Chandler H, Clark J et al. (1994) Reconstruction of major segmental loss of the proximal femur in revision total hip arthroplasty. Clin Orthop 298: 67–74
7. Christie MJ, DeBoer DK et al. (2000) Clinical experience with a modular noncemented femoral component in revision total hip arthroplasty: 4- to 7-year results. J Arthroplasty 15(7): 840–848
8. D'Antonio J, Capello W et al. (1989) Classification and management of acetabular abnormalities in total hip arthroplasty. Clin Orthop 243: 126–137
9. Della Valle CJ, Berger RA et al. (2004) Cementless acetabular reconstruction in revision total hip arthroplasty. Clin Orthop 420: 96–100
10. Della Valle CJ, Paprosky WG (2004) The femur in revision total hip arthroplasty evaluation and classification. Clin Orthop 420: 55–62
11. Drake C, Ace M et al. (2002) Revision total hip arthroplasty. Aorn J 76(3): 414–417, 419–27; quiz 428, 431–432
12. Goldberg JR, Gilbert JL et al. (2002) A multicenter retrieval study of the taper interfaces of modular hip prostheses. Clin Orthop 401: 149–161
13. Gradinger R, Haury J et al. (2003) Management of type II, II and IV acetabular deficiency in revision total hip arthroplasty. EHS society meeting 2003
14. Haddad FS, Cobb AG et al. (1996) Hypersensitivity in aseptic loosening of total hip replacements. The role of constituents of bone cement. J Bone Joint Surg Br 78(4): 546–549
15. Heck DA, Partridge CM et al. (1995) Prosthetic component failures in hip arthroplasty surgery. J Arthroplasty 10(5): 575–580
16. McAuley J, Ridgeway S (2001) Preoperative planning to prevent dislocation of the hip. Orthop Clin North Am 32: 579–586
17. McCollum DE, Gray WJ (1990) Dislocation after total hip arthroplasty. Causes and prevention. Clin Orthop 261: 159–170
18. Mittelmeier H (1964) Tissue reactions in allo-arthroplasty of the hip joint. Langenbecks Arch Klin Chir Ver Dtsch Z Chir 306: 163–174
19. Mittelmeier, H, Singer L (1956) Anatomical and histological studies on arthroplasty with plexiglass endoprosthesis; possibilities and limitations of reformation of joints. Arch Orthop Unfallchir 48(5): 519–560
20. Murray DW (1992) Impingement and loosening of the long posterior wall acetabular implant. J Bone Joint Surg Br 74: 377–379
21. Murray WR (1990) Acetabular salvage in revision total hip arthroplasty using the bipolar prosthesis. Clin Orthop 251: 92–99
22. Pagnano MW, McLamb LA et al. (2003) Primary and revision total hip arthroplasty for patients 90 years of age and older. Mayo Clin Proc 78(3): 285–288
23. Paprosky WG, Bradford MS et al. (1994) Classification of bone defects in failed prostheses. Chir Organi Mov 79(4): 285–291
24. Paprosky WG, Burnett RS (2002) Assessment and classification of bone stock deficiency in revision total hip arthroplasty. Am J Orthop 31(8): 459–464
25. Paprosky WG, Martin EL (2003) Cemented stem failure requires extended trochanteric osteotomy. Orthopedics 26(1): 28–38
26. Parvizi J, Sim FH (2004) Proximal femoral replacements with megaprostheses. Clin Orthop 420: 169–175
27. Puolakka TJ, Pajamaki KJ et al. (2001) The Finnish Arthroplasty Register: report of the hip register. Acta Orthop Scand 72(5): 433–441
28. Schmidt RD (2002) Preoperative planning for revision total hip arthroplasty. Am J Orthop 31(4): 179–181
29. Steinhauser E, Bader R et al. (2004) Damage analysis illustrated by two cases of broken ceramic inserts. Recommendations for avoiding breakages caused by handling. Orthopade 33(3): 332–337
30. Suzuki K, Matsubara M et al. (2003) Fracture of a ceramic acetabular insert after ceramic-on-ceramic THA–a case report. Acta Orthop Scand 74(1): 101–103
31. Verdonschot N, Huiskes R (1998) Surface roughness of debonded straight-tapered stems in cemented THA reduces subsidence but not cement damage. Biomaterials 19(19): 1773–1779
32. Waterman AH, Schrik JJ (1985) Allergy in hip arthroplasty. Contact Dermatitis 13(5): 294–301
33. Willert HG (1977) Reactions of the articular capsule to wear products of artificial joint prostheses. J Biomed Mater Res 11(2): 157–164
34. Willert HG, Schreiber A (1969) Different reactions of osseous and soft supporting tissues to autopolymerizing plastic implants. Z Orthop 106(2): 231–252
35. Wirtz DC, Heller KD et al. (2000) A modular femoral implant for uncemented stem revision in THR. Int Orthop 24(3): 134–138
36. Zehntner MK, Ganz R (1989) Total hip prosthesis in bone loss of the femur. Orthopade 18(6): 498–503

Verankerungstechniken

C.P. Rader, J. Eulert

Aufgrund der demographischen Entwicklung mit steigender Lebenserwartung und der stetig zunehmenden Zahl alter Menschen ist mit einem wesentlichen Anstieg von Gelenkersatzoperationen und Wechseloperationen zu rechnen. Mittlerweile werden in Deutschland rund 140.000 primäre Hüftendoprothesen pro Jahr implantiert [1]. Die Zahl der Revisionsoperationen wird auf etwa 11.000 bis 18.000 Fälle im Jahr geschätzt.

Mit der Revision eines gelockerten Hüftprothesenschafts gilt es, zwei wesentliche Probleme zu lösen:

- *Mechanische Probleme*: Hiermit sind die primäre Implantatstabilität im Femur, die Luxationssicherheit des künstlichen Gelenks, die korrekte Wiederherstellung der Beinlängen und der Muskelhebelarme gemeint, so dass das revidierte künstliche Hüftgelenk wieder die schmerzfreie Funktion eines weitgehend normalen Hüftgelenks übernehmen kann.
- *Biologische Probleme*: Vermeidung eines weiteren Knochenverlusts, um eine langfristige, sekundäre Implantatstabilität zu gewährleisten und Schaffung von Voraussetzungen zur Knochenregeneration und Knochenanbau.

Bei der Revision einer gelockerten Femurschaftkomponente besteht prinzipiell die Möglichkeit, die Primärstabilität der neuen Femurkomponente durch Einzementieren oder durch eine zementlose Fixation der Komponente zu erreichen.

Die Entscheidung, ob eine zementierte oder nichtzementierte Fixation bei der Revision zur Anwendung kommt, sollte der Operateur anhand der Knochenqualität und den Bedürfnissen des Patienten stellen. Nach Chuckler [6] sprechen eine limitierte Lebenserwartung unter 10 Jahren, eine metabolische Knochenkrankheit, ein Zustand nach Gelenkinfektion und ein großer Markraumkanaldurchmesser, der eine zementlose Fixation unsicher erscheinen lässt, für eine zementierte Verankerungstechnik. Im Gegensatz dazu stehen die Indikationen für eine zementlose Verankerungstechnik: eine Lebenserwartung von mehr als 10 Jahren, Osteolysen oder Frakturen, nach deren Operation eine Knochenregeneration erwünscht ist und mäßige bis hohe Aktivität des Patienten im täglichen Leben.

Wir würden die Voraussetzungen für eine zementierte Fixation wie folgt festlegen:

- Patient mit deutlich limitierter Lebenserwartung (z.B. aufgrund eines malignen, metastasierenden Tumors).

- Reduziertes Allgemeinbefinden bei schwerwiegenden internistischen Erkrankungen, so dass eine größere und längere Operation nicht möglich ist.
- Ausreichende Knochenqualität und -struktur, die eine Implantatstabilität sicher erwarten lässt.

Demgegenüber sind die Voraussetzungen für eine zementfreie Fixationstechnik:
- Längere, mehrjährige Lebenserwartung;
- Osteolysen, bei denen eine Knochenregeneration und -remodellierung möglich und notwendig erscheinen;
- ausreichender Gesundheitszustand für einen längeren Eingriff;
- ausreichende Knochenqualität, um eine primäre Implantatstabilität herstellen zu können.

Zementierte Verankerungstechniken

Zement-in-Zement-Fixation

Besteht nach zementierter Primärimplantation noch eine gute Zement-Knochen-Verbindung ohne Lysesäume oder Zementfraktur im Röntgenbild, so kann durchaus eine Lockerung in der Zement-Implantat-Verbindung vorhanden sein, die z.B. bei einer notwendigen Pfannenrevision offensichtlich wird. Der Schaft kann dann in diesen Fällen relativ leicht aus dem Zementbett herausgeschlagen werden.

Das resterilisierte Primärimplantat kann dann wieder in das alte Zementbett einzementiert werden. Hierzu sollte der Knochenzement möglichst dünnflüssig in den alten Zementköcher eingebracht werden, damit er auch in kleine Knochenzementfugen eindringen kann [19]. Diese Fixationsmethode sollte jedoch nur im Ausnahmefall durchgeführt werden.

Zementfixation nach Entfernung des alten Zements

Kobalt-Chrom-Verbindungen sind die bevorzugt verwendeten Materialien, die für die Zementfixation in Frage kommen. Kobalt-Chorm-Verbindungen (CoCrMo) sind die bevorzugt verwendeten Materialien, die für die Zementfixation in Frage kommen. Kobalt-Chorm-Legierungen rufen keine Korrosion hervor, wie es z.B. von einigen Eisenverbindungen bekannt ist [6, 30]. Die Oberfläche des zu zementierenden Schaftsystems sollte glatt und nicht aufgeraut sein. Beispielhaft seien hier die Universalprothese der Fa. Brehm (Weisendorf, Deutschland), Centramet der Fa. Aesculap (Tuttlingen, Deutschland) oder das Hermitage System der Fa. Zimmer (Warshaw/Indiana, USA) genannt. Bei letzterem sind verschiedene Schäfte vorhanden, um sowohl dysplastische schmale Femora, als auch weite Femora zu versorgen. Es können aber auch überlange Schäfte oder Schäfte mit mehr Offset gewählt werden. Da es keine kurvierten Schäfte gibt, muss das Problem der Antekurvation oder Varisation des Femurs mit schmäleren Schäften und Zement oder mittels Osteotomien (Trochanterosteotomie, selten transfemoraler Zugang) überwunden werden [3].

Es wird ein Zementmantel von mindestens 2 mm um die Prothese gewünscht [11]. Die Länge des Revisionsschafts sollte einen kortikalen Defekt oder Osteolysen um wenigstens den doppelten Schaftquerdurchmesser überbrücken [18].

Der Zementkanal sollte 2 cm distal der Zementspitze mit einem Zementstopper verschlossen werden. Ist das nicht möglich, da der Markraum sich distal des Isthmus femoris öffnet, kann eine kleine Zementplombe distal des Schafts eingebracht werden.

Vor dem Zementieren sollten mit einer Jet-Lavage Blut-, Zement- und Knochenreste entfernt werden und der Schaft sollte möglichst trocken sein. Um die Porosität des Zementes zu reduzieren, kann eine Vakuum- oder Zentrifugationstechnik zur Anwendung kommen [7].

Zur langstreckigen Zementierung sollte unbedingt die doppelte oder 3fache Zementmenge im Vergleich zu einer Primärimplantation genommen werden, um den Knochenkanal ausreichend füllen zu können. Die Zementierung wird mit einer Zementpistole in retrograder Richtung, also distal beginnend, durchgeführt. Vor dem Einbringen des Zements wird zum Druckausgleich ein Drainage-Schlauch eingelegt, der dazu die zwischen Stopper und Zement gelegene Flüssigkeit abfließen lässt. Ggf. kann auch distal, direkt proximal des Zementstoppers, eine *Lüftungsöffnung* über einen kleinen gesonderten lateralen Zugang angelegt werden, so dass ein Zementfüllungsdefekt durch im Knochenkanal verbliebene Flüssigkeit vermieden werden kann.

Nach dem Eindrücken der Prothese in die entsprechende Position ist es besonders wichtig, bis zum vollständigen Aushärten des Zements jegliche Bewegungen an Schaft oder Bein zu vermeiden. Ansonsten können Spaltbildungen oder Lücken zwischen Implantat und Zement oder Zement und Knochen entstehen. Anders als bei der zementfreien Fixation kommt es zwar auf der gesamten Fläche des Markraums zum Implantat-Zement-Knochenkontakt. Jedoch haben Untersuchungen ergeben, dass bei zementierten Revisionen die Belastbarkeit der Knochen-Zement-Verbindung für Scherkräfte gegenüber zementierten Primärimplantationen um 79% reduziert ist [9]. Somit sollte die Revisionsprothese in dem von der Primärprothese unbelasteten, diaphysären Markraum ebenfalls einzementiert werden, da hier noch spongiöse Flächen vorhanden sind, in denen sich der Zement optimal verankern kann. In der von Mohler u. Collis [18] angegebenen Fixationstechnik wird eine etwa 6–10 cm lange Strecke distal des alten Implantatlagers genannt. Hierzu sind überlange Spezialimplantate notwendig, da die Schäfte für die Primärimplantationen meist zu kurz sind.

In der Literatur werden die Ergebnisse nach zementierten Revisionen unterschiedlich bewertet. Weber et al. [29] berichteten über mittelfristig gute Ergebnisse mit der 2. Zementtechnikgeneration mit Re-Revisionsraten von etwa 6% wegen aseptischer Schaftlockerung. Daten aus dem Schwedenregister [25] mit zementierten Revisionen zeigten bei unter 55-jährigen Patienten eine Re-Revisionrate von 15% bei einem 7-Jahres-Follow-up.

Die Mayo-Klinik fand nach zementierter Revision bei 166 Patienten mit einem Follow-up von 4,5 Jahren nur in 52% der Fälle gute oder sehr gute Ergebnisse. Mäßige und schlechte klinische Ergebnisse wurden in 48% beobachtet. Davon mussten mehr als 10% dieser zementierten Revisionen erneut revidiert werden. Typische Komplikationen waren aseptische Lockerungen und Frakturen [14].

Über bessere Ergebnisse berichteten Mohler u. Collis [18], die ausgesprochene Befürworter der zementierten Revisionstechnik sind. Zwischen 1974 und 1990 wurden 110 Schäfte zum zweiten Mal einzementiert. Zur Überbrückung proximaler Osteolysen wurde immer eine gerade Langschaftprothese mit distaler Zementverankerung verwendet. An Komplikationen zeigten sich 2 Luxationen, eine intraoperative Schaftfraktur, 12 Schaftperforationen, bei denen nachfolgend 2 postoperative Frakturen auftraten, 2 Infektionen und 4 Nervenläsionen. Die mittelfristigen Ergebnisse sind angesichts des schwierigen Krankenguts als gut zu bezeichnen. Von radiologischen Kriterien einer erneuten Lockerung wird leider nicht berichtet.

Wichtig erscheint uns, eine individuelle und langfristig tragbare Lösung für den Patienten zu finden. Die zementierte Revisionstechnik führt beim erneuten Versagen zu einem weiteren Knochenverlust, was konträr zum oben genannten Ziel einer Revisionsoperation ist. Eine Re-Revision ist meist von besonders langstreckigen Knochendefekten und Osteolysen begleitet, was die Versorgung erschwert oder ggf. sogar unmöglich macht. Vielleicht hätte dann diese Situation mit einer Fixationsmethode, die die Knochenregeneration anregt und nicht mindert, verhindert werden können.

Zementierte Fixation bei Impaction Bone Grafting

Der erste Schritt beim Impaction bone grafting besteht in der Herstellung von spongiösen Knochenchips, die aus homologem Hüftkopf- oder distalem Oberschenkelknochen gewonnen werden, und in denen keine Weichteil-/Knorpelreste oder Kortikalisfragmente mehr vorhanden sind. Die Knochenchips sollten nicht kleiner als 5 mm im Durchmesser sein.

Im nächsten Schritt werden dann die freigelegten Knochendefekte oder sehr dünnwandigen proximalen Femuranteile mittels Metallnetz und Cerclagen armiert, so dass eine feste Wand für die Impaktion der Knochenchips vorhanden ist. Danach wird ein Markraumstopper 2 cm distal der zu implantierenden Prothese platziert. Dieser Markraumstopper kann aus Zement bestehen. Er kann durch einen K-Draht gesichert werden, der quer eingebracht eine Wanderung nach weiter distal verhindert. Um eine zentrale Lage beim Impaktieren und Einbringen der Prothese zu gewährleisten, wird durch das Zentrum des Markraumstoppers ein Führungsdraht angelegt. Mit Spongiosachips wird nun der gesamte proximale Markraum retrograd aufgefüllt und verfestigt. Die meisten Autoren geben Vancomycin-Pulver als Infektprophylaxe zu den Spongiosachips hinzu. Zur Verdichtung der Knochenchips kann ein spezieller Impaktor mit Drahtführung und Hammeraufsatz verwendet werden. Als nächster Schritt werden in das aufgefüllte proximale Femur nacheinander größer werdende Impaktoren über den Führungsdraht eingebracht. Die Impaktoren sind konisch bis keilförmig geformt und bereiten das Markraumbett für die einzuzementierende Schaftprothese vor. Danach wird der Führungsdraht entfernt. In üblicher Technik kann dann die Zementierung erfolgen. Hierbei sollte der Zement noch relativ dünnflüssig sein und schon nach 2 min eingefüllt werden. Die Prothese (z.B. das Exeter-System) wird dann in das mit Zement gefüllte, neu gebildete Markraumbett eingedrückt. [12]. Es können jedoch auch bewährte Standardprothesen zur Anwendung kommen [3, 26].

Die Ergebnisse der Impaction bone grafting sind nicht unumstritten und reichen von zufriedenstellend bis katastrophal schlecht [8, 13, 17].

Intraoperative Frakturen, Prothesenfrakturen sowie exzessive Implantatwanderungen stellen die schwerwiegendsten Komplikationen dar. Meding et al. [17] beobachteten bei 34 Patienten nach einem Follow-up von 30 Monaten eine Subsidence-Rate von über 1 cm in 38% der Fälle. Die axiale Wanderung wurde auch von den Befürwortern [12] häufig beobachtet, jedoch als harmlos dargestellt, da der Exeter-Schaft eine sog. „self-tightening geometry" habe, die eine Restabilisierung möglich mache. Andere Autoren hatten mit bewährten Standardprothesen (Lubinus-Prothese SPII und Charnley-Prothese) und Impaction bone grafting [3, 26] deutlich bessere Ergebnisse als mit dem polierten, keilförmigen „Exeter-Schaftsystem".

In einer Übersicht, die den derzeitigen Status quo der Impaction allografting beleuchtet [16] wurde festgestellt, dass die Rate der exzessiven axialen Wanderung und Frakturen bzw.

Perforationen des Femurs mit der oben beschriebenen Impaction-bone-grafting-Technik zu hoch ist. Angesichts der guten Resultate der Revisionen mit zementlosen aufgerauhten Langschäften mittels Press-fit-Verankerung wäre nur noch bei jungen Patienten mit sehr starken Knochendefekten die Indikation zum Impaction bone grafting gegeben.

Inwiefern in solchen schweren Fällen die Einzementierung einer polierten, keilförmigen Kurzschaftprothese mit Impaction grafting sinnvoll ist, bleibt unserer Meinung nach ebenfalls offen. Eine zementfrei, kurvierte Langschaftprothese bietet gerade in diesen schweren Fällen die größte Chance, durch angelagerte Knochenchips eine Regeneration und Knochenremodellierung zu erreichen.

Zementfreie Verankerungstechniken

Bei der zementlosen Hüftrevision unterscheidet man Femurschaftkomponenten mit einer proximalen Fixation von denen mit einem distalen Verankerungsmechanismus.

Proximale zementlose Fixation

Bei der proximalen Verankung (■ Abb. 11.1) versucht man nach dem Press-fit-Prinzip einen möglichst engen Kontakt zwischen Schaft und Knochen in Höhe des Tuberculum minus und den tieferliegenden 3–4 cm Schaftregion zu erreichen. In dieser Markraumregion soll die Prothese am Knochen festwachsen. Der Stiel dient vor allem dazu, Hebelkräften entgegenzuwirken und eine Verbesserung der Stabilisation in den ersten 3 Monaten zu

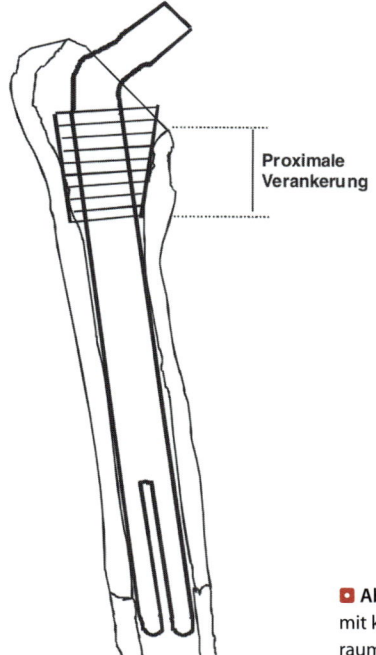

Proximale
Verankerung

■ **Abb. 11.1.** Schematische Zeichnung einer proximalen Verankerung mit konischem Press-fit-Sitz in der Trochanter-minor-Region. Der Markraum wird sowohl medial als auch lateral voll ausgefüllt, um sowohl die Vertikalkräfte als auch die Rotationskräfte auffangen zu können

erreichen. Dieses Verankerungsprinzip unterstützt die proximale Kraftübertragung und erlaubt die Verwendung eines kurzen Schafts. Ein klassischer Revisionsschaft, der eine proximale Krafteinleitung vorsieht, ist der S-ROM-Schaft (Fa. De Puy), der beispielhaft für eine proximale, zementfreie Fixation dargestellt werden soll.

Diese Verankerung erfordert eine gut erhaltene Knochensubstanz im metaphysären und proximalen diaphysären Bereich. Die sagittalen (Antekurvation) und die frontalen (Varisation) Krümmungen des Femurs sind bei dieser Fixationsmethode von untergeordneter Bedeutung, da der Kraftfluss über die Prothese proximal erfolgen kann und kurze (160–200 mm) Schäfte zur Anwendung kommen. Im Ausnahmefall können längere distale Komponenten verwendet werden, wenn distale Stress riser (Osteolysen, Bohrlöcher etc.) überbrückt werden müssen.

Der Zugang zum Femur erfolgt endofemoral möglichst ohne eine Trochanterosteotomie. Dieser Fixationsmechanismus ist nicht mit einer tieferen Trochanterosteotomie oder mit einem transfemoralen Zugang vereinbar.

Nachdem der Zement vollständig entfernt worden ist, wird mit einer zylindrischen Handfräse die proximale Markhöhle ausgeweitet. Im nächsten Schritt wird mit zylindrischen Handfräsen die distale Femurregion eröffnet. Bei intramedullärer Sklerosezonen ist Vorsicht geboten, denn diese können zu exzentrischen Bohrungen oder einer Perforation führen. Die Fräsung des distalen Kanals erfolgt solange, bis ein fester, kortikaler Kontakt über eine Distanz von mindestens 5 cm hergestellt worden ist. Nachdem man die bei der Planung erreichte Fräsendicke und -tiefe erreicht hat, wird nun die proximale Fräsung vorgenommen. Es erfolgt die Konturierung des proximalen Implantatbetts mit konischen Fräsen. Mit Hilfe eines distalen Führungsschafts wird die zentrale Lage der Fräse kontrolliert. Mit zunehmend größer werdenden Fräsendurchmessern wird kortikaler Knochenkontakt erreicht.

Als nächstes wird nun die Kalkarpräparation vorgenommen. Mit einem seitlich schneidenden Werkzeug kann der kortikale Knochen der Kalkarregion aufgeweitet worden.

Mit der Probekomponente kann nun die richtige Wahl der Halslänge, Kopflänge, Offset, Antetorsion und die Größe der Kalkarhülse ausprobiert werden. Gegebenenfalls müssen die verschiedenen modularen Komponenten ausgewechselt werden oder es werden oben genannte Schritte wiederholt, um einzelne Knochenregionen nachzuarbeiten.

Bei vorliegender Osteoporose sollte wegen der Möglichkeit einer Perforation oder Infraktion ein zu aggressives Vorgehen vermieden werden. Es ist wichtig, sowohl anterior/posterior, als auch medial/lateral ein mindestens 2–3 cm großes Prothesenlager mit guter Knochensubstanz vorzubereiten. Findet nun die Probeprothese einen guten Press-fit-Sitz, so kann in gleicher Weise die Orginalkomponente zusammengebaut und implantiert werden. Um einen korrekten Sitz der proximalen konischen Schaftanteile auf kortikalem Knochen zu überprüfen, kann vor dem Wundverschluss eine Röntgenkontrolle vorgenommen werden.

Im Folgenden sollen die auftretenden Kräfte bei der proximalen Verankerung einzeln dargestellt werden, um eine besser Einsicht in die proximale Verankerungsprinzipien zu bekommen.

Vertikale Kräfte

Die vertikale Belastung wird von der konischen Form des proximalen, femoralen Schaftendes in der oben genannten peritrochantären Region übernommen (◘ Abb. 11.1). Distal liegt der runde Schaft meta-/diaphysär, so dass die distalen Anteile der Schaftkomponente eine axiale Wanderung ohne weiteres erlauben würden.

Kommt es zu einem Implantatabsinken, bewegt sich der Schaft in Valgusrichtung entlang der inneren Kortikalis des Kalkars [4]. Diese Migration kann verhindert werden, in dem das Implantat bis nahe an den lateralen, proximalen kortikalen Femuranteil reicht. Kann so ein guter Sitz der konischen proximalen Schaftkomponente vorgenommen werden, ist ein vertikales Absinken nur in der Region des Adam-Bogens möglich, was wegen der meist guten Knochenqualität in diesem Areal nicht geschieht. Die proximale Hülse sollte daher den proximalen Markraum in der Trochanter-minor-Region medial und lateral gut füllen.

Winkelkräfte

Unter Winkelkräfte verstehen wir Kräfte, die in Linie einer Valgus-/Varuskraft bzw. einer Kraft in Richtung Retrokurvation/Antekurvation wirken können.

Um die Winkelkräfte proximal und distal aufzufangen, benötigt man nicht nur eine gute metaphysäre Fixation durch das Implantat. Wahrscheinlich werden diese Kräfte hauptsächlich durch die Länge des Implantats im rund aufgefrästen Markraum neutralisiert. Der verlängerte Stiel dient dazu, diesen Winkelkräften in der Sagittal- bzw. Frontalebene entgegenzuwirken. Wird der Schaft mit genügend Vorspannung (besonders durch Antekurvation und Varisation des Femurs) eingebracht, so sind entsprechende Bewegungen des Schafts nicht zu erwarten [3].

Rotationskräfte

Die Kräfte, mit denen das Implantat im Sinne eines axialen Drehmoments rotatorisch belastet werden, nennt man Rotationskräfte. Typischerweise werden die Torsionskräfte durch den runden distalen Stiel nicht abgefangen. Diese rotatorischen Kräfte werden proximal durch die konische Hülse abgeleitet. Dabei sind der posteriore Anteil des Kalkars und der anteriore Anteil der femoralen proximalen Kortikalis die wichtigsten Regionen, in die diese Kräfte aufgenommen werden [3]. Weiter distal führt allenfalls die rauhe Oberfläche des Implantats bzw. longitudinale Rippen zu einer gewissen Rotationsinstabilität. Die proximale Fixation benötigt aber wegen des noch guten proximalen Knochenlagers distal keinen Press-fit-Sitz. Die Torsionskräfte und die Vertikalkräfte sollen proximal in das Femur eingeleitet werden, um ein proximales „stress shielding", wie es bei distalen fixierenden Primärprothesen festzustellen ist, zu vermeiden [2]. Einzig die Winkelkräfte werden wesentlich durch den distalen Schaftanteil neutralisiert.

Die in der Literatur vorgestellten Ergebnisse sind bei noch guter proximaler Knochensubstanz sehr zufriedenstellend. Cameron [3] berichtet über 85% gute bis sehr gute Ergebnisse bei 99 revidierten Hüften nach einem Zweijahres-Follow-up. Nur einmal musste wegen des Schafts eine Re-Revision durchgeführt werden. Eine weitere Studie [24] mit mittelfristigem Follow-up zeigte eine Fünfjahresüberlebensrate von 96,4%. Die Revisionen fanden 2mal wegen septischer und einmal wegen aseptischer Komplikationen statt. Chandler et al. [5] berichten über weniger gute Ergebnisse bei 52 komplexen Hüftprothesenwechsel mit schweren Knochendefekten nach einem Follow-up von 3 Jahren. In 22 Fällen wurden massive, femorale Allografts verwendet. Es wurden relativ häufig Komplikationen beobachtet: 13 kleinere intraoperative Schaftfrakturen, 12 Luxationen sowie 20 Bursitiden am Trochanter major und Pseudarthrosen, 5 aseptische Lockerungen. Keine der Komplikationen wurde dem S-ROM-System zugeordnet. Offen bleibt allerdings, ob nicht doch die

Indikation überzogen wurde, bei diesen Fällen ein Schaftimplantat mit einem proximalen Verankerungsprinzip zu wählen.

Distale zementlose Fixation

Sind die knöchernen Voraussetzungen für die proximale Fixation nicht vorhanden oder besteht aufgrund der Lockerung eine deutliche Achsabweichung des Femurs, die eine Korrekturosteotomie erforderlich machen, empfiehlt sich die distale Fixationstechnik (■ Abb. 11.2). Diese wird durch eine Press-fit-Verankerung der distalen Komponente im Isthmus femoris, dem engsten Abschnitt der Femurdiaphyse erzielt. Bei qualitativ guter diaphysärer Kortikalis reicht in der Regel eine Fixationsstrecke von 50 mm; dementsprechend kann eine kürzere distale Komponente eingesetzt werden [10]. Dickere und längere distale Komponenten werden beim osteoporotischen Knochen mit ausgedünnter Kortikalis notwendig. In manchen Fällen kann dann eine distale Fixierung durch die zusätzliche Platzierung von Verriegelungsschrauben optimiert werden.

11

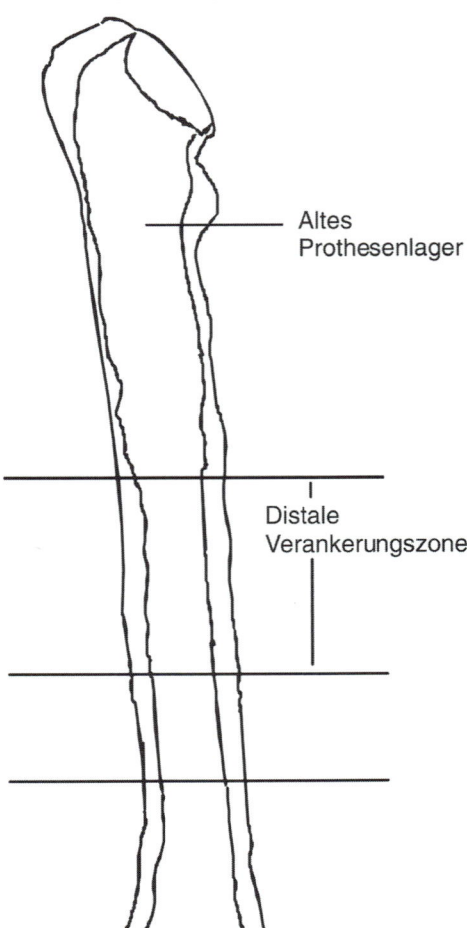

Altes
Prothesenlager

Distale
Verankerungszone

■ **Abb. 11.2.** Schematische Zeichnung der diaphysären Verankerungsstrecke distal des alten Prothesenlagers im Isthmus-femoris-Bereich. Die optimale distale Fixationsstrecke beträgt etwa 60–100 mm

Nach Entfernung von Knochenzement oder eines Sockels an der Spitze der ehemaligen Prothese kann die Aufweitung des Markraums mit dem Markraumbohrer oder Raspeln erfolgen.

Verwendung von Markraumbohrer

Bei der Verwendung von Markraumbohrern ist ein intramedullärer Führungsdraht zu verwenden, dessen zentrale Lage im Markraum mit dem Bildwandler kontrolliert werden kann. Über diesen sicher intramedullär liegenden Führungsstab können schrittweise größer werdende zylindrische Bohrköpfe auf einer flexiblen Welle geführt werden und die intramedulläre Aufweitung in 0,5- bis 1-mm-Schritten erfolgen. Beim Aufbohren des Markraums ist auf den Klang der Kortikalis zu achten. Erhält man über eine längere Strecke im Isthmus femoris einen hohen kortikalen Klang [10], so ist die Markraumaufweitung und die Präparation des distalen Prothesenlagers zu beenden. In diesem Bereich sollte dann die Press-fit-Verankerung des zementfreien Implantats erfolgen. Beim Vorliegen einer Osteoporose muss wegen der Möglichkeit einer Perforation oder Infraktion ein zu aggressives Vorgehen vermieden werden. Dafür sollte die Verankerungsstrecke auf 6–10 cm verlängert werden, um möglichst einen langstreckigen Press-fit-Sitz zu erreichen. Für die Wahl des Aufbohrdurchmessers ist eine präoperative Planung hilfreich.

Um eine varische Implantation zu vermeiden, sollte bei Bedarf der laterale Trochanterbereich mit einer Raspel oder einem Kastenmeißel nachgearbeitet werden. Mit einer 2 Nummern kleineren Probeprothese ertastet man sich die ideale Antekurvations/Varisations-Krümmung der meist zur Anwendung kommenden kurvierten Schaftprothese (z.B. das MRP-System, Fa. Brehm). Danach wählt man einen 1–2 mm dickeren Probeschaft als der zuletzt verwendete Markraumbohrer und bringt diesen in der Rotation ein, mit der sich die kleinere Probeprothese der Krümmung am besten angepasst hatte. Diese Probeprothese wird nun mäßig fest eingetrieben. Um die korrekte Lage des Revisionsschafts zu überprüfen, sollte man zumindest jetzt eine Bildwandlerkontrolle durchführen. Bei den heute zumeist verwendeten modularen Schäften kann nun die proximale Schaftkomponente frei ausgewählt und eine 10–15° Antetorsion eingestellt werden. Nach der Probereposition kann die Beinlänge kontrolliert und die Gelenkstabilität überprüft werden.

Folgende Punkte sind vor der endgültigen Implantation zu beachten:

1) Der Schaftprothesendurchmesser darf nicht zu klein sein. Es besteht sonst die Gefahr eines späteren Nachsinkens. Eine kürzere Prothese mit größerem distalen Schaftvolumen ist einer längeren, schmäleren Prothese vorzuziehen.

2) Ausschluss einer Perforation oder Infraktion des Femurs, ggf. sollte man zur Sicherheit eine Bildwandlerkontrolle in 2 Ebenen durchführen.

3) Es darf nicht zu einer vorzeitigen Dreipunkteverklemmung durch die Krümmungen des proximalen Femurs kommen. Die Prothese hat dann keinen Press-fit-Sitz im Isthmus und es besteht die Gefahr einer axialen Wanderung.

4) Die kurvierte Prothese ist in einer falschen Rotation eingebracht worden, was zu den gleichen Komplikationen, wie unter 3) beschrieben, führen kann. Zudem kann es an der Prothesenspitze zu „stress risern" kommen, die Ausgangspunkt für eine spätere Femurfraktur werden können.

5) Die Antetorsion der Schaftprothese kann korrekt eingestellt werden und es bestehen keine Einschränkungen aufgrund einer unkorrekten Positionierung der distalen Komponente, die eine Hüftluxation begünstigen könnten.

Nun kann die distale Orginalkomponente eingebracht werden. Die Intensität der Hammerschläge sollte auf die Knochenqualität abgestimmt sein. Die Eindringtiefe des Implantats wird mit der Probeprothese verglichen. Bei Unsicherheit kann eine Bildwandlerkontrolle in 2 Ebenen erfolgen, die einen guten Press-fit-Sitz des Implantats im diaphysären Bereich zeigen sollte.

An der proximalen Femurkomponente besteht die Möglichkeit zur Befestigung des Knochendeckels (z.B. nach transfemoralem Zugang) oder der Fixation von Strut grafts oder der Refixation des Trochanters (z.B. nach Trochanterosteotomie oder -fraktur) mittels Cerclagen. Von der Verwendung von metallischen Cerclage-Drähten direkt auf die Prothese raten wir ab, da diese Drähte zur Produktion von unerwünschten Abriebpartikeln führen können oder die Gefahr eines Korrosionsprozesses besteht.

Verwendung von Raspeln

Die zweite Möglichkeit, das Implantatbett vorzubereiten, besteht in der Verwendung von Raspeln (z.B. Revitan-System, Fa. Centerpulse). Hierbei muss jedoch sichergestellt sein, dass keine Zementreste oder Knochenhindernisse den freien Lauf der Raspeln behindern. Es wird mit der Raspelgröße begonnen, die mindestens zwei Nummern kleiner ist als die Größe der Primärprothese. Der Raspelvorgang wird dann aufsteigend durchgeführt. Die Länge der Raspel wird entsprechend der präoperativen Planung und der evtl. zu überbrückenden Defekte gewählt.

In dieser Phase des Eingriffs sollte auch bei dieser Technik aufmerksam auf die Formgebung des Femurs und auf Hindernisse geachtet werden, die sich der Raspel entgegenstellen und diese durch eine Dreipunkteabstützung blockieren können.

In diesem Fall muss das Hindernis vorsichtig entfernt werden, beispielsweise über ein distales Knochenfenster oder über einen transfemoralen Zugang.

Nachdem evtl. Hindernisse beseitigt sind, wird die Präparation der Femurdiaphyse fortgesetzt. Dazu werden so lange zunehmend dickere distale Raspelkomponenten verwendet, bis ein fester Sitz erlangt und ein „kortikaler Klang" erreicht ist. Die präoperativ gemessene Schaftgröße sollte beachtet werden. Die gewählte Raspel kann nun als Probeprothese fungieren. Das weitere Vorgehen kann in gleicher Weise, wie oben beschrieben, durchgeführt werden.

Zusätzliche distale Verriegelung

Ist bei einer gewünschten distalen Fixation keine sichere Press-fit-Verankerung möglich, besteht bei manchen Revisionsschaftsystemen die Möglichkeit, die distale Verankerung durch Verriegelungsschrauben zu sichern (◘ Abb. 11.3).

Diese Fixationsmethode kann z.B. bei osteoporotischem Femur zur Anwendung kommen, wenn kein echter Isthmus mehr für eine distale Fixation vorhanden ist. Darüber hinaus kann eine zusätzliche distale Verriegelung bei periprothetischer Fraktur indiziert sein. Eine distale Verriegelung erlaubt nicht den Verzicht auf eine distale Press-fit-Verankerung, da die alleinige Fixation mit Verriegelungsschrauben eine langfristige distale Verankerung und das Festwachsen der Prothese nicht gewährt. Volkmann et al. [27] berichten, dass in ihrem Krankengut eine Entfernung der Verriegelungsbolzen im Mittel 12 Monate nach Revision erfolgte. Die *Dynamisierung* sollte erst nach sicherer knöcherner Heilung im diaphysären Femurabschnitt durchgeführt werden. Danach würde es zu einer Verankerungs-

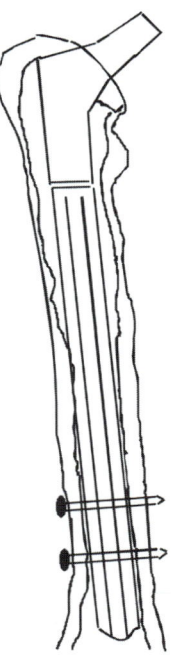

Abb. 11.3. Schematische Zeichnung mit additiver Verriegelung und diaphysären Verankerung einer zementlosen modularen Langschaftprothese

prinzipumkehr kommen, so dass auch die proximalen Femuranteile nach ihrer Regeneration mit in die Krafteinleitung einbezogen würden.

In der Studie von Volkmann et al. [27] wurden 50 Patienten nach einem Follow-up von 32 Monaten nachuntersucht, die mit einer Bicontact-Revisionsprothese plus Verriegelung bei überwiegend Paprosky Grad 2C und 3 Knochendefekten versorgt worden waren. Intraoperativ kam es bei der Implantation zu einer distalen Femurfraktur, in 3 Fällen wurde wegen einer verzögerten Knochenbruchheilung eine Revision notwendig. In 4 Fällen kam es nach Entfernung der Verriegelungsbolzen zu einem deutlichen Einsinken des Revisionsschafts (über 1 cm), so dass in 2 Fällen ebenfalls eine Revision durchgeführt wurde. Die Komplikationsrate von über 15% ist sicherlich keine Empfehlung für die Verriegelung, jedoch zeigt es die Probleme bei diesen betagten und polymorbiden Patienten mit ihren Knochendefekten und der osteoporotischen Knochensubstanz.

Vertikalkräfte. Bei der distalen Verankerung im diaphysären Femur wird die axiale Wanderung durch die konische Schaftform verhindert. Ein entsprechender Formschluss des Implantats mit der inneren Kortikalis des distalen Isthmus femoris sollte gegeben sein.

Durch die Antekurvation und Varisation des Femurs ist dieser Press-fit-Sitz mit einem gebogenen Implantat am besten zu erreichen. Da die Femurbiegung individuell unterschiedlich ist, die meisten Revisionssysteme aber einen kurvierten Schaft von 7° aufweisen, haben sich rippenförmige Schäfte bewährt. Diese Rippen können stellenweise tiefer in die Kortikalis schneiden, so dass ein Knochenkontakt bis zum *Kern der Prothese* besteht oder teilweise nur bis an die Rippen heranreichen [28].

Winkelkräfte. Die Winkelkräfte werden überwiegend durch den Press-fit-Sitz im Isthmus femoris ausgeglichen. Zusätzlich und nicht unwesentlich sind Krafteinleitungen proximal im Sinne eines Punkt- oder flächigen Kontakt des proximalen Knochens an der Prothese. Nach transfemoralem Zugang, nach Doppelosteotomie oder Korrekturosteotomie wird durch Cerclagen der proximale Knochen ggf. mit endofemoral eingebrachtem Spongiosamehl möglichst eng an den distal fixierten Stiel befestigt. Nach 3 bis 6 Monaten ist fast regelhaft eine knöcherne Knochenremodellierung zu beobachten. Besonders die Winkelkräfte können hiermit neutralisiert werden.

Rotationskräfte. Durch längsverlaufende Rippen bei konischem Prothesenschaft, die Wagner [28] in die Revisionsendoprothetik einführte, werden insbesondere Rotationskräfte aufgenommen. Zudem führen die sandgestrahlten porösen Oberflächen aus Titanlegierung der meisten, heute verwendeten modularen Revisionssysteme zu einem sekundären engen Heranwachsen des Knochens an die Prothese. Damit kann eine dauerhafte Rotationsstabilität und Festigkeit gegenüber Vertikalkräften erreicht werden (◘ Abb. 11.4).

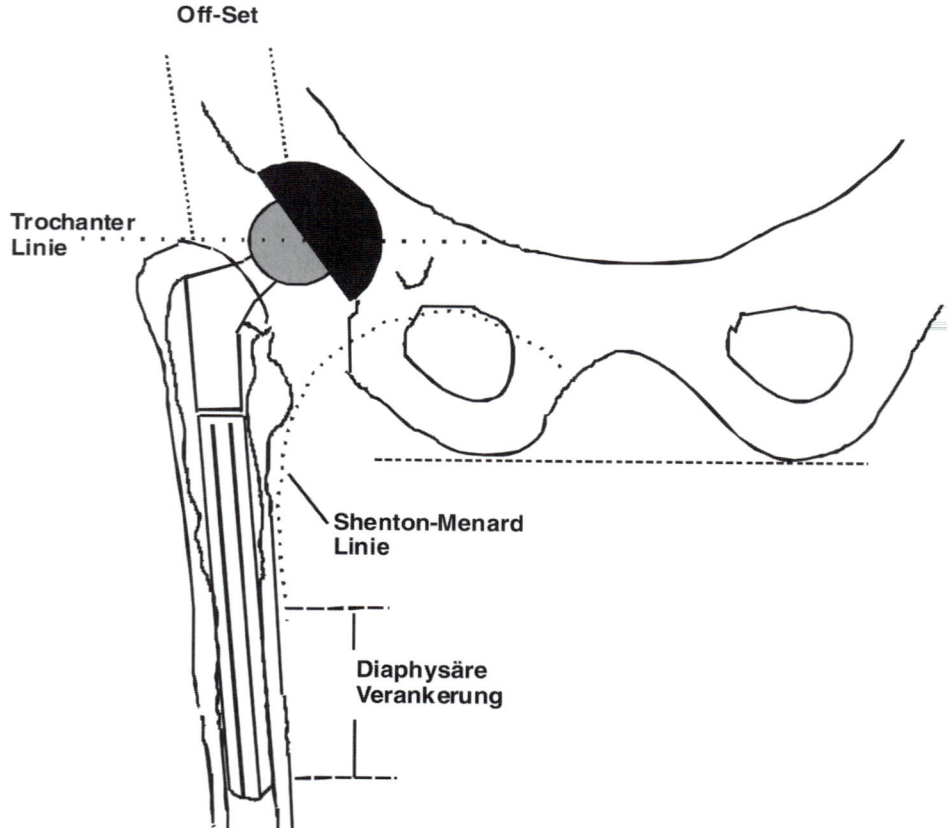

◘ Abb. 11.4. Schematische Zeichnung einer idealen Rekonstruktion nach Hüftrevision. Die distal gut fixierte Revisionsprothese schafft die Voraussetzungen für eine Knochenregeneration auch im proximalen Femurbereich. Die Shenton-Menard-Linie ist wieder hergestellt. Die Trochanter-major-Spitze liegt in Höhe des Hüftgelenkdrehzentrums, so dass bei adäquater Pfannenposition auch die Beinlänge verglichen mit der Gegenseite gleich sein sollte. Der CCD-Winkel der Prothese und die Halslänge des Prothesenkopfes ergeben einen korrekten Offset, so dass die Hüftabduktoren optimale Hebelverhältnisse haben

Literatur

1. Bundesgeschäftsstelle für Qualitätssicherung (2002) Qualitätsreport, S 167
2. Breusch SJ, Aldinger PR, Thomsen M, Ewerbeck V, Lukoschek M (2000) Verankerungsprinzipien in der Hüften-doprothetik, Teil I: Prothesenteil. Unfallchirurg 103: 918–931
3. Boldt JG, Dilawari P, Agarwal S, Drabu KJ (2001) Revision total hip arthroplasty using impaction bone grafting with cemented nonpolished stems and charnley cups. J Arthroplasty 16:943–952
4. Cameron HU (2001) Moduläre Schäfte in der Hüftprothesenrevisionschirurgie. Orthopäde 30: 287–293
5. Chandler HP, Ayres DK, Tan RC, Anderson LC, Varma AK (1995) Revision total hip replacement using the S-ROM femoral component. Clin Orthop 319: 130–140
6. Chuckler JM (1999) Selection of femoral component. In:Steinberg ME, Garino JP (eds) Revision total hip arthro-plasty. Lippincott Williams & Wilkins, Philadelphia, pp 221–232
7. Davies JP, Jasty M, O´Connor DO, Burke DW, Harrigan TP, Harris WH (1989) The effect of centrifuging bone cement. J Bone Joint Surg Br 71: 39–42
8. Doorn WJ van, Have LEF ten, Biezen FC van, Hop WCJ, Ginai AZ, Verhaar JAN (2002) Migration of the femoral stem after impaction bone grafting. J Bone Joint Surg Br 1984: 825–831
9. Dohmae Y, Bechtold JE, Sherman RE, Puno RM, Gustilo RB (1988) Reduction in cement-bone interface shear strength between primary and revision arthroplasty. Clin Orthop 236: 214–220
10. Engh CA jr, Engh CA sr (1999) Femoral revision: Uncemented. In: Steinberg ME, Garino JP (eds) Revision total hip arthroplasty. Lippincott Williams & Wilkins, Philadelphia, pp 351–364
11. Ebramzadeh E, Sarmiento A., McKellop HA, Linas A, Cogan W (1994) The cement mantle in total hip arthro-plasty. Analysis of long-term radiographic results. J Bone Joint Surg Am 76: 77–87
12. Gie GA, Ling RS (1999) Femoral bone grafting: Intramedullary impaction grafting. In: Steinberg ME, Garino JP (eds) Revision total hip arthroplasty. Lippincott Williams & Wilkins, Philadelphia, pp 281–298
13. Jazrawi LM, Della Valle CJ, Kummer FJ, Adler EM, Di Cesare PE (1999) Catastrophic failure of a cemented, col-larless, polished, tapered CoCr femoral stem used with Impaction bone grafting. J Bone Joint Surg Am 81: 844–847
14. Kanvanagh BF, Ilstrup DM, Fitzgerald RH (1985) Revision total hip arthroplasty. J Bone Joint Surg Am 67: 517–526
15. Katz RP, Callaghan JJ, Sullivan PM, Johnston RC (1997) Long-term results of revision total hip arthroplasty with improved cementing technique. J Bone Joint Surg Br 79: 322–326
16. Leopold MS, Rosenberg AG (1999) Current status of impaction allografting for revision of a femoral compo-nent. J Bone Joint Surg Am 81: 1337–1345
17. Meding JB, Ritter MA, Keating EM, Faris PM (1997) Impaction-bone-grafting before insertion of a femoral stem with cement in revision total hip arthroplasty. J Bone Joint Surg Am 79: 1834–1841
18. Mohler CG, Collis DK (1999) Femoral revision: cemented. In: Steinberg ME, Garino JP (eds) Revision total hip arthroplasty. Lippincott Williams & Wilkins, Philadelphia, pp 339–349
19. Morscher E, Dick W, Seelig W (1989) Revision arthroplasty of the hip joint with autologous and homologous cancellous bone. Orthopade 18: 428–437
20. Morscher E, Elke R, Berli B (2000) Classification and treatment methods of acetabular deficiencies. In: Duparc J (ed) Surgical techniques in orthopaedics and traumatology. Elsevier, Paris, pp 1–5
21. Paprosky WG, Perona PG, Lawrence JM (1994) Acetabular defect classification and surgical reconstruction in revision arthroplasty. J Arthroplasty 9: 33–44
22. Rader CP, Hendrich C, Löw S, Walther M, Eulert J (2000) 5- bis 8-Jahresergebnisse nach Hüfttotalendoprothese mit der Müller-Geradschaftprothese (zementierter TiAlNb-Schaft). Der Unfallchirurg 103: 846–852
23. Rubasch HE, Harris WH (1988) Revision of nonseptic loose, cemented, femoral components using moderne cementing techniques. J Arthroplasty 3: 241–248
24. Smith JA, Dunn HK, Manaster BJ (1997) Cementless femoral revision arthroplasty. 2- to 5-year results with a modular titanium alloy stem. J Arthroplasty 12: 194–201
25. Stromberg CN, Herberts P (1996) Cemented revision total hip arthroplasties in patients younger than 55 years old. A multicenter evaluation of second-generation cementing technique. J Arthroplasty 11: 489–499
26. Ullmark G, Lundberg B, Josefsson G, Hallin G (1997) Impacted cortico-cancellous allografts and cement for revision total hip arthroplasty using Lubinus and Charnley prostheses. Acta Orthop Scand 68: 274–278
27. Volkmann R, Bretschneider C, Eingartner C, Weise K (2001) Biologische Osteosynthese der periprothetischen Femurfraktur durch langschäftige Verriegelungsprothese. In: Langendorff HU (Hrsg) Homo reparandus. Kon-gressband Dortmunder Unfalltagung 08.06.01–09.06.01, S 86–94

28. Wagner H (1987) Revisionsprothese für das Hüftgelenk bei schwerem Knochenverlust. Orthopäde 16: 295–300

29. Weber KL, Callaghan JJ, Goetz DD, Johnston RC (1996) Revision of a failed cemented total hip prosthesis with insertion of an acetabular component without cement and a femoral component with cement. A five to eight-year follow-up study. J Bone Joint Surg Am 78: 982–994

30. Wintermantel E, Ha SW (1996) Biokompatible Werkstoffe und Bauweisen. Springer, Berlin Heidelberg New York Tokio, S 142–162

11

III

Teil III Indikationen und operative Techniken bei modularen Implantaten

Indikationen bei modularen Implantaten

K.-D. Heller

Der Weg zu einer erfolgreichen Hüftwechseloperation führt über das Verständnis der Versagensmechanismen der Erstoperation. Die Art der Wechseloperation und der Zeitpunkt des Wechsels werden bestimmt durch biomechanische und biologische Aspekte des Prothesenversagens [15].

Laut Elke [4] sind heute etwa 20% aller prothetischen Eingriffe am Hüftgelenk Revisionen, das Ziel jeder Revision liegt darin, die normale Anatomie wieder herzustellen und ein möglichst hohes Maß an Stabilität zu erreichen. Hierzu gehört einerseits die Rekonstruktion der knöchernen Strukturen, zum anderen liegt das Ziel darin, den Weichteilmantel so wenig wie möglich zu schädigen, bzw. ihn wieder wirksam zu rekonstruieren.

Letztendlich sind zwei Wege denkbar, die zur Feststellung eines Revisionsbedarfes führen:

- Schmerzen im Bereich der voroperierten Hüfte einschließlich Gesäß, Hüfte, Oberschenkel und Knie.
- Erhebung eines klinischen oder bildgebenden Befundes, welcher auf eine Prothesenlockerung schließen lässt, so z.B. ein nativradiologisches Bild oder eine progrediente oder zunehmende Beinverkürzung im Rahmen der klinischen Untersuchung.

Verschiedene Gründe können zum Versagen der Primär- oder aber einer bereits gewechselten Endoprothese führen und damit die Indikation zur ersten oder erneuten Wechseloperation begründen:

- aseptische Prothesenlockerungen,
- wiederholte Prothesendislokationen,
- peri- und subprothetische Frakturen,
- Protheseninfektionen mit und ohne Lockerungen,
- Materialversagen mit Prothesenbruch,
- Tumore,
- heterotope Ossifikationen,
- persistierende Oberschenkelschaftschmerzen.
  Im Sinne der Thematik dieses Buches sind letztendlich drei Hauptindikationen für modulare Implantate vorrangig:
- die aseptische Lockerung,
- sub- und periprothetische Frakturen,
- Oberschenkeltumoren.

Bei den anderen oben genannten Indikationen ist in der überwiegenden Anzahl der Fälle, sofern die Primärprothese überhaupt ausgebaut werden muss, davon auszugehen, dass ein Wechsel auch ohne modulares Implantat durchgeführt werden kann. Wenn auch beim primären Wechsel die modulare Prothese eher wenigen Fällen vorbehalten bleibt, so steigt ihre Bedeutung exponentiell mit der Zunahme der Zahl der Prothesenwechsel.

Aseptische Prothesenlockerung

Wie Wirtz u. Niethardt [19] darlegen, ist die Prothesenlockerung sowohl bei zementierten als auch bei zementfreien Implantaten hauptsächlich durch die gestörte Interaktion zwischen mechanischen und biologischen Faktoren bedingt. Für die Prognose eines Kunstgelenks ist somit die spielfreie Lastübertragung zwischen Prothese und knöchernem Verankerungslager entscheidend, jede mangelhafte Lastübertragung schafft mechanische Unruhe und führt letztendlich zur Implantatlockerung.

Bei zementierten Prothesen führen Relativbewegungen zwischen Implantat und Knochen zu Zementabriebpartikeln [1]. Diese Zementabriebpartikel führen zu einer histiozytären Infiltration mit Osteoklastenaktivierung, wodurch ein granulomatöses Interface-Gewebe entsteht, welches den Lockerungsprozess vorantreibt und das knöcherne Verankerungslager mehr oder weniger stark schädigt. Femoral zeigt sich dies vornehmlich im proximal/medialen Kortexbereich im Sinne großer metaphysärer Resorptionszonen mit nachfolgend veränderter Gelenkgeometrie. Im Pfannenbereich kann es zu einer erheblichen Aushöhlung des Pfannenbodens mit osteolytischen Destruktionen im Pfannendach sowie des vorderen und hinteren Pfeilers kommen.

Bei zementfreier Implantationstechnik kommt es bei der Lockerung zu Mikrobewegungen zwischen Implantat und Knochen. Hieraus resultieren Spaltbildungen zwischen Knochen und Prothese, in die metallische oder polyäthylenbezogene Abriebpartikel eindringen können, so dass es zu Makrophagenreaktionen mit Bindegewebs-Interface-Bildung kommen kann. Auch dies bedingt dann eine zunehmende progressive Knochenresorption [13].

Wirtz u. Niethard [19] konnten anhand einer sehr umfangreichen Literaturrecherche feststellen, dass die Lockerungsrate der zementierten Revisionsarthroplastik des Acetabulums mit 15,1% deutlich höher lag, als die Lockerungsrate der zementfreien Revisionsarthroplastik, wobei es sich hier um alle Implantate und nicht nur um modulare Implantate handelte

Ähnlich war der Sachverhalt bei der zementierten vs. der unzementierten Hüftrevisionsarthroplastik des Femurs. Im Rahmen der zementierten Hüftrevisionsarthroplastik lag die Rerevisonsrate höher, wobei die Follow-up-Zeiten unterschiedlich waren.

Berücksichtigt man nun, dass ausweislich dieser Untersuchungen die Revisionsrate bei der zementierten Versorgung höher liegt, so ist letztendlich eine zementfreie Versorgung in Fällen mit größeren Osteolysen und größeren knöchernen Schädigungen durch aseptische Lockerungen anzustreben, gerade in diesen Fällen ist jedoch all zu oft die Versorgung mit einer normalen Prothese schwierig oder mangels adäquater, insbesonder proximaler Verankerungsmöglichkeit nicht ratsam. Der mit zementfreien oder modularen Versorgungen unerfahrene Operateur neigt in solchen Fällen gerne dazu, zu zementieren, um einen direkten Formschluss zu erhalten. Die Revisionsendoprothetik unterliegt multifaktoriellen Einflüssen. Revisionsendoprothetik sollte dem erfahrenen Operateur vorbehalten sein. Ihm müssen sämtliche Verankerungsprinzipien und Rekonstruktionsprinzipien bekannt sein. Die Klinik sollte über differenzierte Instrumentarien sowie über ein Arsenal von Revisionsimplanten verfügen, um der jeweiligen Situation gerecht zu werden. Der Operateur muss die Folgen der Erstimplantation erkennen. Es gilt der von Elke [4] geprägte Satz „ob und wann eine Revision nötig wird, entscheidet sich vielfach schon beim Primäreingriff". Knochenlager sowie Weichteilführung sind von essentieller Bedeutung, ebenso zu berücksichtigen ist die Biomechanik der momentan vorliegenden Situation, bezogen auf das Rotationszentrum und die Beinlänge. Das Komplikationsrisiko des gewählten Verfahrens muss ebenso wie die Funktionsziele Berücksichtigung finden. Schlussendlich sind gerade Defektsituationen größeren Ausmaßes, sei es im azetabulären oder aber insbesondere im femoralen Bereich dazu geeignet, mit modularen Komponenten versorgt zu werden. Insbesondere Problemfälle nach mehrfachen Wechseln mit ausgedehnten Defektzuständen, empfehlen sich zur Versorgung durch eine modulare Prothese, welche anhand der modularen Komponenten eine intraoperative Korrekturmöglichkeit von Implantatlänge und Antetorsionswinkel auch nach fester Verankerung der distalen Schaftkomponente ermöglicht [6]. Der Vorteil der modularen Schaftprothese liegt aufgrund der variablen Länge und des variablen Durchmessers in der sicheren Verankerungsmöglichkeit unterhalb des defekten Schaftbereichs. Der Vorteil der modularen und damit meist auch in der Länge deutlich variablen Systeme liegt darin, dass eine Verankerung des Revisionsimplantates distal des urspünglichen Prothesenlagers im festen diaphysären Knochen erreichbar ist, der restliche Prothesenschaft ermöglicht dann somit die Anlagerung von Knochentransplantaten. Sollte es postoperativ zu einer Instabilität im Sinne einer Luxation kommen, so ermöglicht die modulare Bauweise, vorausgesetzt, dass der Schaft fest ist, eine Korrektur des Winkels und der Länge ohne Auswechslung des gesamten Implantats. Ungeachtet dessen scheint es ratsam, bei sehr alten Patienten in Grenzsituationen trotz der vermeintlich schlechteren Ergebnisse eine zementierte Versorgung vorzuziehen, da zementfreie Implantate, insbesondere modulare Implantate, längere Zeit benötigen, um adäquat einzuheilen, zur Vermeidung von postoperativen Komplikationen, die sich aus längeren Ent- bzw. Teilbelastungsphasen ergeben können (Thrombose, Embolie, Pneumonie; [8]) ist in diesen Fällen durchaus eine zementierte Versorgung empfehlenswert. Während beim jüngeren Patienten der noch lange Jahre mit dem Implantat auskommen muss, es sinnvoller erscheinen mag, eine aufwendige modulare Revisionsprothese einzubauen, kann es beim älteren Patienten zum Erhalt der Pflegefähigkeit durchaus auch Sinn machen, ein zementiertes Implantat einzusetzen. Es ist derzeit noch nicht absehbar, ob die Versorgung zementierter Primärprothesen oder zementfreier Primärprothesen die besseren Ergebnisse zeigen. Gerade bei zementierten Primärprothesen führt jedoch die schwierige Entfernung meist des distalen Zementanteils zu Schaftausdünnungen, Verletzungen oder Frakturen, welche im Falle des Wechsels der Versorgung mit einer Langschaftprothese bedürfen.

Die Revisionsendoprothetik unterliegt multifaktoriellen Einflüssen. Revisionsendoprothetik sollte dem erfahrenen Operateur vorbehalten sein. Ihm müssen sämtliche Verankerungsprinzipien und Rekonstruktionsprinzipien bekannt sein. Die Klinik sollte über differenzierte Instrumentarien sowie über ein Arsenal von Revisionsimplantaten verfügen, um der jeweiligen Situation gerecht zu werden. Der Operateur muss die Folgen der Erstimplantation erkennen. Es gilt der von Elke geprägte Satz „ob und wann eine Revision nötig wird, entscheidet sich vielfach schon beim Primäreingriff". Knochenlager sowie Weichteilführung sind von essentieller Bedeutung, ebenso zu berücksichtigen ist die Biomechanik der momentan vorliegenden Situation, bezogen auf das Rotationszentrum und die Beinlänge. Das Komplikationsrisiko des gewählten Verfahrens muss ebenso wie die Funktionsziele Berücksichtigung finden. Während beim jüngeren Patienten der noch lange Jahre mit dem Implantat auskommen muss, es sinnvoller erscheinen mag, eine aufwendige modulare Revisionsprothese einzubauen, kann es beim älteren Patienten zum Erhalt der Pflegefähigkeit durchaus auch Sinn machen, ein zementiertes Implantat einzusetzen. Der Vorteil der modularen und damit meist auch in der Länge deutlich variablen Systeme liegt darin, dass eine Verankerung des Revisionsimplantats distal des urspünglichen Prothesenlagers im festen diaphysären Knochen erreichbar ist, der restliche Prothesenschaft ermöglicht dann somit die Anlagerung von Knochentransplantaten. Sollte es postoperativ zu einer Instabilität im Sinne einer Luxation kommen, so ermöglicht die modulare Bauweise, vorausgesetzt, dass der Schaft fest ist, eine Korrektur des Winkels und der Länge ohne Auswechslung des gesamten Implantates.

Femurschaft

Der Verlust von femoraler Knochensubstanz erschwert die Verankerung der femoralen Prothesenkomponente im Rahmen der Revisionschirurgie. Im Zusammenhang mit ausgeprägtem Knochenverlust werden in einigen Studien sehr schlechte Ergebnisse beschrieben [3, 5, 11]. In Zusammenhang mit der präoperativen Planung muss sich der Operateur sehr intensiv mit der Defektsituation auseinandersetzen. Es wäre ein nicht verantwortbarer Zustand, wenn der Operateur im Rahmen der Operation feststellt, dass er mangels Instrumentarien oder Implantaten die Situation nicht zu beherrschen vermag und eine qualitativ minderwertige Versorgung vornimmt

Orientierend an den verschiedenen möglichen Defektsituationen sind verschiedene Schweregrade des Prothesenwechsels denkbar (☐ Abb. 12.1; [2, 10, 16]).

1. Revision mit Primärschaft.
2. Revision mit einem Langschaft mit proximaler und distaler Fixation.
3. Revision mit einem längeren Revisionssystem mit diaphysärer Fixation.
4. Revision mit einem Langschaft und einer Verkürzungsosteotomie des femoralen Schaftes bzw. alographen Anlagerungen.
5. Revision mit Impaction grafting oder zementierte Fixation.

Die femorale Rekonstruktion kann wie oben aufgeführt auf verschiedenen Wegen erreicht werden. Bestimmend für die Implantatphase ist das Ausmaß der proximalen Femurdefektsituation. Im Falle leichter proximaler Knochendefizite ist eine Primärprothese in den meis-

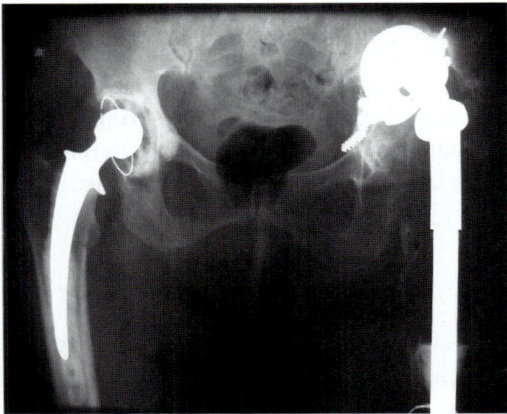

☐ Abb. 12.1. Ausgeprägte Defektsituation im Bereich des linken Hüftgelenkes nach mehrfachem Pfannenwechsel und bereits erfolgtem Femurteilersatz

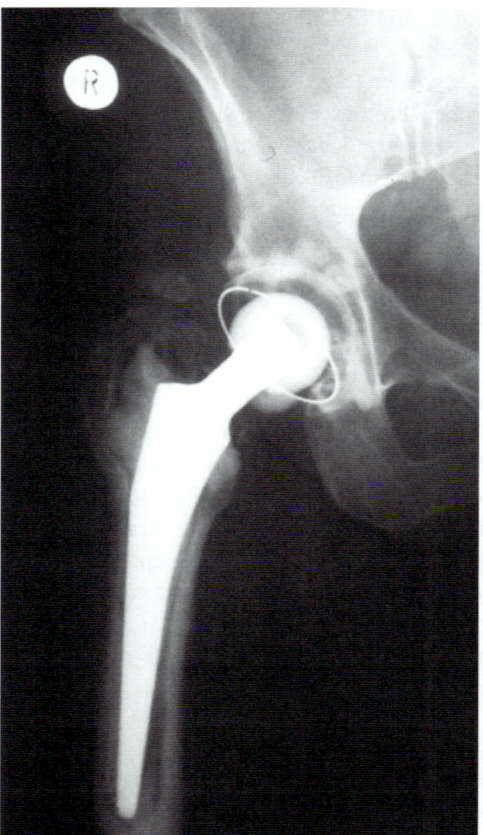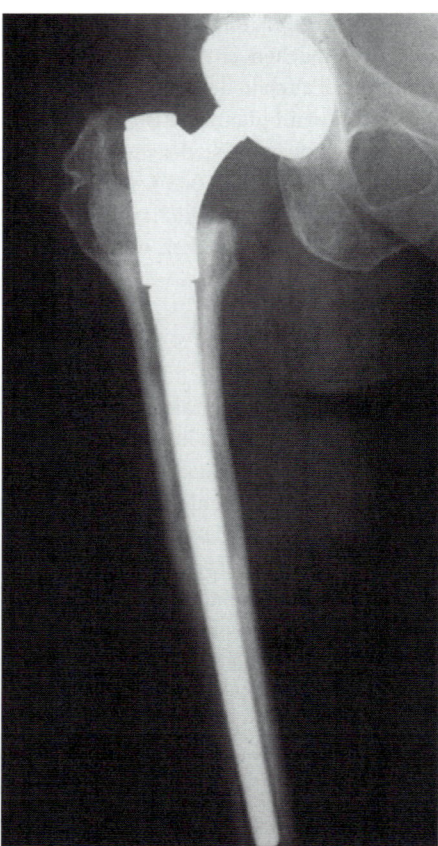

12

❑ **Abb. 12.2.** Beispiele: Schaftwechsel bei ausgeprägter femuraler Defektsituation. Versorgung mit modularer Revisionsprothese der Fa. Brehm

ten Fällen ausreichend, selten ist hier ein modulares Implantat indiziert. Liegt einer ausgeprägter proximaler Knochendefekt vor, so kommen entweder modulare Revisionssysteme (z.B. S-Rom oder Brehm), oder besonders konfigurierte Prothesen, wie z.B. die AML-Prothese (Depuy) in Frage (❑ Abb. 12.2). Von wesentlicher Bedeutung ist häufig, das gebogene Implantate angeboten werden, welche der besonderen Krümmung des mittleren Drittels der Diaphyse entsprechen. Gerade Implantate sind allzu oft nur schwer anzubringen.

In massiven Defektsituationen können modulare Revisionsprothesen in Verbindung mit Fremdknochen, oder aber partielle Femurersatzprothesen zum Einsatz kommen.

Acetabulum

Auch im Bereich der Hüftpfanne liegt das Ziel einerseits in der Herstellung der normalen Anatomie, andererseits darin, vorhandene Defekte wieder zu reparieren bzw. die normale Hüftpfanne, insbesondere das Rotationszentrum zu rekonstruieren. Auch hier muss man klassifikationsorientiert vorgehen. Diesbezüglich geben die nachfolgenden Beiträge ebenso Auskunft wie über die verschiedenen Defektklassifikationen.

Festgehalten werden kann hierbei jedoch, dass insbesondere wieder bei jüngeren Patienten mit größeren Defektsituationen im azetabulären Bereich eine modulare Revisionspfanne aufgrund der Modularität entscheidende Vorteile gegenüber anderer Protrusio-Cages und Stützschalen bieten kann, da durch die Modularität eine adäquate Abstützung am Becken mit optimaler Pfannenneigung hergestellt werden kann, so dass dann in einem zweiten Schritt die Pfanne mit Fremdknochen unterstützt werden kann, so dass es infolge zu einem Wiederaufbau azetabulärer Strukturen kommt [12, 14, 21]. Für die Behandlung von Pfannenlockerungen stehen zahlreiche Implantate und Rekonstruktionstechniken zur Verfügung. In gewissen Fällen kann auch ein großes zementiertes Implantat oder eine Oblongpfanne ausreichend für die Versorgung sein.

Die Defektklassifikationen und Differentialindikationen für die verschiedenen Implantate im Bereich des Acetabulums werden in den nachfolgenden Kapiteln ausführlich erläutert. Auch im Bereich des Acetabulums sind modulare Implantate nur bei sehr ausgeprägten Defektsituationen notwendig (□ Abb. 12.3).

Wenn initial die primäre Press-fit-Pfanne keinen Halt mehr aufweist und auch der Schneider-Burch-Ring oder andere modulitische Abstützschalen nicht zum gewünschten Ziel führen, so können modulare Pfannensysteme eingesetzt werden, so z.B. das modulare Revisionssystem der Firma Brehm (□ Abb. 12.3, 12.4). Neben zentralen Defekten können hiermit auch kraniale Pfannendefekte kompensiert werden, da im Vergleich z.B. zum Schneider-Burch-Ring die knöcherne Abstützung auf dem Pfannenrand nur von untergeordneter Bedeutung ist, da durch die mögliche variable Anbringung von Laschen das Pfannenzentrum sehr gut rekonstruiert werden kann und es dennoch zu einer stabilen Situation kommt, in dem 1 bis 2 variable Ringe unabhängig von der Position der kaudalen Laschen gedreht und somit am Becken fixiert werden können. Die Pfanne kann dann mit Fremdspongiosa soweit unterfüllt werden, dass nun die Press-fit-Kunststoffpfanne in die neue Metallschale eingebracht wird. Bei Beckendiskontinuitäten oder zu extremen Defekten ist auch diese Methode nicht mehr sehr Erfolg versprechend.

Bezüglich der Indikationsstellung bleibt bei nur milden Beschwerden und radiologischen Lockerungen ohne Progredienz zu bedenken, dass die Situation ganz schnell deutlich verschlechtert werden kann, insbesondere dann, wenn intraoperative Komplikationen auf-

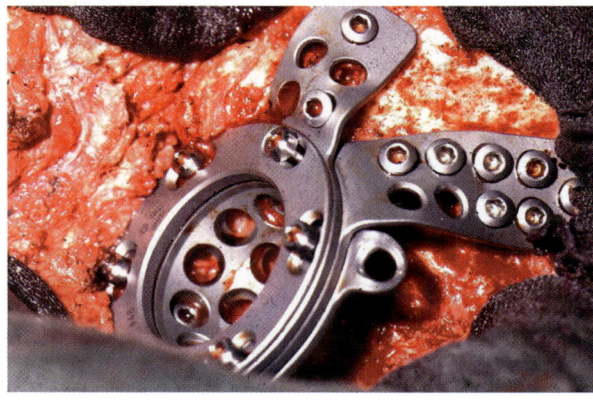

□ **Abb. 12.3.** Modulare Revisionspfanne (Brehm) in situ. Die modulare Laschen- und Pfannenanordnung ermöglicht eine optimale Verankerung

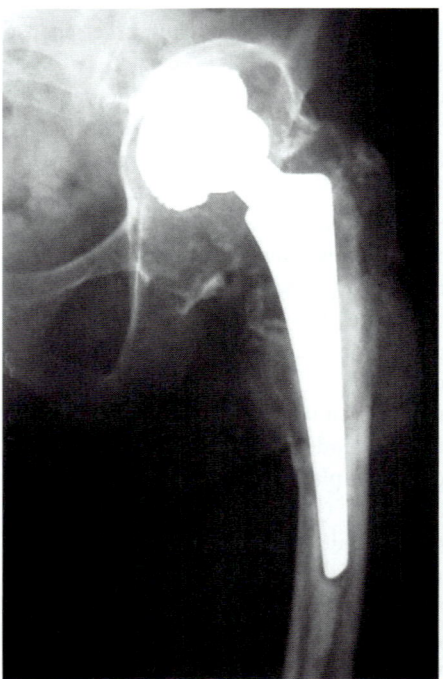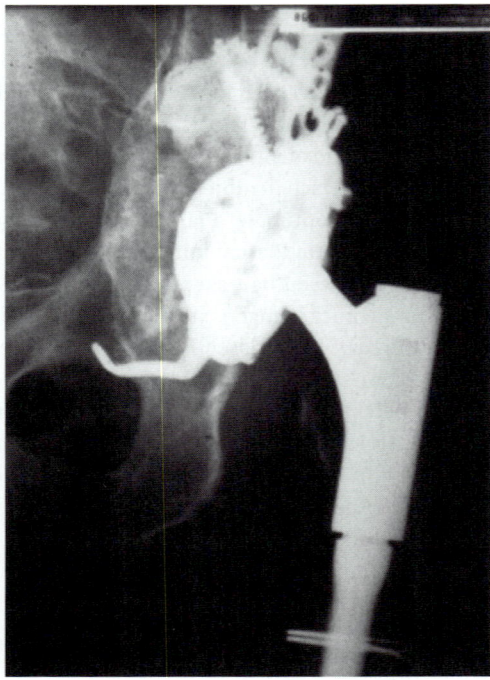

◘ Abb. 12.4. Pfannenwechsel bei ausgeprägter Defektsituation des Acetabulums. Versorgung mit modularer Pfanne der Fa. Brehm und Defektauffüllung mit Knochenbankspongiosa

12

treten. Sowohl der Operateur, als auch der Patient sollten sich vor entsprechenden Komplikationen schützen bzw. sie in die Indikationsstellung mit einbringen.

Peri- und subprothetische Femurfrakturen nach Hüfttotalendoprothese

Periprothetische Femurfrakturen sind schwerwiegende Komplikationen, die mit einer Inzidenz von etwa 1% nach hüftgelenktotalendoprothetischer Versorgung auftreten (◘ Abb. 12.5). Sie gewinnen jedoch aufgrund der demographischen Entwicklung und der beträchtlichen Komorbidität im orthopädisch-traumatologischen Alltag zunehmende Bedeutung [9].

Bei dieser schwerwiegenden Komplikation die operative Therapie eindeutig gegenüber dem konservativen Verfahren durchgesetzt. Es sind hier verschiedene Vorgehensweisen beschrieben, die vom Frakturtyp, der Frakturlokalisation und der Stabilität der Endoprothese abhängig gemacht werden [17]. Bei einliegender Knie- und Hüftendoprothese können Spezialimplantate notwendig werden.

Während bei isolierter subprothetischer Fraktur und festsitzender Prothese die Osteosynthese mit breiter DC-Platte bevorzugt wird, wird bei gelockerter Totalendoprothese der Totalendoprothesenwechsel auf einen Langschaft empfohlen, hier ist in vielen Fällen aufgrund der Modularität die modulare Prothese zu empfehlen. Es kann bei entsprechender Frakturkonstellation eine zusätzliche Osteosynthese durchgeführt werden. Gewisse modulare Schäfte ermöglichen eine distale Verriegelung mit Schrauben, was insbesondere

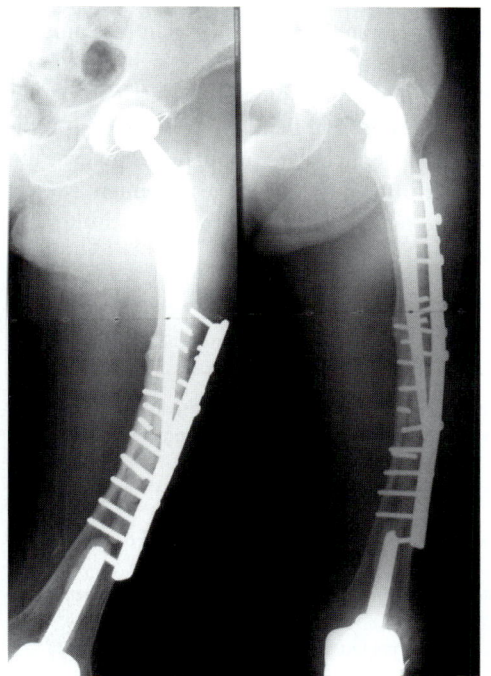

🔳 **Abb. 12.5.** Wiederholte periprothetische Fraktur bei festsitzender zementierter Hüft- und Knietotalendoprothese bei einer 92-jährigen Patientin. Die Gehfähigkeit konnte mittels dieser wenig aufwändigen Technik erhalten werden

bei Frakturen von Bedeutung sein kann. Der Vorteil der Frakturstabilisierung mittels Langschaftrevisionssystem im Sinne der internen Stabilisierung liegt in dem Erhalt der periostalen Blutversorgung, da eine langstreckige Freilegung des Femurschaftes mit daraus resultierenden Komplikationsmöglichkeiten wie mangelnde Blutversorgung und Infektionsgefahr verringert wird.

Tumoren

Gradinger [7] empfiehlt bei Spezialendoprothesen im Bereich des Hüftgelenkes den gelenktragenden Anteil von dem Anteil der Prothese zu unterscheiden, welcher die Verankerung im Knochen ermöglicht. Die Verankerung im Restfemur erfolgt über den intramedulären Schaft, Gradinger empfiehlt, dass Schaftanteil und gelenktragender Teil des Kunstgelenkes möglich zu trennen sein sollten, um beim Versagen eines Anteiles nicht die gesamte Prothese wechseln zu müssen. Dies ist letztendlich nur durch modulare Prothesen gewährleistet. Zur Prophylaxe von Ermüdungsbrüchen empfiehlt Gradinger eine ausreichende Dimensionierung des Schaftteils. Er sieht den Vorteil der etablierten modularen Konzepte darin, dass sie entgegen der häufig notwendigen Prototypen bereits eine Produktprüfung absolviert haben.

Bei reduzierter Lebenserwartung favorisiert er die Zementfixierung, bei kurativem Therapieansatz aufgrund der vermutlich geringeren Spätlockerungsrate eine zementlose Fixation.

Im Fall größerer Defektsituationen des proximalen Femurs sind modulare Femurersatzprothesen wie z.B. Mutars oder HMRS der etablierten modularen Prothese überlegen [6].

Im Fall des Mitbefalls der Hüftgelenkspfanne, insbesondere wenn Teile des Beckenknochens mit entfernt werden müssen, sieht Gradinger weniger die Indikation zu einem modularen System, als vielmehr die Indikation zur Herstellung eines Implantates anhand von CT-Daten im Sinne der Rekonstruktion der Beckengeometrie [7]. Er sieht hierdurch den Vorteil der optimal möglichen Resektion sowie die physiologische Ausrichtung der künstlichen Pfanne ungeachtet des Knochenverlustes. Er empfiehlt beim Befall des proximalen Femurs den Erhalt einer Knochenscheibe im Bereich der Ansatz der Glutaeen, um die Funktion der abduzierenden Muskulatur der Hüfte zu erhalten. Diese können, wie bei vielen modularen Prothesen gegeben, an präformierten Oesen an der Prothesenschulter mit nicht resorbierbarem Nahtmaterial refixiert werden.

Literatur

1. Bos I, Berner J, Diebold J, Loers U (1995) Histologische und morphometrische Untersuchungen am Femur mit stabilen Hüftgelenkendoprothesen. Eine Autopsiestudie mit besonderer Berücksichtigung der zur Spätlockerung führenden Faktoren. Z Orthop 133:460–466
2. Cameron H (1994) The two to six jear results with a proximally modular noncemented total hip replacement used in hip revisions. Clin Orthop 298:47–53
3. Dorr LD, Dierdorf D, Carn RM (1987) Principles of cementless total hip hip revision and use of the APR revision hip. Tech Orthop 2:20–33
4. Elke R, Morscher E, Schwaller C, Zimmerli W (2004) Revisionsendoprothetik. In: Tschauner C (Hrsg) Orthopädie und Orthopädische Chirurgie – Becken, Hüfte. S 382–409
5. Engh CA, Glassmann AH (1990) Cementless revision of failed total hip replacement. Orthop Rev 14:23–28
6. Gebert C, Hardes J, Hoffmann C, Winkelmann W, Gosheger G (2002) Options for surgical treatment of malignant bone tumors. Chirurg 73:1162–1169
7. Gradinger R, Rechl H, Ascherl R, Plotz W, Hipp E (1993) Partial endoprosthetic reconstruction of the pelvis in malignant tumors. Orthopäde 22:167–173
8. Heller KD, Prescher A, Zilkens KW, Forst R (1997) Anatomical study on femoral vein occlusion during simulated hip arthroplasty. Surgical and radiologic anatomy. J Clin Anat 119:133–137
9. Incavo SJ, Beard DM, Pupparo F, Ries M, Wiedel J (1998) One stage revision of periprosthetic fractures around loose cemented total hip arthroplasty. Am J Orthop 35–41
10. Lawrence J, Engh C, Macalino G (1993) Revision total hip arthroplasty: long term results without cement. Clin Orthop 24:635–644
11. Longjohn DB, Dorr LD (1999) Bone stock loss and allografting: Femur. In: Bono JV et al. (eds) Revision total hip arthroplasty. Springer, Berlin Heidelberg New York Tokio
12. Paprosky WG, Perona PG, Lawrence JM (1994) Acetabular defect classification and surgical reconstruction in revision arthroplasty : a 6 jear follow-up evaluation. J Arthroplasty 9:33–44
13. Schmalzried T, Jasty M, Harris WH (1992) Periprosthetic bone loss in total hip arthroplasty. Polyethylene wear debris and the concept of the effective joint space. J Bone Joint Surg 74-A:849–863
14. Schutzer SF, Harris WH (1994) High placement of porous coated acetabular components in complex total hip arthroplasty. J Arthroplasty 9:359–367
15. Thornhill TS (1998) Mechanisms of failure of total hip arthroplasty. In: Bono JV et al. (eds) Revision total hip arthroplasty. Springer, Berlin Heidelberg New York Tokio, pp 1–2
16. Van Flandern G (1998) Implant inventory. In: Bono JV et al. (eds) Revision total hip arthroplasty. Springer, Berlin Heidelberg New York Tokio, pp 160–164
17. Wahl B, Graßhoff H, Meinecke I, Neumann HW (2001) Die operative Therapie bei periprothetischer Femurschaftfraktur nach Hüfttotalendoprothesen – Indikation und Ergebnis. Orthopäd Prax 37/8:516–521
18. Weinhardt C, Czosnowski W, Heller KD (2003) Eine Kniegelenkprothese mit femoralem Hülsenschaft zur Vermeidung einer interprothetischen Femurfraktur. 33: 142–144
19. Wirtz DC, Niethard FU (1997) Ursachen, Diagnostik und Therapie der aseptischen Hüftendoprothesenlockerung – eine Standortbestimmung. Z Orthop 135:270–280
20. Wirtz DC, Heller KD, Holzwarth U, Siebert CH, Pitto RP, Zeiler G, Blencke BA, Forst R (2000) A modular femoral implant for uncemented stem revision in THR. Int Orthop 24:134–138
21. Zehntner MK, Ganz R (1994) Midterm results (5,5–10 years) of acetabular allograft reconstruction with the acetabular reinforcement ring during total hip revision. J Arthroplasty 9:469–479

12

Präoperative Diagnostik und gängige internationale Defektklassifikation

R. Elke

Präoperative Diagnostik

Die präoperative Diagnostik soll sicherstellen, dass die beklagten Beschwerden auch tatsächlich gelenkassoziiert sind und nicht andere Ursachen haben (wie z.B. eine Spinalkanalstenose). Auch muss nach Hinweisen für eine Infektursache für eine vorzeitige Implantatlockerung gesucht werden. Das präoperative Bildmaterial muss außerdem alle notwendigen Informationen zur Planung des Eingriffes geben. Im Vordergrund steht dabei die Implantatwahl und das Sicherstellen, dass bei der Operation auch die notwendigen Implantatgrößen und allfällige Ausweich- oder Zusatzimplantate („allografts") vorhanden sind.

Klinische Diagnostik (Hüfte zentrierter Anteil)

- *Beschwerdeanamnese*: Schmerzen und deren Lokalisation, Kraftvergleich mit Gegenseite, Ausdauer, Hinken, Instabilität, Luxationen, Subluxationsgefühl, unangenehme Positionen, Infektzeichen usw.
- *Untersuchungsbefunde*: Bewegungsumfang, Kraft (v.a. Quadrizeps, Abduktoren), Gangbild, Stabilität (evtl. ergänzt durch Bildwandleruntersuchung), neurologische Defizite.

Standardbildgebende Diagnostik

- *Becken a.-p. symphysenzentriert*: Beurteilung der geometrischen Verhältnisse zwischen linker und rechter Hüfte (größere Beinlängendifferenzen sollten mit Unterlage von Brettchen ausgeglichen werden). Das distale Ende der Prothese muss abgebildet sein. Die Rotationsverhältnisse müssen definiert sein, entweder durch hängende Unterschenkel im Liegen oder durch strikte Ausrichtung der Patella im Stehen. Reicht die Darstellung des Femurs nach distal nicht für die Planung des Revisionsimplantats, so muss die Aufnahme durch eine

- ── *"Hüfte lange Platte"* ergänzt werden.
- ── Die *"Faux-Profil-Aufnahme"* nach Lequesne bietet einerseits die Darstellung des proximalen Femurendes in einer zweiten Ebene im Vergleich zur a.-p.-Aufnahme, andererseits kann auch das Knochenlager der Pfanne ventral beurteilt werden.
- ── Ein *Computertomogramm* (CT), entweder in konventioneller oder in Spiral-CT-Technik, kann bei stark verändertem periäzetabulärem Knochenlager bei der präoperativen Suche nach knöchernen Verankerungsmöglichkeiten hilfreich sein. Im Schaftbereich ist vor allem die Lage und die Knochenstruktur des Trochanter majors von Interesse. Dreidimensionale Rekonstruktionen der CT-Daten können durch die Visualisierung beim Entscheidungsprozess helfen.
- ── Die *Szintigraphie*: Mit der Szintigraphie können vor allem Hinweise für die Implantatstabilität, die Aktivität von Umbauprozessen und Anhaltspunkte für das Vorliegen eines Infekts gewonnen werden. Am verbreitetsten sind die Technetium-99m-Dreiphasenszintigraphie und die Antigranulozytenszintigraphie, letztere wird in erster Linie bei Infektverdacht eingesetzt [3].
- ── *Durchleuchtung*: Fragen der Stabilität des Gelenks, Luxationsrichtungen und Impingement-Lokalisationen können mittels Durchleuchtung abgeklärt werden.
- ── Die *Arthrographie* kann zusätzliche Informationen geben über die Implantatstabilität und allfällige Defekte im Bereich der Abduktorenschicht (Durchtritt des intraartikulären Kontrastmittels in die Bursa trochanterica. Bei unklaren intraartikulären Ergussbildungen können die Ausdehnung und Ausbreitungswege beurteilt werden.

Labordiagnostik

- ── *C-reaktives Protein* (CRP): Die Bestimmung des präoperativen CRP-Wertes hat den Sinn einerseits präoperativ das Vorhandensein eines Infektes zu erkennen. Dabei geht es nicht nur um mögliche Implantatinfekte sondern auch um die Erfassung von potentiellen Streuherden, die allenfalls präoperativ saniert werden müssten. Andererseits kann anhand des Ausgangswertes auch beobachtet werden, ob der CRP-Wert postoperativ korrekt abfällt [2, 12] oder ob in der postoperativen Phase nach Ursachen für einen verzögerten CRP-Abfall gesucht werden muss. Ein anhaltend hoher CRP-Wert über 20 mg/l kann ein Hinweis auf einen Protheseninfekt sein [11].

Präoperative Punktionen und Infiltrationen

- ── *Hüftpunktion*: Die präoperative Punktion des Hüftgelenks dient einerseits zur Gewinnung von Flüssigkeiten (Feststellung von Ergussmengen und -qualität, Infektdiagnostik). Andererseits kann auch durch Lokalanästhetikainstillation zwischen intraartikulären und extraartikulären Schmerzursachen unterschieden werden, wobei diese Informationen nur als Mosaiksteine im Rahmen einer Gesamtbeurteilung gewertet werden können. Ergänzt werden kann die Hüftpunktion/-infiltration durch eine
- ── *Infiltration der Bursa trochanterica* und anderer Schmerzpunkte, um sicher zu stellen, dass die Beschwerden wirklich vom Gelenk her kommen und nicht durch andere, extraartikuläre Ursachen wie z.B. Lumbalkanalstenosen, Iliosakralgelenksveränderungen u.ä. hervorgerufen werden.

Defektklassifikationen

Bei den Defektklassifikationen existieren verschiedene Varianten und lokale Vorlieben bei der Verwendung. Am häufigsten zitiert werden die Klassifikationen von Paprosky [9] und der AAOS [5]. Im deutschsprachigen Raum werden die Klassifikationen der DGOT [1] und von Engelbrecht [7] zitiert, im frankofonen Raum wird eher die Klassifikation der SO.F.C.O.T.88 [4] gebraucht.

Die Paprosky-Klassifikation

Die Klassifikation von Paprosky [9, 10] ist eine der meist zitierten Defektklassifikationen. Ein besonderes Merkmal ist die integrierte Instruktion zur Verwendung von Allografts (Allografts werden aber in Europa zurückhaltender eingesetzt als dies in den Vereinigten Staaten). Drei grundsätzliche Defekttypen werden unterschieden.

Typ 1. Geringer Knochenverlust metaphysär und diaphysär, Metaphyse und Diaphyse sind intakt.
Behandlung: Allenfalls werden intramedulläre Defekte mit spongiösem Knochen gefüllt.

Typ 2. Ballonierte oder trichterförmige knöcherne Veränderungen metaphysär. Unterschieden werden drei Untergruppen.
Typ 2A: Der mediale Knochendefekt überschreitet die subtrochantere Region nicht, der residuelle Knochen ist tragfähig, die Rotationsstabilität kann jedoch beeinträchtigt sein.
Behandlung: Kalkarersatz mit Allograft evt. mit Unterstützung der proximalen diaphysären Region.
Typ 2B: Der anterolaterale Anteil der subtrochantären Region der Metaphyse fehlt, damit kann die metaphysäre Region auch nicht mehr zur Rotationssicherung des Schaftimplantats beitragen.
Behandlung: Es wird ein längeres Revisionsimplantat verwendet. Ein sagittal aufgeschnittener Femurkopf wird über dem lateralen metaphysären Defekt mit Cerclagen befestigt, ein kortikaler, stützender Allograft kann zusätzlich nötig sein.
Typ 2C: Die proximale Femurmetaphyse ist nicht mehr tragfähig. Die posteromediale Wandung fehlt oder ist insuffizient. Es fehlen damit sowohl die Rotationssicherung des Revisionsimplantats als auch ein Schutz vor dem Einsinken.
Behandlung: Eine zuverlässige distale (diaphysäre) Implantatfixation ist nötig. Ein Aufbau der medialen Wandung inklusive der Kalkarregion ist nötig. Ein stufenförmig geschnittener Allograft aus einem Teil einer proximalen Tibia kommt zum Einsatz. Das Tibiaplateau ersetzt den Kalkar, die Tibiametaphyse verstärkt und stützt im Bereich der proximalen Femurdiaphyse.

Typ 3. Hier besteht ein ausgedehnter metaphysärer und diaphysärer Knochenverlust. Metaphyse und diaphysäre Anteile, inklusive Isthmus, sind nicht mehr tragfähig. Der Adam-Bogen („Kalkar") fehlt vollständig.
Behandlung: Lange kortikale stützende Allografts werden als Verstärkung über die Defektregion zerkliert. Die Kalkarregion wird gegebenenfalls wie beim Typ 2 ersetzt. Lange Langschaftimplantate werden verwendet.

Die AAOS-Klassifikation

Die AAOS-Klassifikation von D'Antonio et al. [5] teilt die Schaftdefekte in 6 Typen ein, die zusätzlich durch die Höhe der Veränderung und den zu wählenden Rekonstruktionsweg charakterisiert wird. Dies alles ergibt eine große Zahl unterschiedlicher Klassifikationsmöglichkeiten, welche einen direkten Vergleich von Kollektiven erschweren.

I. Segmentale Defekte. Damit wird ein Verlust der femoralen kortikalen Kontinuität und damit ein Verlust der knöchernen, kortikalen Tragfähigkeit bezeichnet.

II. Cavitäre Defekte. Verlust von spongiösem oder endostalem kortikalem Knochen ohne Verletzung der äußeren Knochenhülle. Auch kortikale Ektasien zählen zu diesem Defekttyp.

III. Kombinierte Defekte. Bezeichnung für alle Kombinationen aus segmentalen und kavitären Defekten. Die Defekte können sowohl durch Osteolysen entstehen als auch durch das chirurgische Vorgehen beim Prothesenwechsel.

IV. Fehlstellungen, Deformitäten. In dieser Gruppe sammeln sich alle Veränderungen der Schaftgeometrie bezüglich der Achslage und der Rotation.

V. Stenosen. Beschreibung aller absoluten oder relativen Verengungen des Femurkanals bedingt durch Voreingriffe, Knochenreaktionen, Implantatreste u.ä.

VI. Femorale Diskontinuität. Zusammenfassung aller Formen von Frakturen, Fissuren, Pseudarthrosen und Substanzverlusten, die zur Trennung von proximalem und distalem Femur führen.

Neben der Art der femoralen Veränderung wird auch die Lage beschrieben. Unterschieden werden drei Höhen:

Level I	oberhalb des Unterrands des Trochanter minor,
Level II	innerhalb der ersten 10 cm unterhalb des Unterrandes des Trochanter minor,
Level III	alles was distal von Level II ist.

Als Hilfe zur Wahl eines Rekonstruktionswegs werden zusätzlich 3 Grade des Implantat-Knochen-Kontaktes beschrieben.

Grad I	Vollständiger Implantat-Knochen-Kontakt.
Grad II	Unvollständiger Implantat-Knochen-Kontakt, die Prothese ist aber stabil im Knochen verankert, ein Knochenersatz wird allenfalls zur Füllung von Zwischenräumen verwendet.
Grad III	Hier besteht ein unvollständiger Implantat-Knochen-Kontakt und das Implantat alleine kann nicht stabil im Knochen verankert werden. Zur Rekonstruktion sind Allografts nötig.

Vorläufer der AAOS-Klassifikation nach Mattingly et al.

Bereits 1991 wurde eine Variante der AAOS-Klassifikation von Mattingly et al. beschrieben [8]. Die Autoren geben Richtlinien zur Implantatwahl und zur Verwendung von Allografts an.

13

I. Kavitäre Defekte. Verlust von spongiösem oder kortikalem Knochen innerhalb des femoralen Kanals ohne Perforation in drei Schweregraden: Leicht, mittel, schwer.
Zwei Lokalisationen: A) metaphysär, B) diaphysär.

II. Segmentale Defekte. Verlust femoraler kortikaler Kontinuität.
A) leicht: Knochensubstanzverlust lediglich oberhalb des Oberrandes des Trochanter minors;
B) mittel: Knochensubstanzverlust bis zur Untergrenze des Trochanter minors;
C) schwer: Knochenverlust unterhalb des Trochanter minors bis zum Isthmus;
D) extrem: Knochenverlust bis unterhalb des Isthmus.

III. Kortikale Defekte. Jede Form von Perforation, Fraktur und Verlust kortikaler Substanz.

IV. Fehlstellungen.
A) Rotationsfehler: Antetorsion oder Retrotorsion.
B) Achsenfehlstellungen: Der diaphysäre Winkel oder die diaphysäre Krümmung können das Einsetzen eines Schaftimplantats behindern.

Die Schaftdefektklassifikation der DGOT

Die DGOT-Klassifikation [1] umfasst am Schaft 7 Defekttypen.

Defekttyp 1: Defekt intramedullär. Erhaltene Femurmetaphyse und erhaltener Isthmus. Lediglich intramedullär besteht ein Verlust an Knochensubstanz.

Defekttyp 2: Trochanterdefekt. Defektlokalisation v.a. intertrochantär, der Trochanter major ist mitbetroffen. Die Femurmetaphyse ist ballonartig aufgetrieben. Die Kortikalis im Bereich des Adam-Bogens ist nicht geschädigt.

Defekttyp 3: „Kalkardefekt". Defekt im Bereich des Adam-Bogens mit progressiver Resorption der Femurkortikalis medial. Die Läsion reicht bis zum Trochanter minor hinab.

Defekttyp 4: Defekt am medialen Schaft. Der Knochendefekt liegt unterhalb der Trochanter-minor-Ebene im Bereich des medialen Femurs und dehnt sich weiter nach distal aus. Der proximale Knochendefekt entspricht dem Defekttyp 3.

Defekttyp 5: Defekt am lateralen Schaft. Der relevante Defekt liegt an der lateralen Kortikalis des Femurschafts. Die Ausdehnung reicht bis unterhalb des Trochanter minors nach distal. Dieser Defekt kann durch eine Wanderung des lockeren Implantats in Varusrichtung entstehen oder wird intraoperativ durch Fensterung produziert, z.B. bei der Zemententfernung. Der proximale Knochendefekt entspricht dem Defekttyp 3.

Defekttyp 6: Schaftdefekt diaphysär – partiell. Hier besteht eine partielle zirkuläre Zerstörung der Femurkortikalis unterhalb des Trochanter minors. Knochenschalen des proximalen Femurs ohne Anschluss an die distale Femurdiaphyse zählen ebenfalls zu diesem Defekttyp.

Defekttyp 7: Schaftdefekt diaphysär – total. Bei diesem Defekttyp besteht ein zirkulärer Defekt, bei dem zwei Drittel des proximalen Femurs zerstört sind. Die Diaphyse fehlt.

Die Klassifikation von Engelbrecht und Siegel

Von Engelbrecht und Siegel wurde eine pragmatische Einteilung der knöchernen Defekte in 4 Grade vorgeschlagen [7]. Direkte Empfehlungen für therapeutische Maßnahmen sind hier nicht enthalten.

Grad 1: Geringer Knochensubstanzverlust. Auf der Schaftseite ist im proximalen Femur eine feine Lysezone erkennbar als Zeichen einer beginnenden proximalen Lockerung. Bei distal festsitzendem Schaftanteil kann proximales Schwingen zu Ermüdungsbrüchen der Prothese führen.

Grad 2: Mäßiger Knochensubstanzverlust. Die Resorptionszone zirkulär um beide Komponenten ist erkennbar verbreitert. Auf der Schaftseite ist das Knochenrohr sichtbar aufgeweitet. Die Kortikalis ist ausgedünnt.

Grad 3: Ausgeprägter Knochensubstanzverlust. Ein größerer Knochensubstanzverlust liegt vor, wenn die Markhöhle des Femurs durch deutliche Verdünnung der Kortikalis erweitert ist. Der Gesamtdurchmesser des Rohres wird größer. Es können ausgedehnte Defekte durch Zerstörung im Trochanter-minor- und -major-Bereich sowie im übrigen Bereich des Femurschafts nachgewiesen werden.

Grad 4: Hochgradiger bis vollständiger Knochensubstanzverlust. Radiologisch zeigt sich eine vollständige Zerstörung des proximalen und mittleren Drittels des Femurs, meist mit erheblicher Schädigung des distalen Femurabschnitts. Es werden eine extreme Verdünnung der Kortikalis und Perforationsstellen beobachtet. Zeichen einer schweren Inaktivitätsosteoporose liegen vor.

SO.F:C.O.T.88-Klassifikation und Modifikation nach Kerboull

Die französische Klassifikation kommt in zwei Varianten: Der SO.F:C.O.T.88 und der SO.F: C.O.T.88 modifiziert nach Kerboull [4]. Bei beiden Klassifikationsvarianten wird nicht auf die Art der zu wählenden Implantatverankerung eingegangen.

SO.F:C.O.T.88-Klassifikation

Stadium I: Die kortikalen Strukturen sind ausgedünnt aber intakt mit mehr oder weniger Osteolyse im Bereich des Schenkelhalses.

Stadium II: Die laterale Kortikalis ist stark ausgedünnt, die mediale Kortikalis ist ebenfalls ausgedünnt, aber intakt.

Stadium III: Die laterale Kortikalis ist stark ausgedünnt, die mediale Kortikalis ist teilweise bis unterhalb des Trochanter minor zerstört.

Stadium IV: Das Femur ist nur noch schalenförmig oder fehlt vollständig.

SO.F:C.O.T.88-Klassifikation modifiziert nach Kerboull

Typ I: Geringgradige Veränderungen ohne Notwendigkeit einer Rekonstruktion. Zerstörung des Kalkar, Ausdünnung der zervikalen Kortikalis anterior und posterior. Isolierte Perforation einer einzelnen Kortikalis durch das Prothesenende.

Typ II: Mäßige Veränderungen, die eine Rekonstruktion rechtfertigen: Ausdünnung einer oder mehrerer Kortikales durch den Prothesenschaft, aber ohne Kontinuitätsverlust.

Typ III: Schwere Veränderungen, die eine ausgedehnte knöcherne Rekonstruktion sowie den Einsatz eines Langschaftimplantats rechtfertigen. Praktisch vollständiges Fehlen des proximalen Femurknochens auf mehreren Zentimetern oder annähernd vollständige Zerstörung.

Typ IV: Femorale Achsenabweichungen (Ermüdungsfrakturen, ausgeprägte Ossifikationen), die eine knöcherne Korrektur durch Osteotomie und einen langen Schaft nötig machen.

Klassifikation nach Fixationsprinzip

Mit dem Ziel bereits bei der präoperativen Planung den Prothesentyp, notwendige Hilfsmittel und eine adäquate Operationstechnik zu ermitteln wird seit 1998 eine eigene Defektklassifikation verwendet [6]. Damit sollen die nötigen Implantate und Hilfsmittel rechtzeitig bestellt oder bereitgestellt werden können. Das Verankerungsprinzip des Schaftimplantats wird dabei als Schlüssel für eine erfolgreiche Rekonstruktion des Femurdefekts beim Prothesenwechsel angesehen, unabhängig davon, ob mit oder ohne Allograft rekonstruiert wird. Zwei zweckmäßige zementfreie Verankerungsprinzipien sind zur Zeit verfügbar, die in verschiedenen Varianten und mit unterschiedlichen Oberflächenstrukturen angeboten werden:

1)   Die konische, diaphysäre Verankerung proximal eines erhaltenen Isthmus. Es existieren unterschiedliche Implantatgeometrien und Oberflächendesigns:
    – mit rotationsstabilisierenden Längslamellen,
    – als rechteckige Kanten,
    – runde Querschnitte mit grob gestrahlten Titanoberflächen (mit oder ohne Hydroxiappatit-Beschichtung)
    – konische, makroporöse Oberfläche.
    Die Implantate stehen als Monobloc oder in modularer Form zur Verfügung.

2)   Die kombinierte metaphysäre und diaphysäre Verankerung. Hier wird die Möglichkeit genutzt, einerseits axiale Belastungen durch großflächigen, metaphysären Kontakt mit einem gut füllenden, modularen Implantatteil einzuleiten und damit ein Absinken der Komponente zu verhindern. Andererseits wird die Rotationsstabilität durch einen zylindrischen, die Diaphyse füllenden Implantatanteil gewährleistet.

Diese Klassifikation ordnet den Schaftveränderungen 4 verschiedene Implantat- und Rekonstruktionsmöglichkeiten zu:

Typ 1:   Primärimplantate verwendbar,

Typ 2:   Standardrevisionsimplantat notwendig, das länger ist, als das Ende der alten Prothesenspitze,

Typ 3:   unsichere Verankerungsmöglichkeit in der proximalen Umgebung des Isthmus macht ein „load shearing" zwischen Meta- und Diaphyse notwendig,

Typ 4: die knöcherne Tragfähigkeit, die Primärstabilität des Implantats und der Erhalt von Insertionen können nur durch den Einsatz eines Allografts gewährleistet werden.

Defekttyp 1

Die knöchernen Strukturen des proximalen Femurs sind tragfähig, die Wahl des Implanta-typs kann wie bei einer Primärimplantation erfolgen. Typ A und Typ B unterscheiden sich nur durch den Zustand der inneren Wandung (◘ Abb. 13.1a).

Beim *Typ 1A* ist der spongiöse metaphysäre Knochen von genügender Rauhigkeit oder er kann aufgeraut werden um einem zementierten Femurschaft sicheren Halt zu bieten.

Beim *Typ 1B* ist die Innenseite glattwandig und sklerosiert, so dass Zement nicht zuver-lässig mit dem Knochen interdigitieren kann. Dies beeinträchtigt die Verankerung des Knochenzements. Ein zementfreies (Primär)implantat wird daher bevorzugt mit der Mög-lichkeit die Verankerungsqualität auf biologischem Weg langfristig zu verbessern.

Defekttyp 2

Die metaphysären Anteile des Femurs sind ausgedünnt, aber wenigstens teilweise belastbar. Die Kortikalis der diaphysären Anteile proximal des Isthmus ist kräftig und tragfähig, sie läuft zum Isthmus hin aber noch konisch zu (◘ Abb. 13.2).

Beim *Typ 2A* ist die mediale Kortikalis auf Höhe des Trochanter minor tragfähig. Damit können Standardgeometrien von kurzen Revisionsimplantaten verwendet werden.

Beim *Typ 2B* ist die mediale kortikale Kontinuität zwar erhalten, jedoch auch unterhalb des Trochanter minor ausgedünnt. Bei diesem Defekttyp kommen in der Regel zementfreie

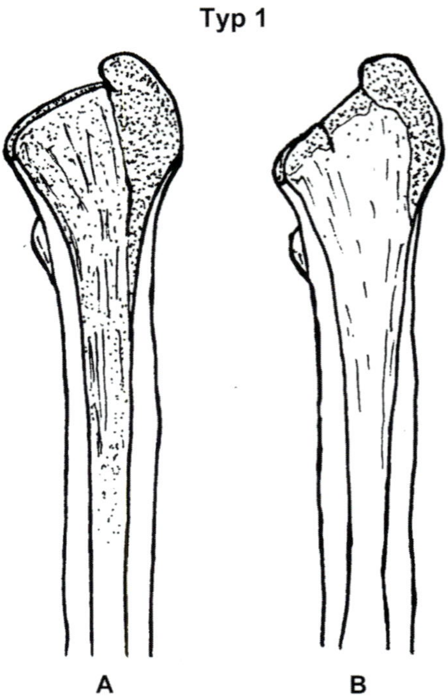

13

Typ 1

◘ **Abb. 13.1.** Tragfähigkeit und Kontur des proximalen Femurs sind erhalten. Typ 1A bietet eine poröse oder aufraubare Innenfläche, bei der Zement interdigitieren kann, Typ 1B ist innen glattwandig und muss daher mit zementfrei implantierbaren Prothesentypen versorgt werden. (Aus [6])

A   B

Revisionsimplantate zum Einsatz, die den selbständigen knöchernen Wiederaufbau ermöglichen. Ein Allograft wird in der Regel nicht benötigt. Fehlende Länge zwischen knöcherner metaphysärer Auflage und Kopfzentrum kann durch eine „Calcar-replacing-Variante" des Revisionsschafts ausgeglichen werden. Alternativ kann eine diaphysäre, konische Verankerung, bei der die Länge ohne proximale Auflage wiederhergestellt werden kann, verwendet werden. Bei der diaphysär konischen Verankerung ist aber Vorsicht bei Achsenabweichungen geboten (Antekurvation, S-förmige Abweichung in der Frontalebene). Wird eine solche nicht erkannt und korrigiert, kann es zu einer Dreipunkteauflage des konischen Implantats kommen, mit ungenügender Primärfestigkeit gegen axiale Belastungen. Die Folge kann ein Absinken des Implantats bei Belastungsaufnahme sein.

Auf die Verwendung eines Allografts kann beim Typ-2-Defekt verzichtet werden.

Die Implantatlänge sollte die Region der Implantatspitze des Vorgängerimplantats um etwa 3–5 cm überragen (3–4 Markraumdurchmesser) um bei Belastungsaufnahme das Auftreten von periprothetischen Frakturen zu vermeiden. Kurze Primärimplantate sind ungeeignet, weil die Kortikalis im Bereich der Spitze des alten Prothesenlagers, anders als beim Typ 1, durch die Lockerungsvorgänge geschwächt ist und damit eine Sollbruchstelle darstellt.

Defekttyp 3

Die knöcherne Femurform ist hier diaphysär typischerweise zylindrisch. Ein eigentlicher Isthmus in der Mitte der Diaphyse existiert nicht mehr. Die Kortikalis in der proximalen Femurhälfte ist dünn und spongialisiert. Eine konische Fräsung ist damit nicht möglich und der Knochen ist für eine stabile, rein diaphysäre Verankerung zu weich. Eine möglichste gleichmäßige Verteilung der Kräfte zwischen den kalkarnahen Strukturen proximal und

Typ 2

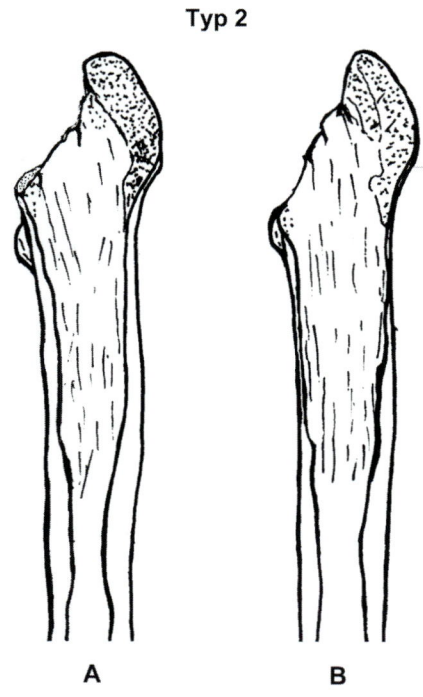

A   B

☐ **Abb. 13.2.** Die knöchernen Veränderungen reichen bis in den distalen Bereich des alten, gelockerten Schaftimplantats. Die Diaphyse oberhalb des Isthmus ist als Implantatlager bearbeitbar und belastbar. Die Metaphyse kann mit geeigneten Implantaten („calcar replacing") zur Längenrekonstruktion verwendet werden. Typ 2A und 2B unterscheiden sich durch die Zuverlässigkeit der metaphysären Auflage. Typ-2A-Rekonstruktion durch metaphysäre Auflage als Schutz vor dem Absinken und diaphysär evtl. sogar zylindrischer Fixation zur reinen Rotationssicherung. Typ-2B-Rekonstruktion mit konischer, diaphysärer Verankerung bevorzugt, wenn Belastbarkeit der Metaphyse fraglich, diaphysär aber eine kräftige Kortikalis mit erhaltenem Isthmus zur Verfügung steht (Typ Wagner-Schaft o.ä.). (Aus [4])

der Diaphyse distal nutzt die vorhandene knöcherne Festigkeit am besten. Eine ausschließlich diaphysäre Verankerung wird kaum eine genügend lange Klemmstrecke in solidem Knochen finden, um ein Absinken der Prothese bei Belastungsaufnahme zu verhindern. Die Diaphyse kann hier v.a. Torsionskräfte aufnehmen, axiale Kräfte können durch eine geeignete proximale, metaphysäre Implantatauflage eingeleitet werden. Bei diesem Typ sind distal zylindrische Langschaftimplantate geeignet, die eine gute Anpassung der proximalen Auflage durch modulare Elemente ermöglichen. In der Mehrzahl der Fälle ist es möglich, ohne zusätzlich stabilisierende Allografts auszukommen (◘ Abb. 13.3).

Defekttyp 4

Zu diesem Typ werden alle Fälle gerechnet, bei denen das proximale Femur alleine keine zuverlässige knöcherne Tragfähigkeit mehr aufweist. Die Verwendung von Allografts ermöglicht es, die für eine Knochenheilung notwendige Primärstabilität zu erreichen. Auf jeden Fall sollen aber durchblutete, vitale, eigene knöcherne Schalen, v.a. diejenigen, die Muskel- und Sehnenansätze tragen, sorgfältig erhalten und mit dem Allograft zusammen fixiert werden. Damit soll möglichst viel der Funktion noch vorhandener Muskel- und Sehnenansätze erhalten werden. Auch wenn eine feste knöcherne Verbindung zwischen Allograft und Restknochen mit Muskel- und Sehnenansätzen nicht immer möglich ist, so sind doch auch die bindegewebigen Verbindungen oft so belastbar, dass eine muskuläre Teilfunktion erhalten werden kann. Bleiben auch kleinere knöcherne Fragmente an ihren begleitenden Weichteilen fixiert, so können sie als durchblutete Knochenfragmente maßgeblich beim Wiederaufbau des genuinen knöchernen Femurs mithelfen (◘ Abb. 13.4).

13

Typ 3

Typ 4

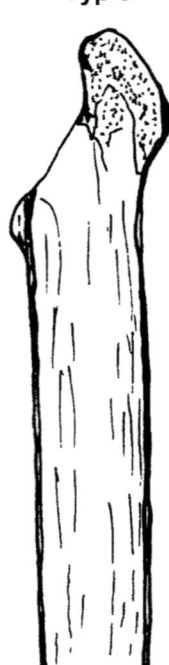

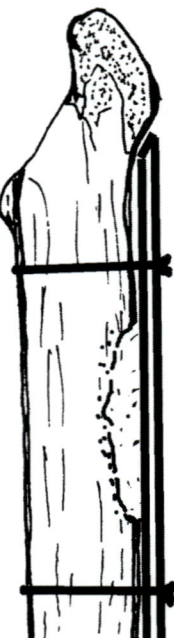

◘ **Abb. 13.3.** Der diaphysäre Knochen ist zylindrisch, dünnwandig und spongialisiert. Eine stabile konische Verankerung ist daher nicht erreichbar, der Knochen ist zu weich. Bei adäquater Verteilung der Belastung zwischen Meta- und Diaphyse nach dem „Load-shearing-Konzept" ist das Femur aber verstärkt durch das Implantat tragfähig. (Aus [4])

◘ **Abb. 13.4.** Defekte, die die Tragfähigkeit des Knochens beeinträchtigen, werden mit Allografts verstärkt. Durchblutete Knochenreste, v.a. mit Muskelansätzen, werden aber erhalten. (Aus [4])

Literatur

1. Bettin D, Katthagen BD (1997) The German Society of Orthopedics and Traumatology classification of bone defects in total hip endoprostheses revision operations. Z Orthop Ihre Grenzgeb 135(4): 281–284
2. Choudhry RR, Rice RP, Triffitt PD, Harper WM, Gregg PJ (1992) Plasma viscosity and C-reactive protein after total hip and knee arthroplasty. J Bone Joint Surg [Br] 74(4): 523–524
3. Corstens FH, Meer JW van der (1999) Nuclear medicine's role in infection and inflammation. Lancet 354: 765–770
4. Courpied JP, Migaud H (2000) Reprise fémorale dans les arthroplasties itératives aseptiques de la hanche. Rev Chir Orthop Reparatrice Appar Mot [Suppl I] 86: 33–90
5. D'Antonio J, McCarthy JC, Bargar WL, Borden LS, Cappelo WN, Collis DK, Steinberg ME, Wedge JH (1993) Classification of femoral abnormalities in total hip arthroplasty. Clin Orthop 296: 133–139
6. Elke R (2001) Die Schaftrevision. Klassifikation und Behandlung. Orthopäde 30(5): 280–286
7. Engelbrecht E, Siegel A (1989) Complications following hip joint prosthesis. Radiologe 29(10): 508–518
8. Mattingly D, McCarthy J, Bierbaum BE, Chandler HP, Turner RH, Cameron HU, McTighe T (1991) Revising the deficient proximal femur. Scientific Exhibition, 59th AAOS Meeting, edited, 1–11, Anaheim/USA, pp 1–11
9. Pak JH, Paprosky WG, Jablonsky WS, Lawrence JM (1993) Femoral strut allografts in cementless revision total hip arthroplasty. Clin Orthop, (295): 172–178
10. Paprosky WG (1992) The use of femoral strut grafts in cementless revision arthroplasty. Bone Implant Grafting. Edited by Older. Springer, Berlin Heidelberg New York Tokio, pp 91–100
11. Sanzen L, Carlsson AS (1989) The diagnostic value of C-reactive protein in infected total hip arthroplasties. J Bone Joint Surg [Br] 71(4): 638–641
12. White J, Kelly M, Dunsmuir R (1998) C-reactive protein level after total hip and total knee replacement. J Bone Joint Surg [Br] 80(5): 909–911

Präoperative Planung

R. Forst, S. Eichinger

Revisionen in der Hüftendoprothetik stellen schwierige und mitunter komplikationsträchtige operative Eingriffe dar. Sie verfolgen das Ziel der möglichst optimalen Wiederherstellung eines funktionstüchtigen, belastungsfähigen und schmerzarmen Hüftgelenks mit Rekonstruktion der durch die Prothesenlockerung veränderten biomechanischen Verhältnisse. Die gründliche Vorbereitung und eine gewissenhafte Planung sind notwendig, um einen regelrechten Operationsverlauf zu gewährleisten, ein möglichst optimales Ergebnis zu erzielen und schwerwiegende Komplikationen zu vermeiden. Eine exakte Operationsplanung dient letztendlich auch dem Schutz des Operateurs vor evtl. juristischen Belangen bei tatsächlichen oder vermeintlichen Operationsfehlern.

Die umfassende Planung des Revisionseingriffs beinhaltet nicht nur den eigentlichen operativen Eingriff, sondern auch das gesamte präoperative Management mit ausführlicher Aufklärung des Patienten, Auswahl und Bereitstellung notwendiger Implantate, Abklärung früherer Operationen und bestehender Begleiterkrankungen wie auch die zeitliche und inhaltliche Planung der postoperativen Nachbehandlung und Rehabilitation.

Gelten auch für Revisionsoperationen bestimmte Grundsätze und *Standards*, welche nach Möglichkeit eingehalten werden sollten, so stellt andererseits jede Revision einen für den jeweiligen Patienten individuell zu planenden Eingriff dar, wobei nicht selten erst intraoperativ die endgültige Entscheidung über das definitive operative Vorgehen getroffen werden kann. Daher sind stets mögliche Behandlungsalternativen bzw. Strategiewechsel für unvorhersehbare Situationen schon vorher weitestgehend mit einzuplanen.

Präoperatives Management

Das präoperative Management beinhaltet alle Untersuchungen und Maßnahmen, welche nicht zum eigentlichen operativen Eingriff zu zählen sind.

Die Abklärung der *Indikation* steht am Anfang eines jeden Revisionseingriffs. Der Nachweis einer Lockerung der azetabulären und/oder der femoralen Komponente kann zumeist eindeutig radiologisch erfolgen. Andererseits kann sich dies jedoch auch schwierig gestalten, wobei dann weitere diagnostische Maßnahmen (z.B. Gelenkpunktion, szintigraphische Verfahren) herangezogen werden müssen.

Wichtig ist der Nachweis bzw. Ausschluss einer septischen Lockerung, da dies in der Regel ein gänzlich anderes operatives Vorgehen erfordert. Hier müssen die Verfahren und Prinzipien des mitunter schwierigen Keimnachweises in enger Zusammenarbeit mit einem erfahrenen Mikrobiologen und einem entsprechend ausgestatteten mikrobiologischen Instituts bekannt sein.

Eine Prothesenlockerung mit korrespondierenden klinischen Beschwerden des Patienten bedeutet in aller Regel eine problemlose Indikationsstellung zur Revision. Schwieriger zu vermitteln sind jedoch die möglichen Risiken bei einer gesicherten Prothesenlockerung mit Notwendigkeit eines Revisionseingriffs, bei Beschwerdefreiheit oder -armut des Patienten.

Die *präoperative Untersuchung* des Patienten zielt auf die Befundung der Beweglichkeit der Hüftgelenke, Beinlängenunterschiede, Muskelinsuffizienzen, sensible und/oder motorische Paresen, Weichteilverhältnisse und alte Narben. Die exakte präoperative Erhebung und Dokumentation des Gefäß- und Nervenstatus ist unabdingbar.

Die Abklärung evtl. bestehender Begleiterkrankungen (z.B. Diabetes mellitus, kardiovaskuläre Erkrankungen, respiratorische Insuffizienz) und damit die Einschätzung von Operationsfähigkeit und -risiko in enger interdisziplinärer Zusammenarbeit mit Internisten und Anästhesisten ist zur Minimierung des Risikos perioperativer Komplikationen erforderlich.

Die genaue Kenntnis der Spezifikation der *revisionspflichtigen Implantatkomponenten* ist nicht nur im Fall eines nicht an der eigenen Klinik durchgeführten Primäreingriffs Grundvoraussetzung. Hier ist die Bereitstellung der früheren Operationsberichte und die exakte Identifizierung der Implantate (Typ, Serie, Herstellungsjahr, Größe, Konus etc.) wichtig, um unangenehme Überraschungen in der Revisionsoperation zu vermeiden. Bei unbekannten oder am eigenen Haus nicht verwendeten Implantaten muss frühzeitig Kontakt zur Herstellerfirma der wechselpflichtigen Prothesenkomponenten hergestellt werden, wobei man sich auch nicht scheuen sollte, einen fachkundigen Mitarbeiter der jeweiligen Firma am Tag des Revisionseingriffs zugegen zu haben.

Die *Bereitstellung der Revisionsimplantate* und benötigter Wechselinstrumente in ausreichender Variation und Menge muss rechtzeitig organisiert werden, wobei auch die Kombinationsmöglichkeiten alter, nicht gelockerter Komponenten mit neu zu implantierenden Komponenten präoperativ genau abzuklären sind. Üblicherweise nicht im Hause verfügbare Prothesenkomponenten sollten mindestens 2-fach geordert werden, da intraoperativ unsteril gewordene Prothesenkomponenten u.U. zu langen Unterbrechungen des Revisionseingriffs und entsprechender Ausdehnung der Operationszeit führen können.

Aktuelle, standardisierte *Röntgenuntersuchungen* sollen eine Aufnahme des Beckens a.-p. tief auf die Symphyse zentriert und der Hüfte axial bzw. in Lauenstein-Position beinhalten. Ist die Entnahme von Knochen aus den Beckenkämmen vorgesehen, dann müssen diese präoperativ ebenfalls radiologisch dargestellt werden. Stets ist auf eine ausreichende Darstellung des Femurs nach distal in zwei Ebenen zu achten, um evtl. Schwierigkeiten bei der Implantation langstieliger femoraler Komponenten bereits präoperativ erkennen zu können. Eine axiale Aufnahme lässt insbesondere das Ausmaß der femoralen Antekurvation erkennen, was für die Wahl zwischen einem antekurvierten oder geraden Revisionsschaft wichtig ist. Sollte die Erstellung einer Lauenstein-Aufnahme wegen Bewegungseinschränkung des Hüftgelenks nicht möglich sein, dann kann auch die Behelfstechnik der „Unfall-Lauenstein-Aufnahme" gewählt werden, bei der das gesunde Hüftgelenk um 90°

gebeugt, die Platte lateral an den betroffenen Oberschenkel angelegt und *unter* dem gesunden Bein von medial her das Femur geröntgt wird. Eine „Faux-profil-Aufnahme" ermöglicht weitere Aussagen über den ventralen Azetabulumbereich und über Verschiebungen des Kopfzentrums nach ventral oder dorsal.

Vor allem bei komplexeren Pfannendefekten ist eine *Computertomographie* mit Artefaktunterdrückung zur Einschätzung des Ausmaßes der knöchernen Destruktionen und damit zur Operationsplanung sehr hilfreich. Insbesondere bei weiter Protrusion oder Verlagerung der zu revidierenden Pfanne in das kleine Becken lassen sich hierdurch, ggf. mit zusätzlicher Gefäßdarstellung mittels *Angiographie* oder *MRT* Lagebeziehungen zu gefährdeten Gefäßstrukturen des Beckens abschätzen.

Bei Hüftrevisionseingriffen mit notwendiger Revision in der Nähe von pelvinen Gefäßstrukturen muss präoperativ auch die Möglichkeit einer evtl. notwendigen Hinzuziehung eines erfahrenen *Gefäßchirurgen* organisiert werden. An Häusern ohne Möglichkeit der sofortigen gefäßchirurgischen Intervention sollten daher derartige komplikationsträchtige Revisionseingriffe nicht durchgeführt werden.

Planung des operativen Eingriffs

Die Hüftrevision hat den Wechsel gelockerter Prothesenkomponenten, die Rekonstruktion und Regeneration knöcherner Defekte, die primär stabile und dauerhaft belastungsstabile Verankerung der Revisionsimplantate und eine möglichst genaue Rekonstruktion der ursprünglichen anatomischen Verhältnisse möglichst mit Wiederherstellung der physiologischen Biomechanik zum Ziel.

Neben der Rekonstruktion des Hüftrotationszentrums ist der zweite wesentliche Aspekt zur Wiederherstellung des biomechanischen Gleichgewichts am Hüftgelenk die Rekonstruktion des regelrechten Offset zwischen Trochanter major und Rotationszentrum des Hüftkopfes, da dies für den Kraftarm der Abduktoren von entscheidender Bedeutung ist [1, 2, 3]. Die umfassende Planung bedeutet insgesamt eine genaue Beurteilung der pathologisch veränderten Biomechanik und Vorbereitung aller operativen Schritte, welche zu der jeweils individuellen Rekonstruktion erforderlich sind.

Dies beinhaltet auch die Wahl des operativen Zugangswegs, die Maßnahmen zur Entfernung der revisionspflichtigen Implantate und des Knochenzements einschließlich gegebenenfalls notwendiger Osteotomien und Schaftfensterungen, Korrekturen zusätzlich vorhandener Deformitäten, die Auswahl seltener Instrumentarien inklusive Ausschlaginstrumenten, die Wahl der geeigneten Prothesenkomponenten, die Notwendigkeit von Knochentransplantaten sowie deren Verankerung.

Pfannenrevision

Die Lockerung der azetabulären Prothesenkomponente ist mit der Ausbildung von mehr oder minder ausgeprägten knöchernen Defekten verbunden, wobei die Kombination von Pfannenlockerung und Pfannenmigration sowie azetabulärem knöchernen Defekt in der Regel eine Verlagerung des Rotationszentrums des Hüftgelenks bedingt. Die Verschiebung des Hüftrotationszentrums folgt zwangsläufig der Richtung des durch die Pfannenlockerung bedingten knöchernen Defekts des Azetabulums und kann grundsätzlich in alle drei

Ebenen erfolgen, insbesondere nach kraniolateral, kraniomedial oder medial (■ Abb. 14.2; [1, 2]).

Bei großen ossären Defekten verschiebt sich das Pfannenzentrum häufig nach kraniolateral in eine Art *Dysplasiestellung*, seltener in eine Protrusionsstellung oder entlang der Resultierenden der Kraftübertragung vom Zentrum des Hüftgelenks in Richtung des Zentrums des Iliosakralgelenks nach kranial, dorsal und medial [2].

Zahlreiche Untersuchungen zeigten darüber hinaus, dass eine enge Korrelation zwischen der Lage des Hüftrotationszentrums bei primär oder im Rahmen eines Revisionseingriffs implantierter Hüfttotalendoprothesen und dem langfristigen postoperativen Ergebnis besteht. Bei deutlicher Differenz der Lage des Rotationszentrums der implantierten Totalendoprothese im Vergleich zum anatomischen Rotationszentrum fanden sich im postoperativen Verlauf signifikant häufiger radiologische Zeichen einer Pfannenmigration und eines Pfannen(inlay)verschleißes, einer Saumbildung im Bereich der Pfanne und des Schaftes, einer Schaftsinterung sowie einer Knochenresorption im Kalkarbereich [4, 5].

Das Ziel der Pfannenrevision muss somit neben der Rekonstruktion von knöchernen Defekten mit auto- und/oder homologen Knochentransplantaten, die sichere und belastungsstabile Verankerung der Pfanne an vitalem Beckenknochen und den Schutz des Transplantats vor großer mechanischer Belastung beinhalten. Hierbei stellt die Wiederherstellung des Kopfzentrums das wichtigste Element der Pfannenrevision dar. Es sollte möglichst an den ursprünglichen Ort zurückversetzt werden oder, wo dies nicht möglich ist, allenfalls auf der Hüftgelenksresultierenden 1–2 cm nach proximal belassen werden [2,4].

Ziele der Pfannenrevision

— Rekonstruktion des anatomischen Hüftrotationszentrums
— Primär- und belastungsstabile Verankerung der Revisionspfanne an vitalem Knochen
— Rekonstruktion knöcherner Defekte mit auto- und/oder homologen Transplantaten
— Schutz des Transplantats vor zu großer mechanischer Beanspruchung

Die Frage der *exakten* individuellen Lage des natürlichen oder physiologischen Hüftrotationszentrums kann zum heutigen Zeitpunkt jedoch nicht hinreichend beantwortet werden.

Im Rahmen einer Vielzahl von Untersuchungen wurde versucht, die radiologische Lage des Hüftrotationszentrums beim Gesunden in Bezug auf die Köhler-Tränenfigur (■ Abb. 14.1) bzw. in Relation zur Beckenhöhe zu definieren. Bei den hierbei ermittelten Durchschnittswerten zeigten sich relativ große Spannweiten sowohl bei der horizontalen als auch bei der vertikalen Distanz des Hüftrotationszentrums in Relation zur Tränenfigur beim Gesunden. Darüber hinaus zeigten die meisten Studien geschlechtsspezifische Unterschiede bei beiden Distanzen [4, 5, 6, 7].

Somit können *Normwerte* des Gesunden allenfalls grobe Anhaltspunkte für die Position des Hüftrotationszentrums bedeuten. Eine Bestimmung des ursprünglichen Rotationszentrums durch Heranziehung der *gesunden* Gegenseite kann möglich sein. Oftmals ist jedoch die Gegenseite bei Patienten mit anstehendem Revisionseingriff bereits deutlich arthrotisch verändert oder schon endoprothetisch versorgt. Vorhandene Voraufnahmen des Hüftgelenks stellen eine weitere Möglichkeit der annähernden Festlegung des Hüftrotationszentrums dar. Eine Orientierung an der Hüftgelenksresultierenden in Richtung Iliosakralgelenk ist anzustreben, wobei das zukünftige Zentrum möglichst nicht mehr als 1–2 cm hierauf nach proximal verschoben sein sollte [2]. Ferner ist auf eine Orientierung zum kaudalen Pfannenbereich zu achten.

Zu beachten ist, dass die Erkennung des genauen Ausmaßes der knöchernen Defekte im Azetabulumbereich und dessen gewissenhafte operative Rekonstruktion durch Knochentransplantate zusammen mit der Auswahl der richtigen Art und Größe der Revisionspfanne oftmals bereits eine annähernde Wiederherstellung des Hüftrotationszentrums bedeutet (◘ Abb. 14.2). Eine der häufigsten Fehler bei nicht regelrecht rekonstruiertem Hüftrota-

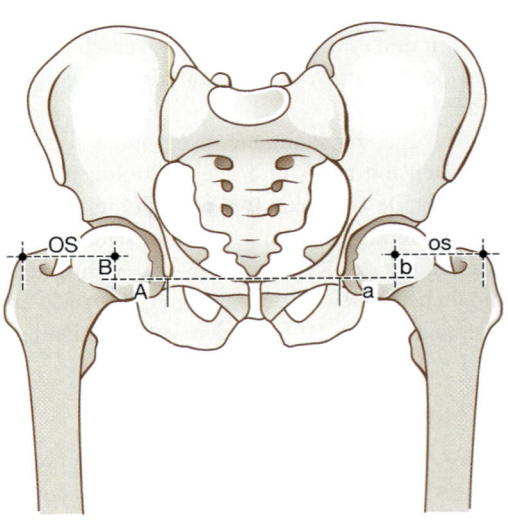

◘ **Abb. 14.1.** Schematische Darstellung zur näherungsweisen, radiologischen Bestimmung des Hüftrotationszentrums an einem gesunden Becken: In einer auf die Symphyse zentrierten Aufnahme des Beckens a.-p. – ohne Beckenrotation (!) – wird eine Tangente an die Köhler-Tränenfigur (alternativ: an beide Stitzbeinhöcker) gelegt. Der Hüftkopfmittelpunkt wird bestimmt und durch ihn eine Senkrechte auf die Tangente gelegt. Im „Idealfall" ist A=a und B=b. Der Offset OS=os

14

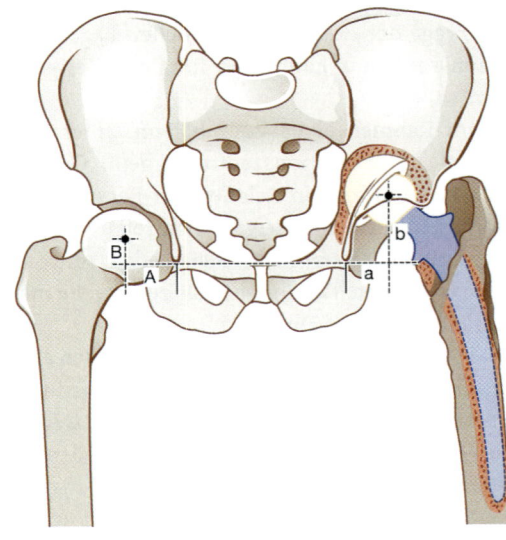

◘ **Abb. 14.2.** Schematische Darstellung einer Pfannen- und Schaftlockerung des linken Hüftgelenkes: Großer azetabulärer Knochendefekt mit kranio-medialer Wanderung der Pfanne und varisch verkipptem, gelockerten Femurschaft mit ausgedehntem knöchernen Substanzverlust meta- und diaphysär. Kranialisierung und Medialisierung des Hüftrotationszentrums (A>a, B<b) und Verringerung des lateralen Offset links bezogen auf das physiologische Hüftrotationszentrum links

tionszentrum ist die fehlende oder ungenügende Rekonstruktion von ossären Defekten. Gerade bei Kranialisierungstendenz der Pfanne kommt einem tragfähigen Transplantat große Bedeutung zu. Die exakte Planung der Rekonstruktion knöcherner Defekte stellt somit einen entscheidenden Schritt und die Grundvoraussetzung für die Rekonstruktion des Hüftrotationszentrums dar [8].

Hierbei haben sich standardisierte Klassifikationen der azetabulären Defekte (z.B. nach Paprosky) zur präoperativen Planung bewährt [3, 9]. Das Vorhandensein von Defekten der vorderen oder hinteren Säule oder zentraler Defekte, die Art und Menge benötigter Knochentransplantate, der Typ und die Größe der Revisionspfanne können hierdurch abgeschätzt und geplant werden. Nicht selten ist dies jedoch präoperativ nur bedingt abschätzbar und muss intraoperativ modifiziert werden.

Die Auswahl von Art und Größe der Revisionspfanne sowie die Positionierung der Revisionspfanne haben entscheidenden Einfluss auf die Position des zukünftigen Hüftrotationszentrums. Eine zu kleine Revisionsschale führt gegebenenfalls zu eine ungenügenden Kaudalisierung des Rotationszentrums ebenso wie die kraniale Positionierung der Pfanne ohne Rekonstruktion eines kranial gelegenen knöchernen Defekts.

Bei kleinen knöchernen Defekten des Azetabulums besteht oftmals keine Notwendigkeit der Distalisierung des neuen Rotationszentrums. Die Revisionspfanne wird hier direkt auf dem Beckenknochen stabil verankert. Auto- und/oder homologe Knochentransplantate dienen der Auffüllung von durch Granulationsgewebe bedingten Knochenhöhlen im Azetabulum. Bei fortgeschrittenen ossären Defektsituationen mit unterbrochener knöcherner Begrenzung des Azetabulums müssen größere Abstützschalen verwendet werden, wie z.B. der Burch-Schneider-Ring, die MRS-Pfanne oder ein Beckenteilersatz (◨ Abb. 14.3; [1, 2, 9]).

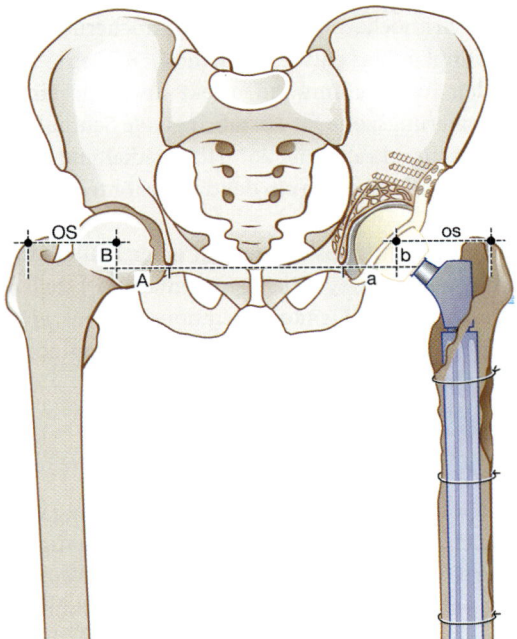

◨ **Abb. 14.3.** Schematische Darstellung nach Revision der Lockerungssituation aus Abb. 2: Kaudalisierung und Lateralisierung des Hüftrotationszentrums (A=a, B=b) durch knöcherne Augmentation des azetabulären Knochendefektes und Implantaion einer Abstützschale sowie zementierten Polyethylen-Pfanne. Schaftversorgung durch modulare Revisionsprothese mit Wiederherstellung des lateralen Offset (OS=os), Femurschaftfissurprohylaxe durch Draht-Cerclagen

Durch deren kraniale Fixierung am Os ilium über Laschen und eine ggf. zusätzliche kaudale Verankerung im Os ischii oder in der Incisura acetabuli können auch größere Azetabulumdefekte mit möglichst optimaler Rezentrierung des neuen Hüftrotationszentrums durch Distalisierung bei entsprechend ausreichender Knochenrekonstruktion überbrückt werden.

Revisionspfannen mit kaudalem Haken und hierdurch bewirkter Verankerung in der Incisura acetabuli, wie z.B. die ARR-Pfanne mit Haken, die Hakenschale nach Ganz, die MRS-Pfanne und der LINK-Beckenteilersatz führen bei regelrechter Implantation mit definiertem Abstand zum kaudalen Pfannenbereich und optimaler Größe zur Positionierung der zementierten PE-Pfanne in definiertem Abstand zur kaudalen Pfannenbegrenzung mit nahezu *automatischer* Wiederherstellung des Hüftrotationszentrums [8].

Die Hakenschale nach Ganz wird demgegenüber von anderen Operateuren wegen ihrer flachen Höhlung und der hierdurch bedingten ungenügenden Korrekturmöglichkeit des Rotationszentrums nach medial und der nicht möglichen kraniomedialen Auflage bei zu kurzer Hakenlasche abgelehnt [2].

Revisionspfannen ohne Verankerung im Bereich des kaudalen Pfannenbereichs bzw. der Incisura acetabuli beinhalten bei fehlender kaudaler und ventraler Abstützung die Gefahr einer weiteren Horizontaleinstellung mit Verschiebung des Hüftrotationszentrums [1, 8].

Die Wiederherstellung des anatomischen Hüftrotationszentrums gerät bei massiven Knochendefektsituationen und ausgeprägter Beinlängendifferenz an ihre Grenzen. Hierbei ist insbesondere die operationsbedingte Verlängerung des Beins und das hierdurch bedingte Risiko eines iatrogenen Nervenschadens bei zu ausgeprägter Beinlängenkorrektur durch Distalisierung des Rotationszentrums zu berücksichtigen.

Im Rahmen der Implantation der Revisionspfanne sollte wenn immer möglich die subchondrale Sklerose des Azetabulums erhalten bleiben, um insbesondere kranial eine ausreichende Stabilität zu gewährleisten. Ziel der azetabulären Rekonstruktion ist eine primäre Implantatstabilität, unter deren Schutz sich durch knöchernen Umbau und knöcherne Integration eine dauerhafte Stabilität des Pfannenimplantates entwickeln kann [1, 8, 9, 10].

Pfannendachschalen müssen der medialen Azetabulumwand direkt im Sinne einer Dreipunkteverankerung aufliegen. Beste Verankerungszone für einzubringende Schrauben ist das kraniale Azetabulum zentral in Richtung Iliosakralgelenk 20° nach medial und dorsal [2, 8]. Zu weit ventrale oder dorsale Schrauben beherbergen ein deutlich erhöhtes Risiko von Gefäß- und Nervenverletzungen.

Die korrekte Rekonstruktion des Rotationszentrums zusammen mit einer Pfanneninklination von 35–45° sowie einer Anteversion von etwa 12–15° (Zielinstumentarium!) stellen die wichtigsten Voraussetzungen für ein dauerhaft befriedigendes Operationsergebnis, eine biomechanisch günstige Gelenksituation, eine gute Funktion und die Vermeidung eines ventralen Impingements sowie einer Luxation dar.

Röntgenplanung

Unter Berücksichtigung dieser Faktoren wird präoperativ nach zuvoriger Bestimmung von radiologischen Landmarken im Seitenvergleich, wie Unterrand der Köhler-Tränenfigur, Oberrand der Schambeinäste, Unterrand der Ossa ischii und Einzeichnen eines *Koordinatensystems* rechtwinklig zu einer orthograden Linie durch die Symphyse das zukünftige Hüftrotationszentrum festgelegt (◻ Abb. 14.1). Eine Röntgenschablone einer in Form und Größe geeigneten Revisionsschale wird mit dem eingezeichneten Rotationszentrum unter Berücksichtigung der späteren Inklination zur Deckung gebracht und ebenfalls eingezeichnet. Dies macht die zu rekonstruierenden knöchernen Defekte insbesondere kranial und medial sichtbar, wobei auch die zur Rekonstruktion erforderlichen Knochentransplantate mit eingezeichnet werden. Einzubringende Fixationsschrauben im Os ilium werden markiert. Wird die femorale Komponente belassen, kann durch Vergleich der Position des Pfannenzentrums mit der des Femurkopfzentrums die zu erwartende Beinlänge bestimmt bzw. die notwendige Länge des aufzubringenden Prothesenkopfes ermittelt werden [2, 3, 9].

Femorale Revision

Die Lockerung der femoralen Komponente hat neben der Ausbildung von knöchernen Defekten meist des proximalen metaphysären Femurs oftmals die (varische) Dislokation oder das Einsintern des Prothesenschafts zur Folge. Biomechanisch führt dies zu einer Verkürzung des Kraftarms der Abduktoren durch Reduktion des Abstands zwischen Trochanter major und Os ilium sowie ggf. zur Veränderung des mediolateralen Offsets des Hüftkopfs. Insgesamt bedingt dies eine Veränderung des Wirkungsgrads der Hüftabduktoren, eine Beinverkürzung und die Gefahr einer verminderten Stabilität des Gelenks. Ausgedehnte knöcherne Defekte beherbergen darüber hinaus die Gefahr der schleichenden oder akuten periprothetischen Fraktur [1, 2, 11, 12].

Ziele der femoralen Revision
- Primär und dauerhaft stabile Verankerung der femoralen Revisionsprothese
- Wiederherstellung des femoralen Kopfzentrums
- Rekonstruktion des mediolateralen Offsets zur Wiederherstellung eines effizienten Hebelarms der Glutealmuskulatur
- Wiederherstellung der femoralen Antetorsion
- Rekonstruktion der Beinlänge
- Regeneration knöcherner Defekte

Die *primärstabile Verankerung* der femoralen Revisionskomponente wird durch einen ausreichenden Durchmesser des Implantats und eine ausreichend weitstreckige Verankerung nach distal über den knöchernen Defekt hinaus erzielt [1, 11, 12].

Je nach vorhandener Situation und Prämissen des Operateurs sollen die Prinzipien einer Verankerung der femoralen Schaftkomponente im Sinne einer distalen Fixation, z.B. mittels Verriegelungsschrauben mit dem erhöhten Risiko eines proximalen „stress shielding" oder einer distalen Stabilisierung durch Press fit mit der hierdurch gegebenenen Möglichkeit eines proximalen, metaphysären „bone ingrowth" gegeneinander abgewogen werden [11, 12, 13, 14].

Wichtig ist eine suffiziente Rotationstabilität, welche v.a. durch eine gute metaphysäre Verankerung erhöht werden kann [13, 15, 16]. Länge und Durchmesser des femoralen Implantats werden präoperativ mittels entsprechend verfügbarer Schablonen, evtl. auch über die Gegenseite geplant. Die definitive Größe wird jedoch erst intraoperativ in Abhängigkeit einer zementfreien oder zementierten Implantationstechnik und einer festen Verankerungsmöglichkeit durch intraoperative Durchleuchtung bestimmt werden können.

Die Wahl der *Schaftlänge* bzw. die Auswahl eines *Standard- oder Revisionsschaftes* hängt von der Länge des zu überbrückenden knöchernen Defekts des proximalen Femurs, der Möglichkeit ausreichender langstreckiger Verankerung des Implantats sowie der Qualität des knöchernen Lagers im Bereich des ehemals gelockerten Implantats ab. Es sollte eine sichere, kortikale Verankerungsstrecke von möglichst 8–10 cm, mindestens jedoch von 4–5 cm Länge angestrebt werden [2, 11]. Ausgedehnte knöcherne Defekte, v.a. Schädigungen des metaphysären Femurs erfordern langstielige Implantate, die ihre Primärstabilität im intakten distalen, diaphysären Knochen finden [1, 12]. Bei Verlust der Tragfähigkeit des metaphysären Femurs sollte der Revisionsschaft mindestens bis zum distalen Ende der Diaphyse reichen. Ausgedehnte, knöcherne femorale Defekte erfordern u.U. die Rekonstruktion durch auto- und/oder homologe Transplantate. *Zementierte Schaftsysteme* setzen einen noch gut erhaltenen „bone stock" des Femurs voraus und besitzen den Vorteil der frühen Belastungsstabilität, weswegen sie von einigen Autoren bei Patienten über 60 Jahren bevorzugt werden [2, 11]. Demgegenüber ermöglichen *zementfreie Revisionssysteme* die Regeneration und Osteointegration geschädigter Knochenbezirke, da es hierbei nicht zu einer Ausfüllung der Knochendefekte mit Knochenzement kommt. Bei fortgeschrittenen segmentalen femoralen Knochendefekten, massivem Knochenverlust, periprothetischer Fraktur und bei jüngeren Patienten werden sie allgemein empfohlen [2, 11, 12].

Im Rahmen der *Wiederherstellung der Beinlänge* sollten möglichst seitengleiche Verhältnisse angestrebt werden, unter der Voraussetzung einer biomechanisch normalen oder zumindest günstigen Situation der Gegenseite. Die Wiederherstellung der Beinlänge darf jedoch nicht unter allen Umständen erzwungen werden, da bei ausgedehnter Korrektur (deutlich über 2–3 cm) das Risiko von nervalen Schäden – insbesondere des N. ischiadicus – deutlich erhöht ist. Hier ist gegebenenfalls ein Beinlängenunterschied zu belassen, worüber der Patient präoperativ aufzuklären ist.

Die *Wiederherstellung des femoralen Kopfzentrums* erfolgt in erster Linie durch die Planung der Lage des Zentrums des Prothesenkopfs auf Höhe des Trochanter majors. Dies ist abhängig von der Strecke, über welche der Prothesenschaft in das Femur stabil verankert eingebracht wird. Hierbei ist auch die Bedeutung eines ausreichenden Schaftdurchmessers zu erwähnen, da zu dünne Schäfte oftmals bei der Implantation zu weit in das Femur eingebracht werden. In geringem Umfang ist eine Einflussnahme durch unterschiedliche Kopflängen bzw. bei modularen Systemen durch unterschiedlich lange Halssegmente gegeben.

Die *femorale Antetorsion* bestimmt die Beweglichkeit und Stabilität des Hüftgelenkes und hat einen engen Toleranzbereich zwischen 10 und 18°. Sie muss beim definitiven Einbringen der femoralen Komponente beachtet werden. Bei modularen Systemen kann sie in der Regel beim Aufbringen des Kopf-Hals-Segments stufenlos eingestellt bzw. korrigiert werden. Bei nicht korrekter Antetorsion, z.B. bei nicht wechselpflichtiger, fester Schaftkomponente bieten modulare Konusadapter (Fa. Merete) in gewissem Rahmen eine nachträgliche Korrekturmöglichkeit der Antetorsion.

Bei frakturgefährdetem Femur sollten, noch vor Entfernung der gelockerten Schaftkomponente, mehrere stabilisierende *Cerclagen* eingeplant werden, um einer Fraktur oder Fissur beim Entfernen oder Einbringen der Schaftkomponente bzw. beim Aufraspeln des Schaftes vorzubeugen.

Röntgenplanung

Die Pfannenkomponente sollte vor der femoralen Revisionskomponente geplant werden. Hierdurch ist, ebenso wie bei zu belassender nicht revisionspflichtiger Pfannenkomponente, das Rotationszentrum des Hüftgelenkes festgelegt.

Die Länge und der Durchmesser der femoralen Revisionskomponente wird mit entsprechenden Schablonen bestimmt. Sie werden auf das zu revidierende oder wo dies nicht möglich ist auf das kontralaterale Femur aufgelegt. Hierbei sollte bei zementierten Systemen ein Zementmantel von 2–3 mm berücksichtigt werden; bei zementfreien Systemen sollte etwa 1 mm spongiöser Knochen erhalten bleiben. Die Schaftkomponente wird in Abhängigkeit von der notwendigen Verankerungsstrecke so geplant, dass das Zentrum eines zunächst ausgewählten Kopfs mittlerer Länge mit dem Trochanter major auf etwa gleicher Höhe steht. Das markierte Kopfzentrum wird mit dem zuvor markierten Zentrum der Pfannenkomponente (Hüftrotationszentrum) verglichen. Die Differenz beider Zentren ergibt Hinweise auf die zu erwartende Beinlängendifferenz, Weichteilspannung, Luxationsneigung und auf evtl. notwendige Korrekturmaßnahmen durch Änderung der Halslänge oder des femoralen Offset. Gegebenenfalls notwendige Cerclagen und zu rekonstruierende Knochendefekte werden ebenfalls eingezeichnet [1, 2, 3, 11].

Postoperative Nachbehandlung und Rehabilitation

Die postoperative Weiterbehandlung des Patienten in einer entsprechenden Abteilung oder Klinik sollte unter Berücksichtigung operationsbedingter Besonderheiten und vorhandener Begleiterkrankungen frühzeitig organisiert werden. Die weiterbehandelnde Klinik und deren Ärzte müssen ausreichende Erfahrung in der Anschlussheilbehandlung von Patienten nach Wechseloperationen des Hüftgelenks haben.

Das vom Operateur festzulegende Nachbehandlungsschema sowie Anamnese, perioperative Besonderheiten und vorhandene Begleiterkrankungen müssen am Tag der Verlegung (!) im Rahmen eines entsprechend ausführlichen Verlegungsberichts den weiterbehandelnden Stellen mitgeteilt werden. Verspätet erhaltene Verlegungs- oder Entlassberichte können nicht als Entschuldigung für aufgrund fehlender Information verursachte Fehler in der Nachbehandlung dienen.

Die rechtzeitige Terminierung von postoperativen klinischen und radiologischen Kontrolluntersuchungen liegt ebenfalls in der Verantwortung des Operateurs.

Literatur

1. Callaghan JJ et al. (1985) Results of revision for mechanical failure after cemented total hip replacement, J Bone Joint Surg 67-A: 1074–1085
2. Cameron HU (2002) The long-term success of modular proximal fixation stems in revision total hip arthroplasty. J Arthroplasty 17 (4 Suppl 1): 138–141
3. Fessy MH et al. (1999) Locating the center of rotation of the hip. Surg Radiol Anat 21: 247–250
4. Goldberg VM (2002) Revision total hip arthroplasty using a cementless modular femoral hip design. Am J Orthop 31:202–204
5. Iglic A et al. (1993) Biomechanical analysis of various operative hip joint rotation center shifts. Arch Orthop Trauma Surg 112:124–126
6. John FJ et al. (1994) Radiographic determination of the anatomic hip joint center. Acta Orthop Scand 65: 509–510

7. Karachalios T et al. (1993) The role of the center of rotation in THA. Clin Orthop 296: 140–147
8. Mattingly D et al. (1991) Revising the deficient proximal femur, AAOS meeting, Anaheim/CA
9. Nieder E (1994) Revisionsalloarthroplastik des Hüftgelenkes. In: Bauer R, Kerschbaumer F, Poissel S (Hrsg) Orthopädische Operationslehre, Teil 2/1. Thieme, Stuttgart New York, S 324–356
10. Ochsner PE (Hrsg)(2003) Die Hüfttotalprothese – Implantationstechnik und lokale Komplikationen. Springer, Berlin Heidelberg New York Tokio
11. Rosenberg AG (1998) Revision total hip arthroplasty: The femoral stem. Master techniques in orthopaedic surgery. The hip-editor: Clement B. Sledge. Lippincott Raven, Philadelphia
12. Rosenberg AG (2002) Fixation for the millenium: the hip. J Arthroplasty 17 (4 Suppl 1): 3–5
13. Sledge CB, Chandler HP (1998) Acetabular revision. Master techniques in orthopaedic surgery. The hip-editor: Clement B. Sledge. Lippincott Raven, Philadelphia
14. Sledge CB et al. (1998) Templating. Master techniques in orthopaedic surgery – The hip-editor: B. Sledge. Lippincott Raven, Philadelphia
15. Starker M et al. (1998) Pfannenrekonstruktion mit Pfannenstützschalen. Orthopäde 27: 366–374
16. Zeiler G et al. (1997) Indikation, Technik und erste Ergebnisse des modularen Hüftprothesenschaftes MRP-Titan. Z Orthopädie 135: A 157

14

Operationsstrategie des Revisions-eingriffes bei Patienten mit rheumatischen Erkrankungen

F. Kerschbaumer, S. Künzler

Einleitung und Darstellung des spezifisch-rheumatisch bedingten Implantatversagens

Gängige Defektklassifikationen [2, 3] von Pfannen- und Schaftlockerungen orientieren sich an morphologischen Veränderungen des Knochens als Folge des Lockerungsprozesses. Schon die Bezeichnung *Prozess* bedeutet, dass es sich um eine dynamische Entwicklung handelt, bei welcher der Faktor *Zeit* eine besondere Rolle spielt. Diese Zeitabhängigkeit kann bei rheumatischen Erkrankungen nicht nur beschleunigt ablaufen, sondern auch durch weitere Faktoren wesentlich beeinflusst werden.

Entzündlich-rheumatische Erkrankungen können in Bezug auf ossäre Komplikationen grob in osteodestruktive oder osteoproduktive Arthritiden unterteilt werden. Die seropositive rheumatoide Arthritis verläuft bei Erwachsenen in der Regel osteodestruktiv und kann eine frühzeitige Implantatlockerung zur Folge haben. Eine klassische ankylosierende Spondylitis (M. Bechterew) oder eine Psoriasiscoxitis hingegen bieten bessere Voraussetzungen für stabile Langzeitverankerung der Prothesenkomponenten. Leider gibt es bei letztgenannten seronegativen Coxitiden auch eine häufig übersehene Gruppe von Patienten mit assoziierten chronisch entzündlichen Darmerkrankungen (CED) wie z.B. M. Crohn oder Colitis ulcerosa, welche eine (radiologisch nicht immer erkennbare) Osteopenie zur Folge haben [7]. Die Konzequenz sind unweigerlich und leider frühzeitig auftretende Implantatwanderungen, welche sich klinisch und radiologisch anders darstellen als Prothesenlockerungen bei Coxarthrose-Patienten. Im Röntgenbild finden sich bereits im ersten postoperativen Jahr Pfannenmigrationen und ein diaphysärer Kortikalisschwund mit konsekutiver Schaftwanderung ohne wesentliche subjektive Beschwerden.

Klassifikation entzündlich-rheumatisch bedingter Defekte nach Hüftendoprothesen

Hüftpfanne

Den obgenannten Prämissen folgend haben wir die von E. Nieder beschriebene [2] Lockerungsklassifikation für die Hüftpfannen übernommen. Während bei Rheumapatienten das Stadium Grad 1 (kraniolaterale Migration) selten vorkommt, überwiegen hier die Grade 2, 3 und 4 (■ Abb. 15.1 bis 15.3).

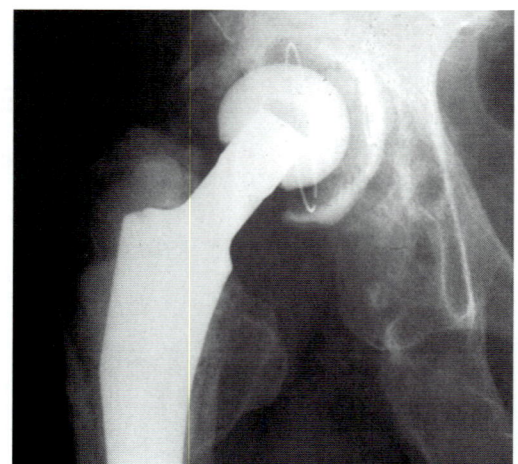

 Abb. 15.1. Grad 2: Kranialmigration

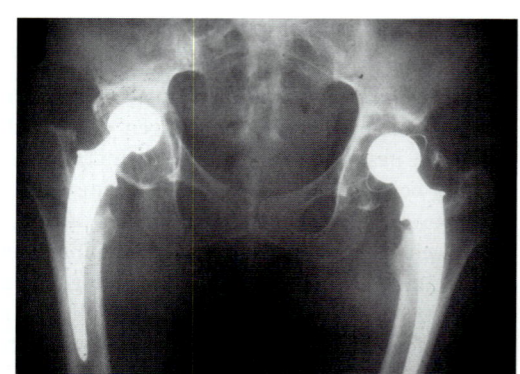

 Abb. 15.2. Grad 3: Kraniomediale Migration mit Protrusion

15

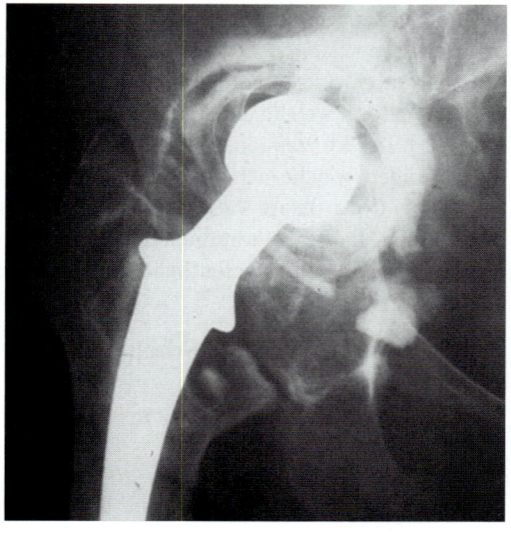

 Abb. 15.3. Grad 4. Kraniomediale Migration mit Kontinuitätsdefekt

Femurschaft

Auch hier unterscheiden wir 4 Lockerungsgrade (▫ Abb. 15.4 bis 15.7).

Grad 1 („intaktes Rohr"). Normale Anatomie der proximalen Femurmetaphyse und Diaphyse, geringe Kortikalisverschmälerung.

Grad 2 („breiter Zylinder"). Verbreiterung der proximalen Femurmetaphyse, Implantatwanderung nach lateral, Stress-Shielding mit diaphysärer Kortikalisresorption.

Grad 3 („Perforation"). Diese entsteht als Folge der Osteopenie und einer ungenügenden Primärstabilität zementfreier Schäfte und führt zur sekundären Perforation der Schaftspitze.

Grad 4 („Fraktur"). Diese kann nach geringfügigen Traumen als Folge der Veränderungen nach Grad 2 oder Grad 3 auftreten. Eine eigene Problematik stellte in der Vergangenheit die gleichseitige Verwendung von geschafteten Knie- und Hüftprothesen dar, weil das Femursegment zwischen den Schaftspitzen einen „locus minoris resistentiae" gleich kommt und zu Frakturen neigt.

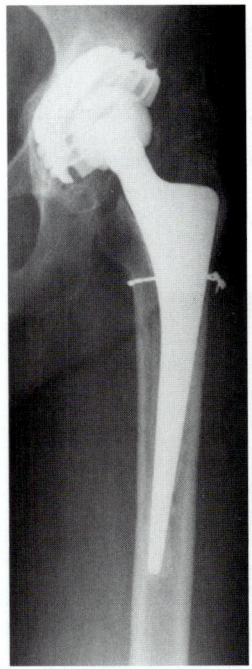 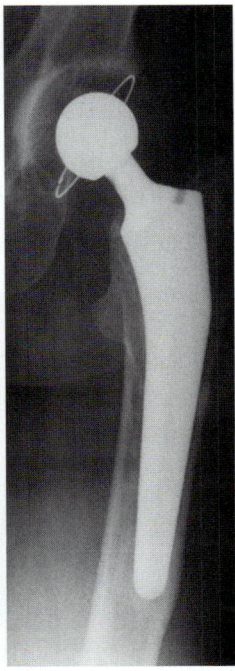 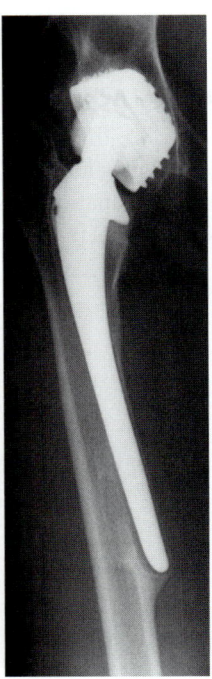 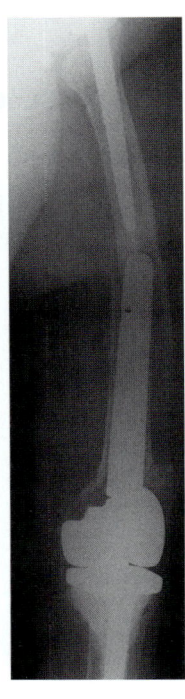

▫ **Abb. 15.4.**
Grad 1:„intaktes Rohr"

▫ **Abb. 15.5.**
Grad 2:„breiter Zylinder"

▫ **Abb. 15.6.**
Grad 3:„Perforation"

▫ **Abb. 15.7.**
Grad 4:„Fraktur"

Operative Strategie bei Pfannenlockerung

Wir verfolgen grundsätzlich 3 Rekonstruktionsziele:
- Eine solide und möglichst großflächige Verankerung zwischen Implantat und Knochen,
- die Wiederherstellung des anatomischen Drehzentrums,
- die Rekonstruktion des Pfannendachs, damit ein möglichst physiologischer Kraftfluss möglich ist.

Für wesentlich halten wir die (zeitaufwändige) Synovektomie und Resektion von Granulationsgewebe aus dem Knochen, der Kapsel und den periartikulären Weichteilen. Der sklerotische Pfannengrund wird sparsam mit der Fräse dekortiziert bis Blutungen auftreten. Wenn keine zu großen Erkerdefekte vorliegen und ein großflächiger Kontakt zwischen Implantat und Pfanne möglich ist, bevorzugen wir für die Grade 1 und 2 eine Pfannendachplastik mit soliden Transplantaten (◘ Abb. 15.8).

Als Alternative haben sich auch zementfreie HAP-beschichtete Revisionspfannen mit Obturatur-Haken und kleinen Darmbeinlaschen bewährt. Die Laschen füllen wir mit Spongiosaspänen aus der Knochenbank auf. Grad-3- und -4-Defekte werden regelmäßig mit Stützringen versorgt, da der Pfannengrund instabil und eine Lateralisierung des Implantats notwendig ist. Hauptsächlich haben wir Stützringe nach R. Gans (*n*=52), N.E. Müller (*n*=36), Schneider-Burch (*n*=32) und Stützringe nach Maß für individuelle Lösungen (*n*=5) verwendet. Letztere beiden Modelle wurden bei Kontinuitätsunterbrechungen im Pfannenbereich eingesetzt (◘ Abb. 15.9, 15.10; [6]).

Operative Strategie bei Schaftlockerung

Lockerung Grad 1. Da das Femur mechanisch intakt ist, gelingt es in der Regel, das alte Implantat ohne Femurtrepanation auszuwechseln. Eine neue Prothese normaler Länge kann wieder eingesetzt werden (◘ Abb. 15.11, 15.12).

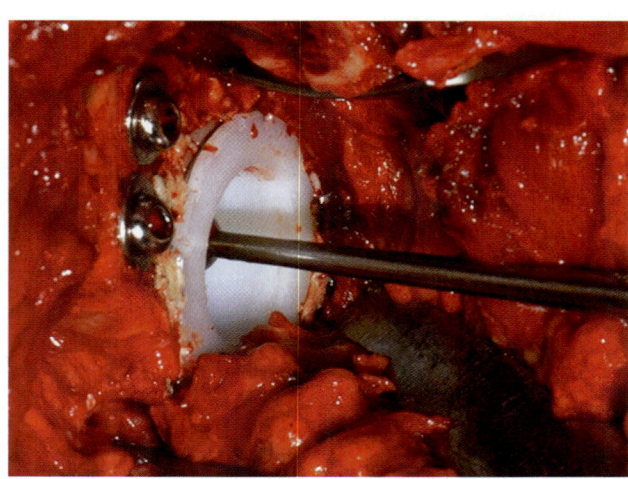

◘ Abb. 15.8.

15

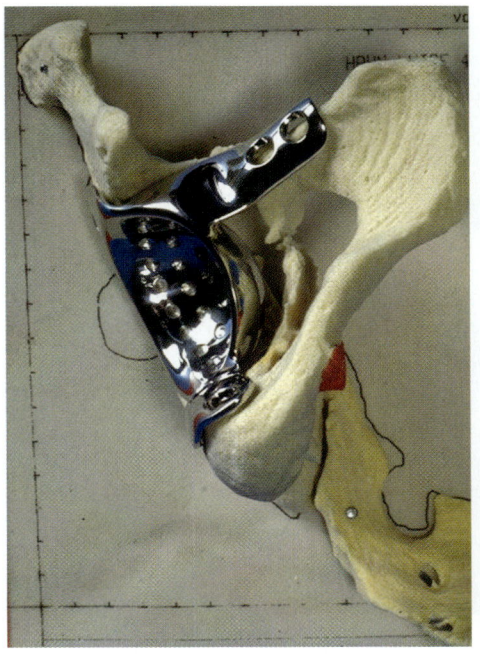

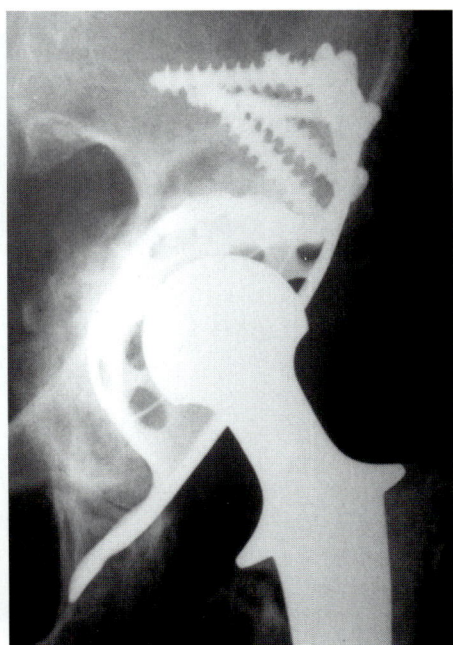

■ Abb. 15.9.   ■ Abb. 15.10.

Lockerung Grad 2. Diese Läsionen sind bei Rheumapatienten kritisch, weshalb wir das gelockerte Implantat durch einen transfemoroglutealen, seitlichen Zugangsweg entfernen, um eine Femurspiralfraktur zu vermeiden (■ Abb. 15.13 bis 15.16).

Lockerung Grad 3. In diesen Fällen ist die intraoperative Frakturgefahr geringer, trotzdem verwenden wir zementierte oder zementfreie Langschaftrevisionsschäfte wie für Grad-2-Läsionen (■ Abb. 15.17, 15.18).

Lockerung Grad 4. Da die Osteosyntheseversuche mit Platten versagt haben, haben wir diese Patienten mit einem totalen Femurimplantat versorgt (■ Abb. 15.19, 15.20; [4]).

Ergebnisse

Pfannen

Die Überlebenswahrscheinlichkeit von 125 Revisionspfannen mit Stützringen versorgt betrug nach 3,5 Jahren Beobachtungszeit 96% (Endpunkt: Wechseloperationen). Die Wahrscheinlichkeit des Auftretens von Lockerungssäumen nach (De Lee u. Charnley) betrug nach 3,5 Jahren 18% und nach 5 Jahren Beobachtungsdauer 40%. Diese Säume wurden vor allem nach Verwendung von Schneider-Burch-Ringen beobachtet.

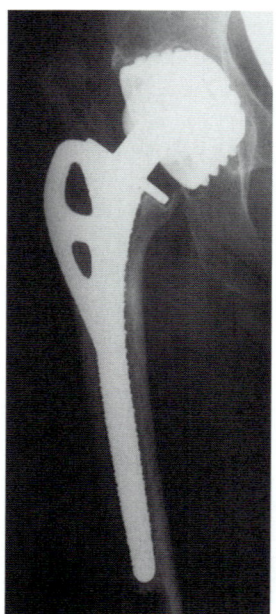
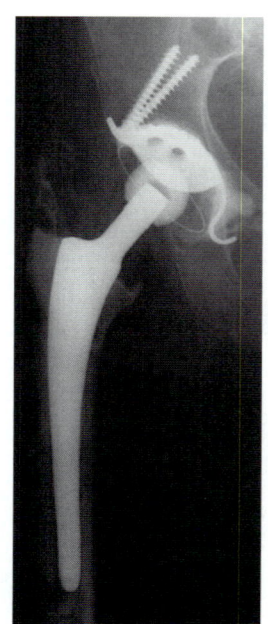

■ **Abb. 15.12.**   ■ **Abb. 15.12.**

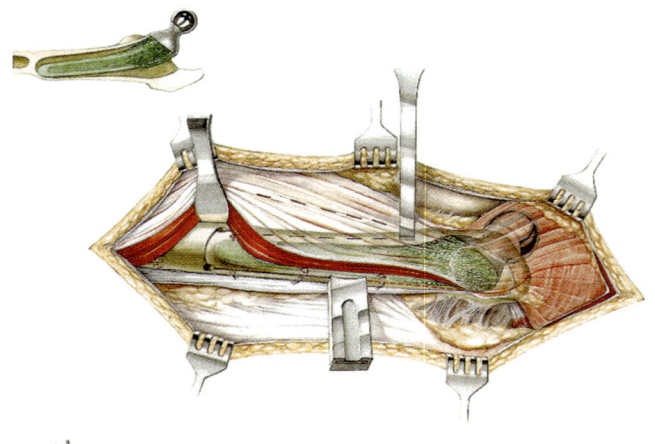

■ **Abb. 15.13.** aus [1]

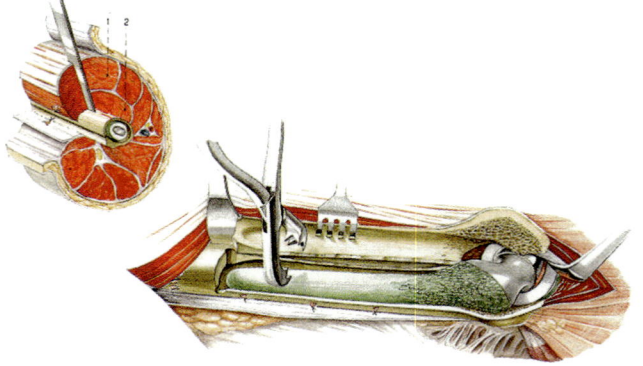

■ **Abb. 15.14.** aus [1]

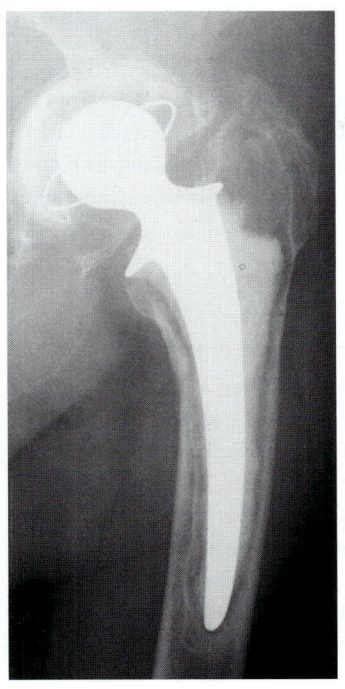

■ Abb. 15.15.

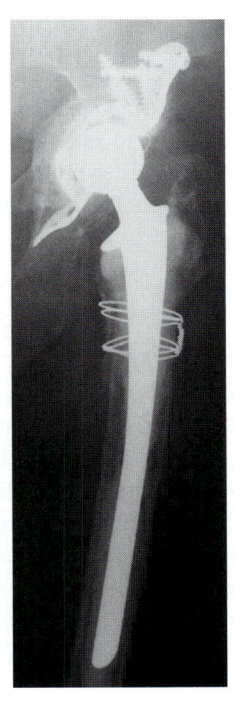

■ Abb. 15.16.

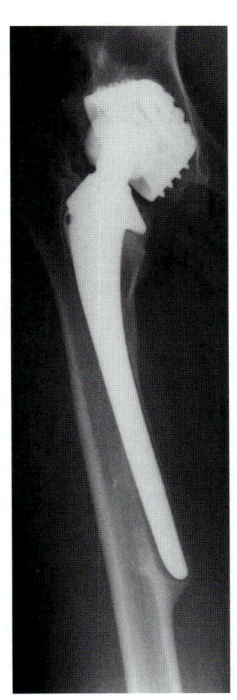

■ Abb. 15.17.

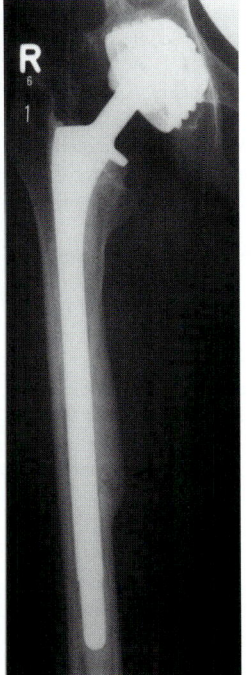

■ Abb. 15.18.

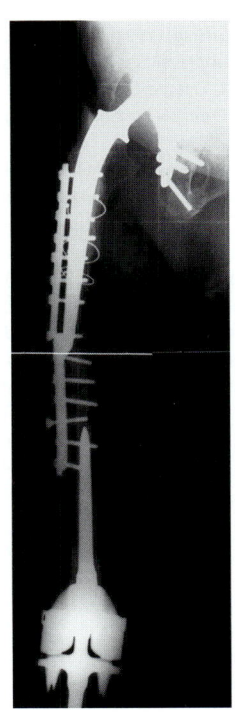

■ Abb. 15.19.

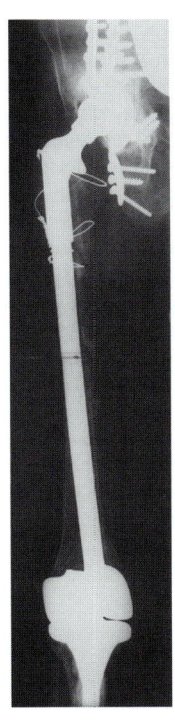

■ Abb. 15.20.

Schäfte

Die Langzeitüberlebensraten von 29 untersuchten Patienten mit seropositiver CP (Grad 1: 4 Patienten, Grad 2: 11 Patienten, Grad 3: 10 Patienten, Grad: 4 Patienten) betrug nach 9 Jahren 88%. Endpunkt der Untersuchung war der Prothesenwechsel bzw. Ausbau. Aufgrund einer chronischen Infektion musste in einem Fall nach totalem Femurersatz die Oberschenkelexartikulation vorgenommen werden.

Diskussion

Abhängig vom Auslockerungsgrad der Pfannen- und Schaftprothesen empfehlen wir eine stadienabhängige operative Therapie. Nachuntersuchungsergebnisse aus eigenem Patientenkollektiv haben gezeigt, dass die Resultate von Hüft-TEP-Wechseloperationen und auch von Primärimplantaten bei Patienten mit entzündlich-rheumatischen Erkrankungen sehr wesentlich von Faktoren wie hohe Krankheitsaktivität (BSG <40 in der ersten Stunde) und vom Grad der Osteoporose abhängig ist [4, 5]. Neben einer adäquaten Operationstechnik ist deshalb eine postoperative Basistherapie zur Senkung der allgemeinen Krankheitsaktivität sowie auch eine medikamentöse Osteoporosebehandlung notwendig, um einer neuerlichen Lockerung vorzubeugen.

Literatur

1. Bauer R, Kerschbaumer F, Poisel S (Hrsg) (1994) Orthopädische Operationslehre Bd. II/1. Thieme, Stuttgart
2. Nieder E (1994) Revisionsalloarthroplastik des Hüftgelenkes. In: Bauer R, Kerschaumer F, Poisel S (Hrsg) Orthopädische Operationslehre, Bd. II/1. Thieme, Stuttgart
3. Paprosky WG, Magnus RE (1994) Principles of bone-grafting in revision total hip arthroplasty: Acetabular technique. Clin Orthop 298: 147–155
4. Porsch M, Galm R, Hovy L, Starker M, Kerschbaumer F (1996) Related Articles, Links ; [Total femur replacement following multiple periprosthetic fractures between ipsilateral hip and knee replacement in chronic rheumatoid arthritis. Case report of 2 patients]; Z Orthop Ihre Grenzgeb. Jan-Feb; 134(1): 16–20. German. PMID: 8650991 [PubMed – indexed for MEDLINE]
5. Rittmeister M, Schwinnen I, Rehart S, Kerschbaumer F (2002) Related Articles, Links; [Differences between rheumatoid and degenerative disease in total hip replacement]; Orthopade. Dec; 31(12): 1168–74. German. PMID: 12486542 [PubMed – indexed for MEDLINE]; Der Orthopäde 1433–0431 (Online) 31 (12) (Deutscher Titel: M. Rittmeister, I. Schwinnen, S. Rehart, F. Kerschbaumer (2002) Hüftgelenkersatz bei rheumatischer und degenerativer Erkrankung – Ein Vergleich perioperativer Variablen; Heft 12(02): 1168–1174)
6. Starker M, Kandziora F, Jager A, Kerschbaumer F (1998) Related Articles, Links; [Acetabular reconstruction using acetabular reinforcement rings], Orthopade. 1998 Jun; 27(6): 366–374. Review. German. PMID: 9697144 [PubMed – indexed for MEDLINE]; Der Orthopäde (Paper) 1433–0431 (Online), 27 (6)
7. Van Staat P, Cooper C, Karden N. (2003) Inflammatory bowel disease and the risk of fracture. Gastroenterology, 125: 1591–1597

15

Behandlung peri- und subprothetischer Frakturen

M.P. Hahn

Einleitung

Die deutliche Zunahme hüftendoprothetischer Eingriffe – in Deutschland werden zur Zeit etwa 110.000 Hüftprothesen pro Jahr implantiert [12] – hat auch zu einer absoluten Zunahme periprothetischer Frakturen geführt, während die relative Inzidenz mit 0,6% nach Primäreingriffen und mit 2,5% nach Revisionseingriffen konstant geblieben ist [11]. Hieraus lässt sich für Bundesrepublik Deutschland eine jährliche Inzidenz von etwa 10.000 periprothetischen Femurfrakturen errechnen.

Zementfreie Prothesen, Revisionseingriffe bei zementierten oder zementfreien Implantaten, Kortikalisperforation während des Eingriffs, Fissuren, Defekte und Bohrlöcher oder Knochenfenster, zu starkes Aufbohren der Markraumhöhle, Austritt von Knochenzement aus dem Knochen und unzureichende Größe oder Länge des Implantats sind Risikofaktoren für periprothetische Frakturen des Femurschafts nach Hüftendoprothetik [16, 19].

Als allgemeine Risikofaktoren gelten weibliches Geschlecht, metabolische Knochenerkrankungen (Osteopenie, Osteomalazie und Osteoporose), rheumatoide Arthritis, M. Paget, Osteopetrose, Osteogenesis imperfecta und präoperative Femurdeformitäten [3, 19].

Der wesentliche prädisponierende mechanische Faktor für das Auftreten einer periprothetischen Fraktur ist die Prothesenlockerung. Dabei führt die Knochenresorption zu einer Aufweitung der Markhöhle, so dass Biegemomente zwischen Prothesenspitze und Femurschafthöhle auftreten können, die dann zu Ermüdungsbrüchen oder Frakturen durch Bagatelltraumen führen [2, 3, 6, 10]

Frakturen bei ungelockerter Prothese entstehen durch Verkehrsunfälle oder bei Sturz aus großer Höhe. Auch der unkontrollierte Sturz aus innerer Ursache bei internistischen Erkrankungen kann zu einer periprothetischen Fraktur führen. Selten ist die periprothetische Fraktur als pathologische Fraktur bei malignem Grundleiden.

Das Zeitintervall zwischen Prothetik und Fraktur wird hauptsächlich beeinflusst durch das Knochen-Implantat-Interface und begleitende präexistierende Kortikalisdefekte. Beals u. Tower [2] fanden eine Häufung von Frakturen nach Implantation zementfreier Hüftprothesen in den ersten sechs postoperativen Monaten. Diese wurden im Wesentlichen verursacht durch unsachgemäße Eröffnung und zu weit gehende Aufbohrung der Markraumhöhle. In der darauffolgenden Zeit nahm das Frakturrisiko durch Anpassungsvorgänge (kortikale Hypertrophie) und Minimierung des Stress shieldings zwischen Implantat und

Kortex wieder ab. Späte Frakturen bei zementfreien Hüft-TEPs schienen extrem selten. Sie traten nur bei Hochrasanztraumen auf [2].

Bei ungelockerten zementierten Prothesen treten Brüche etwa 5 Jahre nach Implantation auf. Vorzugsweise liegen die Brüche in Höhe der Prothesenspitze oder knapp darunter [2]. Frakturen bei gelockerten zementierten Implantaten treten häufig in Kombination mit lokaler oder generalisierter Osteoporose auf. Das Zeitintervall zwischen Implantation und Auftreten der Fraktur hängt vom Voranschreiten der Osteoporose ab. In der Serie von Beals u. Towers [2] traten Brüche bei lockeren zementierten Prothese nach etwa 8 Jahren auf.

Wie problematisch die periprothetischen Frakturen des Femurs sind, zeigt die Vielfalt an Behandlungsmöglichkeiten [6, 10, 11, 19]. Dabei richtet sich das Therapiekonzept nach dem Frakturtyp, dem Verankerungszustand des Implantates, den Begleiterkrankungen und dem Aktivitätsgrad des Patienten. Die biomechanische Stabilität des Verfahrens beeinflusst maßgeblich Komplikationsrate und Rehabilitationszeit.

Diagnostik

Anamnestisch sollte immer eine Rekonstruktion des Unfallgeschehens erfolgen, um ein adäquates Trauma bzw. um prätraumatische Lockerungszeichen zu ermitteln [6]. Die Analyse der klinischen Lockerungszeichen mit Bewegungsschmerz, Instabilitätsgefühl, Achsfehlstellungen und Funktionseinschränkungen beeinflusst in entscheidendem Maß die weitere Therapieplanung [6].

Die radiologische Standarddiagnostik beinhaltet eine konventionelle Hüftübersicht und die Aufnahme des ganzen Oberschenkels in 2 Ebenen. Zur Sicherung bzw. zum Ausschluss der Verdachtsdiagnose einer periprothetischen Fraktur müssen zentrierte Aufnahmen der Frakturregion und der benachbarten Gelenke in 2 Ebenen durchgeführt werden [6].

Bei der klinisch-radiologischen Diagnostik und bei der Beurteilung der Schwere der Verletzung sind die Einbeziehung des begleitenden Weichteilschadens, das Erkennen einer begleitenden Gefäß- oder Nervenverletzung, das Erkennen einer Zwei- oder Mehretagenfraktur und die Orientierung über Achse und Rotation des unverletzten Beins wichtig.

Klassifikation

Bis zur Einführung der Vancouver-Klassifikation im Jahre 1995 war das Klassifikationssystem von Johansson am verbreitetsten [8].Unter anatomischen Gesichtspunkten unterschied Johansson 3 verschiedene Frakturtypen: Typ I sind Brüche im Schaftbereich der Prothese (24%), Typ II sind Brüche im Bereich der Prothesenspitze (65%) und als Typ III werden alle Brüche distal der Prothesenspitze (11%) bezeichnet (◘ Abb. 16.1).

Beals u. Tower kombinierten die Kriterien „anatomische Lokalisation der Fraktur" und „Quantität des Knochen-Implantat-Interfaces" [2]. Diese Klassifikation ist sowohl für zementierte wie zementfreie Prothesen anwendbar. In ihrer retrospektiven Untersuchung von 93 periprothetischen Frakturen nach Hüft-TEP (45% primär zementiert, 23% zementierte Revisionen) fanden sie die Prothesenspitze als häufigste Lokalisation der Frakturen – unabhängig vom Prothesentyp und dem Knochen-Implantat-Interface vor der Fraktur. Eine lockere zementierte Prothese brach fast immer im Bereich der Prothesenspitze. Weit proximale Frakturen waren selten (3%), Frakturen im Schaftbereich der Prothese traten

16

hauptsächlich bei zementfreien Prothesen auf und Frakturen unterhalb der Prothesenspitze am häufigsten bei Patienten mit ungelockerter zementierter Prothese [2].

Mont u. Maar [13] wiederum unterscheiden 5 Typen: trochanternah (Typ 1), in Prothesenschaftmitte (Typ 2), an der Prothesenspitze (Typ 3), unterhalb der Prothesenspitze (Typ 4) und mit periprothetischer Mehrfragmentfraktur (Typ 5) (■ Abb. 16.2). Insbesondere in der deutschen Literatur ist diese Klassifikation gebräuchlich [1, 4,14, 17].

Die derzeit weiteste Verbreitung hat die Vancouver-Klassifikation (■ Abb. 16.3; [5]). Dieses System kombiniert die Kriterien der Frakturlokalisation, der Fixation der Prothese (Qualität des Knochen-Implantat-Interfaces) und die Knochenqualität. Diese Kriterien fließen bei der Auswahl der jeweiligen Therapie entscheidend mit ein.

In dieser Klassifikation werden die Frakturen im Bereich der Trochanteren (Typ A: Typ A_L im Bereich des Trochanter minor; A_G im Bereich des Trochanter major), im Schaftbe-

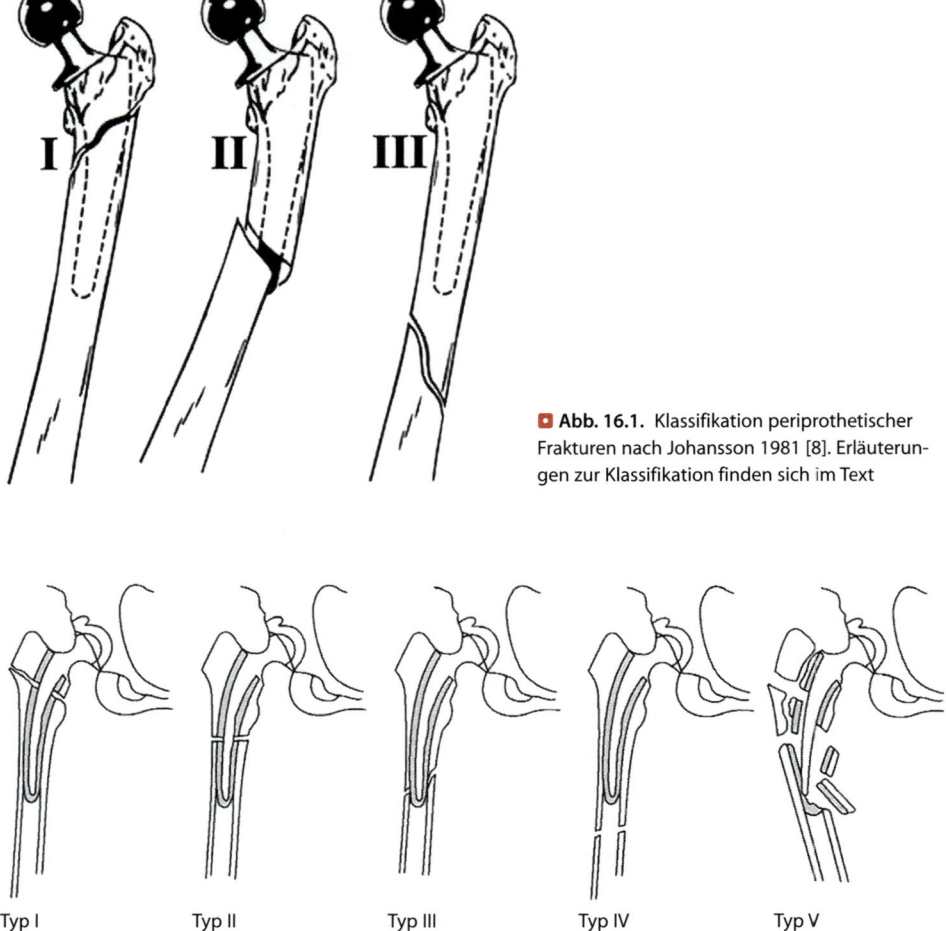

■ **Abb. 16.1.** Klassifikation periprothetischer Frakturen nach Johansson 1981 [8]. Erläuterungen zur Klassifikation finden sich im Text

Typ I   Typ II   Typ III   Typ IV   Typ V

■ **Abb. 16.2.** Klassifikation periprothetischer Frakturen nach Mont u. Maar 1994 [13]. Erläuterungen zur Klassifikation finden sich im Text

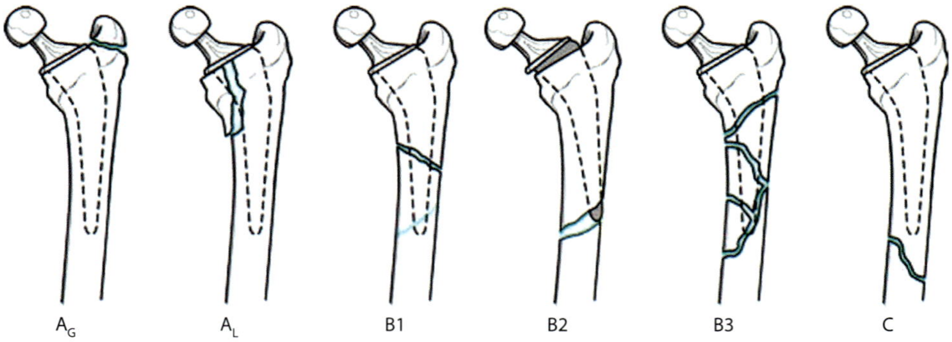

A$_G$ A$_L$ B1   B2   B3   C

Abb. 16.3. Klassifikation periprothetischer Frakturen nach Duncan u. Masri 1995 [5]: Vancouver-Klassifikation. Ein ausführliche Darstellung der Klassifikation findet sich im Text

Tabelle 16.1. Vergleich der Johansson- und Vancouver-Klassifikationen und Häufigkeit der Frakturtypen in Prozent

Duncan [5]	A$_G$/A$_L$ 4%	B$_1$ (18,5%)	B$_2$ (44,6%)	B$_3$ (36,9%)	C 9,3%
			———— 86,7% ————		
Johansson [8]		Typ I (24%)	Typ II (65%)		Typ III
		———— 89% ————			11%

reich und im Bereich der Prothesenspitze (Typ B) sowie die Frakturen weit distal der Prothesenspitze (Typ C) unterschieden. Zusätzlich werden die Verankerung als fest sitzende Prothese (Typ B$_1$), gelockerte Prothese (Typ B$_2$) und die gelockerte Prothese bei schlechter Knochenqualität (Typ B$_3$) unterschieden.

In ihrer Veröffentlichung gaben Duncan u. Masri nach Untersuchung einer Serie von 75 periprothetischen Frakturen folgende Verteilung an: Typ A 4%, Typ B 86,7% (18,5% B$_1$, 44,6% B$_2$, 36,9% B$_3$) und Typ C 9,3% (Tabelle 16.1; [5]).

16 Behandlung

Unter Anwendung der Vancouver-Klassifikation können folgende Behandlungsvorschläge gemacht werden (Abb. 16.4).

Typ A. Frakturen des Trochanter majors oder minor sind selten und in den meisten Fällen stabil bei gutem Knochen. In Kombination mit einer festen Prothese können diese Brüche konservativ behandelt werden. Bei deutlicher Dislokation des Trochanters major ist die interne Osteosynthese angezeigt. Diese wird in der Regel mit Draht-Cerclagen durchgeführt. Bei lockerer Prothese wird diese gegen eine längere ausgetauscht. Bei starker Osteolyse und stabilem Implantat wird die Lysezone mit Spongiosa gefüllt [10].

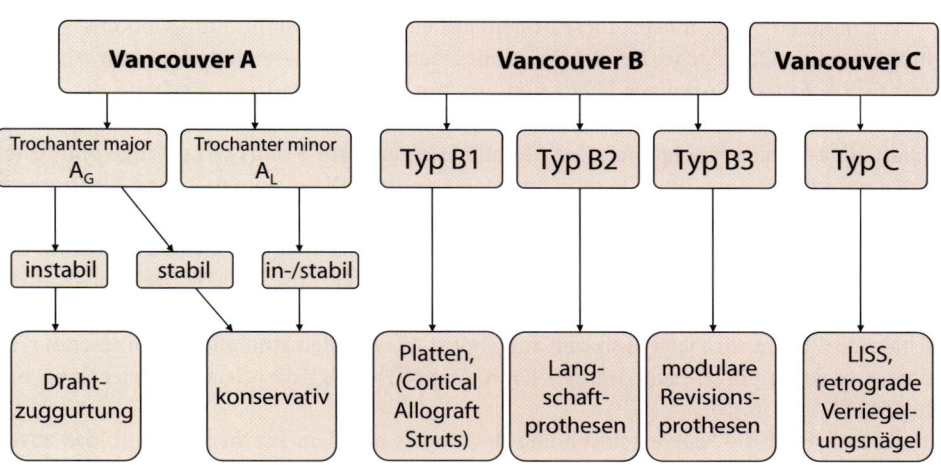

Abb. 16.4. Behandlungsalgorithmus bei periprothetischen Frakturen nach Hüftendoprothetik in Abhängigkeit vom Frakturtyp unter Anwendung der Vancouver-Klassifikation

Typ B. Diese am häufigsten anzutreffenden Frakturen werden in folgende Subtypen unterteilt:

Typ B₁: Bruch im Bereich der Prothese oder der Prothesenspitze mit festem Implantat. Diese Brüche werden am besten mit Platten behandelt. Wenn eine proximale Fixierung der Platte mit Schrauben nicht möglich ist, können alternativ auch Cerclagen, Bänder oder monokortikale Schrauben zur Anwendung kommen. Distal wird die Platte mit konventionellen bikortikalen Schrauben fixiert. Bei schlechtem Knochen wird die Konstruktion mit allogenen Strut grafts augmentiert [1, 7].

Typ B₂: Bei diesen Brüchen im Schaftbereich oder um die Prothesenspitze ist zusätzlich das Implantat locker, der Knochen hat jedoch noch gute Qualität. In diesen Fällen wird das Implantat gegen eine Langschaftprothese ausgetauscht. Dabei sollte die Prothese den untersten kortikalen Defekt mindestens 5 cm überragen, um ausreichende Stabilität zu gewährleisten [9].

Typ B₃: Zusätzlich zum Typ B₂ liegt noch eine schlechte Knochenqualität im proximalen Femur vor. Diese ist zurückzuführen auf eine ausgeprägte Zertrümmerung oder nicht rekonstruierbare Fraktur oder frührer Revisionschirurgie. In diesen Fällen muss das proximale Femur durch Revisionsendoprothetik wiederhergestellt werden. Entweder nimmt man hierfür spezielle Revisionsprothesen oder Tumorprothesen, die fallweise mit Allograft struts ergänzt werden können. Durch die distale Verankerung werden Belastungsstabilität und Rotationsstabilität gewährleistet [7, 15, 21].

Für die Femurschaftfraktur – zumal beim alten Menschen – gibt es kein effizienteres, weil primär belastungsstabiles Osteosyntheseverfahren als den Marknagel. Es lag daher nahe, für die periprothetischen Frakturen mit notwendigem Wechsel des Schafts eine Kombination aus Nagel und Prothese zu entwickeln [14, 21].

Die Fa. Brehm (Weisendorf) hat in Zusammenarbeit mit klinischen Entwicklungspartnern die modulare Revisionsprothese zu einem verriegelbaren Prothesennagel weiterentwickelt. Die beiden Komponenten (Verriegelungsnagel und Prothesenmodul) werden in situ (nach der Verriegelung) „kaltverschweißt" [21].

Die modulare Revisionsprothese besteht aus einer Titan-Aluminium-Niobium-Verbindung mit rauer Oberfläche. Der Schaft ist mit einem Durchmesser von 11–30 mm erhältlich (in 1 mm Schritten). Ab einer Länge von 250 mm ist der Schaft entsprechend der Femurantekurvation gekrümmt. Für das Prothesenmodul existieren 4 verschiedene Längen. Der Schaft-Hals-Winkel beträgt 130°. Das Modul hat einen Euro-Konus 12/14. Länge und Antetorsionswinkel können intraoperativ angepasst werden. Die maximale Länge der Prothese beträgt 420 mm.

Bei lockeren Prothesen kann nach proximaler Entfernung des Prothesenschafts der Verriegelungsschaft geschlossen eingebracht werden (● Abb. 16.5a,b). Bei notwendiger Zementköcherentfernung erfolgt das Einbringen des Verriegelungsschafts unter Sicht. Der distale Markraum wird jeweils so weit aufgebohrt, bis der kleinstmögliche Prothesendurchmesser press fit eingebracht werden kann. Danach erfolgt die distale Verriegelung mit Bolzen (● Abb. 16.5b).

Dann erfolgt die Kaltverschweißung des Nagels mit dem Prothesenmodul, das zuvor in entsprechender Antetorsion aufgesetzt wird. Durch unterschiedliche Größen können Beinlängendifferenzen ausgeglichen werden.

16

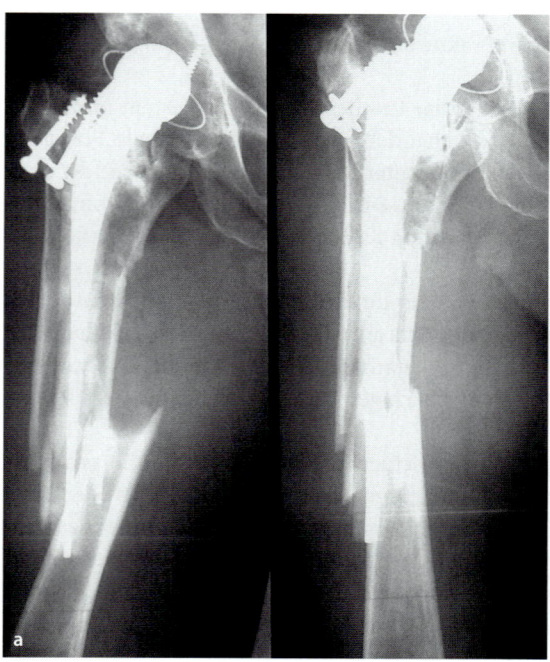
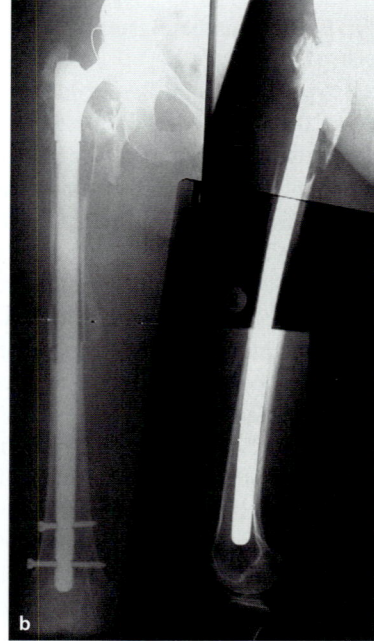

● **Abb. 16.5.** **a** 74-jährige Patientin mit einer gelockerten isoelastischen Hüftendoprothese. Fraktur im Bereich der Prothesenspitze, schlechte Knochenqualität (Osteoporose). Vancouver Typ B$_3$. **b** Prothesenwechsel mit Entfernung der isoelastischen Prothese und Implantation einer modularen Revisionsendoprothese mit distaler Verriegelung (MRP-DV)

Die Fraktur kann zusätzlich durch einen oder mehrere Draht-Cerclagen gesichert werden. In jedem Fall muss eine Vollbelastung der betroffenen Extremität postoperativ ermöglicht werden.

Bei Prothesenwechseln wird die Prothese aus dem frakturierten Femur entfernt und der möglicherweise vorhandene Zement herausgemeißelt (■ Abb. 16.6a–c). Bisweilen ist dazu eine zusätzliche Osteotomie in Höhe der ehemaligen Prothesenspitze notwendig

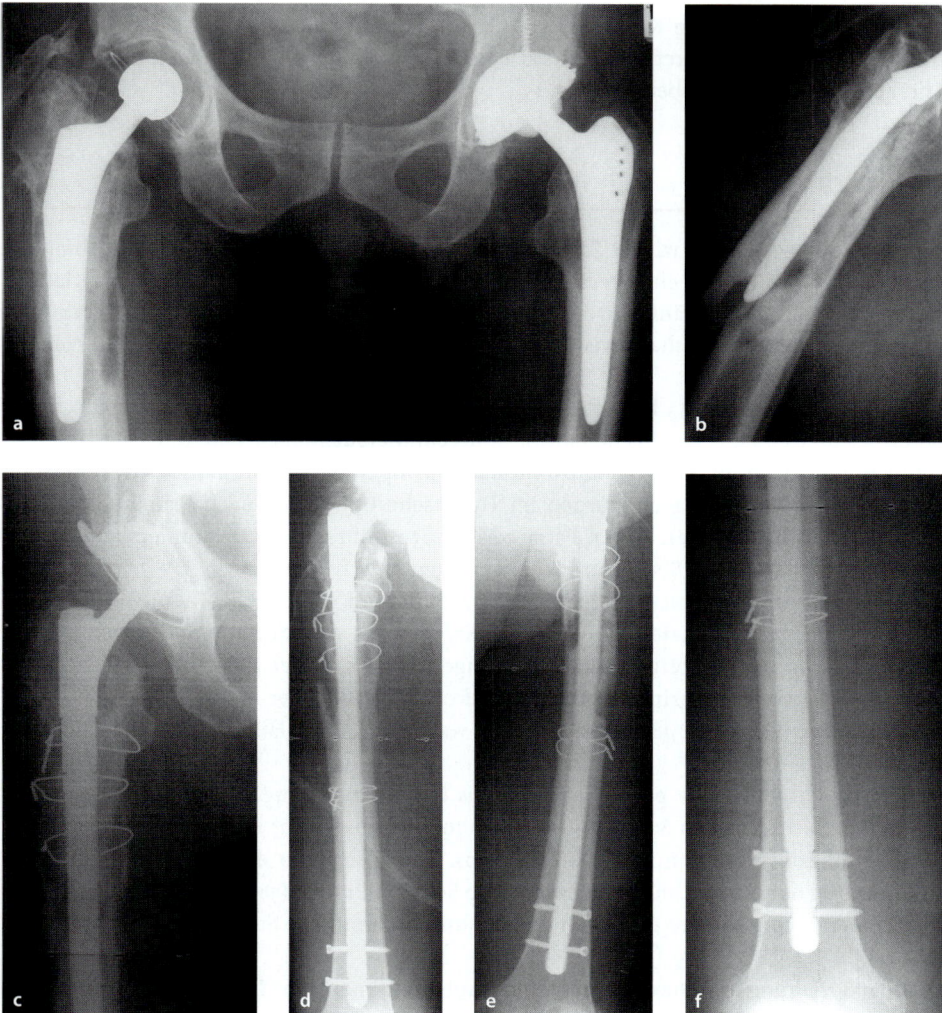

■ **Abb. 16.6. a** 70-jähriger Patient mit gelockerter zementierter Hüftprothese rechts. In der Beckenübersicht zeigen sich die Kortikalisdestruktionen im Bereich der Prothesenspitze. **b** Erst in der seitlichen Ebene kommt die Fraktur der Kortikalis im Bereich der Prothesenspitze zur Darstellung. Vancouver Typ B_3. **c** Entfernung der gelockerten Prothese und des Zementmantels über eine proximale Wagner-Osteotomie. Einbringen der modularen Revisionsprothese mit Rekonstruktion des proximalen Femurs. Sicherung mit Drahtcerclagen. **d** Modulare Revisionsprothese mit distaler Verriegelung. Sicherung des distalen Femurschafts unterhalb der ehemaligen periprothetischen Fraktur mit Draht-Cerclagen. **e** Distale Verankerung der modularen Revisionsendoprothese mit 2 Verriegelungsbolzen. Sicherung der Diaphyse mit zwei Draht-Cerclagen. **f** Axiale Aufnahme des Femurschafts nach Implantation der Revisionsprothese

(■ Abb. 16.6d–f). Dann wird in jedem Fall der distale Femurschaft mit einer Draht-Cerclage gesichert (■ Abb. 16.6d–f). Über einen Bohrdorn wird die intakte Markraumhöhle aufgebohrt und das Nagelmodul der Prothese implantiert, wobei die Stärke des Nagels der Markraumbohrung entspricht oder 1 mm kleiner gewählt wird. Nach Verriegelung werden die Hüftprothesenmodule aufgesetzt und kalt verschweißt. Eine Spongiosaplastik ist in den seltensten Fällen notwendig.

Typ C. Diese deutlich unterhalb der Prothese lokalisierten Brüche bei fest sitzenden Implantaten werden nach den Kriterien der Femurschaftfrakturtherapie behandelt. Zum Einsatz kommen LISS oder retrograde Verriegelungsnägel. Nur in Ausnahmefällen wird die Therapie konservativ bleiben [4, 6, 10, 15].

Eigene Ergebnisse

Von 1993 bis 1997 haben wir 86 Patienten mit einer periprothetischen Fraktur behandelt. Alle Frakturen wurden in einer retrospektiven Untersuchung nach der Vancouver-Klassifikation eingeteilt. Ausgewählt wurden nur die Patienten, die bei Typ-B_2- und -B_3-Frakturen mit der modularen Langschaftrevisionsprothese (MRP-Titanium, Fa. Peter Brehm, Weisendorf) versorgt wurden.

Es handelte sich um 53 Patienten (36 weibliche und 17 männliche). Das Durchschnittsalter betrug 65,6 Jahre (42 bis 86 Jahre). Röntgenuntersuchungen und klinische Untersuchungen fanden präoperativ, 3 und 6 Monate postoperativ und in jährlichen Abständen statt. Die Krankenunterlagen wurden im Durchschnitt 5,3 Jahre nach Primärversorgung ausgewertet (4 bis 8 Jahre). Sieben Patienten starben während der Nachuntersuchungszeit aus Gründen, die keinen Bezug zur Prothese hatten.

Alle Frakturen heilten knöchern aus. 37 Patienten hatten keinen oder nur einen milden Schmerz zum letzten Untersuchungszeitpunkt, aber 21 Patienten waren auf die Benutzung von zwei Unterarmgehstützen angewiesen. 52% der Patienten erreichten die Mobilität wie vor der periprothetischen Fraktur innerhalb der ersten 6 postoperativen Monate. Aber insgesamt 48% der Patienten waren auf mehr Hilfe als vor dem Ereignis angewiesen.

Der durchschnittliche präoperative Harris Hip Score betrug 48 Punkte (26–67), mit einem durchschnittlichen Schmerz-Score von 10 Punkten (0–20) und einem durchschnittlichen Funktionsscore von 26 Punkten (9–40). Zum Zeitpunkt der letzten Nachuntersuchung betrug der durchschnittliche Harris Hip Score 74 Punkte (56–94), der durchschnittliche Schmerz-Score 30 Punkte (24–38) und der durchschnittliche Funktions-Score 35 Punkte (28–42).

Eine Beziehung zwischen Schmerz und Implantatdimension (Durchmesser und Länge) konnte nicht festgestellt werden.

Radiologisch zeigte sich eine durchschnittliche Frakturheilung nach 4 Monaten. Ein Remodelling des proximalen Femurabschnitts war festzustellen. Bei 2 Patienten fanden sich Lockerungssäume.

An Komplikationen traten 4 Wundheilungsstörungen, 4 tiefe Wundinfektionen, ein tiefes Hämatom und ein wesentliches Nachsinken der Prothese bei Dislokation der Verriegelungsbolzen auf. Bei 4 dieser Patienten war ein Prothesenwechsel notwendig. Die Komplikationsrate betrug insgesamt 10,8%.

16

Diskussion

Periprothetische Frakturen sind das Resultat eines Sturzes oder einer Spontanfraktur und häufig kombiniert mit vorexistierenden Problemen des endoprothetischen Ersatzes [15]. Bei 75% der Patients finden sich lockere Endoprothesen, in 50% der Fälle kortikale Defekte [3].

Daher stellt die Versorgung einer periprothetischen Fraktur nach Hüftendoprothetik eine Herausforderung dar. Der behandelnde Arzt muss gleichzeitig das Problem der Femurfraktur und das Problem der Implantatstabilität lösen. Die Vielzahl der Klassifikationen und der Behandlungsmethoden sowie die geringen Fallzahlen pro Publikation führen zu einer Heterogenität, die einen Vergleich der verschiedenen Behandlungsverfahren nicht zulässt [14]. In einer Metaanalyse vergleichen Probst et al. [14] die Behandlungsverfahren und Komplikationen von 1370 Behandlungsfällen aus 55 Publikationen mit dem Prothesennagel (Kombination aus Hüftprothese und distal verriegelbarem Marknagel).

Erstaunlich ist, dass bei 618 Patienten (45%) das Behandlungsverfahren einer Frakturklassifikation nicht zugeordnet werden konnte [14]. Ferner ist verwunderlich, dass von den verbliebenen 752 periprothetischen Frakturen 25% der Frakturen durch nichtoperative Verfahren behandelt wurden (◘ Tabelle 16.2).

Dabei ist bekannt, dass die Komplikationsrate bei konservativer Behandlung extrem hoch ist [13]. Die Prothesenlockerungsrate liegt nach solcher Therapie bei 50–100% [13].

Die entlastende Mobilisierung sollte Abbrüchen der Trochanteren ohne großen Funktionsverlust vorbehalten bleiben, während Extensionsbehandlung und Beckenbeingips wegen der Komplikationsrate und kostenintensiven Pflege verlassen wurden [1, 13].

Alle anderen periprothetischen Frakturen sollten operativ versorgt werden. Dabei hängt die Auswahl der Implantate entscheidend von der Klassifikation der Frakturen ab. Besonders bewährt hat sich die Vancouver-Klassifikation, weil sie die 3 wichtigsten Kriterien berücksichtigt:
- die Lokalisation der Fraktur,
- die Stabilität des Implantats und
- die Qualität des Knochens [5].

Die Metaanalyse von Probst zeigt, dass Plattenosteosynthesen (35%) und Prothesenwechsel (33%) die klassische Antwort auf periprothetische Fakturen sind [14].

Auffällig war die relative Häufung der Pseudarthrosen (11%) und der Implantatversager durch Plattenausriss, -lockerung und -bruch (7%) bei den Plattenosteosynthesen. Bei den

◘ **Tabelle 16.2.** Therapie von 752 periprothetischen Frakturen. (Metaanalyse: Probst et al. 2003 [14])

Therapie	Anzahl (n)	Prozent [%]
Nichtoperativ	188	25
Minimal-invasiv	33	4
AO-Techniken	264	35
Prothesenwechsel	242	33
Weitere Techniken	25	3
Gesamt	**752**	**100**

Patienten, deren Prothese gewechselt wurde, traten Prothesendislokationen und -lockerungen bei 8% und Pseudarthrosen bei 3% der Patienten auf [14].

Die Komplikationen der Verfahren ergeben sich aus der biomechanischen Stabilität. Bei präexistenter Co-Morbidität, reduzierter Compliance und verminderter Fähigkeit der oft greisen Patienten zum Entlasten waren die Komplikationen nach Plattenosteosynthesen mit 35% am größten [14].

Aber auch nach konventionellem Prothesenwechsel ergab sich eine bedenklich hohe Rate an Prothesendislokationen und Prothesenlockerungen [14].

Neuerdings kommen daher Prothesenmodelle zum Einsatz, die distal durch Bolzen verriegelbar sind und damit die Vorteile des Nagels mit denen der Endoprothese vereinen [4, 6, 10, 14, 16, 19, 21]. Mit diesem Implantat kann volle Belastbarkeit erreicht werden.

Eine proximale Zementierung ist in diesen Fällen nicht erwünscht [20]. Die Prothese bzw. der „Prothesennagel" wird stabil in der distalen Diaphyse verankert. Dadurch werden die Frakturheilung und das proximale Remodelling der Femurkortikalis ermöglicht [18]. Aufgrund dieser Vorgänge kann in der Regel auf Spongiosaplastiken verzichtet werden.

Die Vorteile der modularen Revisionsendoprothetik bestehen in der intraoperativen Flexibilität, so dass ein sicherer Halt im Knochen, eine perfekte Adjustierung der Antetorsion, eine hohe Primärstabilität und eine Anpassung der Beinlänge erzielt werden können. Dadurch werden frühe Mobilisation und Rehabilitation erleichtert. Die modulare Revisionsendoprothese wird damit zum Implantat der Wahl bei periprothetischen Frakturen mit lockerer Prothese in Kombination mit guter oder schlechter Knochenqualität.

Zusammenfassung

Periprothetische Frakturen nach Hüftendoprothetik stellen eine ernst zu nehmende Komplikation – insbesondere bei älteren Patienten – dar. Sie sind nach wie vor eine große Herausforderung für den behandelnden Arzt.

Eine breite Palette möglicher Implantate und die exakte Klassifikation unter Einbeziehung der Verankerung der Prothese vor Fraktur und der Knochenqualität sind hilfreich bei der Entscheidung zur adäquaten Therapie (◘ Abb. 16.4). Trotzdem muss bei der Behandlung immer individuell entschieden werden. Gesundheits- und Aktivitätsniveau des Patienten sind zu berücksichtigen.

Die beste Behandlung besteht in der Prophylaxe. Neben einfachen Stürzen in häuslicher Umgebung ist ein Hauptfaktor für das Auftreten periprothetischer Frakturen die vorausgegangene Revisionschirurgie mit und ohne Perforation der Kortikalis. Kenntnis der Risikofaktoren in der Primär- und Revisionsendoprothetik, sorgfältige präoperative Planung, schonendes operatives Vorgehen und sorgfältige Nachbehandlung sind der Schlüssel zum Erfolg. Da die Einzelerfahrung mit diesen Frakturen eher selten ist, sollte die Behandlung vorzugsweise an spezialisierten Zentren stattfinden.

16

Literatur

1. Aigner C et al. (2002) Kortikale Strut Grafts, eine Alternative zur konventionellen Plattenosteosynthese bei periprothetischen Frakturen. Z Orthop 140: 328–333
2. Beals RK, Tower SS (1996) Periprosthetic fractures of the femur. An analysis of 93 fractures. Clin Orthop 327: 238–246
3. Bethea JS et al. (1982) Proximal femoral fractures following total hip arthroplasty, Clin Orthop 170: 95–106
4. Dorotka R et al. (2000) Periprothetische Femurfrakturen bei Hüfttotalendoprothesen. Funktioneller und radiologischer Vergleich zwischen Plattenosteosynthese und proximalem Femurersatz. Z Orthop 138: 440–446
5. Duncan CP, Masri BA (1995) Fractures of the femur after hip replacement. In: Instructional Course Lectures. American Academy of Orthopaedic Surgeons, 44: 293–304
6. Gruner A et al. (2004) Die periprothetische Fraktur. Klassifikation, Management, Therapie. Unfallchirurg 107: 35–49
7. Haddad FS et al. (2002) Periprosthetic femoral fractures around well-fixed implants: Use of cortical onlay allografts with or without plate. JBJS 84-A(6): 945–950
8. Johansson JE et al. (1981) Fracture of the ipsilateral femur in patients with total hip replacement. JBJS 63-A: 1435–1442
9. Larson JE et al. (2001) Bypassing femoral defects with cemented intramedullary stems, J Orthop Res 9: 414–421
10. Learmonth ID (2004) Aspects of current management. The Management of Periprosthetic Fractures around the Femoral Stem. JBJS 86-B: 13–19
11. Lewallen DG, Berry DJ (1997) Periprosthetic fracture of the femur after total hip arthroplasty. Treatment and results to date. JBJS 79-A: 1881–1890
12. Mohr VD et al. (2003) Qualität sichtbar machen. BQS-Qualitätsreport 2002, BQS Bundesgeschäftsstelle Qualitätssicherung GmbH Düsseldorf
13. Mont MA, Maar DC (1994) Fractures of the ipsilateral femur after hip arthroplasty. J Arthroplasty 9:511–519
14. Probst A et al. (2003) Der Prothesennagel –primär belastungsstabiles Implantat bei peri- und subprothetischen Frakturen des Femurs. Unfallchirurg 106:722–731
15. Schmidt AH, Kyle RF (2002) Periprosthetic fractures of the femur, Orthop Clin North Am 33:143–152
16. Scholz R et al. (2003) Zur Behandlung periprothetischer Femurfrakturen bei Hüftendoprothesen. Z Orthop 141: 296–302
17. Siegmeth A et al. (1998) Die periprothetische Femurschaftfraktur. Indikationen und Ergebnisse bei 51 Patienten, Unfallchirurg 101: 901–906
18. Wagner H (1989) Revisionsprothese für das Hüftgelenk. Orthopädie 18: 438–453
19. Weiss S et al. (2002) Periprosthetic femoral fractures after total hip and total knee arthroplasty. A current guide to treatment. EFORT 49–61
20. Wirtz DC, Niethard FU (1997) Causes, diagnosis and therapy of aseptic hip prostheses loosening –a current concept review. Z Orthop Grenzgeb 135: 270–280
21. Wirtz DC et al. (2000) A modular femoral implant for uncemented stem revision in THR. Int Orthop 24(3): 134–138

Risiken und Gefahren beim Revisionseingriff nach alloplastischem Hüftersatz

Management zur Fehlervermeidung

R. Ascherl

Wechseloperationen nach künstlichem Ersatz des Hüftgelenks sind schon lange keine Seltenheit mehr, in Zentren und größeren Abteilungen bereits alltägliche Routine; zurückhaltende Schätzungen geben eine allgemeine Revisionsrate von etwa 10% an [4], demnach muss in der BRD mit mehr als 15.000 Wiederholungseingriffen jährlich gerechnet werden. Bei unseren endoprothetischen Eingriffen an der Hüfte nehmen die Implantatwechsel inzwischen fast 30% ein. Abgesehen von periprothetischen Frakturen und akuten Infektgeschehen handelt es sich um (rechtzeitig) planbare, elektive Operationen; gerade die Vorbereitung kann über den Erfolg mitentscheiden.

Präoperative Maßnahmen – Risk-Management

Immer wieder erwarten Patienten mit lockeren Kunstgelenken vom Wiederholungseingriff Ablauf und Erfolg einer Primäroperation. Rechtzeitig ist in der *Aufklärung* auf die mitunter eingeschränkten Aussichten hinzuweisen, alle Risiken der Erstimplantation sind gleichermaßen und vermehrt vorhanden. Eine Stufenaufklärung, die vom persönlichen Gespräch in der Ambulanz über weiterführende, verständliche Broschüren oder Buchpublikationen und möglicherweise bis hin zu einer Gesprächsrunde, im Rahmen einer „Patientenschule" reichen kann, wird den Patienten zu den Chancen, Möglichkeiten, Risiken sowie Komplikationen (und deren Konsequenzen) der bevorstehenden Operation informieren [8]:

Verankerung	zementlos, zementiert
Allergien	Metall, Medikamente
Blutverlust	Fremdblut, Eigenblut, Cell Saver
Nachblutung	Re-Revision, Drainage
Defekte	Knochentransplantate, Knochenersatzstoffe
Infektion	vorbestehende Kontamination, Low-grade-Infekt, Resektionszustand, Spacer, Re-Revision
Gefäßverletzungen	Zusatzeingriffe, Durchblutungsstörung, Schwellneigung
Fraktur	Osteosynthese, Implantatwahl, Zusatzimplantate
Beinlänge	Verlängerung, Offset
Luxation	Planung, Implantat, Re-Revision, Nachbehandlung
Periartikuläre Verknöcherungen	Szntigraphien, Nachoperation (präop. Bestrahlung!)
Nervenläsionen	Schienen, Nachsorge
Medikamentöse Behandlung	Antikoagulation, Antibiose
Postoperativer Verlauf	Intensivtherapie, Intermediate Care, Rehabilitation, Entlastung, Nachsorge

Die präoperative *Planung* entscheidet vorläufig auch über den möglichen Verbleib von festen Teilen des Kunstgelenks, dabei sind ihre jeweiligen Maße, Größen und Materialien zu bestimmen und die weiteren Kombinationen und Kompatibilitäten zu beachten. Bewährt hat sich uns die *zentrifugale Identifikation* mit der Reihenfolge:

- Konus,
- Kopf,
- Inlay,
- Schaft,
- Acetabulum.

In diesen Situationen zeigt sich einmal mehr die besondere Bedeutung eines konsequent geführten *Endoprothesenpasses.*

Gleichermaßen gilt dies für *implantatspezifische Instrumente:*

Schraubenzieher	nicht immer nur Sechskantinbus!
Inlay-Extraktor	Keramik!
Setzgerät Acetabulum	Schraubpfanne!
Schaftinstrumente	Ausschläger, Diskonnektoren, Re-Revision, Tumorimplantate

Aufwändige und schwierige Wechsel können mitunter *Zusatzinstrumente* und weitere apparative Hilfen notwendig machen, nicht immer gehören sie zur regulären Ausstattung, können allerdings leihweise zur Verfügung stehen:

- hochtourige Fräsen, auch zur Metallbearbeitung;
- maschinelles Meißelsystem, auch zur Explantation zementloser (Gerad)schäfte;
- Ultraschallzemententfernung;
- Wechselkonen, Steckhülsen, Konusadapter.

Nicht alle Wechselimplantate und Revisionsschäfte benützen plausible *Größen*, manchmal beziehen sich numerische Angaben nicht auf die echten Maße, sondern stellen nur Beziehungs- und Bezeichnungsgrößen dar. Werden zahlenmäßige, auf Millimeter bezogene Werte mitgeteilt, so sind diese nicht unbedingt konsequente Hinweise für den eigentlichen Eingriff (*Aufbohren!*): Bei rechteckigen oder fast quadratischen *Schaftquerschnitten* nützen Maßangaben zu den Kantenlängen nicht sehr viel, eher würden Diagonalmaße (bei konischen Stielen höhenbezogen!) für die Markraumpräparation helfen. In den Produktbeschreibungen sind entsprechende Informationen nicht immer vorhanden, optimal wären diese Mitteilungen auf den zeichnerischen oder elektronischen *Schablonen* (◘ Abb. 17.1).

Sind Röntgenaufnahmen zur Bestimmung von Abmessungen, Implantatgrößen oder Distanzen erforderlich, können nur sog. *Maßaufnahmen* zuverlässige Daten liefern: Ein Maßstab auf Höhe des Objekts (Oberschenkel) und parallel dazu, lässt eine genaue Berechnung nach dem Prinzip der Proportionalität zu [9].

Hinweise für die Operation – Explantation

Beim eigentlichen Einschleusen ist auf die richtige *Operationstischauswahl*, *Unterlage* (Gelmatten, Decubitusprophylaxe) und *Lagerung* des Patienten zu achten, gerade im Hinblick auf spätere, intraoperative Bildwandleruntersuchungen empfiehlt sich eine rechtzeitige

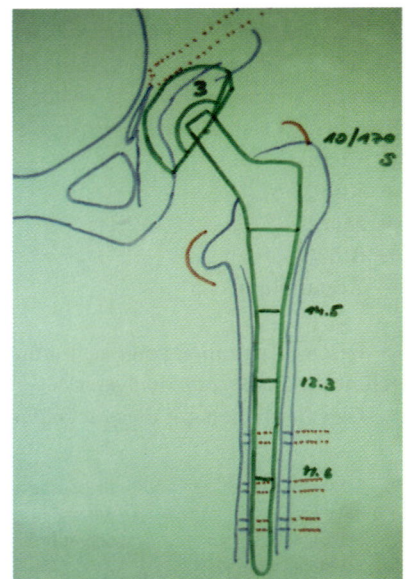

Abb. 17.1. Planungsskizze für einen TEP-Wechsel mit einem rechteckigen Schaftquerschnitt. Auf den entsprechenden Höhen sind die Längen der Diagonalen (Durchmesser des Bohrers!) eingetragen. Umrisse der Trochanteren der Gegenseite zeigen die Beinlänge an! Hier: Zunahme des Offsets!

Kontrolle zum Ausschluss von störenden Metallteilen. Die Hautmarkierung von Operationsseite und -Gelenk soll Standard sein, auch in der Primärendoprothetik. Das Abdecken muss großzügig erfolgen und berücksichtigt mögliche Erweiterungen des Eingriffs.

Als *Zugang* darf beim *aseptischen* Wechsel die Routineschnittführung gewählt werden, *septische* Eingriffe sind über den vorhandenen Zugang vorzunehmen; schon auf Grund dieser Überlegungen sollen Revisionsoperateure alle Hüftzugänge beherrschen; zudem müssen zusätzliche Operationswege bekannt und geübt sein, hierzu gehören alle intra- und extraperitonealen Zugänge zum Becken, wie auch zur Leistenregion.

Narben sollen exzidiert werden, sind mehrere Zugänge bereits gemacht, ist auf – wenn auch sehr seltene – Durchblutungsstörungen möglicherweise in Hautfalten und bei spitzwinkeligen Verläufen zu achten, größere Unterminierung der Haut ist ohnehin nicht notwendig.

Die Fascia lata – oft mit der Muskulatur vernarbt und nicht leicht zu isolieren – wird von distal, im gesunden Bereich dargestellt und präpariert.

Vorherige *dorsale Zugänge* haben über dem *N. ischiadicus* schützende Gewebeschichten aus Fett und Außenrotatoren oft zäh vernarbt, auch kann eine von distal nach proximal teils stumpfe, teils scharfe Präparation angezeigt sein. Kritische Strukturen soll man eher exponieren und darstellen, als unerkannt und damit ungewiss belassen. Manchmal hilft auch ein „Abtasten" mit dem Tuber ischiadicum als „Widerlager" [1, 4, 9].

Auf narbige Umgebungsreaktion am *kaudalen Pfannenrand* ist auch bei *anterolateralen Zugängen* zu achten, dann rückt der N. ischiadicus durch bindegewebige Zügel relativ nah an das Acetabulum [1], besondere Vorsicht ist bei dorsalen Pfannendefekten und Mehrfachrevisionen geboten.

Erkennen von unsanftem Hakendruck, zu starkem Zug am Bein und zu wenig Kniebeugung (bei welchem Zugang auch immer) gehören zur umsichtigen Operationsführung (Abb. 17.2) [3, 4].

Luxation des Kunstgelenks darf erst erfolgen, wenn alle periartikulären Narben und *Verknöcherungen* entfernt sind und mit nur wenig Gewalt ein Hebeln des Kopfes gelingt.

17

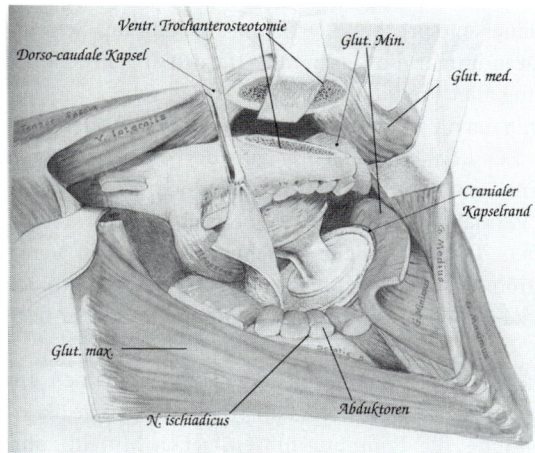

🔴 **Abb. 17.2.** Kombinierter Zugang (ventral und caudal) zum Gelenk nach vorderer Trochanterosteotomie

Trochanterosteotomien sollen rechtzeitig überlegt werden, sind aber bei konsequenter Präparation der Gelenkumgebung nur extrem selten nötig.

Wird eine *Trochanterosteotomie* vorgenommen, empfiehlt sich die eher *ventrale Schnittführung* unter Belassen der Muskelansätze von V. lateralis und Glut. medius; laterokaudale Präparation des Vastus lateralis ermöglicht dann eine ventrale Exposition des Gelenkes, Innenrotation und Ablösen der kleinen Außenrotatoren erleichtert eine gleichzeitige dorsale Darstellung [2,5].

Ein *Trennen* von *Konus* und *Kopf* wird leicht, wenn mit einem Metallstößel zunächst auf den Hals des Schafts kurz, impulsartig und gar nicht fest bei Gegenhalt mit einem Einzinker geschlagen wird, damit lockert sich jede Konusverbindung und ein frakturgefährdendes Hämmern auf den Kopfrand entfällt.

Zuverlässige, aussagefähige *mikrobiologische Proben* sind weniger durch „Abstriche" zu erhalten, vielmehr müssen stets verdächtige Gewebepartikel zur Testung übersandt werden, sorgfältige Labors inkubieren mindestens 7 Tage. Erst nach der Entnahme von ausreichend Material von verschiedenen Stellen soll die perioperative *Antibiotikumtherapie* einsetzen, bei aseptischen Wechseloperationen vorzugsweise mit Cephalosporinen der zweiten Generation.

Exposition der Pfanne erfolgt nach „radikaler" Narbenresektion mittels Hohmannhebel. Ventral muss die Präparation vorsichtig und schonend erfolgen. Die Hebel sollen an der Spitze nicht zu scharf und weniger gebogen sein, Verletzungen der *femoralen Gefäße* können so vermieden werden.

Noch fest sitzende *zementierte Acetabula* sollen mit geschwungenen, gebogenen Meißeln (z.B. Lexer oder Smith Petersen) am Übergang *Zement – Polyethylen* gelockert werden, in der Grenzzone Zement – Knochen können durch zu starkes Hebeln gerade am ventralen und kranialen Pfannenrand Ausbrüche entstehen, der Sitz für das Sekundärimplantat wird gefährdet.

Sind *Abstützschalen* zu revidieren, so sollte immer eine möglichst genaue Kenntnis von Zahl („immer eine mehr als man denkt") und Lage der Verankerungsschrauben vorhanden sein, oft sind sie verdeckt eine allzu gewaltsame Entfernung des Abstützrings bei noch liegenden Schrauben kann nicht nur das azetabuläre Knochenlager schwächen, sondern auch Weichteile und Gefäße im Becken verletzen; stets sind gewissenhaft alle Schrauben zu entfernen; kurzes Anbohren (3,2 mm) des Zements im Inbus führt zu einer kompletten

Befreiung des Innensechskants und zu einer entsprechend sicheren Führung des Schraubenziehers (*Kardan!*). Bereitgestellt gehören immer die Sets zum Entfernen abgebrochener Schrauben. Die Extraktion und Entfernung aller Fremdkörper sollte Pflicht sein!

Pilzförmige *Zementhinterschneidungen* nach Perforation des Pfannenbodens oder nach Einbringen zu großer, zu tiefer Zapflöcher können vorsichtig von der oft schwartigen Granulationsschicht getrennt werden, immer stumpf mit *Dissektoren* oder Elevatorium um peritoneale Verletzungen (*Blase*) zu vermeiden. Manchmal eignet sich hierzu auch die Rückwand eines mittleren scharfen Löffels. Der hinderliche Knochenrand darf ein wenig abgetragen werden, zur weiteren Extraktion soll die Fixation mit einer Zement- oder einer Meniskusfasszange erfolgen, schließlich kann der Zementpilz auch mit einem Bohrer festgehalten und herausgenommen werden.

Polyethyleninlays zementloser Pfannen sind mit unterschiedlichen Mechanismen am metallischen Grundkörper fixiert, neben einfachen Konusklemmsitz sind Sprengringe, Bajonettverankerungen und Nuten in Anwendung; die Trennung mit einfachen Mitteln kann sich schwierig gestalten; wirkungsvoll ist ein einfacher Trick: Eine Spongiosaschraube wird in das PE-Inlay gedreht, nach Kontakt mit dem Metall wird so das Inlay „herausgetrieben".

Zur Entfernung von *keramischen Inlays* sind von manchen Herstellern Extraktionshilfen mit Vakuum im Angebot, oft genügt ein Schlagimpuls mit einem Metallstößel auf den metallischen Pfannenrand, um die Konusverbindung zwischen Sockel und Inlay zu lösen (Konus-Kopf-Verbindung). Eine immer wieder empfohlene Zerstörung des Keramik-Inlays verbietet sich, da feinkörnige Splitter als „Dreikörperverschleiß" großen Schaden am Sekundärimplantat anrichten können.

Für die Explantation von *Schraubpfannen* sollte möglichst das Orginal-Eindrehinstrumentarium zur Verfügung stehen, zu heftiges und kraftvolles „Zurückschrauben" allerdings birgt die Gefahr einer Fissur oder Fraktur in sich, Trennen des Knochenimplantatverbunds mit schmalen Klingenmeißeln zumindest an einigen Stellen verhütet Knocheneinrisse oder -brüche (◨ Abb. 17.3).

Pressfit-Pfannen sind an der Grenzschicht mit sphärischen Meißeln aus dem Knochenverbund zu lösen, zu starkes Hebeln führt zu Knochenausbrüchen oder Kompressionszonen mit Deformation des Knochenlagers; inzwischen sind Zentriermeißel entwickelt, die über einen „Kopf" im Acetabulum und Klingen mit entsprechenden Radien krümmungsnah in der Grenzzone Implantat – Knochen schneiden.

Zusätzliche Schraubenfixationen der Acetabula sind nicht unbedingt mit den osteosyntheseüblichen Inbus versehen; manchmal finden sich sog. Torques, für entsprechende Ausrüstung soll Sorge getragen sein, ein Ausweg kann in der Anschaffung eines handelsüblichen, modularen Schraubenziehersets aus rostfreiem Stahl sein, das alle möglichen Schraubenköpfe vorsieht (◨ Abb. 17.4).

Zementierte Stiele sind aus ihrem PMMA-Köcher meist leicht und ohne besondere Anstrengungen zu entfernen; nach der vorsichtigen Einstellung des proximalen Femur – nie zuviel Muskelansätze opfern, aber gezielt nochmals Narbenzügel lösen – können die Zementreste mit Meißelschlägen gespalten und im proximalen, intertrochanteren Trichter noch einfach extrahiert werden. Es kommt dabei immer darauf an, den Zementköcher längs zu spalten und diese Bruchstücke aus dem Implantatlager zu lösen. *Meißel* mit Führungszapfen, sog. Spalt-, Fahnen- oder Nasenmeißel, verhindern ein zu tiefes Eindringen der Schneiden in den durch den Lockerungsmechanismus schon reduzierten Knochen. Gerade bei ausgedünnter und brüchiger Kortikalis bietet der Knochen nur ein schwaches Widerlager, wenn die Zementfragmente „ausgehebelt" werden, Perforationen oder gar

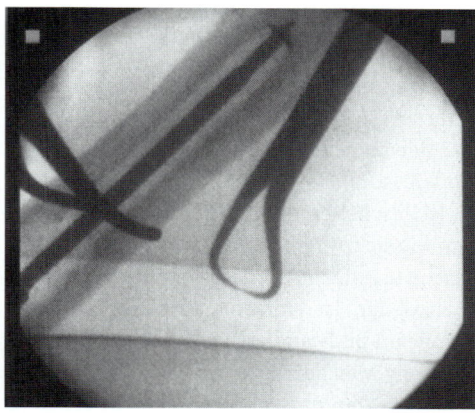

■ **Abb. 17.3.** Perforation eines langen Zement-
zapfens mit dem „Spaghettidriver" des OSCARs
(Ultraschallgerät zur Zemententfernung)

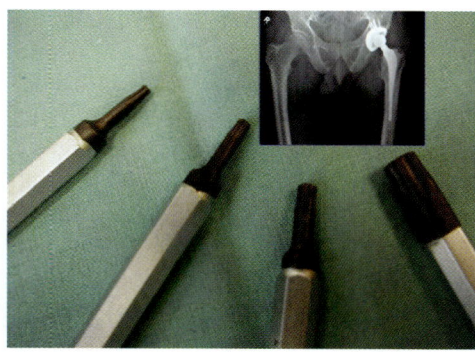

■ **Abb. 17.4.** Schraubenzieherset „Für alle Fälle".
Torques können am Röntgenbild nicht erkannt
werden!

Frakturen werden dann vermieden, wenn nicht allzu große Fragmente gebrochen werden
und Meißel mit negativen Schliff und gewinkelten Ansätzen angewendet werden [7,9].

Allerdings sollte ein allzu großes, weil nicht mehr überschaubares Meißelset vermieden
werden; von selbst entwickelt der Erfahrene sein „Sieb" mit nur zwei oder drei „Lieblings-
instrumenten".

Flexible Einmalleuchten gewähren auch bei tiefen Markhöhlen noch eine gute Sicht,
immer wieder sind mit Druck Bruchstücke aus dem Markraum auszuspülen.

Maschinelle Instrumente zur *Zemententfernung* beruhen zum einen auf „ballistisch"
betriebenen Meißeln oder auf der Anwendung von Ultraschall zum anderen. Die automa-
tischen Meißelsysteme zerstören, fragmentieren den Knochenzement, die Ultraschallge-
räte führen PMMA in einen zäh-viskösen, kaugummiartigen Zustand über; er kann dann
„ausgekratzt" oder perforiert werden. Beide sind nebenwirkungsarm, die Hitzschäden bei
der Ultraschallapplikation hält sich in Grenzen (50 μm). Ein rechtzeitiges Wechseln der
Ultraschallansätze erscheint wichtig, zu häufige Anwendung kann zu Brüchen führen;
unangenehm dann, wenn der Zement zwischenzeitlich wieder erstarrt [10].

In der Wechselendoprothetik sind alle Werkzeuge ständig zu kontrollieren und immer
wieder zu erneuern.

Kommt das *segmentale Zementextraktionssystem* zum Einsatz, sollte dies nur bei älteren Zementköchern angewendet werden, frische, also Monate alte eignen sich weniger. Bei
dieser Methode wird ein Gewindestab mit Muttern in das alte Zementimplantatlager einzementiert; nach dem Aushärten dieses zweiten Zements, wird der Stab herausgeschraubt, die

Muttern verbleiben in den entsprechenden Abständen im Zement. Schließlich wird über den Abstand zweier Muttern (etwa 15 mm) ein kürzerer Gewindestab eingedreht, dieser wird mit einem Schlaggewicht konnektiert, der kurze, impulsartige Schlag führt dann zum segmentalen „Abreißen" des gesamten Zementkörpers auf Niveau der Schraube. Auf diese Weise wird von proximal nach distal stufenweise der Zement ausgeschlagen.

Zementstopfen sollen nie nach distal gestoßen, sondern immer vollständig entfernt werden, dies kann durch Ultraschall (Perforation) geschehen oder aber durch Über- bzw. Anbohren; an Markraumstopper aus Polyethylen, wie sie früher, (oft ohne Röntgenmarker) verwendet wurden muss bei diesem Operationsschritt gedacht werden (Prothesenpass!).

Die *Markraumpräparation* mit flexiblen Bohrwellen ist einfach und vergleichsweise schnell birgt aber trotz Führungsspieß (Lagekontrolle im Bildwandler!) bei noch wandständigen Zementresten die Gefahr der exzentrischen Fräsung, weil der harte, feste Knochenzement den Bohrkopf zum Knochen drängt. Der Einsatz des Bildwandlers erscheint gerechtfertigt!

Solange sich der Bohrkopf in der Markhöhle befindet darf der Fräsvorgang nicht unterbrochen werden. Es muss als außerordentlich gefährlich gelten, einen flexiblen Bohrer in einem engen Fräsbett anzuhalten und neu zu starten.

Manchmal lassen sich feste Zementreste, gerade bei weit nach distal reichenden Zementlagern (kein Plug, Langschäfte!) nur über ein *Kortikalisfenster* explantieren.

Mechanisch günstiger gilt die ventrale Lage; das Frakturrisiko wird dann minimiert wenn die Ecken und Enden (Kerbwirkung), bei langen Deckelungen auch die Sägeschnitte, durch Bohrungen (3,2 oder 4,5 mm!) markiert und begrenzt werden! Lange, vordere Fenster sollen nachdistal spitz auslaufen; wird nahezu der gesamte Prothesenabschnitt transfemoral dargestellt, so muss nicht unbedingt auf den Erhalt eines proximalen kragenförmigen Ringes geachtet werden [11, 12, 13]!

Die von Wagner empfohlene gestielte Fensterung bietet den Vorteil der besseren Vaskularität und damit günstigeren Heilungsvoraussetzungen [13].

Der spätere Sitz des Kortikalisfensters wird durch eine möglichst schräge Schnittführung gewährleistet, die äußere Breite des Fensters soll aus Stabilitätsgründen 2 cm nicht überschreiten.

Zementlose Prothesenstiele gerade wenn sie markrostrukturiert sind können selbst bei deutlicher Instabilität immer noch Schwierigkeiten beim Ausschlagen bereiten, rechtzeitig sind dann ausreichend lange Fenster in der oben beschriebenen Weise anzulegen, aus dem Lager können die Implantatoberflächen mit schmalen Klingenmeißeln gelöst werden, hilfreich können auch kleine Kugelfräsen sein, allerdings entsteht dann bedeutend mehr, metallischer Abrieb, nicht unbedingt ein Vorteil für die (biologische) Integration der Sekundärprothese.

Maschinelle Meißel eignen sich auch bestens zur Entfernung mikrostrukturierter Geradschäfte, sie dringen sicher in das Interface ein und arbeiten sich an der Schaftoberfläche nach distal, diese Strecken sind kurz zu halten, um ein „Fressen" des Meißels zu verhindern.

Viele Anbieter stellen zur Explantation lange Stangen mit Schlaggewichten zur Verfügung, vorsichtiger Umgang erscheint wegen der großen Hebelarme geboten.

Die endgültige Vorbereitung des femoralen Lagers erfolgt durch Rückschlag- oder Hakenmeißel, abermaliges Fräsen und pulsatile Lavage. Letztere Maßnahme sollte mit den Anästhesisten abgesprochen sein, Blutdruckabfälle und Kreislaufreaktion kommen, wenn auch selten, vor.

Die abschießende Bildwandlerkontrolle beweist die vollständige Entfernung aller Fremdkörper und Implantatreste.

Implantation der Sekundärprothese

Femorales wie azetabuläres Lager sind hinsichtlich Form und Qualität gerade im Hinblick auf das Sekundärimplantat zu überprüfen; nicht bedingungslos darf an der geplanten Verankerungstechnik, zementlos, zementiert, oder am vorgesehenen Prothesentyp festgehalten werden.

Grundsätzlich soll aber die Möglichkeit der Anwendung eines Primärimplantats in Erwägung gezogen werden.

Für den sekundären Ersatz des *Acetabulums* sind *Abstützschalen* immer als zementlose Implantate einzusetzen, inzwischen stehen auch von verschiedenen Herstellern ausreichend viele Implantatgrößen zur Verfügung: Zentrale Schraubverankerungen zielen eher in Richtung des Ileosakralgelenks. Beim Bohren der Schraubenlöcher ist immer auf Knochenwiderstand zu achten, flexible Bohrwellen und passgerechte Bohrlehren zentrieren den Schraubensitz. Besonders lange Schrauben halten nicht unbedingt besser und dauerhafter, eigentlich genügt eine Schraubenlänge von 35–40 mm; auch beim Prothesenaustausch gilt das Prinzip der „second line of defense". Es ist nicht unbedingt pessimistisch, wenn an den nächsten Wechsel gedacht wird.

Nur bei sicherer, zementloser Verankerung dienen Abstützringe als mechanisch tragfähiges Lager für die zementierte PE-Pfanne, dabei ist die nicht seltene Kranialisierung des Drehzentrums (Planung) zu berücksichtigen (Kopflänge! Offset!).

Für zementlose Pfannenimplantate gelten hinsichtlich der zusätzlichen Verschraubung die obigen Anmerkungen; PE-Inlays, weil sicherer und verzeihlicher, sind anderen Materialen in der Wechselsituation überlegen, Antiluxationsausführungen (Überdachungen, Assymmetrien, Schnappmechanismen) sind beim geringsten Stabiltätszweifel einzusetzen.

Treten Diskontinuitäten auf, so kann die zusätzliche Osteosynthese notwendig sein. Eher ist dann allerdings eine intramedulläre Verankerung im Ileum vorzuziehen.

Zementlose Sekundärimplantate für größere Defektsituationen sind asymmetrisch in ihrer äußeren Gestaltung (eiförmig, doppeltbuckelig) und erreichen über Laschen und/oder intramedulläre Zapfen eine verbesserte Fixation. Die beste Tragfähigkeit dieser Zapfen ist bei Krafteinleitung in Richtung Ileosakralgelenk zu erwarten. Stehen für das Implantat keine Bohrhilfen zur Verfügung, soll stets die Lage des späteren Bohrkanals mit einem Kirschnerdraht simuliert und radiologisch kontrolliert werden; oft hat man nur „einen Schuss". Eine transartikuläre Lage der Verankerung am ISG kann zu Beschwerden führen, ist aber bei ungünstigen Knochenverlusten nicht immer konsequent vermeidbar. Überhaupt erscheint nach Mehrfachwechseln das ISG manchmal instabil und macht so das Restileum als Implantatlager unsicher.

In desolaten Situationen, bei Patienten mit nur geringen Mobilitätsansprüchen darf eine Sattelprothese in Erwägung gezogen werden, der Eingriff ist weniger belastend und deutlich kürzer als aufwändige Beckenrekonstruktionen. Schon während der Planung ist an diese Rückzugsmöglichkeit zu denken und für die Operation vorzubereiten [9].

Femorale Wechselimplantate sollen hinsichtlich ihrer Länge so bemessen sein, dass sie schadhafte Knochenabschnitte (ehemaliges Prothesenlager) oder die geschwächten Bereiche (Fenster, Frakturzone, Verriegelungslöcher) um mindestens 6 cm [5], besser mehr – aus unserer Sicht 10 cm – überbrücken, dies gilt für zementierte und zementlose gleichermaßen (◘ Abb. 17.5).

Distaler Verschluss des Markraums beim Zementieren von Langschäften gelingt nur schwer, trichterförmige Plugs oder besser (Bank)knochen sowie eine kontrollierte, retro-

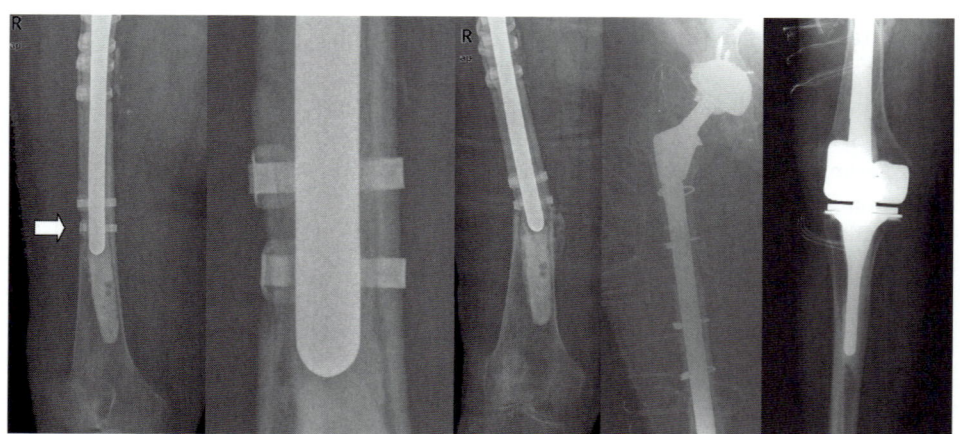

◻ **Abb. 17.5.** Femurfraktur nach Re-Revision mit Anlage eines kleinen lateralen Kortikalisfensters. Eigentlich hätte die Prothese 6–10cm länger sein müssen! Lösung: Durchsteckfemur.

grade Füllung gehört zu einer regelrechten Zementverteilung. Wie beim Primärersatz soll auf eine Jet-Lavage des Implantatlagers vor der Zementapplikation nicht verzichtet werden. Die Risiken eines Emboliesyndroms werden verkleinert, antibiotikumhaltiger Zement ist Standard.

Gerade Schäfte können wegen ausgeprägter Antekurvation des Femurs oft kombiniert mit einer Varusverbiegung die innere Kortikalis bedrängen, perforieren oder gar frakturieren, eine exakte Planung (2 Ebenen!) muss diese mögliche Problematik voraussehen, erscheint der (Monobloc-)Geradschaft als immer noch der beste Weg, so muss die Implantation mit einer *Korrekturosteotomie* kombiniert werden. Das Implantat ist dann hinsichtlich Durchmesser und Länge als „Marknagel" auszulegen. Schräge Osteotomieschnitte erleichtern die Heilung über den vermehrten Knochenkontakt und gewähren eine erhöhte Stabilität auch durch die zusätzliche Applikation von Cerclagen.

Eine primär diaphysäre Krafteinleitung ist nicht unerwünscht, knöcherner Umbau (das ist nicht „remodelling" sondern echtes „modelling") im proximalen Prothesenlager führt zuweilen später auch zu einer verbesserten Lastübertragung im oberen Femur [6].

Kurvierte Schäfte, insbesondere bei modularen Systemen [11], erreichen diese Stabilität, Gefahren können in einer zu starken Ventralisierung des proximalen Prothesenmoduls liegen. Hier müssen Instrumentarium (zentrierende Hohlfräsen bei intramedullärer Montage) oder manuelle Raspelung für ausreichend Raum sorgen.

Aus diesen Gründen platzieren wir den Fensterdeckel nur vorläufig und fügen ihn nach der entsprechenden Präparation endgültig ein. Die Cerclagen legen wir vor, schließen sie aber erst nach der endgültigen Schaftimplantation bzw. -montage.

Frakturen und Fissuren sind schon beim Primäreingriff nicht konsequent vermeidbar, noch weniger bei der Revisionsoperation. Schon gar nicht darf ein intraoperativer Knochenbruch beim Wechsel als fehlerhaft angesehen werden. Immer sind alle Osteosynthesemittel (Cerclagen, Schrauben, Platten, auch LISS) bereitzuhalten. Osteosynthesen gehören zum Rüstzeug jeder Prothesenaustauschoperation.

Gefühlvoller Hammerschlag und aufmerksames Gehör (heller Klang der Kortikalis) tragen zur schonenden Schaftpräparation und -implantation bei. Röntgenkontrollen des Raspelsitzes oder der Position der (Probe)prothese sollen nicht gescheut werden.

Die genaue Kenntnis der Untermaße bei den Raspeln und Probeimplantaten darf als unabdingbar gelten.

Sind die bestehenden Defekte durch den eigenen Knochen und mittels konventioneller Revisionsprothese nicht mehr stabil überbrückbar so bleibt in ausgewählten Situationen nur mehr der Ersatz mit einem Tumorimplantat.

Planung, Implantation sowie Montagen müssen Antetorsion und Beinlänge rekonstruieren, alle Kopfvarianten – Längen, Winkelstellungen, Durchmesser, Adapterkonen – sind unbedingt vorzuhalten.

Treten unerwartete und schwer beherrschbare Probleme auf, so darf in Ausnahmefällen auf eine Reimplantation verzichtet und mit einem Spacer oder Resektionszustand eine zweitzeitiger Wechsel und dann gut gerüstet vorgenommen werden; dies ist allemal besser als belastende und unbefriedigende Kompromisse, die schließlich dann doch auch, -früher oder später -, zur erneuten Operation führen.

Wie zu allen größeren und aufwändigen chirurgisch-orthopädischen Eingriffen gehört zum Endoprothesenwechsel Geschicklichkeit, Erfahrung, theoretisches Wissen und unermüdliches Durchhaltevermögen, Fehlschläge können nicht immer vermieden werden, eine Minimierung ungünstiger Ergebnisse kann nur durch umfangreiche Logistik, Erleichterung des Kostendrucks, intensiver Weiterführung akademischer und industrieller Forschung und konsequente Ausbildung in der Implantatchirurgie erreicht werden.

Eine vorläufige Zunahme der Wechseleingriffe jedenfalls erscheint gewiss.

Literatur

1. Barba M, Paprosky WG (1998) Revision with cementless stem technique. In: Sledge CB (ed) Master techniques in orthopedic surgery. The hip Lippincott–Raven, Philadelphia, pp 325–333
2. Cabanela ME (1995) Revision hip arthroplasty – Surgical approaches. In: Galante JO, Rosenberg AG, Callaghan JJ (eds) Total hip revision surgery. Raven press, New York 275–261
3. Cadambi A, Engh CA (1998) Cementless primary hip arthroplasty. In: Sledge CB (ed) Master techniques in orthopedic surgery. The Hip Lippincott–Raven, Philadelphia, pp 259–280
4. Callaghan JJ (1995) Early results of revison hip surgery. In: Galante JO, Rosenberg AG, Callaghan JJ (eds) Total hip revision surgery. Raven, New York, pp 281–287
5. Engh CA, Bobyn JD (1985) Biological fixation in total hip arthroplasty. Slack, Thorofare.
6. Kessler S, Kinkel S, Käfer W, Puhl W (2002) Revisionsendoprothetik: Wie beeinflussen der metaphysäre Prothesenaufsitz, der diaphysäre Formschluß und der 3-Punkte-Schaftkontakt das postoperative Sinterungsverhalten eines zementfreien Revisionsschaftes? Z Orthop Grenzgeb 595–602
7. Moreland JR (1995) Techniques for the removal of the prosthesis and cement in hip revisional arthroplasty. In: Galante JO, Rosenberg AG, Callaghan JJ (eds) Total hip revision surgery. Raven press, New York, pp 271–280
8. Müller RT, Bergmann KO (2000) Haftungsgefahren und Risikomanagement in Orthopädie und Chirurgie. Thieme, Stuttgart New York
9. Nieder E (1994) Revsionsalloarthroplastik des Hüftgelenkes. In: Bauer R, Kerschbaumer F, Poisel S (Hrsg) Orthopädische Operationslehre. Becken und untere Extremität. Thieme, Stuttgart, New York 255–370
10. Porsch M, Schmidt J (2002) Aktuell angewendete Verfahren zur Zementenfernung bei Hüftprothesenwechseloperationen in Deutschland. Fschr Med 120: 43–47
11. Schuh A, Zeiler G, Holzwarth U (2002) Ergebnisse des zementfreien Hüftprothesenwechsels mit dem MRP-Schaft unter Verwendung des intrafemoralen Zugangs mit gefäßgestielter distaler Fensterung. Z Ortho Grenzgeb 611–614
12. Thomas W, Thomas S, Lucente L (2002) Die anterolaterale Femurschaftdeckelung beim Wechsel von Hüftgelenkendoprothesen. Operat Orthop Traumatol 14: 226–236
13. Wagner M, Wagner H (1999) Der transfemorale Zugang zur Revision von Hüftendoprothesen. Operat Orthop Traumatol 11: 278–295.

Implantationstechnik – MRP-Titan

G. Zeiler, A. Schuh

Implantat

Die Schäfte der Prothese stehen in zwei Längen von 140 und 200 mm zur Verfügung. Der lange Schaft ist sowohl in einer geraden, wie auch in einer gebogenen Version erhältlich. Dadurch lassen sich Längenabstimmungen der montierten Prothese zusammen mit den metaphysären Elementen zwischen 190 und 300 mm Länge in 10 mm Abstufungen zusammenfügen. Die Sondermodelle mit zwei distalen Verriegelungsmöglichkeiten erlauben eine Längenausdehnung des Implantats von 310 bis 420 mm mit 2 gebogenen Schaftlängen. Die metaphysären Aufsteckmodule sind in 3 jeweils 10 mm Längenunterschied aufweisenden Varianten im Einsatz. Sie weisen einen CCD-Winkel von 130° auf, sind wahlweise mit oder ohne laterale Trochanterfinne ausgeführt oder auch mit einem Aufsteckmodul kombinierbar, welches eine weitgehende Defektsituation des großen Rollhügels ausgleicht (■ Abb. 18.1; [2, 3, 10]).

Das proximale Modul für die metaphysäre Füllung weist im Normalfall einen CCD-Winkel von 130° und ein Offset von 37 mm auf. Zur Verfügung stehen hier lateralisierte Varianten mit einem CCD-Winkel von 123° und einem Offset von 47 mm (■ Abb. 18.2).

Die Rotationsposition der Elemente gegeneinander einschließlich des Rollhügel ersetzenden Aufsatzes ist frei wählbar. Alle Prothesenmodule werden mit dem Instrumentarium mit einer definierten Axialkraft über einen Drehmomentbegrenzer zusammengespannt und eine Sicherungsschraube mit einem Drehmoment von 25 Nm eingebracht und vorgespannt. Verlängerungshülsen von 30 mm Länge und Durchmessern in der Größe 16, 18, 20 und 22 mm können zwischen den Schaft und den metaphysären Prothesenhals montiert werden (■ Abb. 18.1; [11, 16]). Die sternförmige Anordnung von Schaftrippen und die konusförmige Gestalt der Schäfte ist seit der Einführung der Wagner-Konusprothese und des Revisionsschafts zu einem verbreitertem Verankerungsprinzip geworden [6]. Sie gewährleisten eine hohe Rotationsstabilität der Verankerung und eine konische Verklemmung im Knochen und reduzieren bei korrekter Implantationstechnik das Risiko des Nachsinkens der Prothese [13]. Der MRP-Titan-Schaft weist einen parabelförmigen Übergang der Schaftrippen auf und garantiert durch diese Form ein hohes Maß an Bruchfestigkeit. Die spongiösen Knochenstrukturen und die versorgenden Gefäße erhalten in den Freiräumen zwischen den Längsrippen optimale Voraussetzungen für eine sekundäre Regeneration knöcherner Strukturen in den Defektzonen im Revisionsfall.

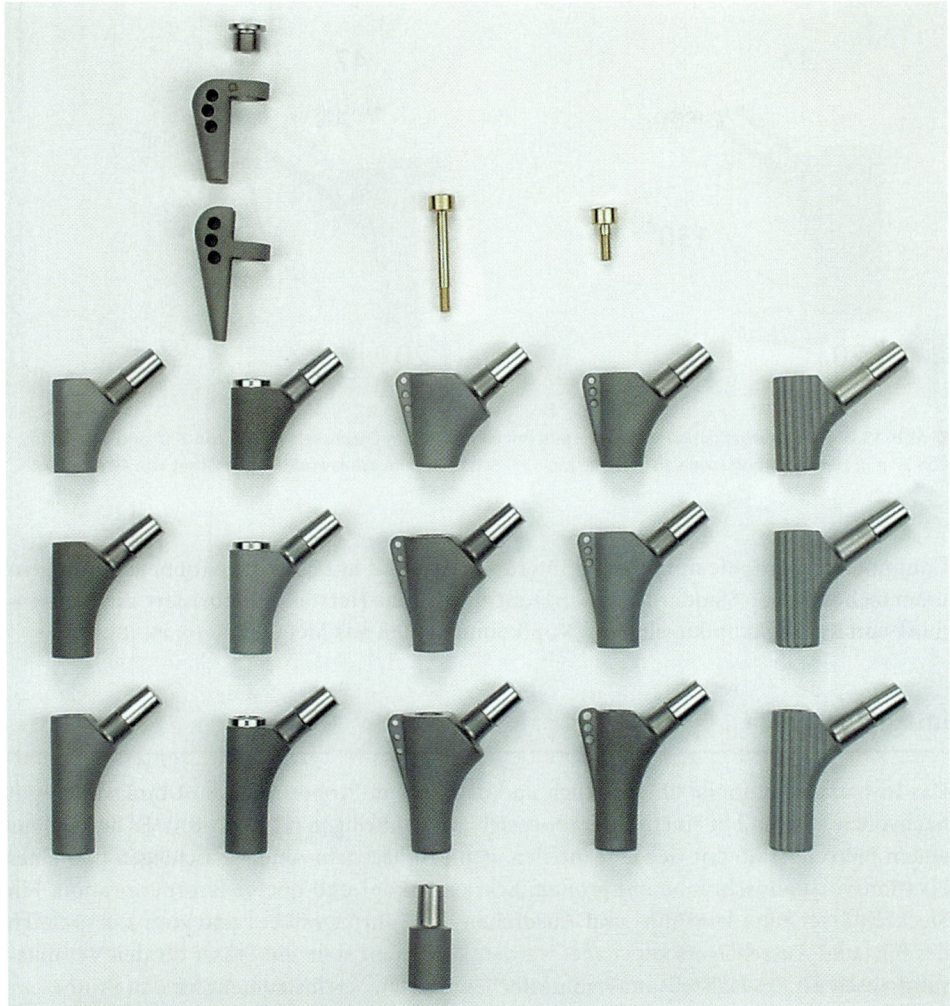

□ Abb. 18.1. Unterschiedliche metaphysäre Aufsteckelemente erlauben eine Variation der Länge, des Offsets, den Einsatz einer Trochanterfinne zur nahttechnischen Verankerung oder eines Aufsteckmoduls für die Stabilisierung durch Osteolyse stark ausgedünnter großer Rollhügel. Verlängerungshülsen unterschiedlicher Durchmesser verlängern den Schaft um 30 mm. Die kurze Sicherungsschraube stabilisiert den direkten Verbund zwischen Schaft und metaphysärer Komponente, die langen Schrauben stabilisieren Schaft, Verlängerungshülse und metaphysäre Komponente miteinander

Alle Prothesenkomponenten sind aus der Schmiedelegierung Titan-Aluminium-Niob – TiAl6Nb7 – gefertigt und an den Kontaktflächen zum Knochen mit Edelkorund rau gestrahlt. Dieses Material zeichnet sich gleichermaßen durch eine hohe Festigkeit, wie auch durch eine gute Biokompatibilität aus. Die Konussteckverbindungen erhalten eine besondere Oberflächenbearbeitung und Formgebung, die eine Langzeitfestigkeit der Verbindung bei geringen korrosiven Erscheinungen über mehr als 20 Millionen Lastzyklen gewährleistet [7]. Das gewählte Material ermöglicht eine postoperative Diagnostik mit der

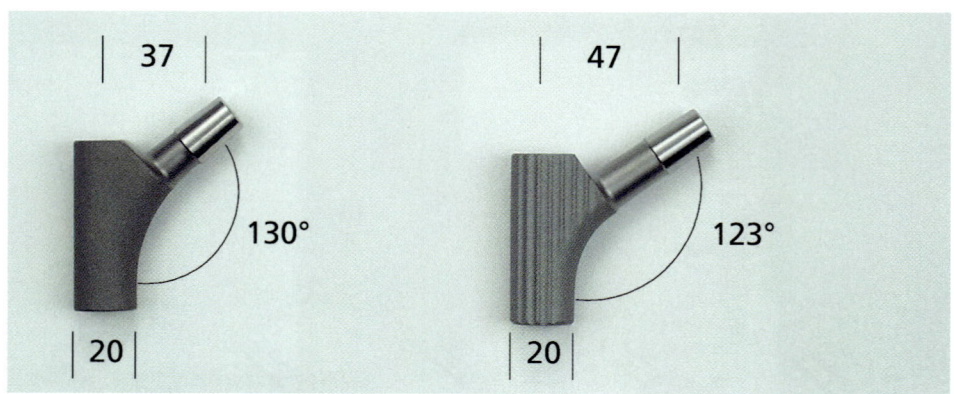

□ Abb. 18.2. Die Schenkelhalskomponente steht mit einem Kollum-Diaphysen-Winkel von 130° und einem Offset von 37 mm zur Verfügung sowie als Variante mit 123° Schaft-Kollum-Winkel und einem Offset von 47 mm

Computertomographie mit Artefaktunterdrückung und mit der konventionellen Röntgen-untersuchung. Der Standardkonus erlaubt durch den Hersteller autorisiert die Verwendung von Keramikkopfkugeln bzw. Kopfkomponenten aus Metall [8, 9 10, 15, 18].

Instrumentarium

Das Instrumentarium ist übersichtlich und nach einem Probeeinsatz im Übungsraum gut nachvollziehbar und in einem Operationssieb unterzubringen (□ Abb. 18.3). Es besteht aus einem Führungsstab mit Gewindeanteilen, den Prothesenein- und -ausschlägen und einer Fixationsvorspannschraube mit großem Schraubenkopf und querer Bohrperforation. Ein Steckschlüssel kann zum Ein- und Ausdrehen des Führungsstabes und zum Vorspannen des Ein- und Ausschlägers verwendet werden. Bei Bedarf steht ein Fräser für den Veranke-rungsabschnitt des Halsteils im Femurknochen und ein Setzinstrument für den Prothesen-hals zur Verfügung, falls das Halsteil intraoperativ gewechselt oder die Rotationsposition verändert werden muss.

Ein Drehmomentbegrenzer und ein Steckknebel gewährleisten das gewünschte Dreh-moment von 25 Nm für die Konusverbindung und die Sicherungsschraube. Die Siche-rungsschraube wird mit einem Imbussschlüssel Sw 5 eingebracht und mit dem gleichen Imbussschlüssel auch die Verschlussschraube eingesetzt. Ein Gegenhalter ermöglicht dem Operateur ohne große Torsionsbelastung des Oberschenkels die ausgeübten Drehmomente mit beiden Händen auszugleichen. Bei erfolgter Montage erlaubt ein Abdrückinstrument die Lösung der Konusverbindung. Probeprothesen unterschiedlicher Durchmesser und Längen sowie konische Fräser mit 2° Konuswinkel (□ Abb. 18.4) und Längengraduierung und das Markraumbohrinstrumentarium erleichtern die Implantationstechnik. Die 8 lon-gitudinalen Rippen gewährleisten die Rotationsstabilität des Implantats im Knochen und führen zu einem flächenreduzierten Kraftfluss zwischen dem Knochen und dem Implantat. Damit wird nach allen klinischen Beobachtungen nicht nur eine dauerhafte mechanische Verbindung, sondern auch die langfristige Erhaltung der kortikalen Knochenstrukturen des Femur erreicht. Die modulare Revisionsprothese muss die Sicherheit der verwendeten

18

Konusverbindungen optimieren. Die technisch umfangreiche Überprüfung der Konusverbindung der MRP-Prothese beweist, dass durch die definierte Vorspannung des Konus mit einem Spezialinstrumentarium und die zusätzliche Sicherung mit der axial eingebrachten Schraube Rotationsstabilitäten erzielt werden, die mit 100 Nm deutlich jenseits der physiologischen Beanspruchung liegen.

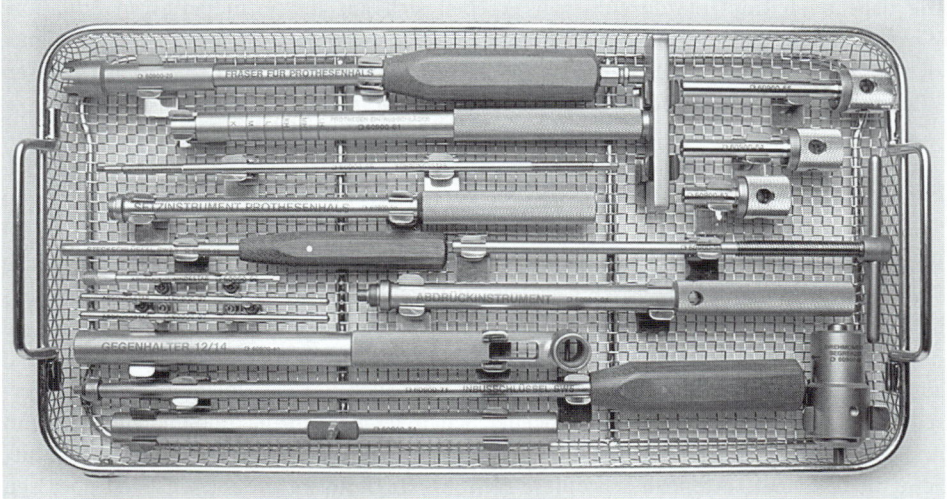

□ Abb. 18.3. Das Operationsinstrumentarium ist in einem Sieb unterzubringen. Er besteht aus wenig Einzelteilen, deren Einsatz problemlos nachvollziehbar wird

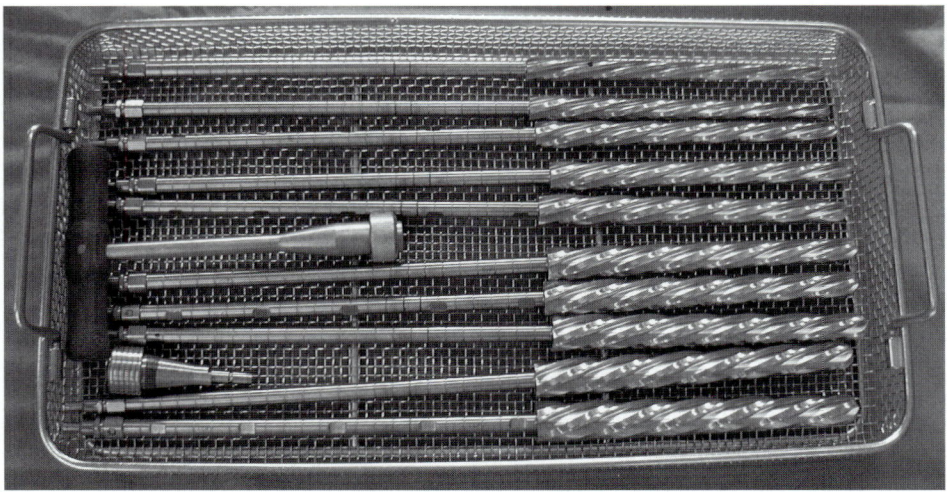

□ Abb. 18.4. Für die Implantation gerader Revisionsschäfte sind die konischen Fräser mit Längengraduierung unverzichtbarer Bestandteil des Operationsinstrumentariums. Sie erlauben dem Operateur bei der geplanten Schaftlänge den richtigen Schaftdurchmesser zu wählen, die Montage auf dem Operationstisch auszuführen und damit die Dauer des Eingriffs zu verkürzen

Indikation

Schaftlockerung

Der Prothesenwechsel bei der aseptischen oder septischen Lockerung stellt zahlenmäßig die häufigste Indikation für das Implantat dar. Die Wahl der Implantatlänge und seiner Verankerungsform wird im Rahmen der Operationsplanung näherungsweise festgelegt. Die definitiven Implantatdurchmesser ergeben sich aus der intraoperativen Situation. Wegen der Modularität und der großen Fülle herzustellender Implantatvarianten eignet sich das MRP-System für alle Revisionen, die eine Erhaltung der Knochenstrukturen, deren Wiederaufbau und die zementfreie Verankerungsform ins Auge fassen (◘ Abb. 18.5).

Periprothetische Frakturen

Eine wichtige Indikation für den Einsatz der MRP-Titanprothese stellen periprothetische Frakturen dar. Wenn nach distal hinreichender Verankerungsraum und eine Knochenqualität, die eine Verankerung erlaubt, zur Verfügung steht, überbrückt die Revisionsprothese den instabilen Frakturbereich. Cerclagen sichern im Vorfeld das Repositionsergebnis, ausgeprägte Antekurvationsformen des Femur oder auch Varusverformungen des Femurschafts erlauben die Einstellung gebogener Schaftelemente in der maximalen Kurvation und schaffen die Möglichkeit für die anatomische Frakturreposition. Wenn die Frakturzone die fest verankerte Primärprothese nicht berührt und sie andererseits weit über den

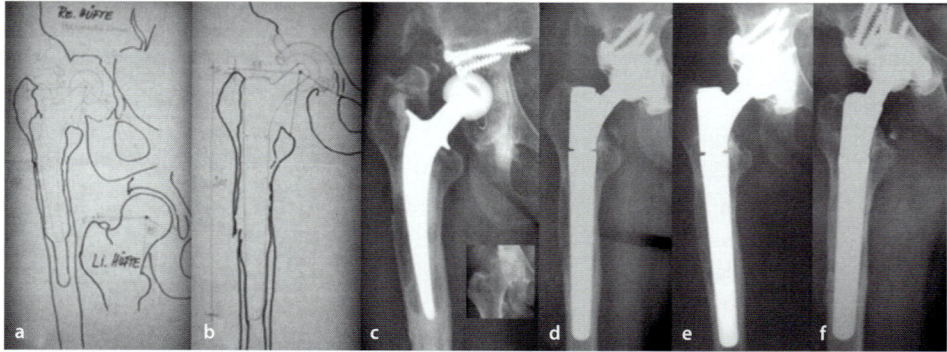

◘ **Abb. 18.5.** Die Projektion des kontralateralen linken Hüftgelenkes seitenverkehrt erleichtert dem Operateur **a** die zeichnerische Planung des Revisionseingriffes. Neben dem Drehpunkt des Hüftgelenkes werden die Abstandsflächen des Drehpunkts zur Spitze des großen Rollhügels, die Höhe des Rollhügels gemessen am Drehpunkt des Gelenkes (**b**), die Schaftlänge, der näherungsweise Schaftdurchmesser und die zu wählende metaphysäre Komponente zur Normalisierung des Offsets ermittelt. **c** Massivste Osteolysen des proximalen Femur 7 Jahre nach der zementierten Implantation eines Titanschaftes; Einsinken des Schaftes, Beinverkürzung und periartikuläre Ossifikation. **d** Der eingebaute Revisionsschaft überragt nach distalwärts die nachgewiesene laterale Defektzone um 5 cm. Die Region des großen Rollhügels ist durch die unter Vorspannung eingebrachte Revisionsprothese etwas valgisiert. Die großen osteolytischen Defektzonen sind ohne Spongiosaeinlagerung geblieben. Bereits 6 Monate nach der Implantation zeigen die a.-p. (**e**)- und die Lauensteinebene (**f**) die Teilauffüllung der osteolytischen Resorptionshöhlen mit Knochen

18

Isthmus des Femur in die distale Metaphyse hineinreicht, ist die relative Indikation für den Einsatz der MRP-Titan-Prothese in jedem Einzelfall kritisch zu überprüfen.

Tumorchirurgie

Dankbare Indikationen ergeben sich in der Tumorchirurgie. Hier wird das Implantat zur Überbrückung von Segmentresektionen eingesetzt. Die resezierten Knochenabschnitte werden entweder mit Knochentransplantaten aus dem resezierten Schenkelhals oder Hüftkopf überbrückt oder auch ohne Transplantat belassen. Indikationen ergeben sich insbesondere bei der Destruktion des proximalen Femur oder bei distal davon gelegenen Primärtumoren oder Metastasen mit Osteolysen, besonders auch bei zeitgleich bestehenden Verschleißprozessen des Hüftgelenks.

Rekonstruktion

Rekonstruktive Eingriffe erlauben den Einsatz der Revisionsprothese im Falle bestehender Pseudarthrosen, ausgeprägter Fehlstellungen im proximalen Femur oder posttraumatischen Rotationsfehlern, die eine Schaftosteotomie mit Stabilisierung bei gleichzeitig bestehenden arthrotischen Veränderungen des Gelenkes erfordern [17].

Operationsplanung

Die präoperative zeichnerische Operationsplanung ist zwingend. Sie kann von Hand auf Transparentpapier oder mit einem EDV-unterstützten Zeichenprogramm erfolgen. Basis der planerischen Erfassung ist eine Röntgenaufnahme in der a.-p.- und in der Seitprojektion. Die a.-p.-Röntgenaufnahmen, die mit digitalen Röntgensystemen erstellt werden, können im Nachbearbeitungsprogramm unter Abzug des Vergrößerungsfaktors auf eine Abbildungsgröße 1:1 rückgeführt werden. Andernfalls ist der eingetretene Vergrößerungsfaktor, der sich aus dem Röntgenröhrenobjekt und dem Objekt-Abbildungsabstand ergibt, zu beachten. Die vom Implantathersteller zur Verfügung gestellten Zeichenschablonen des Implantats weisen einen Vergrößerungsfaktor von 1,16:1 auf (🔴 Abb. 18.5, 18.6).

Die Grundlage der zeichnerischen Ermittlung stellt die Festlegung des gewünschten Drehpunkts des Gelenks dar. Wenn die operative Revision einen Wechsel der Pfanne einschließt, sollte man Ausgangsaufnahmen vor der Erstimplantation oder die anatomische Situation der gegenseitigen Hüfte für die Planung des Drehpunkts, die Position gegebenenfalls notwendiger Abstützschalen für das Acetabulum, die Knochenplastik und die definitive Pfannenposition heranziehen. Die klinische Längendifferenz und der gewünschte Längenausgleich der Beine sind festzulegen. Besteht eine knöcherne Kontinuität der Rollhügelposition mit dem übrigen Schaftabschnitt des Oberschenkels, kann die Oberkante des großen Rollhügels oder auch die Oberkante des Trochantor minor – soweit dieser im festen Verbund mit den restlichen knöchernen Schaftstrukturen steht – als Anhaltspunkt gewählt werden.

Das System stellt zwei unterschiedliche Schaftlängen mit zwei Schenkelhalswinkeln zur Verfügung. Die Abstandssituation des Drehpunkts des Hüftgelenkes von der Schaftachse ist auf diese Art und Weise näherungsweise zu rekonstruieren (◼ Abb. 18.5, 18.6). Die Wahl der Zugangswege zum Schaft ist von Bedeutung für die Planung. Die Mehrzahl der Operateure versucht, die Entfernung der gelockerten Prothesenelemente und gegebenenfalls des Zements und des Granuloms intrafemoral zu erzielen. Sollte diese Variante nicht durchführbar sein, besteht die Wahl zwischen dem transfemoralen Zugang und der distalen Schaftfensterung. Die Länge des transfemoralen Zugangs ist ebenso wie die wichtigsten Abstandsmaße auf der Operationszeichnung festzulegen (◼ Abb. 18.5. 18.6; [8, 14]). Dies erleichtert die zügige intraoperative Umsetzung. Hilfreich kann die Längsschlitzung des intakten Schafts sein. Über eine proximal und distal begrenzende Bohrung mit einem 2–3,2 mm starken Bohrer wird die Kortikalis mit einer oszillierenden Säge unter permanenter Kühlung mit Ringerlösung geöffnet und der geschlitzte Bereich mit Meißeln, am besten mit Lambotte-Meißeln, unterschiedlicher Stärke diskret geöffnet, ohne dass man lokale Instabilitäten oder Fissuren setzt. Damit lassen sich knöchern integrierte zementfreie Schäfte häufig unter Einsatz eines schweren Schlaghammers, der im Halsbereich der Prothese verankert wird, entfernen. Gebrochene Schaftelemente, die distal festsitzen, oder zementfreie Schäfte, die in einem Teilbereich knöchern integriert sind und erfahrungsgemäß nicht intrafemoral, sondern nur durch eine lokale Ummeißelung durch ein Fenster zu entfernen sind, erfordern die Festlegung der Fensterlänge und der Position am Schaft (◼ Abb. 18.5, 18.6). Der Revisionsschaft sollte distal im intakten und voll mineralisierten Femurabschnitt 4 bis maximal 6 cm lang primär verankert sein. Bei verminderter Knochenfestigkeit im Fall einer Osteoporose ist eine längere Verankerungsstrecke von bis zu 8 cm sinnvoll. Diese Schaftverankerung in einer Länge zwischen 4 und 8 cm sollte im Optimalfall in einem geraden Schaftabschnitt des Femur erfolgen. Dann ergeben sich langstreckige Kontakte der Längsrippen des Schafts mit der Innenfläche der Kortikalis und es werden dreiflächig umschriebene Auflagen des Prothesenschafts an der Innenkortikalis vermieden. Die Dreipunktauflage wird sich zwangsweise

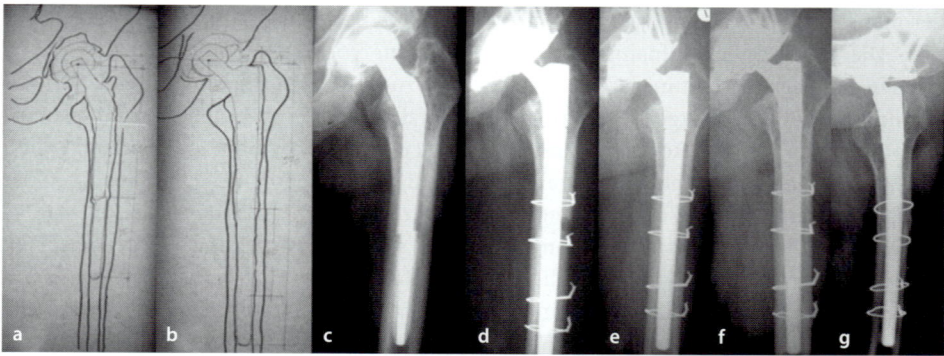

◼ **Abb. 18.6a–g.** Die Planungszeichnung (**a** und **b**) legt die Maße des Ausgangsbefunds fest, bestimmt die Höhe und Länge des zu schaffenden weichteilgedeckten Fensters und lässt die zu implantierende modulare Revisionsprothese den distalen Fensterungsrand 4 cm überragen. Eine Längenkorrektur ist nicht erforderlich. **c** Eine Monoblockprothese zeigt nach einer jahrelang fortschreitenden Osteolyse am Übergang zur festen Einheilung in der mittleren Diaphyse eine Fraktur mit schmerzhafter Funktionseinschränkung. Der optimal eingeheilte distale Schaftabschnitt ist nach aller chirurgischer Erfahrung nur durch eine lokale Fensterung mit vertretbarem Aufwand zu entfernen. **d** Die postoperative Aufnahme zeigt die Fixation des langen Fensters mit zwei Draht-Cerclagen. Der Übergang zum intakten proximalen und distalen Schaftabschnitt ist zusätzlich durch Draht-Cerclagen gesichert. **e** Nach einem Jahr sind weder das Fenster noch die proximalen Osteolysen noch erkennbar. **f, g** Nach 7 Jahren ist das Implantat unverändert auf der vollen Strecke integriert. Proximal sind kurze streifenförmige Osteolysen verblieben

18

im gekrümmten Femur ergeben, wenn der Operateur zu lange Implantate wählt und damit zwangsläufig in der knöchernen Kurvenbildung dünnere Schäfte wählen muss. Proximal davon gelegene Fensterungen beeinträchtigen die Stabilität der Schaftverankerung nicht, wenn sie mit randständigen Bohrungen zur Verhinderung fissuraler Frakturen und zur Vermeidung von Ermüdungsbrüchen sachgerecht ausgeführt, hinterher wieder geschlossen und mit Draht-Cerclagen gesichert werden und weichteilgedeckt bleiben.

Eine bogenförmige Geometrie des knöchernen Oberschenkelschafts, sei es in der a.-p.-Projektion im Sinne einer Varusverbiegung oder in der Seitprojektion im Sinne einer vermehrten Antekurvation, machen den Einsatz einer gebogenen Schaftkomponente erforderlich. Sie kann in der Regel die maximale Krümmung der beiden Achsenabweichungen des Femur mit der maximalen Schaftkrümmung der Schaftprothese in Übereinstimmung bringen und so auch kombinierte Fehlstellungen ausgleichen.

Bei der Planung sollte man die kürzest mögliche Revisionprothese wählen. Bei proximal ausgeprägten Resorptionen, Verdünnungen der Restkortikalisstruktur und fissuralen Frakturkomponenten im proximalen Schaftbereich sind optimale Ergebnisse mit geraden Revisionsprothesenschäften zu realisieren [1, 5]. Die intraoperative Aufrichtung dieser verformbaren Schaftabschnitte ist damit problemarm möglich.

Die Wahl des Schaftdurchmessers ist nur näherungsweise auf Röntgenunterlagen planbar. Mindestens 2 oder 3 Varianten mit größerem, wie auch geringerem Schaftdurchmesser müssen intraoperativ zur Verfügung stehen. Schon bei der Planung ist der Abstand zwischen der Schaftachse des natürlichen Femur und dem Drehpunkt des Gelenks zu analysieren. Bei breitausladenden Beckenkonfigurationen, Varusformen des Schenkelhalses und proximal varischen Femura oder sehr adipösen Patienten erfordert die anatomische Rekonstruktion und die störungsfreie Funktion der Weichteile den Einsatz der lateralisierten proximalen Module auch bereits bei der Planung (◘ Abb. 18.5, 18.6, 18.7).

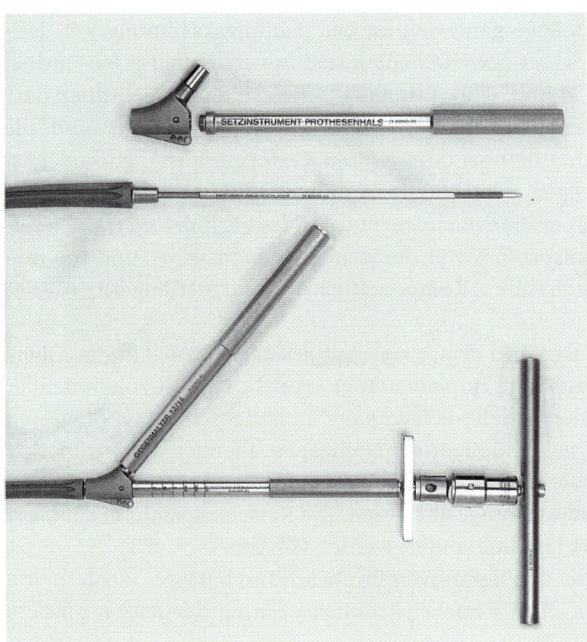

◘ **Abb. 18.7.** Der Führungsstab wird über die metaphysäre Komponente in den Schaft eingedreht, das Ein- und Ausschlaginstrument aufgeschoben, mit der mittleren Rändelschraube eine Vorspannung erzielt, der Drehmomentbegrenzer aufgesetzt und mit dem Steckknebel die Vorspannung von 25 Nm erreicht

Operationstechnik

Oberstes Ziel der angewandten Operationstechnik ist eine hohe Primärstabilität des Implantats, die ohne Positionsveränderungen die Zeit der knöchernen Anheilvorgänge übersteht. Daneben wird die anatomische Rekonstruktion angestrebt. Sie beinhaltet die Wiederherstellung der Beinlänge und auf der Schaftseite die Normalisierung des Offsets sowie die Einstellung der funktionsgünstigsten Antetorsion. Für den Zugang zum Hüftgelenk bieten sich der seitliche und der hintere Zugang zum Hüftgelenk an. Beide Zugänge haben Vor- und Nachteile. Der hintere Zugang lässt insbesondere einen optimalen Einblick in das Femurrohr zu und erleichtert die intrafemorale Entfernung der gelockerten Prothesenkomponenten. Nachteil des dorsalen Zugangs ist ein relativ hohes Rotationsmoment, das intraoperativ durch die Einwärtsdrehung des Oberschenkels am rechtwinklig gebeugten Kniegelenk auftritt. Hier können vorbestehende fissurale Frakturen oder starke Verdünnungen der proximalen Kortikalis zu intraoperativen Frakturen führen.

Unabdingbare Voraussetzung für die intrafemorale Operationstechnik ist eine hinreichende Ausleuchtung des Operationsfelds. Bewährt haben sich Stirnlampen, Kaltlichtquellen und optimaler Weise vom Operateur über sterile Handgriffe selbst einstellbare Operationsbeleuchtungen mit guter Zentrierung des Lichtsstrahls.

Die Reihenfolge der operativen Schritte kann zur Minimierung des Blutverlusts beitragen. Sinnvollerweise wird man zunächst den Schaft entfernen, das verbliebene Zementlager und das Granulom im Schaft belassen, die Pfanne entfernen und den Einbau der neuen Pfanne abschließen. Die Entfernung der Zementreste und insbesondere die sorgfältige Kürettage der Granulationsgewebsschichten löst häufig eine stärkere Blutung im Femurschaft aus und sollte zeitlich direkt von der Schaftimplantation gefolgt sein.

Die Ermittlung der Schaftgröße wird im Regelfall mit konischen Fräsern, die den Konuswinkel des Implantats aufweisen, vorbereitet [4]. Die Fräser verfügen über Längenmarkierungen, so dass an einer anatomischen Landmarke, z.B. der Spitze des großen Rollhügels, die gewählte Prothesenlänge gemessen an der Planungszeichnung gut definiert werden kann. Die konischen Fräser oder Reibahlen sind unverzichtbarer Bestandteil des Operationsinstrumentariums (■ Abb. 18.4). Ihre Fräsflächen sind so angeordnet, dass sie nicht zu einem großen Knochenabtrag im Bereich der Kortikalis geeignet sind. Sie schaffen aber ein definitives Implantatbett bei intraossären Verformungen oder knöchernen Einengungen bei Sockelbildungen oder reaktiven Kallusbildungen nach fissuralen Frakturen. Eine Tabelle, die dem Operationsinstrumentarium beiliegt, definiert die möglichen Längenvarianten der Revisionsprothese für die Standardschäfte in 140 und 200 mm Länge, die unterschiedlichen metaphysären Komponenten und die Verlängerungshülse (■ Tabelle 18.1).

Mit ansteigenden konischen Fräsgrößen dringt man mit geringem Druck in den Oberschenkelschaft ein, jeweils bis die geplante Implantatlänge erreicht ist. Mit zunehmender Annäherung an die ideale Schaftdicke wird der Fräsvorgang im Endabschnitt sehr langsam und bei kontinuierlich geringem Druck und niedriger Drehzahl schließlich die gewünschte Eindringtiefe der konischen Raspel erreicht. Im Regelfall ist an der Graduierung dieser konischen Raspel die definitive Prothesenlänge abzulesen. Die Revisionsprothese kann auf dem Operationstisch fertig montiert und implantiert werden (■ Abb. 18.7, 18.8).

Die Qualität des Knochens ist für den definitiven Prothesendurchmesser insofern von Bedeutung, als bei durchgehend weichen Knochenstrukturen häufig der nächst größere Schaft gewählt werden muss.

18

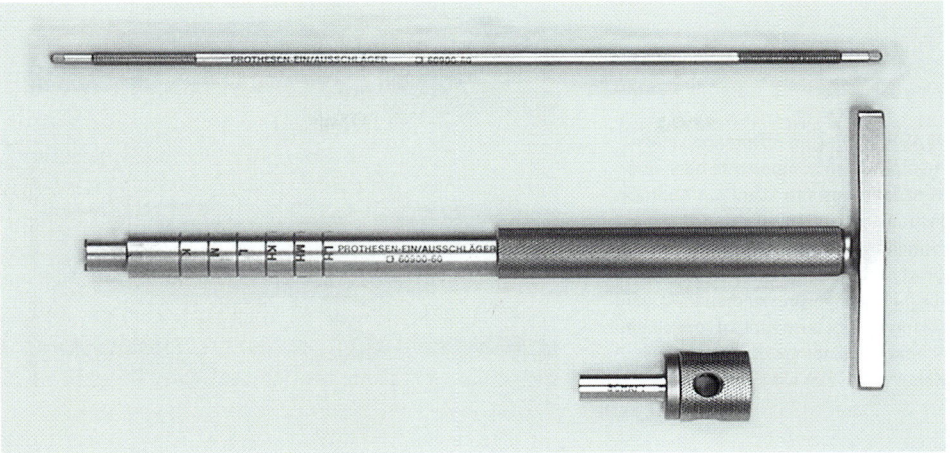

Abb. 18.8. Das Setzinstrument der modularen MRP-Prothese besteht aus dem Führungsstab, dem Ein- und Ausschlaginstrument und der Rändelschraube, die mit einem Steckknebel vorgespannt werden kann

Tabelle 18.1. Mögliche Schaft-Hals-Kombinationen und Verlängenhülsen, die dem Operateur bei kurzfristigen Änderungen der Vorgehensweise die unterschiedlichen Längenvarianten der modularen Prothese vorgibt. *K* kurz, *M* mittel, *L* lang

Schaft [mm]	Hals			Hals		
	K	M	L	K	M	L
				mit Verlängerungshülse		
140	190	200	210	220	230	240
200	250	260	270	280	290	300

Wir bevorzugen die Montage der Schaftkomponente mit der metaphysären Komponente auf dem Operationstisch. Mit dem Drehmomentschlüssel werden Schaft und Schenkelhalsteil auf die vorgegebene Vorspannung gebracht und dann mit dem Implantationsinstrumentarium in der idealen Rotationsposition in das Femur eingeschlagen. Der Widerstand gegen die gleichmäßigen und nicht zu harten Hammerschläge nimmt mit zunehmender Eindringtiefe zu. Es ist sinnvoll auch Wartezeiten einzulegen. Der Setzvorgang der Prothese wird dann wieder etwas deutlicher erkennbar. Erst wenn nach solchen Pausen und kontinuierlich mit gleichmäßiger Kraft ausgeführten Hammerschlägen kein weiterer Setzprozess über mehrere Impulse erkennbar ist, ist die definitive Position des Implantats erreicht.

Geringe Änderungen der Eindringtiefe können jetzt mit den modularen Aufsteckköpfen ausgeglichen werden. Nur wenn der Schaft und die Gesamtprothese eine deutlich tiefere oder geringere Eindringtiefe erreichen und wegen des festen Sitzes des Schaftteils ein Wechsel des Schafts nicht erwünscht ist, kann mit der Absprengvorrichtung die metaphysäre Komponente entfernt werden und z.B. eine kürzere oder längere Komponente zum Einsatz kommen (● Abb. 18.9).

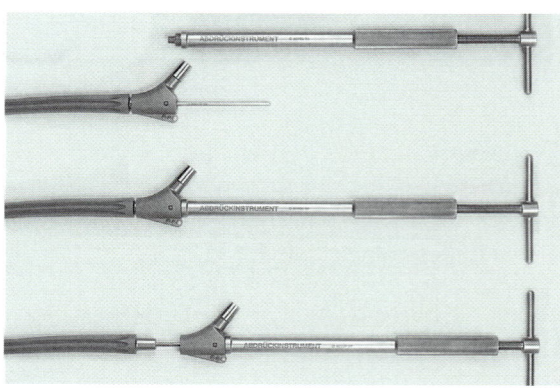

■ **Abb. 18.9.** Zum Absprengen einer metaphysären Komponente oder einer Verlängerungshülse dient das Abdrückinstrument; ein zentraler Rundstab wird eingeführt, das Abdrückinstrument aufgeschraubt und mit der Gewindespindel, die im Uhrzeigersinn zu drehen ist, wird solange Druck ausgeübt, bis mit einem Schnapp-Phänomen die Lösung des Konus erkennbar wird

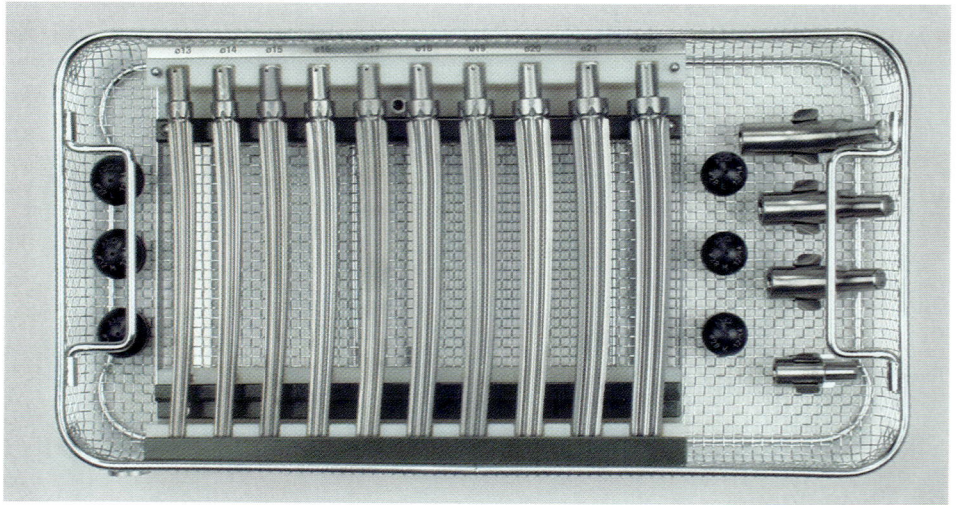

■ **Abb. 18.10.** Gebogene Probeschäfte erlauben das Abtasten des Verankerungsabschnitts für gebogene Schäfte. Die optimale Rotationsposition, z.B. bei der Kombination von Achsenabweichungen der Verankerungsstrecke im Sinne der Varusverbiegung und der Antekurvation, kann ermittelt werden. Über dem implantierten gebogenen Probeschaft können der Probeaufbau mit metaphysären Probekomponenten und die damit erzielte Länge der Prothese, der Gelenkschluss und die Weichteilspannung überprüft werden

Mehr Probleme bereitet die gebogene Schaftform. Ihre frästechnische Vorbereitung ist mit den konischen Fräsern nicht möglich. Hier bietet es sich an, die Probeprothese, die nach Abschätzung des Röntgenbefunds in Betracht kommt, in den Schaft einzuschlagen. Wenn Länge und Schaftdurchmesser näherungsweise den Planungsvorgaben entsprechen und ein fester Sitz dieser Schaftgröße zustande kommt, kann man über die Messeinrichtung des Prothesenein- und -ausschlägers die metaphysäre Komponente bestimmen (■ Abb. 18.10).

Bei weichem Knochen tritt der Revisionsschaft in der gebogenen Form gelegentlich etwas tiefer in die Diaphyse ein als das Probeimplantat. Hier empfiehlt sich der Aufbau der metaphysären Komponente intraossär nach nochmaliger Längenkontrolle bei definitiv verankertem Schaftelement. Bei der Anbringung des Drehmoments über den Drehmo-

18

mentschlüssel zum Vorspannung der Konen und zum Einbringen der Sicherungsschraube für die Konussteckverbindungen ist jeweils der Hebel, der auf das Schenkelhalselement der Prothese aufgesteckt werden kann, zu verwenden. Sinnvollerweise übernimmt beide Hebelkomponenten, die am Schenkelhals der Prothese und die am Drehmomentschlüssel, der Operateur selbst. So lassen sich gegensätzlich wirkende Rotationskomponenten auf die Schaftverankerung und den Oberschenkelschaft zuverlässig vermeiden. Die frästechnische Bearbeitung des proximalen metaphysären Bereichs für die Aufnahme der Prothese ist bei der konischen Vorfräsung praktisch nie erforderlich, ebensowenig bei der Montage des Implantats auf dem Operationstisch. Ausgeprägte osteolytische Veränderungen im proximalen Schaftbereich führen oft zu einer leicht varischen Fehlform des proximalen Oberschenkels. Hier bietet es sich an, die Prothese unter Andruck auf der lateralen knöchernen Zirkumferenz einzubringen. Dies verbessert den proximal lateralen Kontakt zu noch existierenden Knochenstrukturen, richtet die Fehlstellung auf und verbessert die Lateralisation des großen Rollhügels und damit den Hebelarm der hüftstabilisierenden Muskulatur.

Die Konussicherungsschraube muss immer mit dem Drehmoment der Konusvorspannung, also 25 Nm, angezogen werden. Die Abschlussschraube kann mit einem von Hand dosierten Drehmoment angezogen werden. Die Verankerung gebogener Prothesenschäfte verlangt gelegentlich für die Präparation der Schaftverankerungsstrecke, insbesondere für die distalen Bereiche, den Einsatz eines flexiblen Markraumbohrers.

Für den Operateur sind die Durchmesser und die Steigung der Implantate von Bedeutung. Der Nenndurchmesser beschreibt den reellen Durchmesser an der oberen Drittelgrenze des Schafts. Bei einem Nenndurchmesser von z.B. 18 ist dieser Durchmesser hier erreicht. Das proximale Ende des Verankerungsschafts weist einen zusätzlichen Durchmesser von 2 mm, das distale Ende einen geringeren Durchmesser von 4 mm auf. Diese Maßvariante gilt für alle Standardprothesen. Die Verriegelungsschäfte in den Längen von 260 und 320 mm zeigen den gleichen Konuswinkel, aber nur im proximalen Drittelabschnitt der Prothese, nach distalwärts bleibt dieser Nenndurchmesser erhalten. Hier wird in der Regel mit dem flexiblen Markraumbohrer ein Bohrkopf verwendet werden, der 1 mm unter der geplanten Prothesendicke zu wählen ist. Bei weichen Knochenstrukturen sind gelegentlich auch Schaftdurchmesser 2 mm größer notwendig als der gewählte Markraumbohrkopfdurchmesser.

Wünscht sich der Operateur nach definitiver Implantation eines Schafts eine Probereposition mit einem Probehalsteil, ist dieses mit einem leichten Hammerschlag auf den Schaftkonus zu fixieren, dann sind die Versorgung mit einem Probekopf, die probeweise Reposition, die Überprüfung der Weichteilspannung, die Überprüfung der Antetorsion und ihrer funktionellen Konsequenzen gegenüber der bereits festliegenden Position der Pfanne kontrollierbar. Die Probekomponente kann wieder abgesprengt und die definitive Versorgung mit dem Originalhalsteil durchgeführt werden.

Im Falle des transfemoralen Zugangs ist eine stabile Cerclagen-Versorgung, abhängig von der Länge des transfemoralen Zugangs, mit 2 bis 3 Draht-Cerclagen dringend zu empfehlen. Wenn die verbliebenen, schalenförmigen Knochenreste im proximalen Femurbereich einen größeren Innendurchmesser als der Prothesenschaft aufweisen, sollte man durch eine überlappende Reposition dieser Knochenschalen oder durch eine streifenförmige Resektion einen flächenhaften Teilkontakt zwischen den proximalen Knochenschalen und den Längsstegen des Implantats für eine rotationsstabile Verankerung sorgen. Weichteilgestielte Fensterelemente können mit einer Draht-Cerclage fixiert werden, sofern ihre Länge 6 cm nicht überschreitet. Der Übergangsbereich von der Fensterung bzw. vom distalen Ende des transfemoralen Zugangs zum intakten Knochenrohr wird immer dann, wenn die Knochenfestigkeit nicht eine hohe Qualität aufweist, zusätzlich mit einer Draht-Cerclage gesichert.

Die wichtigsten operationstechnischen Fehler sind auf eine unzureichende Dokumentation der knöchernen Befunde, eine unzweckmäßige Planung und auf eine mangelhafte Konsequenz auf intraoperative Änderungen der Ausgangslage zurückzuführen.

Knochentransplantate setzen wir nur in bestimmten Fällen ein. Im wesentlichen geschieht dies zur Rekonstruktion oder Lateralisation des Trochanter major und der Kontaktaufnahme des proximalen Schaftes mit dem umgebenden, durch Osteolyse reduzierten Knochenrohr. Hier ist eine mechanisch stabile Verkeilung mit autogenen kortikospongiösen Spänen oder sterilisiertem Fremdknochen für die Erzielung einer proximalen Primärstabilität zwischen Knochen und Implantat zu empfehlen. Im proximalen Kortikalisbereich, also im metaphysären Bereich, ist die spontane Regeneration naturgemäß auf der Lateralseite unter dem großen Rollhügel und etwas weiter distal davon am meisten verzögert; insofern sind hier Transplantate angezeigt. Eine Knochentransplantation im Verlauf des Schafts ist auch bei ausgeprägten Knochendefekten nicht erforderlich. Die Knochenregeneration der Schaftosteolysen wird bei uns durch die Einlagerung des intraoperativ gewonnenen Fräsmaterials in diese Hohlräume, am geeignetsten gebunden an Kollagenschäume, die in den Schaft eingelagert oder auf die Schaftprothese aufgeklebt werden, beschleunigt. Dazu wird nach der Entfernung aller Implantate, Zement- und Granulomreste und Spülung des alten Implantatlagers der bei der konischen Fräsung im Schaft gewonnene knöcherne Brei nicht etwa durch Spülung und Saugung entfernt, sondern im Schaft belassen. Die den Schaftfräsen anhaftenden Knochenteile werden auf Gelatineplatten abgestreift und mit der Schaftprothese in die Defektzone des Knochens zurückverlagert. Mit dieser Technik sind auch Defektauffüllungen mit völligem Verlust der kortikalen Abdeckung einer raschen knöchernen Auffüllung zuzuführen.

Die operationstechnische Behandlung von Sehnen und faszialen Strukturen beim Fortbestehen ausgeprägter Kontrakturen, die auch bei Relaxation des Muskelapparats und mobilisierenden Bewegungen des Gelenks durch den Operateur nicht zu beheben sind, orientiert sich an den allgemeinen orthopädisch-chirurgischen Erfahrungen.

Komplikationen

Schaftfissuren

Wie im Abschn. Operationstechnik dargestellt ergeben sich die wichtigsten operationstechnischen Fehler aus einer unzureichenden Dokumentation der knöchernen Befunde und deren Bewertung, einer unzweckmäßigen Planung und einer inkonsequenten Reaktion auf intraoperative Veränderungen der lokalen Situation. So spürt der Operateur etwa beim Eintreiben der Prothese Schaftfissuren, die zunächst weder zur kompletten Fraktur, noch zur Instabilität führen, wenn der Schaft etwa nach Warteperioden bei gleichmäßigen Hammerschlägen plötzlich wieder ein verstärktes Absinken zeigt. In dieser Situation entfernt man den Schaft 1–3 cm aus seiner tiefsten Position und stellt durch eine entsprechende Zugangserweiterung unter Mobilisation des Vastus lateralis die Außenfläche des Femur dar. In der Regel wird die fissurale Spaltbildung über der Ventral- oder Lateralseite des Femur erkennbar sein. Die Cerclage wird in der Regel in der Nähe des definitiven distalen Prothesenendes anzubringen sein. Der Schaft kann dann wieder vorsichtig unter Beobachtung der lokalen Wirkung im Fissurbereich eingetrieben werden.

18

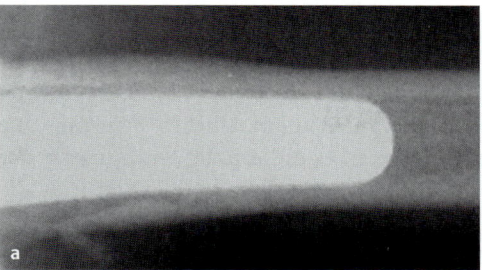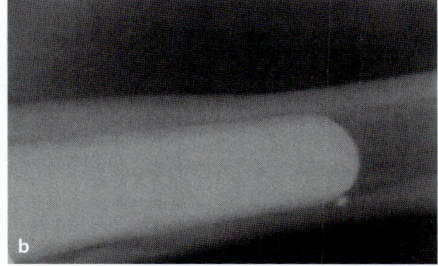

Abb. 18.11. Intraoperative Kontrolle der Schaftposition im Bildwandler in 2 Ebenen

Fehlposition des Schafts

Bei ausgeprägten Knochenschädigungen auch im distalen Schaftbereich, starken Verformungen der Schaftachse im Antekurvations- oder Varussinn ist es sinnvoll rechtzeitig den Bildwandler einzusetzen, um Fehlpositionen der intraossär arbeitenden Werkzeuge – insbesondere auch der konischen Fräser – frühzeitig zu erkennen. Auch in diesen Fällen empfiehlt sich die lokale Darstellung des Defekts und gegebenenfalls dessen Versorgung nach korrekter Einbringung des Implantats (■ Abb. 18.11).

Zementreste im distalen Bereich der gelockerten Prothese können, wenn sie hart und randständig adhärent sind, übersehen werden und sowohl das Implantat, als auch die vorbereitenden Instrumente in Fehlbahnen lenken. Hier ist bei der intrafemuralen Vorgehensweise bei der Implantat-, Zement- und Granulomentfernung die lokale Fensterung und die Beseitigung dieser oft extrem fest sitzenden Zementschalen anzuraten.

Neurologische Komplikationen

Diese betreffen in erster Linie den N. ischiadicus, gelegentlich auch den N. femoralis. Wir verwenden bei Wechseloperationen in der Mehrheit der Fälle den dorsalen Zugang zum Hüftgelenk. Immer dann, wenn gemessen an der Ausgangslage, Beinverlängerungen von mehr als 1 cm Inhalt der Operationsplanung sind und intraoperativ auch umgesetzt werden, wird der N. ischiadicus im Regelfall bereits bei der Präparation des Zugangs dargestellt und lokalisiert und nach Abschluss der Operation vor dem Verschluss der Außenrotatoren bzw. der lokal verbliebenen Narbenplatte sorgfältig revidiert; ihn kreuzende Bindegewebsspangen, oft auch mit Begleitgefäßen, oder auch narbige Veränderungen, die die Streckung des Nerven behindern und kurvenartige Verläufe erzwingen, werden dabei sorgfältig beseitigt und der Spannungszustand bei Streckposition des Hüft- und Kniegelenks bzw. bei Beugung beider Gelenkebenen überprüft. Notfalls ist postoperativ temporär eine kissenartige Unterlage unter dem Kniegelenk in einer Beugestellung von 20–25° sinnvoll. Die Funktion des N. femoralis wird sowohl motorisch wie sensibel unmittelbar nach der Operation und in der ersten postoperativen Phase in kurzen Zeitabständen überprüft. Für den Fall des Auftretens von Schäden führen wir eine lokale Revision durch mit Spaltung der Fascia iliopectinia und Freilegen des Nervens. Hier kann die Beugeposition im Hüftgelenk der Erholung des N. femoralis Vorschub leisten.

Postoperative Luxation

Die Revisionschirurgie ist von einem deutlich höheren Prozentsatz von postoperativen Luxationen des Gelenks begleitet. Die Rekonstruktion der ursprünglichen Beinlänge, die Wahl einer lateralisierenden metaphysären Komponente, die exakte Abstimmung der endgültig gewählten Rotationsposition des Schenkelhalses, vor allem auch in Bezug auf die bereits implantierte Pfanne, ist hier zur Vermeidung der Luxationstendenz ebenso bedeutsam, wie die sorgfältige Schonung aller muskulären Elemente, die stabile Fixation des Rollhügels an idealer Position, der zuverlässige Verschluss der Fascia lata und die während der ersten 2 Wochen gewählte Lagerungsposition. Wir verwenden dazu Schaumstoffschienen, die zumindest im Regelfall eine leichte Abspreizung, eine neutrale Rotation und eine diskrete Beugung in Hüft- und Kniegelenk erleichtern.

Schaftsenkung

Die immer wieder beobachtete Senkung des Prothesenschafts in der postoperativen Phase weist auf operationstechnische Fehler hin. Meist ist die Wahl des Schaftdurchmessers gemessen am Innendurchmesser der entscheidenden Verankerungszone am Schaft zu gering ausgefallen. Die konischen Revisionsprothesen sind darüber hinaus immer dann überfordert, wenn die Verankerung jenseits des Isthmus der Femurdiaphyse in der trichterförmig sich erweiternden Metaphyse gesucht werden muss. Verriegelungsbolzen können hier nur temporär eine verbesserte Teilstabilität erzielen. Vergleichbar wird dieses Prothesenmodell immer dann überfordert sein, wenn die Knochenqualität auch im distalen Verankerungsbereich durch Osteoporose und Demineralisation eine primärstabile Schaftverankerung mit relativen Bewegungsvorgängen in der postoperativen Phase bis maximal 100 μm im Verankerungsbereich nicht erlaubt [12, 16, 1, 10].

Dokumentation

Die Revisionschirurgie am Hüftgelenk ist eine aufwändige, mit erhöhten Risiken und Belastungen für den Patienten behaftete Behandlungsmaßnahme. Die in den vergangenen Jahren in einer Vielzahl angebotenen technischen Lösungen und die große Zahl neuer Implantate erfordern eine sorgfältige Analyse der Ergebnisse einzelner Operationsverfahren. Die prospektive Ermittlung aller operationsrelevanter Daten mit geeigneten Erhebungsbögen, so wie sie von der Entwicklergruppe des MRP-Titan-Revisionsschafts angeboten werden, ist sinnvoll (◨ Abb. 18.12). Objektivierbare Daten wie z.B. die radiologischen Verläufe sollten von einem unabhängigen Untersucher beurteilt werden. Nur die sorgfältige prospektive Analyse der Ergebnisse über längere Zeitperioden erlaubt der Entwicklergruppe Risiken des Implantats frühzeitig zu erkennen und weitere Detailverbesserungen umzusetzen.

18

PRÄ

PROSPEKTIVE STUDIE - MRP-Revisionsschaft
Erhebungsbogen präoperativ

PATIENTENCODE

1	2	3	4	5	6	7	8	9	10

1-2   1. u. 2. Buchstabe Familienname (Freiherr von Lippe-Baum nur LI)
3-4   1. u. 2. Buchstabe Vorname (Karl-Heinz nur KA)
5-10 Geburtsdatum (14. Mai 1927 als 140527 eingeben)
Umlaute: Ä = AE   Ö = OE   Ü = UE
keine Namenszusätze (z.B. Titel, von etc.)
(Beispiel: Änne-Ulla von Rhein-Main, geb. 2. Juni 1936 = RHAE020636)

Alter _____ (Jahre)
Geschlecht: ☐ männlich ☐ weiblich
Gewicht: _____ (kg)
Größe: _____ (cm)
Seite der zu operierenden Hüfte: ☐ rechts ☐ links

1. EIGENANAMNESE

1.1 Allgemeine Vorerkrankungen

☐ keine
Stoffwechsel: ☐ Diabetes ☐ Hyperurikämie/Gicht
Kardiovaskulär: ☐ KHK/Infarkt ☐ Hypertonus ☐ AVK
☐ relevante Osteoporose
☐ rheumatoide Arthritis
☐ sonstige Immunerkrankungen
☐ Hepatopathie
☐ Nephropathie
☐ ZNS ☐ Lunge ☐Cortison-Medikation
☐ Tumorleiden

1.2 Voroperationen der betroffenen Hüfte

	Primäre H-TEP	H-TEP-Wechsel (letzter Wechsel)
Pfanne	☐ zementiert ☐ zementfrei	☐ zementiert ☐ zementfrei
Schaft	☐ zementiert ☐ zementiert	☐ zementfrei ☐ zementfrei
OP-Datum		
Standzeit (Jahre)		

⇒ **letzter H-TEP-Wechsel mit MRP-Schaft?** ☐ ja ☐ nein
Anzahl aller bereits erfolgter H-TEP-Wechsel? _____ x mal
davon: Pfanne _____ x mal   Schaft _____ x mal
☐ periprothetische Fraktur vom ☐☐☐☐☐☐

1.3 Präfixe nach Charnley

A Patienten, bei denen **nur eine Hüfte betroffen** ist und bei
☐ denen kein anderer Parameter die Gehfähigkeit beeinflußt

B Patienten, bei denen **beide Hüften betroffen** sind, die aber
☐ sonst keinerlei Beschwerden haben, welche die Gehfähigkeit
beeinflussen

C Patienten, die **körperliche Einschränkungen** in Bezug auf
☐ die normale Bewegung haben, z.B. rheumat. Arthritis, He-
miplegie, kardiovaskuläre oder respiratorische Erkrankungen,
hohes Alter, gleichseitige Knie-TEP

Klinik: ....
Untersucher: ....
Untersuchungsdatum: ☐☐ ☐☐ ☐☐☐☐

2. KLINISCHER BEFUND

2.1 Schmerz (betroffene Hüfte)

☐ völlige Schmerzfreiheit
☐ leichte + gelegentliche Schmerzen, normale Tätigkeit nicht
eingeschränkt
☐ Schmerzen nur nach schwerer körperlicher Tätigkeit, in Ruhe
schnell verschwindend
☐ Schmerzen, eine begrenzte Tätigkeit erlaubend
☐ starke Schmerzen, keine körperliche Tätigkeit mehr möglich
☐ starke, den Schlaf störende Schmerzen
☐ starker Dauerschmerz

2.2 sonstige Schmerzen (die Mobilität beeinträchtigend)

☐ vertebragene Ursache   Amputation (Gegenseite) ☐
☐ gegenseitige Hüfte
Knie: ☐ gleichseitig   ☐ gegenseitig
Fuß: ☐ gleichseitig   ☐ gegenseitig

2.3 Beweglichkeit (betroffene Hüfte)

FLEX / EXT ____/____/____
ABD / ADD ____/____/____ (aus Hüftstreckung)
ARO / IRO ____/____/____ (aus 90° oder max. Hüftbeugung)

Trendelenburg'sches Zeichen: ☐ ja ☐ nein (zu operierende Hüfte)
Beinverkürzung: ☐ rechts ☐ links _____ mm

3. GEHVERMÖGEN

☐ normaler Gang
☐ ohne Stock mit leichtem Hinken
☐ mit Stock 1 Std., kurze Zeit hinkend ohne Stock
☐ weniger als 1 Std., schwierig ohne Stock
☐ nur mit 2 Handstöcken
☐ nur mit 2 Unterarmgehstützen
☐ unmöglich

3.1 Gehhilfen

☐ Keine
☐ Gehstock nur für lange Gehstrecken
☐ Gehstock dauerhaft
☐ 1 Unterarmgehstütze
☐ 2 Unterarmgehstützen
☐ Gehunfähigkeit

3.2 Hinken

☐ nein
☐ leichtes Hinken
☐ mäßig aber deutliches Hinken
☐ ausgeprägtes Hinken

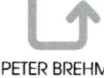

PETER BREHM
Die Präzision in Titan
für den Menschen

CE
0197

PETER BREHM - CHIRURGIE-MECHANIK - AM MÜHLBERG 30 - D-91085 WEISENDORF - TEL. 09135 / 7103-0 - FAX 09135 / 710316
E-Mail: P.Brehm.Med.Technik.Weisendorf@t-online.de - Internet: www.peter-brehm.de

---

🔲 **Abb. 18.12.** Beispielhafte Darstellung der ersten Seite des Erhebungsbogens für die prospektive Befundermittlung bei der MRP-Implantation

Zusammenfassung

Der entscheidende Vorteil der MRP-Titan Revisionsprothese liegt in deren breiten Anwendungsmöglichkeiten. Als modulares Prothesensystem bietet es unterschiedliche Schaftlängen und Durchmesser in engen Abstúfungen sowie variable metaphysäre Elemente an und ermöglicht die stufenlose intraoperative Einstellung der Antetorsion. Gebogene Schäfte stellen eine Bereicherung des Systems dar; Schäfte mit temporärer distaler Verankerungsmöglichkeiten können bei besonderen Indikationen eingesetzt werden.

Literatur

1. Cameron HU (1994) The two- to six-year results with a proximally modular noncemented total hip replacement used in hip revisions. Clin Orthop 298: 47–53
2. Holzwarth U (1995) Technische Entwicklung eines modularen Revisionshüftprothesensystems MRP-Titan. Orthopädie-Mitteilungen 3: 180
3. Holzwarth U (1996) MRP-Titan, ein modulares Konzept für die Revisionshüftprothetik. Jahrbuch der Orthopädie 195–201
4. Morscher E (1990) Experience with the press-fit cup and press-fit gliding stem. In Kusswetter W (ed) Noncemented total hip replacement, International Symposium Tübingen: Inc. 221–231, Thieme, New York
5. Paprosky WG (1994) Femoral defect classifcation: Clinical application. Orthop Rev 14: 9–15
6. Schenk RK, Wehrli U (1989) Zur Reaktion des Knochens auf eine zementfreie SL-Femur-Revisionsprothese. Histologische Befunde an einem fünfeinhalb Monate postoperationem gewonnenem Autopsiepräparat. Der Orthopäde 18: 454–462
7. Schramm M, Wirtz U, Holzwarth U, Pitto RP (2000) Die konische Steckverbindung in der modularen Revisionsendoprothetik der Hüfte – Vergleich eines explantierten Prothesenschafts zur In-vitro-Testung. Biomed Techn 4: 105–109
8. Schuh A, Holzwarth U, Zeiler G (2002) Ergebnisse des zementfreien Hüftprothesenwechsels mit MRP-Schaft unter Verwendung des intrafemoralen Zugangs mit gefäßgestieltem distalen Fenster. Z Orthopäd 140: 611–614
9. Schuh A, Salminen S, Holzwarth U, Zeiler G (2002) Cementless modular hip revision arthroplasty with the MRP titanium stem. SOT 25: 175–177
10. Schuh A, Holzwarth U, Zeiler G (2004) Der modulare MRP-Titanrevisionsschaft in der Revisionsendoprothetik des Hüftgelenkes. Der Orthopäde 33: 63–67
11. Schuh A, Holzwarth U, Zeiler G (in Druck) The effect of the stiffness of the MRP titanium revision stem depending on stem diameter. Materialwissenschaft und Werkstofftechnik.
12. Schuh A, Holzwarth U, Zeiler G (in Druck) Cementless modular revision arthroplasty of the hip – 2 to 7 years results with the modular MRP-Titan stem. Arch Orthop Traum Surg
13. Wagner H (1989) Revisionsprothese für das Hüftgelenk. Der Orthopäde 18: 438–453
14. Wagner M, Wagner H (1999) Transfemoral approach for hip revision arthroplasty. Orthopaed Traumatol 7: 269–276
15. Wirtz DC, Forst R (1996) Revisions- und Rerevisionsalloarthroplastik des Hüftgelenkes – eine therapeutische Herausforderung. Med Orthop Techn 116 (5): 163–172
16. Wirtz DC, Heller KD, Holzwarth U, Siebert C, Pitto RP, Zeiler G, Blencke B-A, Forst R (2000) A modular femoral implant for uncemented stem revision in THR. International Orthopaedics, SICOT 2000, 24: 134–138
17. Zeiler G (2001) Revisionsarthroplastik des Hüftgelenkes unter Verwendung der Modularen Revisionsprothese (MRP-Titan). In: Perka C, Zippel H (Hrsg) Revisionsendoprothetik des Hüftgelenkes. Einhorn, Reinbek, S 185–192
18. Zeiler G, Holzwarth U (1997) Indikation, Technik und erste Ergebnisse des modularen Hüftprothesenschaftes MRP-Titan. Abstract P181, Z Orthopäd 4: 135

18

Implantationstechnik – MRS-Titan

P. Thümler

Implantat

Die modulare Revisionspfanne MRS-Titan setzt sich zusammen aus einem Basisring mit kaudalem Abstützhaken, einer oder 2 Abstützlaschen kranial (35 und 60 mm), der sphärischen Hüftpfanne und dem PE-Einsatz (als Normal-, Schnapp- oder Dysplasie-Inlay verfügbar). Außerdem kann ein Antiluxationsset aufmontiert werden (◘ Abb. 19.1).

Die Komponenten der Revisionspfanne sind aus der Schmiedelegierung Titan-Aluminium-Niob-TiAl6Nb7 gefertigt. Durch optimierte Fertigungs- und Oberflächenbearbeitungsverfahren wird eine hohe Dauerschwingfestigkeit erreicht. Die Laschenrohlinge werden mit einer Laserschneidanlage in Walzrichtung ausgeschnitten. Nach Bohren und Biegen der Laschen erfolgt das Verziehen und Abrunden der Außenkanten mit Hilfe einer Gleitschleiftechnik. Anschließend erfolgt das Entfernen sämtlicher Schleifrückstände im Ultraschallbad. Danach werden die Bauteile mit Stahlkugeln gestrahlt und zur Entfernung evtl. Eisenrückstände mit Glasperlen nachgestrahlt. In zahlreichen Vorversuchen hat sich die sogenannte äquidistante Lochanordnung als überlegen erwiesen.

Die Benutzung eines speziellen Biegeinstrumentariums vermeidet Kerbwirkungen. Durch das Vorbiegen der Laschen können die intraoperativen Biegevorgänge reduziert werden. Zur Grobanpassung stehen Alubiegeschablonen zur Verfügung.

In der Regel werden zum Defektaufbau in Anlehnung nach den Arbeiten von N. Verdonschot et al. (s. Kap. 6) keine Last tragenden kortikospongiöse Blöcke, sondern speziell vorbereitete Spongiosachips verwendet.

Wenn eine Verschraubung der ersten Lochreihen der kranialen Abstützlasche aufgrund des Substanzverlusts im kranialen Acetabulumpfeiler bei höhergradigen Defektsituationen nicht möglich ist und damit auch eine Krafteinleitung über die Titanpfanne nicht gewährleistet werden kann, kommt der konsequenten Besetzung aller fixierbaren Schraubenlöcher der hemisphärischen Pfanne in der sogenannten Domposition entscheidende Bedeutung zu.

Damit wird der kranial gerichtete Kraftfluss dahingehend modifiziert, dass die Domschrauben nun einen Teil der Krafteinleitung übernehmen und von der kranialen Abstützlasche abziehen. Zum anderen wird durch diese zusätzliche Fixierung eine Vorspannung des Implantats erreicht, die die Schwingungsamplituden beim Lastwechsel erheblich reduziert.

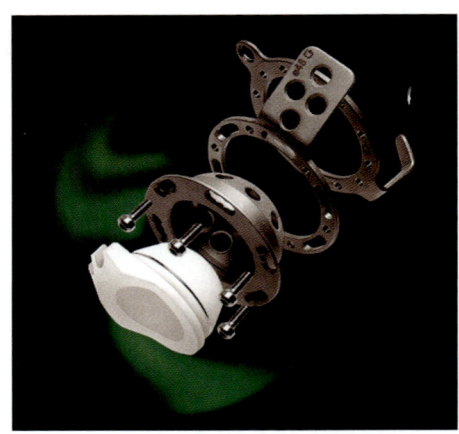

⬛ **Abb. 19.1.** MRS-Titan-Revisionspfanne. (Nach Thümler)

Zur Reduzierung der Schwingungsamplitude im Bereich des kaudalen Abstützhakens wird im meist noch vorhandenen dorsokaudalen Sitzbeinbereich eine Knochenrinne geschaffen, in die sich der kaudale Abstützring kraftragend einbetten lässt.

Im Fall eines Defekts kann der Haken umgebogen und in das Sitzbein eingeschlagen werden. Bei stark osteoporotischem Knochen ist hier die Verwendung von Zement angezeigt.

Operationsbeschreibung am Modell und in situ

Positionierung des Basisringes mit kaudalem Abstützhaken (Standarddurchmesser 48/56 mm)

Zur Wiederherstellung des geometrischen Rotationszentrums und zur stabilen Verankerung der modularen Revisionsstützpfanne ist die exakte Positionierung des Basisrings grundlegende Voraussetzung. Der vorgebogene kaudale Haken wird in das Foramen obturatum eingebracht und muss sicher um die Incisura acetabuli gelegt werden. Bei Zerstörung des kaudalen Pfannenbereichs wird der umgebogene Haken in das Sitzbein eingeschlagen, bei porösem Knochen zementiert.

Unabhängig von der kranialen Defektgröße erfolgt die Positionierung in 40° bis 45° Inklination und etwa 10° Anteversion. Ist der Erkerdefekt sehr groß, wird der kaudale Haken durch Aufbiegen verlängert. Dies sollte nur mit Hilfe des vorgehaltenen Biegeinstrumentariums erfolgen. Bei der Positionierung sollte eine Inklination von 55° nicht überschritten werden.

Die so erreichte Position wird temporär mit einer durch die kraniale Öse eingebrachten Schraube oder mit 2 Kirschnerdrähten gesichert.

Zur übersichtlichen Darstellung des operativen Vorgehens wurde ein mittels CT rekonstruierter Defekt an einem Modellbecken konstruiert, der dann mit der modularen Revisionspfanne MRS-Titan versorgt wurde (⬛ Abb. 19.2).

Der Basisring wird nach gründlichem Débridement des Defekts und Anbohren des noch intakten Knochens hinsichtlich der Größe bestimmt.

Nach Anbringen des Basisringes kann der gesamte Defekt mit Knochenchips ausgefüllt werden. Nur in Ausnahmefällen verwenden wir ein strukturiertes Allograft, welches

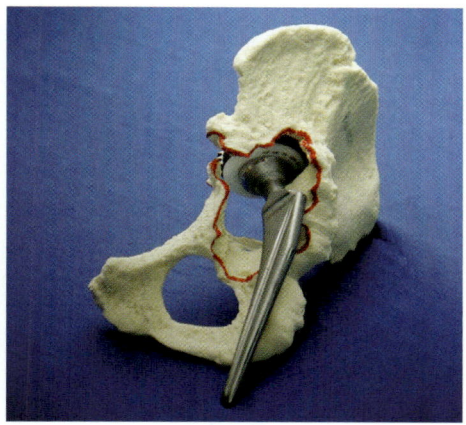

Abb. 19.2. Präoperativer Pfannendefekt am Modell dargestellt

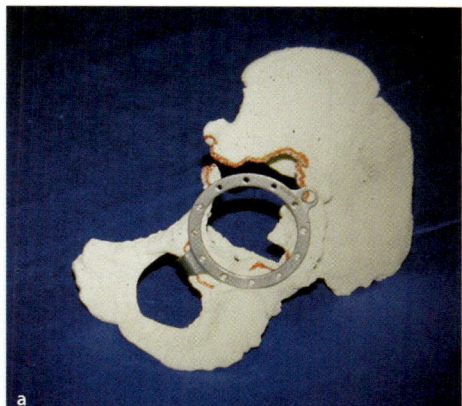

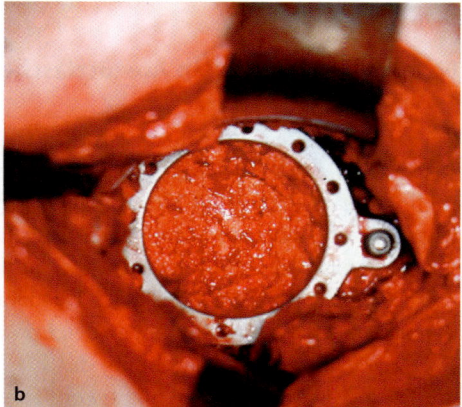

Abb. 19.3. **a** Anbringen des Basisringes am Modell. **b** Intraoperative Befestigung des Basisrings

wir zwischen knöchernem Pfannenerker und Basisring positionieren und mit der Öse des Basisrings fest zwischen Ring und Knochen einkeilen (■ Abb. 19.3a zeigt das Anbringen des Basisringes am Modell, ■ Abb. 19.3b den intraoperativen Situs nach Auffüllen des Defekts mit Spongiosachips).

Diese Auffüllung kann jedoch auch nach Anbringen der Abstützlasche erfolgen.

Anpassen der kranialen Abstützlasche (2 Längen: 35/60 mm)

Mit der zum Instrumentarium gehörenden Biegevorrichtung (■ Abb. 19.4) wird die schon vom Hersteller vorgebogene Lasche dem noch intakten Os ilium angepasst. Je nach Defektgröße kann eine 35 mm lange oder eine 60 mm lange Lasche Verwendung finden.

Mit der Alu-Laschenschablone kann die Anpassung sehr einfach in situ erfolgen und auf die Lasche übertragen werden. Bei großen Defekten ist die Abstützung nach kranial auch mit 2 aufeinander liegenden Abstützlaschen möglich, die je nach Ausmaß des Defekts gegenein-

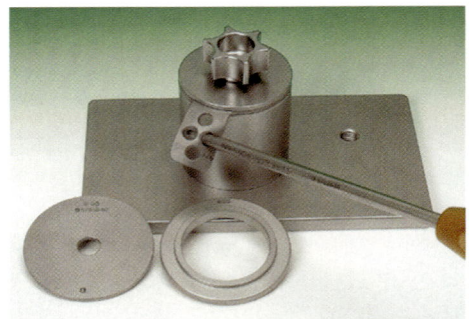

□ **Abb. 19.4.** Spezielle Biegevorrichtung

ander verdreht am intakten Os ilium befestigt werden. Das allzu abrupte und wiederholte Umbiegen der Laschen sollte vermieden werden. Ebenso das Biegen mit Zangen jeglicher Art („Kerbwirkung").

Fixierung der kranialen Abstützlasche am intakten Os ilium.

Zunächst wird die mittels Biegeinstrumentarium der noch intakten Fläche des Os ilium angepasste kraniale Abstützlasche mit 2 bis 3 kurzen Senkkopfschrauben am Basisring fixiert. Die Inklination des Basisrings bleibt unverändert. In dieser Situation können größere Erkerdefekte evtl. mit Knochentransplantaten ausgefüllt werden, wobei die Inklination durch Herausdrehen der Stellschraube oder der Kirschnerdrähte in der Öse des Basisrings temporär vergrößert werden kann, um danach durch Wiederanziehen der Schrauben oder tieferes Einbringen der beiden Kirschnerdrähte fest an den Erkerdefekt angedrückt zu werden (□ Abb. 19.5a).

Nach endgültiger Ausrichtung des Pfanneneingangswinkels durch den Basisring wird die Lasche am intakten Os ilium mit Titanschrauben fixiert. Dadurch wird eine stabile mechanische Verankerung am intakten Knochen gewährleistet. Es sollten – soweit möglich – sämtliche Schraubenöffnungen der Lasche mit Schrauben belegt werden, um die Krafteinleitung nach kranial breitflächig zu verteilen. Bei osteoporotischem Os ilium kann in die Bohröffnungen mittels kleiner Spritzen Palacos eingebracht werden und die Schrauben kurz vor dem Aushärten des Zementes angezogen werden (□ Abb. 19.5b,c).

Auffüllen des Defekts mit Spongiosachips und ggf. strukturierten Knochentransplantaten

Mit einer passenden Fräse werden nach innen überstehende strukturierte Knochentransplantate sphärisch abgefräst (□ Abb. 19.6a).

Zentrale Defekte können mit Knochenscheiben abgedeckt werden, um ein Durchstoßen der Chips nach zentral zu vermeiden. Der verbleibende Defekt wird dann vollständig mit Knochenchips ausgefüllt. Die Chips werden mit einer entsprechenden Metallhalbschale verdichtet (□ Abb. 19.6b).

Im zentralen Transplantatbereich sollten die Knochenchips 2–3 mm über das Laschen-Ring-Niveau stehen, um beim Anschrauben der sphärischen Hüftpfanne unter Kompression gebracht werden zu können.

19

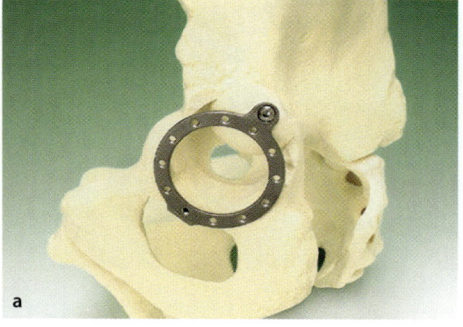

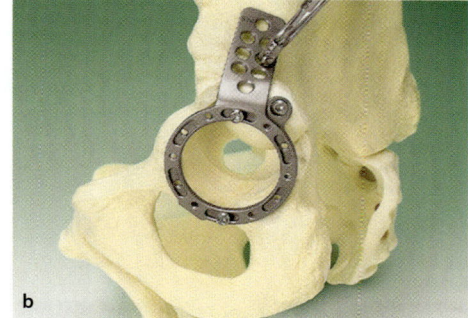

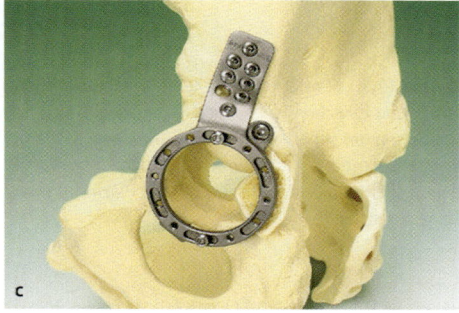

Abb. 19.5. a Auffüllung des Erkerdefekts mittels Knochentransplantat am Modell und Fixierung mittels Stellschaube. **b** Fixierung des Laschenringes auf dem Basisring und Fixierung am Os ilium mit Titanschrauben. **c** Besetzen aller möglichen Schraubenlöcher mit Titanschrauben zur festen Verankerung am Os ilium, zusätzliche Abstützung mittels eines weiteren Knochentransplantats

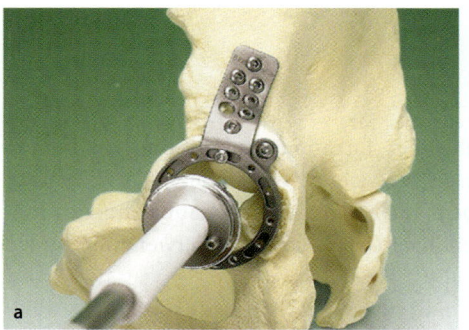

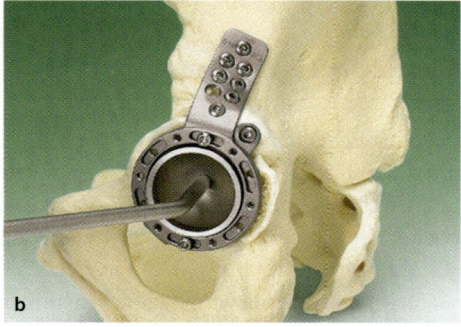

Abb. 19.6. a Abfräsen der überstehenden strukturierten Knochentransplantate mittels spezieller Fräse. **b** Verdichtung der eingebrachten Knochenchips mit Metall-Halbschale

Einbringen der sphärischen Hüftpfanne (Standarddurchmesser 48/56 mm)

Ist der gesamte Knochendefekt ausgefüllt, werden die temporär eingebrachten Senkkopfschrauben am Laschenring wieder entfernt. Zwischen Basisring und Ring der kranialen Abstützlasche darf kein Knochenmaterial und kein Weichteilgewebe liegen (■ Abb. 19.7a).

Die dem Ring der Abstützlasche entsprechende sphärische Hüftpfanne wird eingelegt und mit den 6 12,5 mm langen Senkkopfschrauben fest am Ring der Abstützlasche angeschraubt. Damit werden die transplantierten Knochenchips unter mäßigen Druck gebracht (■ Abb. 19.7b).

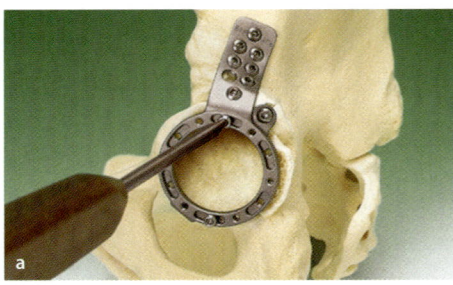
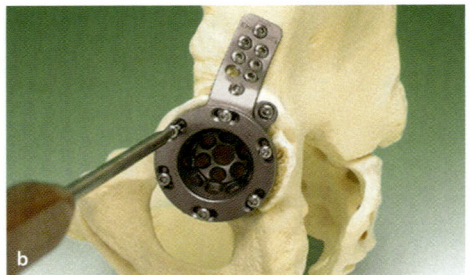
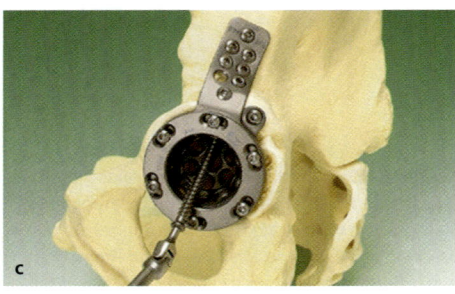

Abb. 19.7. a Entfernung der temporären Senkkopf-schrauben zwischen Basis- und Laschenring. **b** Ein-schrauben der sphärischen Pfanne und Kompression der transplantierten Knochenchips durch Einbringen der endgültigen Senkkopfschrauben. **c** Plazierung der Domschrauben

Wichtig ist die zusätzliche Sicherung der sphärischen Pfanne mittels kranialer Titanschrau-ben, die sicher im intakten Os ilium platziert werden müssen (Dom-Schrauben). Es sollten nur die vom Hersteller mitgelieferten Titanschrauben Verwendung finden (■ Abb. 19.7c).

Einsatz der PE-Pfannen

Bei ausreichender muskulärer Spannung, fehlender Luxationstendenz und Inklination nicht über 45° werden PE-Einsätze ohne laterale Überdachung verwendet (■ Abb. 19.8a).
Bei größerer Inklination (über 45°) und/oder instabiler Gelenksituation mit unzurei-chender muskulärer Führung sollte ein sogenanntes Dysplasie-Inlay Verwendung finden (■ Abb. 19.8b).
Bei höhergradiger muskulärer Insuffizienz und instabiler Gelenksituation kann wahl-weise auch eine sogenannte Schnapp-Pfanne zur Anwendung kommen (■ Abb. 19.8c).
Ist die das Hüftgelenk bewegende und stabilisierende Muskulatur so geschwächt, dass auch durch die postoperative Physiotherapie keine ausreichende Stabilität zu erwarten ist, kann der Hüftkopf durch das Anschrauben von 2 Segmentringen in der Pfanne gehalten werden. Nach Anschrauben des kaudalen Stützrings wird der Kopf in die Pfanne gebracht (■ Abb. 19.8d). Diese Position wird dann durch Aufschrauben des kranialen Segmentrings mit Polyethylen-Auflage gesichert (■ Abb. 19.8e).

Fortsetzung der Versorgung am Modell und in situ

19

■ Abbildung 19.9a,b zeigen das Anbringen der Abstützlasche am Modell und intraoperativ. Durch die Laschenöffnungen müssen möglichst viele Schrauben bis auf die Gegenkortikalis des Os ilium gedreht werden, um eine gute Kraftverteilung zu erzeugen.

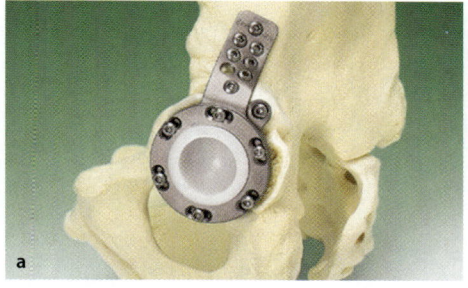
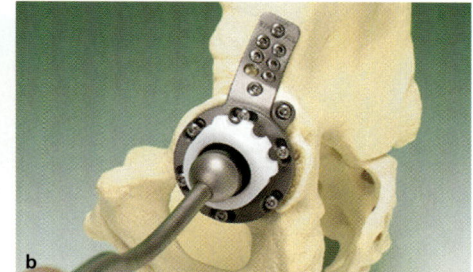
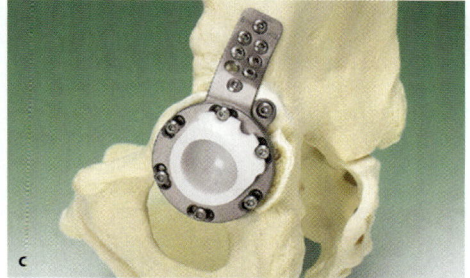
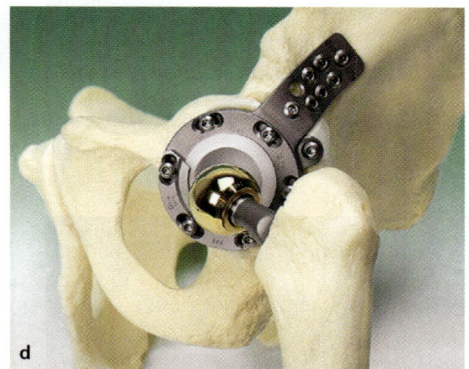
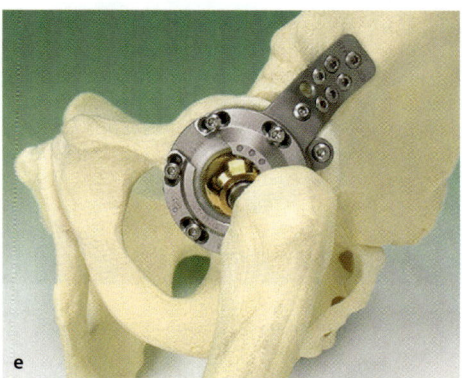

🔲 **Abb. 19.8. a** Normaler PE-Einsatz bei guter Pfannenposition ohne Luxationstendenz. **b** Dysplasie-
Inlay bei Inklination über 45°. **c** Schnapp-Pfanne bei
instabiler Situation. **d** Fixierung des kaudalen Segmentrings vor Reposition bei muskulärer Insuffizienz.
e Sicherung des Kopfs in der Pfanne durch kranialen
Segmentring

Die Abstützlasche kann individuell so angepasst werden, dass sie sich ausreichend am vitalen Knochen des Os ilium abstützt. Mittels Basisring und Abstützlasche(n) gelingt neben der Rekonstruktion des geometrischen Rotationszentrums eine primär stabile Verankerung, die unbedingt notwendig ist für die knöcherne Einheilung des transplantierten Knochens und eine sofortige Teilbelastung erlaubt. Die Fixierung des kaudalen Hakens fängt die nach kranial wirkenden Kräfte auf und verhindert eine Aufwärtsbewegung.

Nach Aufschrauben der sphärischen Hüftpfanne, die wie auch die Basisringe und die Laschen in 2 verschiedenen Größen zur Verfügung steht, werden weitere Titanschrauben durch die Schraubenöffnungen der Pfanne eingebracht. Diese müssen sicher am intakten Knochen fixiert werden (🔲 Abb. 19.10a,b).

🔲 Abbildung 19.11a,b zeigen die Gesamtrekonstruktion des ausgedehnten Pfannendefekts mit der modularen Revisionspfanne MRS-Titan am Modell und in situ. Es konnte eine stabile, biomechanisch korrekte Rekonstruktion erfolgen.

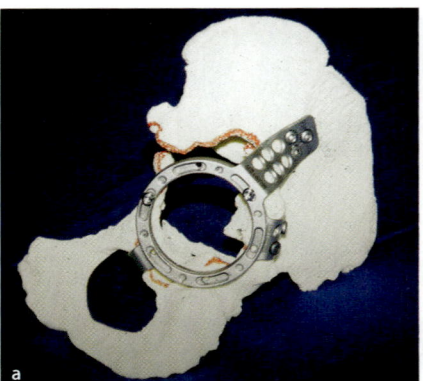
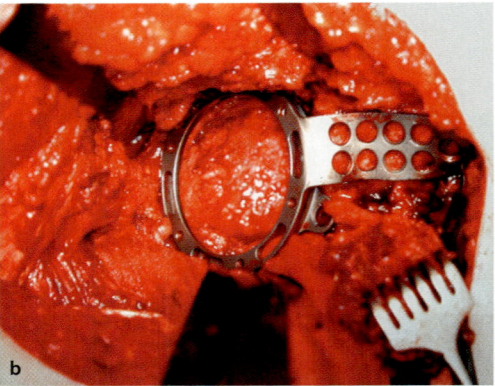

◼ **Abb. 19.9.** **a** Anbringen der Abstützlasche am Modell. **b** Anbringen der Abstützlasche in situ

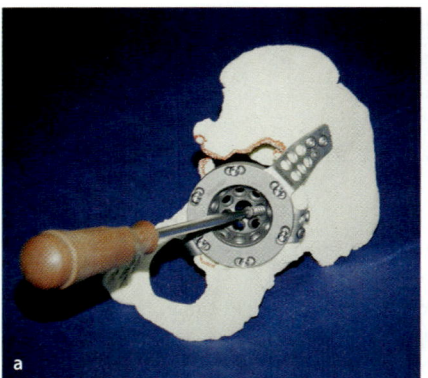
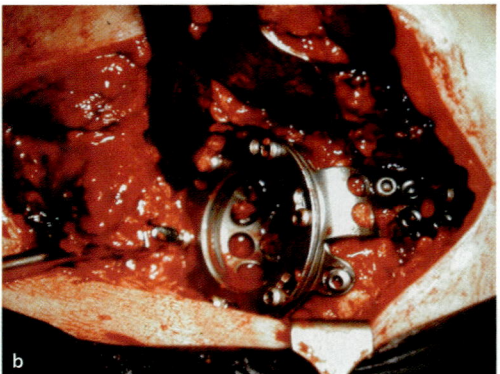

◼ **Abb. 19.10.** **a** Platzierung der Domschrauben am Modell. **b** Platzierung der Domschrauben intraoperativ

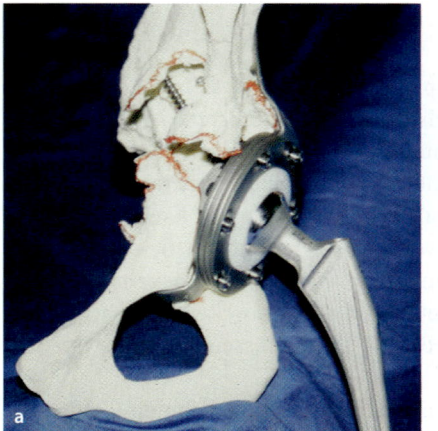
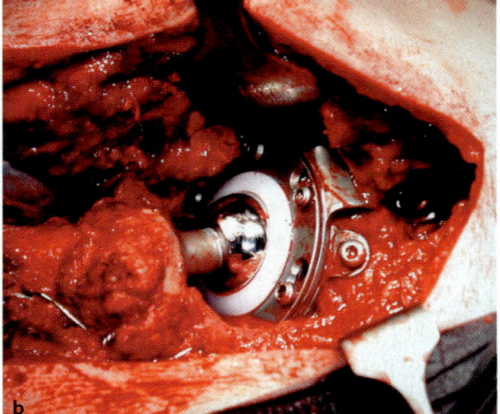

◼ **Abb. 19.11.** **a** MRS-Pfannenrekonstruktion am Modell. **b** Intraoperativ fixierte MRS-Pfanne

Versorgungsbeispiel eines ausgedehnten Pfannendefekts mit der modularen Revisionspfanne MRS-Titan

Wegen einer gelockerten zementierten Polyethylenpfanne mit Pfannendiskontinuität (■ Abb. 19.12a) erfolgte die Revision mit einer Pfannenstützschale. Diese Rekonstruktion schlug fehl. Erneute Lockerung mit Defektvergrößerung (■ Abb. 19.12b).

Mit der modularen Revisionspfanne MRS-Titan konnte eine Wiederherstellung des Rotationszentrums erreicht werden. Die Verankerung am Os ilium erfolgte mit 2 Laschen. Als Knochentransplantate wurden Knochenchips aus 3 Femurköpfen gewonnen. Nach 3,4 Jahren kein Lysesaum nachweisbar (■ Abb. 19.12c). Schmerzfreies Gehen bei vollständigem Ausgleich der Beinlängendifferenz.

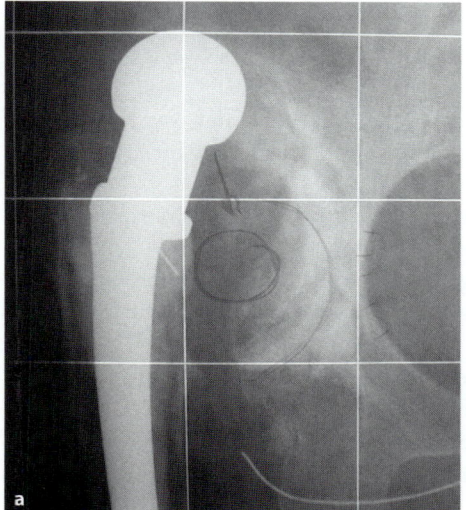
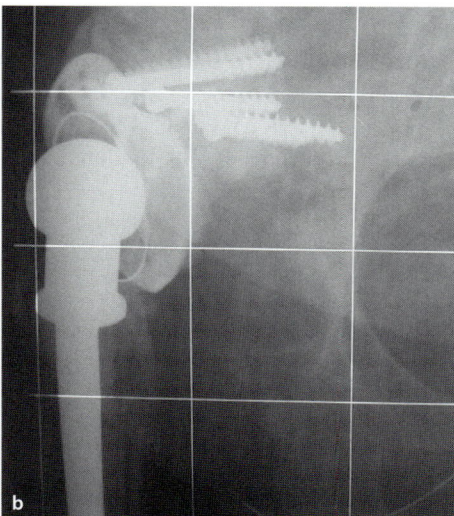
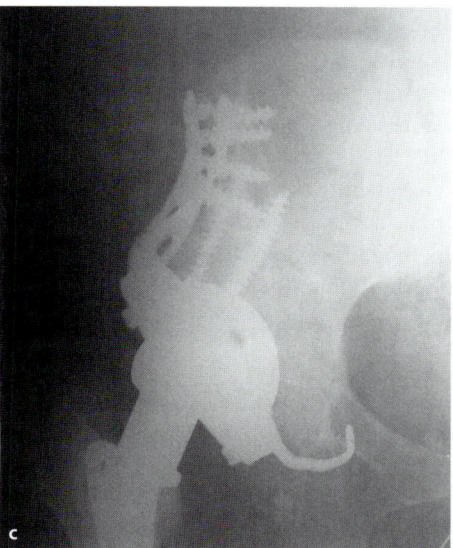

■ **Abb. 19.12. a** Gelockerte, zementierte Polyethylenpfanne mit Pfannendiskontinuität. **b** Revision mit Pfannenstützschale. Erneute Lockerung und Defektvergrößerung. **c** Rekonstruktion mit der modularen Revisionspfanne MRS Titan. Wiederherstellung des Rotationszentrums. 2 Laschenverankerungen. Verwendung von 3 Femurköpfen aus der Knochenbank. Kein Lysesaum nach 3,4 Jahren

Ergebnisse

Bisher wurden über 400 Implantationen mit der modularen Revisionspfanne MRS-Titan durchgeführt. Davon haben wir an unserer Klinik 100 Wechseloperationen mit diesem System vorgenommen. Aus dem Kollektiv unserer Klinik konnten wir 23 Patients radiologisch kontrollieren, die einen Defekt in der von Paprosky angegebenen Klassifikation von Typ 3b und Typ 4 aufwiesen, wobei die Klassifikation an Hand des intraoperativen Befunds festgelegt wurde. Als Transplantate kamen ausschließlich Femurknochen aus der Knochenbank zur Anwendung. Die radiologische Auswertung zeigte, dass in 15 Fällen das Drehzentrum weitgehend anatomisch korrekt wiederhergestellt werden konnte (Toleranz unter 1 cm). Keine dieser Pfannen zeigte eine Abweichung von mehr als 2 cm.

In 16 Fällen erfolgte die Rekonstruktion mit einem Inklinationswinkel zwischen 35° und 55° (durchschnittlich 48°). Fünf Patienten wiesen einen Inklinationswinkel zwischen 56° und 65° auf (durchschnittlich 58°).

Bei einem Inklinationswinkel von über 45° wurde ein sogenanntes Dysplasie-Inlay eingebracht.

Zwei Pfannen zeigten Laschen- und Hakenbrüche. Das Implantat war kranialisiert, zeigte eine Zunahme des Inklinationswinkels und war sowohl klinisch als auch radiologisch locker.

Die übrigen Pfannen wiesen radiologisch verdichtete Strukturen im Transplantationsbereich ohne größere Lysezonen im Sinne einer Resorption auf.

Bei den gelockerten Pfannen muss gefolgert werden, dass die Fixierung am vitalen Knochen nicht ausreichend war, es zu Schwingungen kam und eine knöcherne Integration ausblieb.

Jede gelockerte modulare Revisionspfanne wurde einer aufwändigen Schadenanalyse unterzogen. Danach wurde das Fertigungs- und Oberflächenbearbeitungsverfahren optimiert, was im Versuch eine Erhöhung der Dauerschwingfestigkeit um etwa 300% erbrachte.

Die jetzt zur Verfügung stehende Lasche mit der neuen Lochgeometrie zeigte nach 1,5 Millionen Zyklen keine Brüche. Auch die dann zusätzlich gesteigerte Belastung um ein Drittel (Kraftamplitude von +/- 400 N auf +/- 600 N) führte nicht zum Materialversagen, so dass mit der neuen Oberflächenbehandlung und der geänderten Lochgeometrie eine noch bessere dynamische Festigkeit erreicht werden konnte.

In einem Fall der Revisonen konnte nach Entfernung der MRS-Titan eine Primärpfanne aufgrund der Knochenstabilität im Press-fit-Verfahren eingebracht werden. Im zweiten Fall wurde ein azetabulärer Rekonstruktionsring (ARR-Titan) verwendet.

Es darf gefolgert werden, dass durch die Verbesserung der dynamischen Festigkeit Implantatbrüche in Zukunft nicht mehr auftreten. Die enge Zusammenarbeit zwischen dem Hersteller und dem Anwender gewährleistet, mögliche Schwachstellen des Implantats frühzeitig zu erkennen, um Verfahren zu Verbesserung zu entwickeln.

19

Zusammenfassung

Für die Versorgung großer azetabulärer Defekte einschließlich der Beckendiskontinuitäten bietet sich das modulare Revisionssystem MRS-Titan an, welches die Ziele eines Pfannenwechsels erreicht:

Anatomische Rekonstruktion, Primärstabilität und erneute Revisionsmöglichkeit. Dabei kommt der Wiederherstellung des geometrischen Rotationszentrums besondere Bedeutung zu. Bei der präoperativen Planung muss berücksichtigt werden, dass zwischen nativ-radiologisch ermitteltem Defektausmaß und dem realen intraoperativen Befund oft erhebliche Diskrepanzen bestehen, so dass die bekannten Defektklassifikationen nur eingeschränkt angewendet werden können. Dreidimensionale Planungsverfahren sind kostenintensiv und lassen die Grenzen zu vitalen und intakten Knochenstrukturen nur unzureichend bestimmen. Große sphärische oder ovale Revisionspfannen sind bei ausgedehnten Defekten und insbesondere bei Beckendiskontinuitäten nicht ausreichend primär stabil zu verankern. Zudem entsteht bei erneuter Lockerung ein noch größerer Beckendefekt, der den Operateur dann vor kaum lösbare Probleme stellen kann.

Literatur

1. Starker M et al. (1998) Pfannenrekonstruktion mit Pfannenstützschalen. Der Orthopäde 27: 366–374
2. Wirtz DC, Niethard FU (1997) Ursachen, Diagnostik und Therapie aseptischer Hüftendoprothesenlockerung – eine Standortbestimmung. Z Orthop 135: 270–280

Knochentransplantate: Klinische Anwendung

J.G. Fitzek, B. Barden

Einleitung

Knochendefekte des Implantatlagers sind bei Revisionen ein Regelbefund; allerdings in sehr unterschiedlicher Ausprägung, die betroffene Qualität wie Quantität betreffend. Art und Ausmaß der Defekte spiegeln sich in verschiedenen Klassifikationen wider, denen unter anderem die Intention zugrunde liegt, strategische Hilfeleistung für den Revisionseingriff zu bieten. Da in vielen Fällen eine erneute stabile Fixierung der Implantate auch ohne Knochentransplantation möglich ist, stellt die biologische Rekonstruktion eine eigenständige Maßnahme vor dem Hintergrund dar, eine bessere Ausgangssituation im Fall eines neuerlichen Implantatversagens zu gewährleisten. Bei fortgeschrittenen kombinierten Volumen- und Strukturdefekten ist die Knochentransplantation unverzichtbar, da erst durch sie eine stabile Fixierung der Implantate unter Wiederherstellung der Tragstruktur und der korrekten Biomechanik des Gelenks möglich ist. In der klinischen Praxis haben wir nahezu ausnahmsweise Umgang mit allogenem Knochen wegen der begrenzten autogenen Ressourcen. Die beste mechanische und biologische Qualität bietet tiefgefrorener Knochen, was das Führen einer Knochenbank unter Beachtung der geltenden Richtlinien voraussetzt.

Prinzipiell sind zwei Anwendungsformen zu unterscheiden:

- die chipförmige Spongiosa- oder kortikospongiöse Spanplastik,
- solide strukturelle Grafts (Femurkopf, distales Femur-Graft, Acetabulum-Graft, diaphysärer Strutgraft, proximales Femur-Graft).

Da sich beide Anwendungsformen beträchtlich in ihrer mechanischen Stabilität und biologischem Verhalten unterscheiden, ergeben sich auch unterschiedliche Indikationen für den Einsatz.

Spongiosa-kortikospongiöse Spanplastik

Die geringe mechanische Resistenz zerkleinerter Spongiosa lässt sich durch Auswaschen von lubrikationsfördernden Blut-, Fett- und Markanteilen, die zusätzlich unerwünscht antigen wirksam sind, deutlich steigern [10, 11]. Die absolute Größe der Spongiosachips ist weniger entscheidend als eine dosierte Mischung von kleineren und größeren Partikeln, die eine bessere Verzahnung untereinander gewährleisten [6, 11, 46]. Neben der Graft-Präparation kommt der Einbringungstechnik eine besondere Bedeutung für die Stabilität des Implantatlagers zu. Schichtweise Applikation mit jeweils anschließender kräftiger Impaktierung steigert die Primärstabilität des Transplantats und verringert die Migrationsmöglichkeit des Implantats [11, 26, 46].

Das biologische Verhalten impaktierter Spongiosa wurde sowohl für das Acetabulum wie das Femur bioptisch wie post mortem histologisch untersucht. Übereinstimmend zeigt sich, dass innerhalb der ersten Monate postoperativ eine Revaskularisierung des Grafts mit Bildung von Geflechtknochen einsetzt, zeitabhängig über Jahre nahezu das gesamte Material einen Umbau in vitalen Knochen erfährt [9, 47].

Die Indikation für impaktierte Spongiosaplastiken ist zunächst naturgemäß auf „contained" (umschlossene) Defekte am Acetabulum wie Femur begrenzt. Eine Indikationsausweitung auf „uncontained" Defekte ist möglich, sofern diese durch strukturelle Grafts oder Metallnetze stabil geschlossen werden können.

Solide strukturelle Grafts

Mit soliden Grafts wird der teilweise oder vollständige Verlust einer Tragstruktur am Acetabulum wie Femur kompensiert. Da das Graft bereits primär eine lasttragende Funktion übernimmt, ist auch eine osteosynthetische Fixierung erforderlich. Für die unterschiedlichen Transplantate lässt sich eine gewisse Zuordnung zu charakteristischen Defekttypen am Femur wie Acetabulum vornehmen. Mit diaphysären Grafts lassen sich segmentale Defekte oder eine globale Ausdünnung der proximalen Femurkortikalis augmentieren, die Indikation für ein proximales Femurallograft liegt bei einem nicht mehr augmentierbaren Strukturverlust vor.

Umschriebene kraniale Acetabulumdefekte können mit einem Femurkopf in der Sevencut-Technik rekonstruiert werden, dem kranialen Segmentverlust ist das distale Femurtransplantat zuzuordnen, weitergehende Kombinationsdefekte, insbesondere des posterioren und zentralen Pfeilers dem Acetabulumtransplantat. Solide Grafts weisen ein deutlich geringe biologische Wertigkeit gegenüber Spongiosaplastiken auf, sie heilen zwar in einem hohen Maße an – adäquate Operationstechnik vorausgesetzt – ein struktureller Um- oder gar Durchbau ist aber auch über Jahre hin nicht zu erwarten [25]. Die Ursache eines Fehlschlags lässt sich transplantatbezogen differenzieren in:

- „non union" infolge ungenügender Kontaktfläche zum vitalen Knochen oder mangelnder Primärstabilität,
- Graft-Resorption mit schleichendem Verlust der mechanischen Stabilität infolge (peripherer) Vaskularisierung,
- Graft-Kollaps infolge Ermüdungsfrakturen der avitalen Trabekelstruktur,
- Graft-Arrosion durch ein instabiles Implantat.

Übereinstimmend wird betont, dass ein langfristiger Erfolg struktureller Rekonstruktionen abhängig ist von der Einhaltung strikter indikatorischer und operationstechnischer Vorgaben [7, 17, 36]. Für strukturelle Rekonstruktionen sind „fresh frozen grafts" zu bevorzugen, da sie die besten biologischen und mechanischen Eigenschaften aufweisen, letzteres eingeschränkt gültig für postmenopausale Femurköpfe. Das Graft sollte eine möglichst großflächige und solide Abstützung am vitalen Knochen erfahren. Die Lasteinleitung durch das Implantat sollte der axialen trabekulären Ausrichtung des Grafts entsprechen, Schraubenfixierung ebenfalls in Richtung der Lasteinleitung. *Mosaikplastiken* sind ohne additive Stützringe zu vermeiden, gleichfalls eine Implantatüberdeckung durch das Graft von mehr als 50%. Eine Wiederherstellung des physiologischen Drehzentrums ist anzustreben.

Klinische Anwendung von Knochentransplantaten am Femur

Spongiöse oder kortikospongiöse Spanplastiken

Spongiosaplastiken am Femur werden in der Revisionschirurgie in der Impaction-Technik durchgeführt. Gegenüber den Anfängen ist das technisch relativ aufwändige Verfahren durch speziell entwickelte Instrumentarien ausgereift und standardisiert. Die impaktierte Spongiosa wird axial und radial maximal verdichtet, so dass ein neues Bett für ein obligat zu zementierendes Implantat resultiert. Indikatorische Beschränkungen liegen nicht vor, soweit bestehende „uncontained" Defekte geschlossen werden können [14].

Histologisch ist ein teilweiser bis weitgehender Umbau in vitalen Knochen beschrieben [47], was den – allerdings schwer zu interpretierenden – Röntgenbildern mit Ausbildung von Neotrabekeln und Wiederherstellung der kortikalen Ringstruktur entspricht. Verfahrensassoziierte Komplikationen sind intra- und postoperative Frakturen des Femurschafts, deren Inzidenz nach einer Literaturzusammenstellung [29] zwar unterschiedlich, aber tendenziell hoch im Mittel mit 12,7% (5–24) ausfällt, bestätigt durch neuere Mitteilungen [34, 35].

Das Phänomen einer für die Dauerstabilität des Implantats kritischen Subsidence oder Migration [13] von mehr als 5 mm wird von den Inauguratoren des Verfahrens [14] auf eine mangelnde Primärstabilität des Implantatbetts zurückgeführt, weitere beeinflussende Faktoren sind dem Implantatdesign zuzuordnen [32, 48], schließlich auch abhängig von der Qualität der Zementfixierung und dem zugrundeliegenden Defekttyp [32, 33]. Trotz der kritischen Einzelaspekte sind die klinischen Resultate als ermutigend zu betrachten, mit Überlebensraten von deutlich höher als 90% im mittel- bis langfristigem Verlauf, bezogen auf mechanisches Schaftversagen [21, 30, 38].

Diaphysäre Grafts

Ein in gewisser Weise konkurrierendes Verfahren zum Vorgenannten ist die Augmentation eines proximal defizitären Femurs durch diaphysäre Grafts, die auch zur Überbrückung von Kortikalisdefekten, ggf. in Kombination mit der Impaction-Technik Anwendung finden. Ein Anheilen der Transplantate – adäquate Operationstechnik vorausgesetzt – ist in der Größenordnung von 90–95% beschrieben [3, 17, 23]. Es handelt sich um eine dauerhafte Augmentation, da radiologisch wie histologisch [22] ein Remodeling durch Creeping-Substitution stattfindet. Resorptionsvorgänge werden vornehmlich an den Enden der Grafts beobachtet, in ausgeprägter Form eher selten (◘ Abb. 20.1a,b).

Eine Sonderindikation für diaphysäre Grafts besteht in der Versorgung periprothetischer Frakturen, insbesondere wenn markraumfüllende Implantate vorliegen. Die Fixie-

20

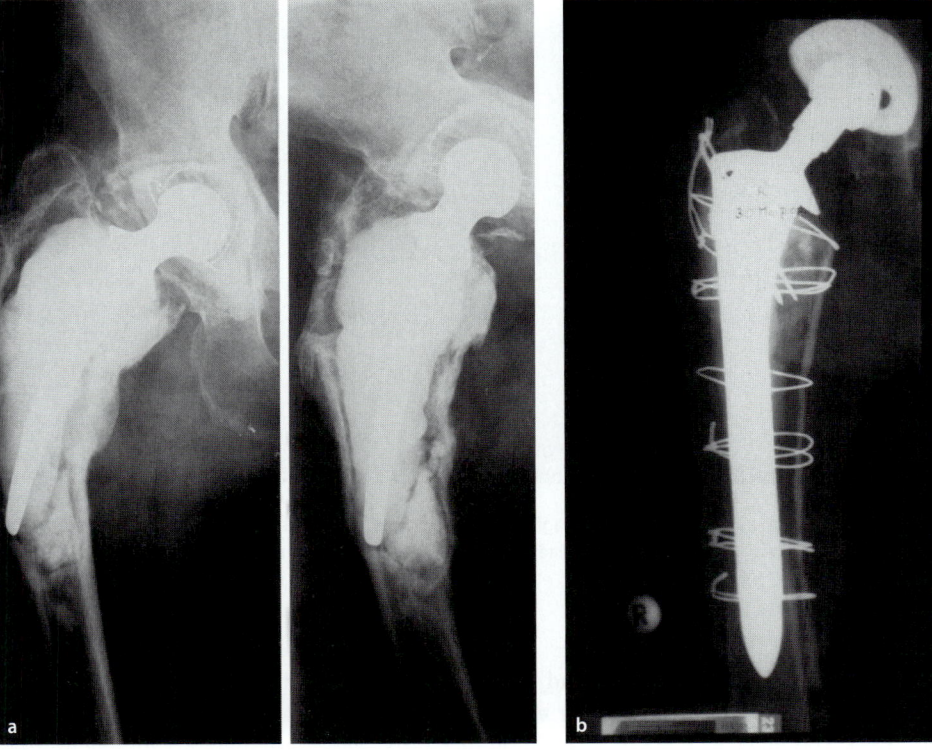

■ **Abb. 20.1. a** Ausgeprägte Destruktion des proximalen Femurs mit Knochendefekt subtrochantär lateral und Pseudarthrose in Höhe der Implantatspitze (bereits Revisionsimplantat). **b** 30 Monate nach Rekonstruktion mit Strutgrafts, additiver Spongiosaplastik und zementfreier Langschaftprothese ist eine knöcherne Integration des Implantats und ein Anheilen der Strutgrafts mit Remodelling zu verzeichnen

rung kann ausschließlich mit medial und lateral jeweils ventral des Septum intermusculare angelagerten Strutgrafts und Cerclagen oder in Kombination mit einer Plattenosteosynthese erfolgen. Die Überdeckung der Frakturzone sollte mindestens 10 cm nach proximal und distal ausgedehnt sein [8]. Die Erfolgsrate mit 98% Frakturheilungen (39 von 40) ist exzellent [20] und deckt sich mit den eigenen Erfahrungen von 11 periprothetischen Frakturen bei stabilem Implantatsitz, die ausschließlich mit Strutgrafts stabilisiert wurden. Zehn Frakturen heilten achsengerecht innerhalb von 3 bis 4 Monaten, eine ausgebliebene Frakturheilung mit Bruch der Strutgrafts nach 4 Monaten infolge mangelnder Entlastung musste mit frakturüberbrückender Prothese nachoperiert werden (■ Abb. 20.2a,b).

Proximaler Femurersatz

Hochgradige, auch durch diaphysäre Grafts nicht kompensierbare Destruktionen stellen eine Indikation für ein proximales Femurallograft dar. Operationstechnisch ist das Procedere gekennzeichnet durch eine Zementfixierung des Grafts an eine lange Prothese, die im distalen Femur zementiert oder rotationsgesichert zementfrei eingesetzt wird. Zur

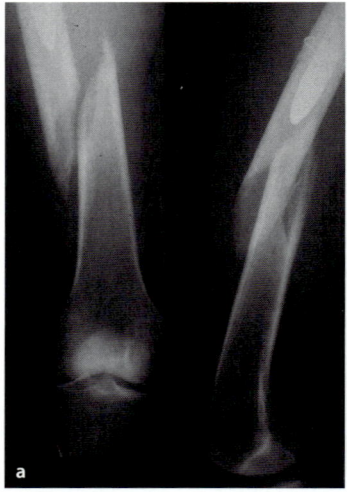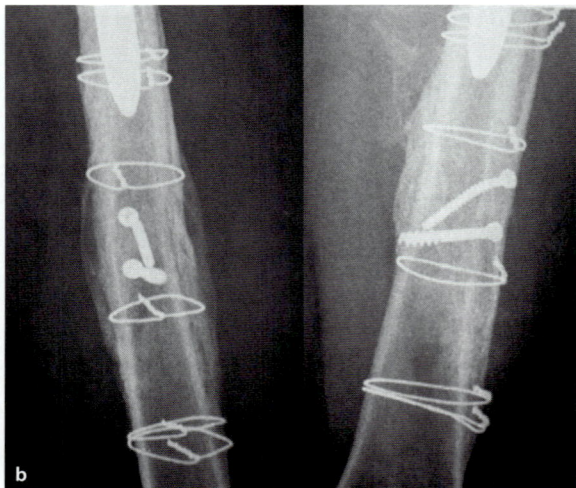

Abb. 20.2. a Traumatische diaphysäre Schrägfraktur unterhalb des stabil sitzenden Schaftimplantats. **b** 7,5 Jahre nach bilateraler Strutgraft-Osteosynthese, vollständiger Umbau der Transplantate vollzogen

Vergrößerung der Anlagefläche und Rotationsstabilität wird eine Step-cut-Verbindung zwischen Graft und distalem Femur empfohlen, die Fixierung erfolgt mit Cerclagen, ggf. additiver Spongiosaplastik und diaphysären Grafts. Die klinischen Ergebnisse werden als ermutigend bezeichnet mit Überlebensraten von etwa 80% im Langzeitverlauf [4, 16, 19]. Entsprechend dem Aufwand des Verfahrens liegt eine hohe Komplikationsrate vor, führend sind Trochanterpseudarthrosen oder Dislokationen mit bis zu 70% gefolgt von Graft-Femur non unions zwischen 6 und 9% und tiefen Infektionen zwischen 3,3 und 8%. Eine signifikante Graft-Resorption wird mit unterschiedlicher Häufigkeit beobachtet, vornehmlich innerhalb der ersten 2 postoperativen Jahre mit anschließend geringer Progredienz, die jedoch nicht zum Versagen des Konstrukts führt.

Klinische Anwendung von Knochentransplantaten am Acetabulum

Spongiöse oder kortikospongiöse Spanplastik

Spongiosaplastiken am Acetabulum haben eine große indikatorische Breite, da sie sowohl in Verbindung mit zementierten wie zementfreien Implantaten und in Kombination mit metallischen Stützringen und strukturellen Rekonstruktionen vorgenommen werden. Das Einbringen erfolgt schichtweise mit Verdichtung durch Impaction oder „reversed reaming" zur Erhöhung der Primärstabilität. Für Spongiosaplastiken osteolytischer Läsionen bei knöchern integrierten zementfreien Cups in Verbindung mit Teilkomponentenwechsel (Polyäthylen und modularer Kopf) wurden zumindest im Kurzzeitverlauf gute Ergebnisse ermittelt [41]. Bei Spongiosaplastiken in Verbindung mit zementfreien Press-fit-Cups ist darauf zu achten, dass eine genügend große direkte Kontaktfläche des Implantats zum vitalen Knochen verbleibt, deren Grenzwert generell mit ±50% angegeben wird, in Ein-

20

zelfällen allerdings auch geringer [1]. Umschriebene zentrale und ventrale Strukturdefekte sind kein Ausschlusskriterium. Ein mechanisches Implantatversagen ist unter Beachtung der genannten Kriterien für den mittel- bis langfristigen Verlauf in einer Größenordnung von 2% beschrieben [1, 31, 44].

Die Rezementierung einer Polyäthylenpfanne ist wegen mangelnder Intrusionsfähigkeit des Zements im sklerotischen Pfannenknochen wenig aussichtsreich, die Prognose hat sich durch die Herstellung eines stabilen Verbundsystems von impaktierter Spongiosa-Zement-Polyäthylenpfanne entscheidend gebessert. Die Realisierung eines solchen Verbundverfahrens setzt allerdings ein Containment bestehender Segmentläsionen voraus. Der technischen Seite des Verfahrens – Graft-Präparation und Intensität der Impaction – kommt eine entscheidende Rolle zu. Die radiologische Fehlerrate mit Migration des Implantats von mehr als 4 mm oder Stellungsänderung, Bruch des Zementmantels, umlaufender „radio lucent line" wird im kurz- bis mittelfristigem Verlauf zwischen 3 und 12% angegeben [2, 5, 12], allerdings nicht korrespondierend mit der deutlich niedrigeren Revisionsrate aus mechanischer Ursache. Gute Langzeitergebnisse mit einer Überlebensrate von 84% werden von den Inauguratoren des Verfahrens mitgeteilt [42].

Eine Indikationsausweitung auch auf große volumetrische Defekte in Verbindung mit umschriebenen Segmentläsionen erfährt die impaktierte Spongiosaplastik in Kombination mit metallischen Stützringen. Durch eine stabile Abstützung und Fixierung dieser Implantate am ortsständigen vitalen Knochen resultiert eine mechanische Entlastung des Transplantats, das in einem sehr hohen Prozentsatz über mehrjährigen Verlauf radiologisch eindeutige neotrabekuläre Ausrichtungen aufweist. Die mechanisch bedingte Fehlerquote wird für 5- bis 8-Jahreszeiträume zwischen 0% [18, 49] und 4,8% [15, 37] angegeben, mit einem Risikopotential von etwa 5% aufgrund radiologischer Lockerungszeichen. Die Versager lassen sich schwerpunktmäßig ausgedehnten superioren oder posterioren Segmentdefekten zuordnen (🔲 Abb. 20.3a,b).

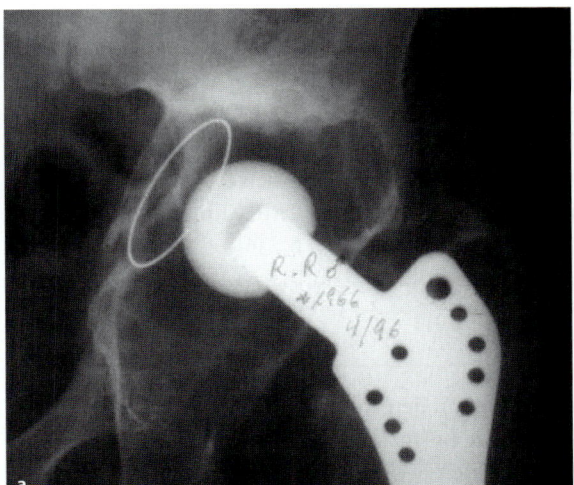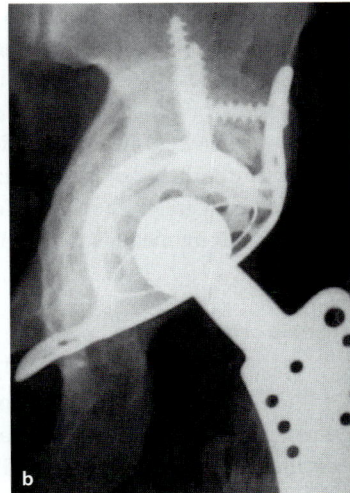

🔲 **Abb. 20.3.** **a** Ausgedehnte osteolytische Pfannendestruktion (Polyäthylenschraubpfanne). **b** 6 Jahre nach impaktierter Spongiosaplastik in Verbindung mit BS-Ring Wiederherstellung des knöchernen Implantatbetts

Strukturelle Grafts

Strukturelle Rekonstruktionen des Acetabulums sind gewissermaßen Ultima-ratio-Operationen, sofern nicht defektbelassend auf alternative Verfahren abgestellt wird (High-hip-Center, Sockel- oder Sattelprothese, Custum-made-Implantate). Indikationen sind entweder isolierte oder kombinierte Verluste der dorsalen, superioren oder zentralen Segmente. Die ermutigende Frühergebnisse struktureller Rekonstruktionen (überwiegend mit Femurköpfen) relativierten sich allerdings durch einen erheblichen Anstieg von Fehlschlägen im mittel- bis langfristigen Verlauf [24, 28, 43]. Symptomatisch wurde die Versagensursache als Implantatlockerung, Graft-Resorption, Graft-Kollaps ermittelt, bemerkenswerterweise nur selten als Graft non union. Ein signifikanter Anstieg von Implantatlockerungen war dann zu beobachten, wenn die Überdeckung durch das Transplantat mehr als 50% der Implantatoberfläche einnahm, besonders kritisch für zementfreie Cups. Aus weitergehenden Analysen geht hervor, dass auch die Knochenqualität, die trabekuläre Ausrichtung des Transplantats zur Lasteinleitung wie auch die Art der Fixierung eine erhebliche Rolle spielt [7, 45]. Umschriebene Resorptionsvorgänge, gewöhnlich in den nicht lasttragenden Randzonen der Transplantate, sind ein häufiges Phänomen. Da eine Resorption an die Vaskularisierung des Grafts gebunden ist, sollte dessen Dekortikation nur an der Kontaktfläche zum ortsständig vitalen Knochen erfolgen, nicht jedoch an der Anlage zu Weichteilen. Auch die Verwendung mehrerer Grafts hat sich wegen jeweils reduzierter Kontaktfläche und der Schwierigkeit der stabilen Fixierung als Prediktor für einen Fehlschlag erwiesen [50], wohingegen exzellente Langzeitergebnisse bei gleichzeitiger Verwendung eines Stützringes mitgeteilt werden [27].

Unter Beachtung der oben genannten Kriterien erscheint ein Verdict struktureller Rekonstruktionen nicht mehr gerechtfertigt, zumal übereinstimmend betont wird, dass Rerevisionen wegen des durch die Voroperation verbesserten Bone stock wesentlich einfacher sind. Für Rekonstruktionen mit einem distalem Femur-Allograft gibt Paprosky [36] eine Fehlerrate von 6,2% (3 von 48) an, in einer Gruppe von 30 Patienten mit einem durchschnittlichen 10-Jahresverlauf nur eine mechanische Versagensursache (3,3%). Die Ergebnisse von Acetabulumtransplantationen sind kritischer zu beurteilen, vornehmlich wegen einer höheren Rate von rezidivierenden Luxationen. Im Kurzzeitverlauf über 3 Jahre berichtet Paprosky [36] über drei erforderliche Revisionen (15%) allerdings nur in einem Fall wegen Graft-Instabilität. In einer mittelfristigen Verlaufsserie über durchschnittlich 5 Jahre war nach 20 Rekonstruktionen eine Revision aus mechanischer Versagensursache in 25% erforderlich [39], das Langzeitergebnis über durchschnittlich 10,5 Jahre bei 10 von 13 Patienten erfolgreich [40]. Zur Verringerung der Graft-assoziierten Komplikationen wird die Verwendung metallischer Stützimplantate empfohlen [17, 27, 36].

Eigene Erfahrungen

Von Januar 1992 bis Dezember 2002 wurden von den Autoren 34 Acetabulumrekonstruktionen mit strukturellen Großtransplantaten (18-mal distales Femur-Graft [FG], 15-mal Acetabulum-Graft [AG], einmal Tibiakopfgraft [TG]) durchgeführt. Die AGs wurden ausnahmslos bei Typ-3B-Defekten nach Paprosky eingesetzt, jeweils in Verbindung mit einem zementierten Polyäthylencup. Der Einsatz der FGs war 16-mal einem Typ 3A und 2-mal einem Typ 3B bilateral, das TG ebenfalls einem Typ 3B zugeordnet, 13-mal in Verbindung mit einem zementfreien Press-fit-Cup, 6-mal mit einem zementierten Polyäthylenimplantat. Elf Rekonstuktionen mit AG zeigten nach einer mittleren Nachbeobachtungszeit von 48,8 Monaten (26 bis 120) klinisch wie radiologisch einen stabilen Implantat- wie Transplantatsitz (◘ Abb. 20.4a,b).

Von den FG-Rekonstruktionen waren nach einer mittleren Nachbeobachtungszeit von 67,9 Monaten (20 bis 131) 15 intakt (◘ Abb. 20.5a,b; 20.6a,b). In 8 Fällen (23,5%) war ein Fehlschlag mit erforderlicher Reoperation zu verzeichnen. Die Versagensanalyse zeigt,

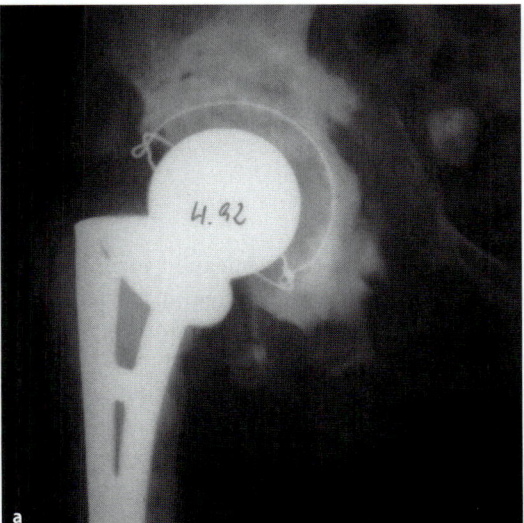
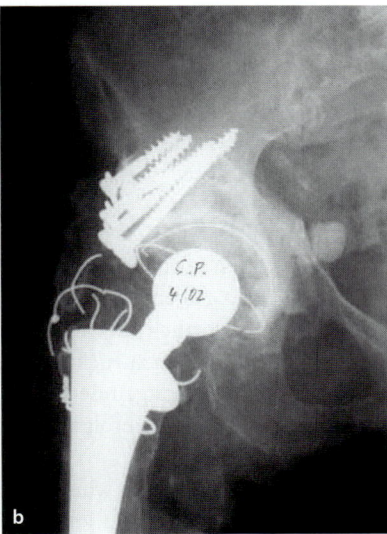

◘ **Abb. 20.4. a** Acetabulumdefekt Typ 3B mit partieller Diskontinuität (Os pubis). **b** Einwandfreies Resultat nach Rekonstruktion mit Acetabulumgraft 10 Jahre postoperativ

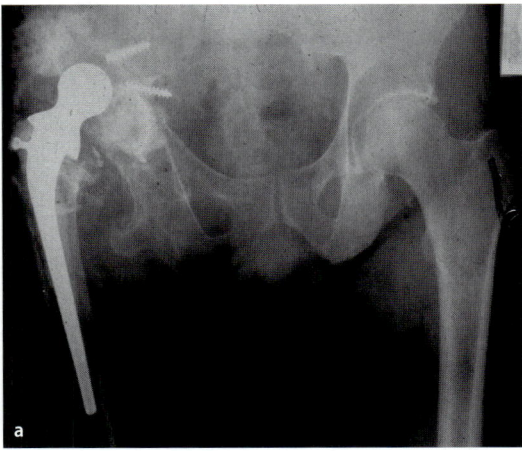
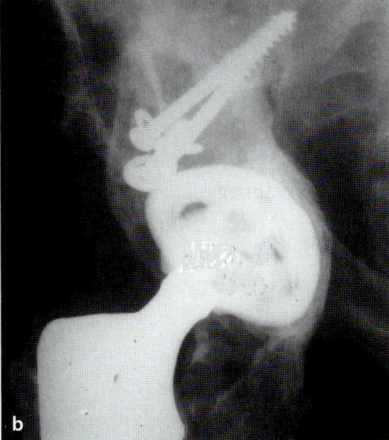

◘ **Abb. 20.5. a** Vollständiger superiorer Segmentverlust nach Zweitrevision. **b** Rekonstuktionsergebnis 8,5 Jahre postoperativ mit langstreckigem distalen Femurgraft, stabiler Sitz des zementfreien Cups

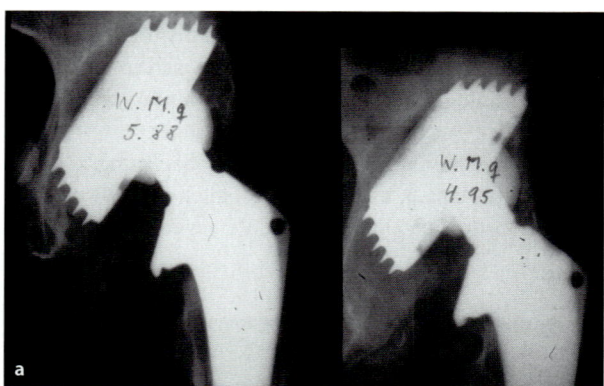
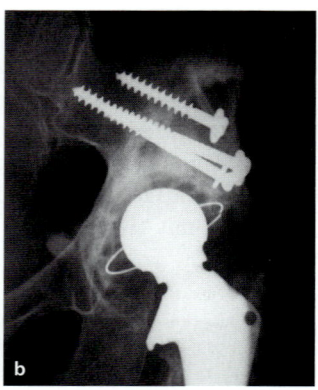

◘ Abb. 20.6. **a** Kranialmigration eines 74 mm Schraubrings (Drittimplantat). **b** 9-Jahresergebnis nach Rekonstruktion mit distalem Femurgraft und zementierter Pfanne

dass bei 3 Hüften (2-mal FG bilateral, einmal AG) eine Low-grade-Infektion verantwortlich war (8,8%), in 2 Fällen (einmal FG, einmal TG) war die Migration eines instabilen Press-fit-Cups verantwortlich für eine Transplantatarrosion (5,9%). Drei mechanische Versager eines AG (8,8%) waren zurückzuführen auf eine Non union wegen inadäquater Frühbelastung (2 Fälle) bzw. mangelnder Primärstabilität, im dritten Fall auf eine Ermüdungsfraktur 2,5 Jahre postoperativ, infolge mangelnder Abstützung des Transplantats im kaudalen Pfannenbereich.

Eine Graft-Resorption wurde nur randständig in den nicht belasteten Anteilen beobachtet, ein Graft-Kollaps in keinem Fall. Mit diesen Rekonstruktionen konnte nahezu in allen Fällen eine Wiederherstellung des physiologischen Drehzentrums erreicht werden, die Gesamterfolgsrate für diese Patientengruppe liegt bei 76,5% auf der Basis einer durchschnittlichen Nachbeobachtungszeit von 5,1 Jahren.

Zusammenfassung

Obwohl ein Großteil von Hüftrevisionen mit Implantatwechsel auch ohne Knochentransplantation realisierbar ist, sollten die Voraussetzungen für deren Durchführung gegeben sein, da erhebliche Diskrepanzen zwischen der präoperativen Defekteinschätzung und deren tatsächlichem Ausmaß intraoperativ auch bei erfahrenen Operateuren auftreten können. Der Umgang mit Knochentransplantaten setzt nicht nur theoretische Kenntnisse voraus, sondern auch langjährige Erfahrungen in der technischen Umsetzung und Indikationsstellung für die unterschiedlichen Formen, die sich aus einer sorgfältigen Langzeitkontrolle und insbesondere Analyse der Fehlschläge ergibt. Der gezielte defektorientierte Einsatz von Knochentransplantaten setzt den steten Umgang mit einem adäquatem Klassifikationssystem voraus.

20

Literatur

1. Avci S et al (1998) 2-to 10-years follow-up study of acetabular revisions using allograft bone to repair bone defects: J Arthroplasty 13: 61–69
2. Azuma T et al. (1994) Compressed allograft chips for acetabular reconstruction in revision hip arthroplasty: JBJS 76-B: 740–744
3. Barden B et al. (2001) Supportive strut grafts for diaphyseal bone defects in revision hip arthroplasty. CORR 387: 148–155
4. Blackley HRL et al. (2001) Proximal femoral allografts for reconstruction of bone stock in revision arthroplasty of the hip. JBJS 83-A: 346–354
5. Boldt JG et al. (2001) Revision total hip arthroplasty using impaction bone grafting with cemented nonpolished stems and Charnley cups. J Arthroplasty 16: 943–952
6. Brewster NT et al. (1999) Mechanical considerations in impaction bone grafting. JBJS 81-B: 118–124
7. Chandler H et al. (1995) Acetabular reconstruction using structural grafts in total hip replacement: A 12 1/2 year follow-up: Sem Arthroplasty 6: 118–130
8. Chandler HP, Tigges RG (1997) The role of allografts in the treatment of periprosthetic femoral fractures. JBJS 79-A: 1422–1432
9. Donk S van der et al. (2002) Incorpation of morselized bone Grafts: A study of 24 acetabular biopsy specimens. CORR 396: 131–141
10. Donk S van der et al. (2003) Rinsing morselized allografts improves bone and tissue ingrowth. CORR 408: 302–310
11. Dunlop DG et al. (2003) Techniques to improve the shear strength of impacted bone graft. JBJS A85: 639–646
12. Edwards SA et al. (2003) Impaction bone grafting in revision hip surgery. J Arthroplasty 18: 852–859
13. Eldridge JD et al. (1997) Massive early subsidence following femoral impaction grafting. J Arthroplasty 12: 535–540
14. Gie GA, Ling RS (1999) Femoral bone grafting: Intramedullary impaction grafting. In: Steinberg M, Garino J (eds) Rev. total hip arthroplasty, Lippincott, Philadelphia, pp 281–297
15. Gill TJ et al. (1998) The Burch-Schneider anti-protrusio cage in revision total hip arthroplasty. JBJS 80-B: 946–953
16. Graham NM, Stockley I (2004) The use of structural proximal femoral allografts in complex revision hip arthroplasty. JBJS 86-B: 337–343
17. Gross AE et al. (2002) The use of allografts in orthopaedic surgery: Part II. The role of allografts in revision arthroplasty of the hip. JBJS 84-A: 655–667
18. Haddad FS et al.(1999) Acetabular reconstruction with morcellized allograft and ring support. J Arthoplasty 14: 788–795
19. Haddad FS et al. (2000) Circumferential allograft replacement of the proximal femur: A critical analysis. CORR 371: 98–107
20. Haddad FS et al. (2002) Periprosthetic femoral fractures around well-fixed implants: Use of cortical onlay allografts with or without a plate. JBJS 84-A: 945–950
21. Halliday BR et al. (2003) Femoral impaction grafting with cement in revision total hip replacement: JBJS 85-B: 809–817
22. Hamer AJ et al. (1997) Histologic evidence of cortical allograft bone incorporation in revision hip surgery. J Arthroplasty 12: 785–789
23. Head WC, Malinin TI (2000) Results of onlay allografts. CORR 371: 108–112
24. Hooten J.P. et al. (1994): Failure of structural acetabular allografts in cementless revision hip arthroplasty: JBJS 76-B: 419:422
25. Hooten JP et al. (1996) Structural bulk allografts in acetabular reconstruction: analysis of two grafts retrieved at post-mortem. JBJS 78-B: 270
26. Höstner J et al. (2001) Impaction technique and graft treatment in revisions of the femoral component. J Arthroplasty 16: 76–82
27. Kerboull M et al. (2000) The Kerboull acetabular reinforcement device in major acetabular reconstructions. CORR 378: 155–168
28. Kwong LM et al. (1993) High failure rate of bulk femoral head allografts in total hip acetabular reconstruction at 10 years. J Arthroplasty 8: 341–350
29. Leopold MSS, Rosenberg AG (1999) Current status of impaction allografting for revision of a femoral component. JBJS 81-A: 1337–1345

30. Leopold SS et al. (1999) Impaction allografting with cement for revision of the femoral component. JBJS 81-A: 1080–1092
31. Leopold SS et al. (1999) Acetabular revision – cementless acetabular revision. CORR 369: 179–186
32. Masterson EL et al. (1997) The cement mantle in femoral impaction allografting. JBJS 79-B: 908–913
33. Nelissen RG et al. (2002) Factors associated with excessive migration in bone impaction hip revision surgery. J Arthroplasty 17: 826–833
34. Ornstein E et al. (2002) Early complications after one hundred and forty-four consecutive hip revisions with impacted morselized allograft bone and cement. JBJS 84-A: 1323–1328
35. Pakkarinen J et al. (2000) Impaction bone grafting in revision hip surgery. JBJS 82-B: 103–107
36. Paprosky WG, Sekundiak TD (1999) Acetabular bone grafting: Structural Grafts. In: Steinberg M, Garino J (eds) Rev. total hip arthroplasty. Lippincott, Philadelphia, pp 233–247
37. Perka C, Ludwig R (2001) Reconstruction of segmental defects during revision procedures of the acetabulum with the Burch-Schneider anti-protrusio cage. J Arthroplasty 16: 568–574
38. Piccaluga F et al. (2002) Revision of the femoral prosthesis with impaction allografting and a Charnley stem. JBJS 84-B: 544–549
39. Piriou P et al. (2003) Acetabular component revision with frozen massive structural pelvis allograft. J Arthroplasty 18: 562–569
40. Saleh KJ et al. (2000) Revision total hip arthroplasty with the use of structural acetabular allograft and reconstruction ring. J Arthroplasty 15: 951–958
41. Schmalzried TP et al. (1998) The fate of pelvic osteolysis after reoperation. CORR 350: 128–137
42. Schreurs WW et al. (2004) Acetabular revision with impacted morsellised cancellous bone grafting and a cemented cup. JBJS 86-B: 492–497
43. Shinar AA, Harris WH (1997) Bulk structural autogenous grafts and allografts for reconstruction of the acetabulum in total hip arthroplasty. JBJS 79-A: 159–168
44. Silverton CD et al. (1996) Revision of the acetabular component without cement after total hip arthroplasty. JBJS 78-A: 1366–1370
45. Somers JFA et al. (2002) Block allografts in revision total hip arthroplasty. J Arthroplasty 17: 562–568
46. Ullmark G, Nilsson O (1999) Impacted corticocancellous allografts. J Arthroplasty 14: 1019–1023
47. Ullmark G, Obrant KJ (2002) Histology of impacted bone-graft incorporation. J Arthroplasty 17: 150–157
48. Van Doorn WJ et al. (2002) Migration of the femoral stem after impaction bone grafting: JBJS 84-B: 825–831
49. Winter E et al. (2001): Allogenic cancellous bone graft and a Burch-Schneider Ring for acetabular reconstruction in revision hip arthroplasty. JBJS 83-A: 862–867
50. Young SK et al. (1991) Factors related to failure of structural bone grafts in acetabular reconstruction of total hip arthroplasty. J Arthroplasty 6: 73–82

20

Teil IV Rehabilitation

Postoperative Rehabilitation nach Revisionsendoprothetik des Hüftgelenks

B. Kladny

Medizinische Rehabilitation umfasst einen ganzheitlichen Ansatz, der die aus einer Schädigung folgenden Fähigkeitsstörungen oder drohende oder bereits manifeste Beeinträchtigungen in der Teilhabe am beruflichen und gesellschaftlichen Leben berücksichtigt. Der Ansatz erfordert komplexe Maßnahmen und in der vorliegenden Problematik eine enge Verzahnung der vornehmlich ärztlichen, pflegerischen, physiotherapeutischen und ergotherapeutischen Versorgung. Der Wunsch von Kostenträgern, die Akutbehandlung von der Rehabilitation zu trennen, ist medizinisch nicht nachvollziehbar. Die Rehabilitation beginnt vor und unmittelbar nach der Operation.

Patienten mit Revisionsarthroplastik bedeuten nicht nur für den Operateur eine Herausforderung. Die oft erheblichen morphologischen Veränderungen an Knochen und Weichteilen sowie erhöhte Risiken, insbesondere für Verkalkung, Infektion und Luxation, bedingen zusammen mit den biomechanischen Verhältnissen Besonderheiten in der postoperativen Nachbehandlung und Rehabilitation. Neben den morphologischen Veränderungen wird die postoperative Rehabilitation durch Zugang, Prothesentyp und -sitz, intra- und perioperative Komplikation (z.B. Fissur) und die Notwendigkeit von Muskelablösungen bestimmt.

Unmittelbare postoperative Phase

Die unmittelbare frühe postoperative Phase ist hinsichtlich der Rehabilitation gekennzeichnet durch die Frühmobilisation. Physikalische Maßnahmen (Kompression, Mobilisierung) ergänzen die medikamentösen Verfahren zur Senkung des Thromboserisikos. Gerade bei den häufig älteren Patienten ist die Atemgymnastik und Durchführung gezielter Atemübungen mit unterstützenden passiven Maßnahmen wie dem Beklopfen des Rückens zur Pneumonieprophylaxe von besonderer Bedeutung.

Postoperative Belastung

Die Fixations- und Knochenverhältnisse bedingen oft eine langdauernde, eingeschränkte Belastungsfähigkeit. Die postoperative Belastung wird durch den Operateur festgelegt und ist strikt einzuhalten. Der Patient muss ein Gefühl für die vorgegebene Belastung bekommen. Dies wird z.B. mit einer in den Boden eingelassenen Personenwaage erreicht, auf die der Patient seinen Fuß aufsetzt, bis die Belastungsvorgabe erreicht ist. Realistischerweise muss allerdings davon ausgegangen werden, dass Patienten die Angaben nicht exakt umsetzen können, und dass es sich bei den Vorgaben nur um Richtwerte handeln kann [3], die in der Regel vom Patienten eher überschritten werden. Die Vorgabe einer Teilbelastung setzt die Verwendung von 2 Unterarmgehstützen im Dreipunktgang und das Treppensteigen im Nachstellschritt voraus. Um die Gefahr einer vermehrten Belastung oder gar eines Sturzes zu minimieren, sollte man an die Verordnung von Haftpuffern anstatt der standardmäßigen Kapseln der Unterarmgehstützen denken, da diese insbesondere auf glatten, nassen Bodenflächen eine deutlich verbesserte Haftung ergeben, die nicht nur im Bewegungsbad gefordert ist, sondern auch im häuslichen Bereich (z.B. Treppenhäuser, Badbereich, Küche). Sollte der Patient mit Gehstützen im Dreipunktgang unsicher gehen, ist zur Verbesserung der Stabilität die Verwendung eines Gehbocks, eines Unterarm- oder Achselgehwagens erforderlich. Nach Beendigung der Phase der Teilbelastung ist die Möglichkeit des hilfsmittelfreien Gehens abhängig von einer radiologischen Kontrolle und der muskulären Situation zu treffen. Beim Vorliegen einer Glutealinsuffizienz benötigt der Patient weiter einen Gehstock oder eine Unterarmgehstütze, die auf der kontralateralen Seite zu führen ist. Die weitere Verwendung von zwei Unterarmgehstützen bei bestehender Glutealinsuffizienz ist auch unter Bedingungen der Vollbelastung aus Gründen der Gangsymmetrie zu erwägen.

Luxationsprophylaxe

Die Luxationshäufigkeit ist nach Revisionsarthroplastik an der Hüfte mit 5–20% deutlich erhöht [2, 6–8]. Damit kommt der Luxationsprophylaxe eine besondere Bedeutung zu. Abhängig vom Zugang sind Außen- oder Innenrotationsbewegungen zu vermeiden. Allerdings tauschen sich Patienten untereinander aus und es besteht die Gefahr der Verwechslung der Rotationsrichtung. Aus diesem Grund sollte die Rotationsbewegung generell untersagt werden. Adduktions- und Flexionsbewegungen über 90° werden für die Dauer von 12 Wochen postoperativ untersagt. Abhängig von der intraoperativen Bewegungs- und Luxationsprüfung können hiervon allerdings gerade bei der Revisionsarthroplastik Abweichungen möglich sein, die der Operateur für die Nachbehandlung individuell angibt. Die Luxationsprophylaxe bedarf einer entsprechenden Unterweisung und Schulung des Patienten. Daneben bedingen Maßnahmen zur Luxationsprophylaxe besondere bauliche Voraussetzungen (Toilettensitzhöhe), eine zweckmäßige Gestaltung des Mobiliars (Sitzhöhe, Betthöhe) und unter Umständen eine entsprechende Hilfsmittelversorgung.

Hilfsmittelversorgung

Die Vorgabe einer maximalen Flexion von 90° Hüftgelenksbeugung oder gar weniger in den ersten Monaten nach einer Revisionsarthroplastik verbietet dem Patienten das selbständige Anziehen von Schuhen oder Strümpfen ohne Hilfsperson oder Hilfsmittel. Da die Zeitdauer dieser Vorgabe die Dauer der stationären Akutbehandlung und die Dauer der stationären

Rehabilitation bei weitem überschreitet, benötigt der Patient eine Strumpfanziehhilfe. Bei länger dauernder Teilbelastung oder vermehrter Schwellneigung ist an die Verwendung von oberschenkellangen Kompressionsstrümpfen zu denken. Der Kompressionsklasse II ist hierbei der Vorzug zu geben. Bei fehlender Compliance gegenüber Kompressionsstrümpfen der Kompressionsklasse II ist die Verwendung von Antiemboliestrümpfen besser als keine Versorgung. Die Strumpfart ist bei der Auswahl der geeigneten Strumpfanziehhilfe zu berücksichtigen, in deren Gebrauch der Patient eingewiesen werden muss. Beim Schuhwerk ist Schuhen mit Klettverschlüssen der Vorzug zu geben, da diese mit einer Greifzange selbst vom Patienten geschlossen werden können. In Schnürschuhe können Schnürsenkel aus Gummi eingezogen werden. Zum Schuheinstieg braucht der Patient einen langen Schuhlöffel. Zur Vermeidung einer erhöhten Sturzgefährdung ist dringend zu festem, stabilem Schuhwerk zu raten. Zum Aufheben von Gegenständen oder beim Anziehen von Unterhose oder Hose benötigt der Patient eine Greifzange („helfende Hand"). Diese gibt es in den verschiedensten Ausführungen, so dass man in einem Beratungsgespräch die Bedürfnisse des Patienten bei der Verordnung berücksichtigen muss (z.B. Material, zusammenlegbar für Reise). Niedrige Toilettensitze mit einer Höhe von unter 50 cm sollten mit einer Toilettensitzerhöhung versehen werden. Sofern der Patient ohne Verwendung von Armlehnen nicht aus dem Sitzen aufstehen kann, ist an die Montage von Haltegriffen oder die Integration derselben in die Toilettensitzerhöhung zu denken. Im Badbereich benötigt der Patient häufig einen Duschhocker, den es auch mit integrierten Stützgriffen gibt oder einen Duschklappsitz. Sollte nur eine Badewanne vorhanden sein, dann erleichtert ein Badewannenbrett dem Patienten den Einstieg in die Badewanne und der Patient muss sich nicht in die Badewanne setzen. Zu empfehlen sind rutschfeste Bodenauflagen und Haltegriffe, die die Sicherheit erhöhen. Beim Fehlen geeigneter Sitzmöbel im häuslichen Bereich kann bei hoch gewachsenen Patienten die Verordnung eines Arthrodesekissens oder eines Sitzkeils erfolgen, die das Sitzen wesentlich erleichtern und einer Luxation entgegenwirken. Ein Abduktionskeil oder -kissen verhindert die Adduktion des operierten Beins im Liegen. Die Rotation kann hierdurch nicht beeinflusst werden. Dies erfordert die Anfertigung von entsprechenden Gipsen oder Lagerungsschienen. Gerade bei fehlender Compliance und instabiler Situation kann in seltenen Fällen die Verordnung einer Hüftabduktionsbandage oder einer Antiluxationsorthese erforderlich werden, die den Patienten aber eher mahnt als die Hüfte zu stabilisieren.

Wie bei der Erstimplantation einer Hüfttotalendoprothese bedarf ein Beinlängenunterschied nach einem Revisionseingriff von etwa 1 cm in der Regel keines Ausgleichs oder die Korrektur erfolgt durch Einlage eines Fersenkeils oder Fersenpolsters. Beinlängendifferenzen, die 1 cm überschreiten, bedürfen entsprechender orthopädieschuhtechnischer Maßnahmen. Es muss allerdings angemerkt werden, dass die exakte Bestimmung der Beinlänge unter Bedingungen der Teilbelastung nur eingeschränkt möglich ist.

Physiotherapie

Bei der krankengymnastischen Übungsbehandlung ist zu berücksichtigen, dass von einer verminderten Belastbarkeit aufgrund von Veränderungen der Knochenstruktur und -stabilität im Schaftbereich auszugehen ist. Häufig finden sich im Pfannenbereich mehr oder weniger große Defekte, die aufwändiger Rekonstruktionen bedurften. Die Belastungsfähigkeit ist weiterhin durch Osteotomien beeinträchtigt, die im Rahmen der Revisionsarthroplastik notwendig werden können. Das Weichteilgewebe ist häufig aufgrund rezidivierender Eingriffe vernarbt, die Muskulatur aufgrund längerdauernder Schonung atrophiert. Die Mobilisation des Gelenkes hat daher streng im schmerzfreien Bereich mit kurzen Hebeln zu erfolgen, Rotationsbewegungen sind unbedingt zu vermeiden. Die Muskelkräftigung und Gelenkmobilisation hat hinter der Knochenheilung und Implantatintegration zurückzustehen. Gerade bei Patienten mit Revisionsarthroplastik empfiehlt sich der frühzeitige direkte Kontakt des Arztes mit dem Physiotherapeuten, um Verständnis- und Interpretationsschwierigkeiten vorzubeugen (gemeinsame Visite, Teambesprechung). Die krankengymnastische Übungsbehandlung erzielt eine Kräftigung im Rahmen der Arbeit über Bewegungsmuster. Solange allerdings Komplexbewegungen am operierten Hüftgelenk nicht erlaubt sind, kann z.B. PNF nur mit abgewandelten Mustern und Grifftechniken eingesetzt werden. Dabei führt zum Beispiel in Rückenlage die Anspannung der kontralateralen Seite in 90° Hüft- und Kniegelenksflexion bei der Beugung gegen Widerstand zu einem Spannungsaufbau überwiegend der Extensoren mit Anteilen der Abduktoren im Bereich des operierten Hüftgelenks. Zur Reduktion der einwirkenden Kräfte auf das operierte Hüftgelenk kann die Übungsbehandlung in Flexion und Extension passiv und aktiv assistiert durchgeführt werden. Während in der physiotherapeutischen Mobilisation eines Gelenks häufig auch eine Traktion eingesetzt wird, ist diese nach Revisionsarthroplastik des Hüftgelenks für die Dauer von 12 Wochen zu unterlassen. Dies gilt ebenso für Mobilisationstechniken aus der Manuellen Medizin. Bei der Mobilisation besteht allerdings die Möglichkeit, den Schlingentisch einzusetzen. Hierbei erfolgt zum Beispiel die widerlagernde Mobilisation mit Aufhängung in Seitenlage zur Verbesserung der Extension oder die Mobilisation in Richtung der Abduktion. Maßnahmen zum Training der Sensomotorik und Koordination sollten vor Ablauf von 3 Monaten nicht im Stehen erfolgen. Dabei muss aber auf ein Koordinationstraining nicht verzichtet werden. Aus Sicherheitsaspekten kann das Training auch aus dem Sitz im Überhang auf einer entsprechend hoch eingestellten Behandlungsbank durchgeführt werden, bei dem der Patient mit einer Gesäßhälfte auf der Liege sitzt und das operierte Bein herabhängt. Den stabilen Sitz kann man zusätzlich durch die Verwendung von Unterarmgehstützen absichern. Aus dieser Ausgangsposition können durch den Therapeuten verschiedene manuelle Reize gesetzt und der Bodenbelag modifiziert werden (z.B. Isomatte). Bei ausreichender Stabilisierung sind Übungen auf dem Pezziball oder auf einer Liege liegend mit dem Pezziball möglich. Bei der Auswahl der Übungen ist eine erhöhte Unfall- und Verletzungsgefahr mit dem Risiko einer Fraktur unbedingt zu vermeiden. Übungen im Rahmen der *Medizinischen Trainingstherapie* sind prinzipiell patienten- und befundabhängig möglich, wobei der Belastungsvorgabe Rechnung zu tragen ist. Ein entsprechend geschulter Therapeut stellt einen individuellen Trainingsplan zusammen und weist den Patienten ins Training ein. Es kann dabei der Cross-over-Effekt genutzt werden, der eine Kräftigung der kontralateralen Seite beim isolierten Training nur einer unteren Extremität mit sich bringt. Die Übungsbehandlung erfolgt bevorzugt zunächst im geschlossenen System. Bei der Geräteeinstellung und -anlage ist auf kurze Hebel zu achten. Das Training erfolgt mit geringer Gewichtsbelastung und vielen Wiederholungen (Grundlagentraining, Kraftausdauerbereich). Neben dem Training der unteren Extremitäten ist in der Übungsauswahl auch eine Kräftigung der oberen Extremitäten und des Rumpfs im Sinne eines Ganzkörpertrainings vorzusehen, da die Patienten oft mehrere Monate an Unterarmgehstützen teilbelasten müssen. In diesem

21

Zusammenhang erscheint auch vor dem Hintergrund eingeschränkter Rezeptierbarkeit das Erlernen eines selbsttätig durchzuführenden *Eigentrainingsprogramms* als Zielsetzung der Rehabilitation erforderlich.

Die Übungsbehandlung im *Bewegungsbad* setzt eine abgeschlossene Wundheilung voraus. Der Patient ist in der Lage aufgrund des Auftriebs auch unter Bedingungen der Teilbelastung ein normales Gehen zu simulieren. Die Entlastung führt zu einer Schmerzlinderung. Die Motivation bei einer Behandlung im Bewegungsbad ist beim Patienten üblicherweise hoch. Allerdings sind die einwirkenden Kräfte bei Bewegungen im Bewegungsbad nur schwer abzuschätzen, da das Wasser unkontrolliert mehr Widerstand entgegensetzt, je schneller eine Bewegung ausgeführt wird. Auch der Therapeut hat im Wasser aufgrund der verminderten Sicht weniger Kontrolle über die korrekte Bewegungsausführung des Patienten. Überdies ist die Indikation zur Übungsbehandlung im Bewegungsbad aufgrund der Rutschgefahr und des damit verbundenen Sturzrisikos sehr vorsichtig und zurückhaltend zu stellen. Die Therapie im Bewegungsbad ist häufig gerade bei unsicheren Patienten zu Beginn der postoperativen Rehabilitation nur mit erhöhtem apparativem Aufwand unter Verwendung eines Liftsystems für den Transfer ins Wasser und mit erhöhtem personellem Aufwand im Rahmen der Einzelkrankengymnastik möglich.

Eine Schwellung im Operationsgebiet spricht auf *Kryotherapie* gut an. Hierbei können sowohl kommerziell verfügbare Kältepackungen als auch bei abgeschlossener Wundheilung Auflagen mit Quark eingesetzt werden.

Blut- und Lymphrückflussstörungen führen zu einer Lymphödembildung, der durch eine *manuelle Lymphdrainage* im Sinne einer Entstauungstherapie entgegengewirkt werden kann. Manipulationen und Wärmeanwendungen im Narbenbereich sind kontraindiziert. Dagegen führt die Anwendung einer heißen Rolle zu keiner wesentlichen Tiefenerwärmung. Die Wirkung ist reflektorisch zu erklären. Der Einsatz kann deshalb bei entsprechendem Abstand zur Narbe im Bereich der Oberschenkelmuskulatur gerade bei oft stark verspannter Muskulatur erfolgen. Die *Detonisierung* der häufig verspannten Muskulatur führt letztendlich auch zu einer Verminderung der am Femur ansetzenden Kräfte und damit zu einer Minderung der Belastung des implantierten Revisionsgelenks.

Aufgrund der protrahierten Verläufe sind bei langdauernder Fehlbelastung häufig Nachbargelenke und Wirbelsäule in Mitleidenschaft gezogen und bedürfen einer Mitbehandlung.

Bei der Zusammenstellung eines Therapieplanes aus verschiedenen Therapiearten ist gerade bei den häufig älteren Patienten unter Berücksichtigung der Multimorbidität und internistischer Begleiterkrankungen auf ein der Belastbarkeit angepasstes Gesamttherapiekonzept zu achten.

Thromboseprophylaxe

Patienten nach Revisionsarthroplastik gelten als Patienten mit hohem Thromboserisiko. Für Patienten nach Hüft-TEP haben klinische Studien den Nutzen einer 4- bis 5-wöchigen medikamentösen Thromboembolieprophylaxe in klinischen Studien gezeigt. Damit muss eine postoperativ begonnene Thromboembolieprophylaxe auch in der Rehabilitationsklinik oder im ambulanten Bereich unter zeitgerechten Blutbildkontrollen [1] fortgeführt werden. Für die Empfehlung einer medikamentösen Thromboembolieprophylaxe, die den oben genannten Zeitraum überschreitet, existiert bei der Revisionsarthroplastik keine evidenzbasierte Datenlage. Die Entscheidung muss demnach abhängig von zusätzlichen dispositionellen Risikofaktoren, dem operativen Trauma und dem Grad der Immobilisation in einem Aufklärungsgespräch mit dem Patienten getroffen werden.

Ergotherapie

Die Hilfsmittelberatung und die Unterweisung in den Gebrauch von Hilfsmitteln sollten durch den Ergotherapeuten erfolgen. Ziel ist die Verbesserung von *Aktivitäten des täglichen Lebens* (ATL; ADL – „activities of daily living"). Im Rahmen einer Schulung, die als Gruppenprogramm durchgeführt werden kann, muss der Patient in der korrekten Ausführung der ADLs unterwiesen werden. Hierzu gehört zum Beispiel das Einsteigen ins Auto. Gerade vor dem Hintergrund der häuslichen Situation nach Entlassung aus dem stationären Krankenhaus- oder Rehabilitationsbereich sollten mögliche Hilfsmittel checklistenartig durchgegangen werden. In Überlappung mit dem physiotherapeutischen Aufgabenbereich ist auch das Aufheben von Gegenständen vom Boden ohne Greifzange und der Transfer vom Stehen auf den Boden und vom Boden wiederum in den Stand erforderlich, da Patienten oft eine große Angst davor haben, im Falle eines Sturzes, vom Boden nicht mehr aufstehen zu können. Die Schulung darf nicht nur theoretische Inhalte vermitteln, sondern muss die vermittelten Inhalte auch praktisch umsetzen und anwenden [4].

Sport

Ziel eines Revisionseingriffes am Hüftgelenk kann nicht die Wiederherstellung der Sportfähigkeit sein. Die Empfehlungen hinsichtlich endoprothesengeeigneter Sportarten nach Hüftendoprothesen sowie die Sportausübung differieren. Allerdings gilt nach den „Richtlinien für Sport bei Endoprothesenträgern" der Sektion Rehabilitation und Behindertensport des Deutschen Sportärztebundes die Revisionsprothese als Kontraindikation für die Sportausübung. Dies darf jedoch nicht missinterpretiert werden und den Patienten generell von Bewegung abhalten, die durchaus sinnvoll und wünschenswert ist. Letztendlich handelt es sich aber um eine individuelle Entscheidung des Operateurs, die in Abhängigkeit vom erreichten Operationsergebnis nur zusammen mit dem Patienten getroffen werden kann.

Organisationsform der Rehabilitation

Bei der Wahl der geeigneten Rehabilitationsform (stationär, ambulant) ist zu berücksichtigen, dass für eine ambulante Rehabilitation eine ausreichende Mobilität erreicht sein muss, und dass die Fahrzeit zu einer ambulanten Rehabilitationseinrichtung 30–45 min einfach nicht überschreiten sollte. Es ist unbedingt abzuklären, dass die häusliche Versorgung sichergestellt ist. Eine mangelnde Compliance des Patienten, ausgeprägte Multimorbidität sowie die Notwendigkeit regelmäßiger pflegerischer und ärztlicher Betreuung sprechen für die Durchführung einer stationären Rehabilitationsmaßnahme.

21

Literatur

1. Greinacher A, Lubenow N, Hinz P, Ekkernkamp A (2003) Heparininduzierte Thrombozytopenie. Dtsch Ärztebl 100: 1753–1759
2. Grossmann P, Braun W, Becker W (1994) Luxationen nach Hüft-TEP-Implantation. Z Orthop 132: 521–526
3. Hinrichs T, Rehberger T, Bodenburg R, Scheiderer (2003) Belastungsmessungen mittels Druckmessplatte bei Hüft- und Knieendoprothesen in der postoperativen Teilbelastungsphase – Differenz zwischen Vorgabe und Wirklichkeit. Orthopäd Prax 39: 675–678
4. Jerosch J, Heisel J (1999) Die Endoprothesenschule – Aktives Leben mit einem künstlichen Gelenk. Schüling, Münster
5. Jerosch J, Heisel J (2001) Künstlicher Gelenkersatz. Pflaum, München Bad Kissingen Berlin Düsseldorf Heidelberg
6. Lutten C, Lorenz H, Thomas W (1990) Metal spongiosa endoprostheses for surgical revision of the hip joint. Z Orthop 128: 153–159
7. Noble PC (2001) Biomechanics of dislocation after total hip replacement. Curr Opin Orthop 12: 79–84
8. Sanchez-Sotelo J, Berry DJ (2001) Epidemiology of instability after total hip replacement. Orthop Clin North Am 4: 543–552

Teil V   Modulare Schaftimplantate

▼

Helios-System (Biomet Germany)

G. Lob

Analyse der bisherigen Behandlungsergebnisse

Das Helios-Schaftsystem wurde aus der Notwendigkeit heraus entwickelt, einen Hüftgelenkersatz mit einer Oberschenkelmarknagelung zu kombinieren; z. B. bei langstreckiger per-/subtrochantärer Fraktur und Coxarthrose [18]. Die hohe Modularität von Hüftprothese und Nagelsystem hat sich schnell bei anderen Indikationen bewährt [15]. In einer prospektiven Studie wurden 342 Patienten mit einem Helios-Schaftsystem bei folgenden Indikationen versorgt (🔲 Abb. 22.1).

	(n)	[%]
Per-/subtrochantäre Fraktur mit Coxarthrose	137	40
Revisionsendoprothetik	106	31
Pathologische proximale Femurfraktur	55	16
Coxarthrose	20	6
Andere	24	7

Die Analyse der bisherigen Behandlungsergebnisse zeigt, dass eine große Vielfalt in der Kombination der Einzelteile sinnvoll ist. Um dem Operateur möglichst alle operativen Optionen zu bieten, wurde dem modularen System eine Monoblockprothese beigefügt. Es kann jetzt mit einem Set von der einfachen Coxarthrose bis zur komplizierten Revision mit Femuraufbau jeder Eingriff ausgeführt werden (Helios-Familie). Das Instrumentarium ist für alle Prothesenanteile gleich, so dass sich auch der intraoperative Vorgang vereinfacht und die Lagerhaltung wesentlich günstiger möglich ist.

Vier Möglichkeiten der Krafteinleitung bestehen:

- metaphysär: proximal,
- metaphysär : proximal mit statischer oder dynamischer Verriegelung,
- diaphysär (Stardesign),
- zementiert (in Ausnahmefällen!).

Zementiert wurden zur Versorgung von Tumoren im Femuranteil 58 von 342 Helios-Systemen (17%), insbesondere in der Metastasenchirurgie [2].

Die Modularität wird weiterhin dadurch erhöht, dass der proximale Prothesenanteil 3 Speziallöcher aufweist, die so gestaltet sind, dass über Kabelsysteme die Trochanterregion refixiert werden kann (■ Abb. 22.2).

Der Wunsch nach einer speziellen Beschichtung zur besseren Einheilung in den Femurknochen ist durch die Option von hydroxilapatitbeschichteten proximalen Prothesenanteilen gewährleistet.

In Zukunft wird es zusätzlich eine Peptidbeschichtung geben, die Osteoblaste werden selektiv an die Prothese gebunden.

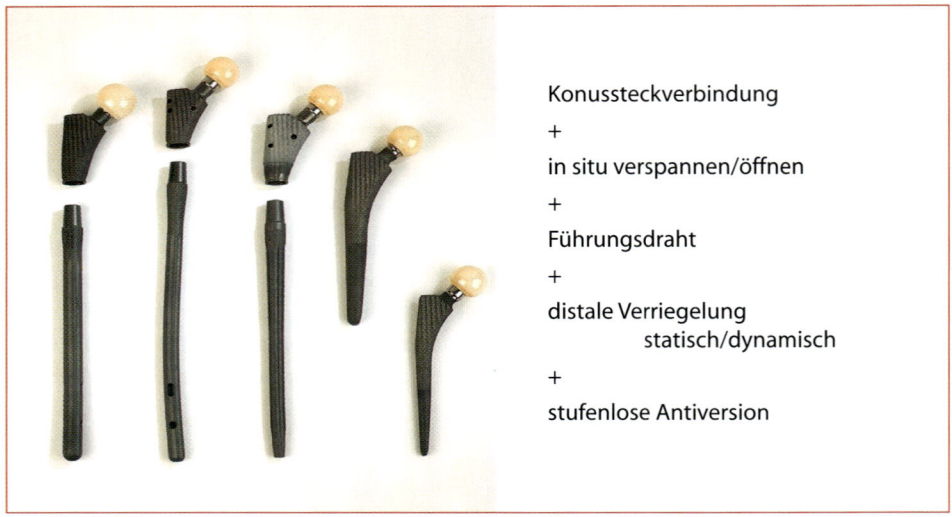

Konussteckverbindung

+

in situ verspannen/öffnen

+

Führungsdraht

+

distale Verriegelung
                    statisch/dynamisch

+

stufenlose Antiversion

■ **Abb. 22.1.** Helios-Familie. Verschiedene modulare Optionen und Monoblockschaft: prinzipielle Eigenschaften

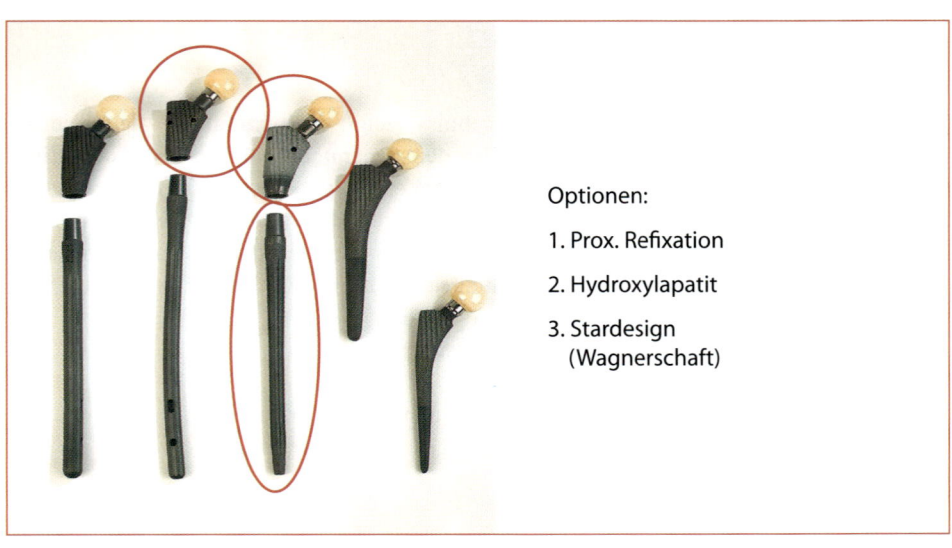

Optionen:

1. Prox. Refixation

2. Hydroxylapatit

3. Stardesign
   (Wagnerschaft)

■ **Abb. 22.2.** Helios-Familie. Zusätzliche Optionen

In einer Studie wurde die Versorgung von pertrochantären Femurfrakturen verglichen, einmal mit Gammanagel und einmal mit dem Helios-Prothesensystem. 109 Patienten wurden eingeschlossen. Die Zuordnung erfolgte zum Helios-System bei bestehender Coxarthrose und pertrochantärer Fraktur zum Gammanagel bei intaktem Hüftgelenk und pertrochantärer Fraktur [5, 19].

— Gammanagel 74 Patienten,
— Helios-Prothesensystem 35 Patienten.

Die Nachuntersuchungszeit betrug 6–18 Monate in beiden Gruppen (◘ Abb. 22.3).
Zusammenfassend wurden folgende Ergebnisse erarbeitet:
— Kein signifikanter Unterschied zwischen Gammanagel und modularer Hüftprothese in der Krankenhausletalität (Gammanagel 4,2%, Helios-Prothesensystem 5,7%; [4]).
— Kein signifikanter Unterschied in der Zahl der Komplikationen (Gammanagel 3,0%, Helios-Prothesensystem 3,0%; [4]).
— Kein Unterschied zwischen Gammnagel und Helios-Prothesensystem in der Heilung der pertrochantären Frakturen (quantitative Computertomographie; [1,6,11]).

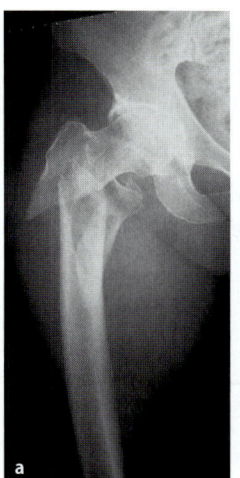
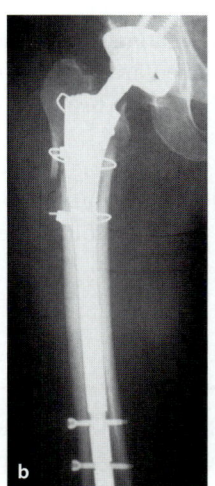
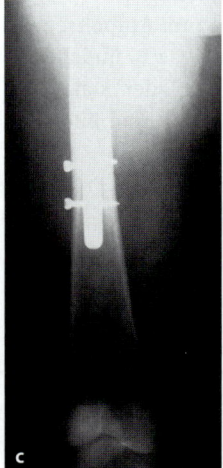
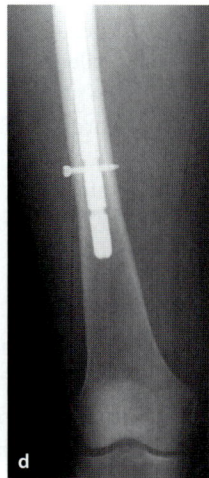

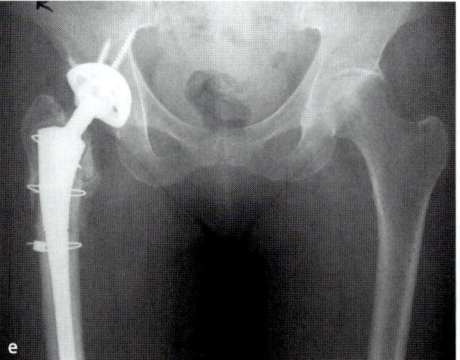

◘ **Abb. 22.3. a** RöBi per- subtrochantäre Femurfraktur mit Coxarthrose. **b** Versorgung mit Helios-Schaft, Kabel-Cerclagen und statischer Verriegelung. **c** Schaft distal mit statischer Verriegelung. **d** Schaft distal Dynamisierung nach 12 Wochen. **e** Knöcherne Heilung nach 9 Monaten

Operationsinstrumentarium mit den entscheidenden Charakterisierungen (Handhabung der Prothese intraoperativ)

22

Je einfacher das Instrumentarium (wenige, leicht und schnell zu handhabende Einzelinstrumente), desto schneller die Operation, desto besser die Akzeptanz durch Ärzte und Personal (■ Abb. 22.4; [17]).

Alle Instrumente zum Implantieren sind wie das gesamte Implantatset kanüliert, um über einen Führungsdraht wie bei einer Marknagelung eingesetzt zu werden. Ziel ist, dass der Marknagelanteil bei Spiralfrakturen und Osteoporose oder Tumoren den Markraum nicht verlassen kann. Das kanülierte Raspelsystem ist modular zusammengesetzt wie das Prothesensystem in metaphysäres Oberteil und Marknagel. Es wird in sich verschraubt. Die Größen entsprechen den einzelnen Prothesen in der Familie der Helios-Schaftprothesen. Das Instrumentarium gliedert sich in:

- Universaleinschläger für alle Raspeln und Prothesen,
- kanülierte Raspeln,
- Vorrichtung zum Verspannung auf dem Instrumententisch und Halterungen zum Verspannen in situ,
- Instrumente zum Lösen der Verspannung in situ und zum neuen Zusammensetzen in situ,
- Universalausschlaginstrumentarium mit Gleithammer,
- zusätzlich ist ein Set zum Aufbohren des Markraums über Führungsdrähte mit flexiblen Bohrwellen notwendig, z.B. übliches Instrumentarium zur Marknagelung. Zum freien distalen dynamischen oder statischen Verriegeln benötigt man eine entsprechend transparente Bohreinheit und Bildwandler.

Die Refixation von proximalen Trümmern lässt sich optimal durch Kabelsysteme verwirklichen. Die Revisionsoberteile sind mit 3 speziell dafür vorbereiteten Löchern ausgestattet.

Form der Steckverbindung

Die Konussteckverbindung ist nach Konstruktionsrichtlinien und Auswahlverfahren die optimale Verbindung mehrerer Elemente einer modularen Endoprothese [7]. Der Vorteil ist eine kraftschlüssige Steckverbindung, die technisch einfach zu realisieren ist. Bei einer Kegelöffnung von <10° tritt Selbsthemmung ein, vor allem ist keine zusätzliche Sicherung notwendig. Der Antetorsionswinkel ist stufenlos einstellbar. Dies erlaubt auch eine Nachkorrektur bereits zusammengesetzter Implantate in situ durch Lösen/Korrektur des Antetorsionswinkels und neues Verspannen. Anhand von Prüfkörpern (2 Metallkörper mit Konus, Oberfläche des Innen- und Außenkonus aus gedrehtem Titan) wurde die Oberflächenbeschaffenheit und die notwendige axiale Einpresskraft mit 21 kN ermittelt. Eine zusätzliche Sicherung der Verbindung durch eine Schraube ist nicht notwendig. Die Schraube würde die Gefahr eines zusätzlichen Frettings und der Doppelpassung mit sich bringen. Bei der Analyse der belasteten Konusverbindung zeigte sich, dass Fretting dann sicher verhindert werden kann, wenn eine Entlastungsnut in das äußere Verbindungselement eingearbeitet wird. Dadurch verläuft der Kraftfluss in der Konussteckverbindung nicht stufenförmig, sondern als bogenförmig kontinuierliche Kraftlinie [3].

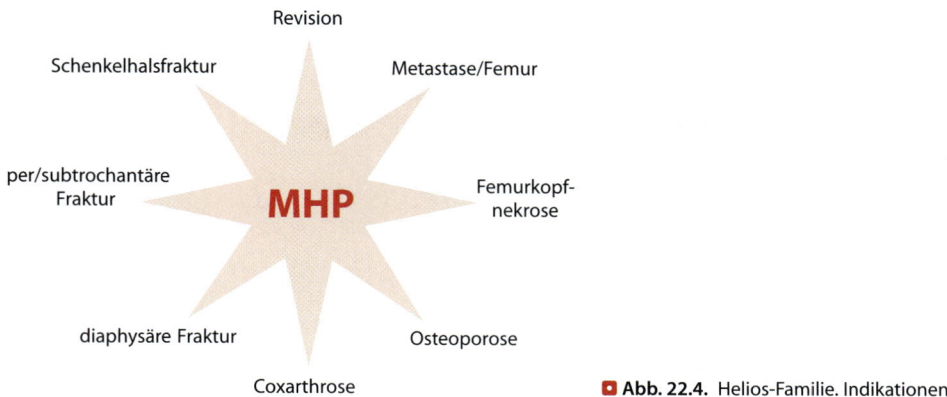

Revision

Schenkelhalsfraktur

Metastase/Femur

per/subtrochantäre
Fraktur

MHP

Femurkopf-
nekrose

diaphysäre Fraktur

Osteoporose

Coxarthrose

🔲 **Abb. 22.4.** Helios-Familie. Indikationen

Technische Angaben zur Rotationssicherung, Vorspannvorgängen und deren Schraubensicherung

Eine Schraubensicherung ist bei der im Helios-Schaftsystem verwendeten Konusssteck-verbindung nicht notwendig. Aus über 5000 implantierten Helios-Prothesensystemen wurden 2 Diskonnektionen berichtet. Beide Diskonnektionen waren nach intraoperativer Verriegelung aufgetreten und sind auf Verunreinigungen des Konus während des Zusammensetzens zurückzuführen. Der entsprechend den anatomischen Gegebenheiten gewählte obere Prothesenanteil und Schaftanteil wird unter Beachtung des physiologischen bzw. des abweichenden Antetorsionswinkels zusammengesteckt. Da die Schäfte gekrümmt sind, ist auf die Rechts-/Linksmarkierung zu achten und diese entsprechend einzustellen. Anschließend wird der Zuganker locker eingedreht und die beiden Teile werden solange mit einer Ratsche über den Zuganker verspannt, bis dieser an einer Sollbruchstelle bei definierter Kraft (21 kN) bricht. Die so entweder auf dem Instrumententisch oder in situ zusammengesetzte Prothese wird in üblicher Weise in den Markraum eingeschlagen. Da die Helios-Prothese zentral durchbohrt ist, kann sie über einen Führungsdraht eingebracht werden. Schaftteile mit den Längen ab 200 mm und 12 mm Durchmesser können wahlweise zur Rotationssicherung statisch oder dynamisch verriegelt werden. Die beiden Prothesenteile können in situ oder ex situ mit einer speziellen Trennschraube an einem AO-Handgriff wieder getrennt werden. Der Prothesenhals ist mit einem 12/14er Konus (Eurokonus) versehen, so dass sämtliche üblichen Kopfsysteme benutzt werden können.

Art der Schaftverankerung (proximal vs. distal/diaphysär)

Vier verschiedene Schaftverankerungen sind im Helios-System möglich.
- *Metaphysär: proximal.*
  Ist der metaphysäre knöcherne Schaft erhalten, kann die Krafteinleitung hier erfolgen. Es wird entweder ein Monoblockschaft aus der Helios-Familie eingesetzt oder bei per-/subtrochantären Frakturen ein modularer Helios-Schaft. Proximale per-/subtrochantäre Trümmer können, wenn zur Stabilisierung notwendig, über Kabel-Cerclagen entweder an der Prothese oder frei adaptiert werden, um Belastungsstabilität zur erreichen [9].

22

■ **Tabelle 22.1.** Helios-Schaftsystem. Indikationen und verschiedene Verriegelungen

	Patienten	Verriegelung	Statisch	Dynamisch
	342	112	85	27
per-/subtrochantäre Fraktur	140	35	21	14
Revision	105	60	50	10
pathologische Fraktur	54	5	2	3
Coxarthrose	21	1	1	
Andere	22	11	11	

— *Metaphysär: proximal mit statischer oder dynamischer Verriegelung.*
Ab der Länge 200 mm und 12 mm Durchmesser ist eine statische (Rundloch-) oder dynamische (Langloch)verriegelung möglich. Bei verschiedenen Indikationen kann zusätzlich zur Rotationssicherung verriegelt werden (■ Tabelle 22.1). Die Verriegelung ist eine Option, die nur in Spezialfällen angewendet werden sollte. Wie bei der Verriegelung von Femurmarknägeln bei Femurfrakturen können die Verriegelungsschrauben die Lasteinleitung nur über die Zeit der Frakturheilung neutralisieren. Kommt es zu keiner metaphysären knöchernen Heilung, brechen die Schrauben. Es empfiehlt sich daher, die Entfernung der Verriegelungsschrauben nach proximaler Heilung und metaphysärer Kraftaufnahme zu entfernen (6 bis 12 Wochen; [8, 12]).

— *Diaphysär* (Stardesign).
Die diaphysäre Verankerung kann dann genutzt werden, wenn die metaphysäre Knochenstruktur keine Kraftübertragung mehr zulässt. Der Press fit für den zementfreien Stardesign-Schaft ist individuell einstellbar aufgrund der definierten Vorbereitung des Markraums. Wenn die Position der speziellen Reibahlen mit der Größe des gewählten Proximalteils korrespondiert, ergibt sich ein Press fit von 0,5 mm. Größe Proximalteil 60, Position der Reibahle 60 [13].
Wird ein erhöhter Press fit gewünscht, muss die Eindringtiefe der Reibahle verringert werden, z. B. Proximalteil 60, Position der Reibahle 50. Dies ergibt ein Press fit von 0,7 mm.

— *Zementiert* (in Ausnahmefällen!).
In Ausnahmefällen z. B. bei Schwächung des gesamten Femur durch Metastasen kann das Helios-Schaftsystem zementiert werden. In der prospektiven Serie wurde bei 58 von 342 Patienten = 17% der Schaft mit Zement verankert. Das Ziel der Sofortbelastung wurde in allen Fällen erreicht [16].

Alle zur Verfügung stehenden Implantatmodule und deren Abstufungen hinsichtlich Durchmesser, Längen und Abstufungen sowie Schaftkrümmung

Das Helios-Schaftsystem (Helios-Familie) gliedert sich in vier Anteile:
— Helios-Solid als Monoblockgeradschaftprothese, nicht zementiert, ist in folgenden Abmessungen verfügbar, Durchmesser zu Länge in mm, 9/135, 10/138, 11/140, 12/143, 13/145, 14/148, 15/150, 17/155.

- Helios-Standard modulares Schaftsystem:
  - Kopfteil Standard,
  - Kopfteil Revision,
  - Kopfteil Revision Porous/Hydroxylapatit.

  Abmessungen in mm: 40, 50, 60, 70, 80, 90 mm.
- Helios-Standard-Schaftsystem, Nagelanteil.
  Abmessungen in mm: 10, 12, 14, 16, 18, 20 mm. Längen: 120, 160, 200, 240, 280, 320 mm.
  Alle Schäfte sind kanüliert (4,2 mm). Alle Schäfte ab 200 mm sind anatomisch gebogen.
  Alle Schäfte ab Durchmesser 12 mm haben distale Löcher zur dynamischen und statischen Verriegelung mittels Titanschrauben, Durchmesser 4,5 mm.
- Helios-Stardesign zur diaphysären Krafteinleitung.
  Kopfteile sind identisch zu den Kopfteilen der Standardversion. Die Nagelanteile des Stardesign haben folgende Abmessungen in mm: 12, 14, 16, 18, 20, 22, 24 mm bei Schaftlängen von 160, 200 und 240 mm.
  Alle Schäfte sind kanüliert (4,2 mm). Alle Schäfte ab 200 mm sind anatomisch gebogen.

Anzahl und Formvarianten der metaphysären und halstragenden Prothesenanteile

Die metaphysären und halstragenden Prothesenanteile sind in einer Abstufung von 10 mm von 40–90 mm verfügbar. Neben dem Standardkopfanteil gibt es einen Revisionskopfanteil mit drei speziellen Löchern zur Refixation von Trümmerzonen mittels Kabel-Cerclagen. Dieses Kopfteil Revision mit drei Bohrlöchern ist zusätzlich als Porous-/Hydroxylapatit-beschichtete Variante verfügbar [10].

Montage oder Teilmontage im Knochen bzw. außerhalb des Knochens.

Die Montage des modularen Helios-Schaftsystems kann ex situ und in situ erfolgen, ebenso die Lösung einer montierten Prothese. Das Proximalteil wird in korrekter Position auf das Schaftteil aufgeschoben und unter Beachtung der Rechts-links-Variante festgedrückt. Der Zuganker wird in das Schaftteil eingeschraubt und eine Windung zurückgedreht. Die dem Implantat entsprechende Hülse wird mit dem verjüngten Ende voran über den Zuganker geschoben und mit einer Spezialmutter festgeschraubt. Mit der Ratsche wird die Mutter angezogen, während des Verspannens ex situ wird auf dem Instrumentiertisch in einer Spezialhalterung das System fixiert. Bei der In-situ-Verspannung ist ein spezieller Haltegriff vorhanden, um sämtliche Kräfte neutralisieren zu können. Mit der Ratsche wird der Zuganker so lange verspannt, bis er reißt; dann Entfernen der Zugankeranteile aus dem Prothesenschaft.

Das Lösen der Implantatteile kann ex situ und in situ erfolgen. Die verriegelte Prothese wird in situ mit Hilfe des speziellen Haltegriffs und eines AO-Universalgriffes über ein Schraubensystem auseinander gedrückt. Nach Entfernen des Kopfteils aus dem Femur kann der Marknagel über einen Gleithammer selektiv entfernt werden. In dieser Form kann auch der Marknagel selektiv gesetzt werden und das Kopfteil dann in situ aufgebracht und wie beschrieben verspannt werden.

Variation des Antitorsionswinkels (stufenlos, gerastert)

22

Über das spezielle Konussystem ist der Antitorsionswinkel sowohl ex situ wie in situ jederzeit stufenlos einstellbar.

Austausch der schenkelhalstragenden metaphysären Komponenten bei liegender Schaftkomponente intra- und postoperativ.

Der Austausch der schenkelhalstragenden metaphysären Komponenten ist wie oben beschrieben technisch möglich und kann daher zu jeder Zeit sowohl intraoperativ als auch bei Revisionen durchgeführt werden. Intraoperativ hat sich bei langen Spiralfrakturen die primäre Nagelung und sekundäre Verspannung des Kopfteils bewährt. Beim Einschlagen der bereits montierten Prothese kann es zu einer sich selbst einstellenden Fehlantetorsion kommen, die korrigiert werden muss. Um den Marknagel nicht entfernen zu müssen (nicht zementierte Prothese!), wird das Oberteil entriegelt und in der gewünschten Antetorsion neu verriegelt.

Hinweise über die verwendeten Werkstoffe, ihre Oberflächenbearbeitung, Rauhigkeit und ggf. Beschichtungsvarianten

Makrostruktur. Das Kopfteil des Helios-Systems wird durch eine Rippenstruktur im metaphysären Knochen verankert. Diese Rippenstruktur ist nach oben konisch verengt konzipiert, so dass beim Einsetzen der Prothese ein proximaler Press fit erreicht wird. Der ovale Querschnitt des Kopfteils sorgt für eine optimale Krafteinleitung. Als Material wird eine TiAl-6 V-4-Schmiedelegierung verwendet. Die Kopfteile sind geschmiedet und die Schäfte gedreht bearbeitet. Aufgrund dieser Materialien und der Oberfläche ist das Helios-System für die zementfreie Implantation vorgesehen [14].

Mikrostruktur. Bis auf den Hals und den Konus ist das Kopfteil grob sandgestrahlt mit EK20 (Edelkorunt 20) und weist einen Rauhigkeitswert von Ra=20±4 µm auf. Der Schaft ist fein sandgestrahlt mit EK 100 (Edelkorunt 100) und weist eine Rauhigkeit von Ra=1,6±0,2 µm, bei Stardesign von Ra=20±4 µm auf. Die Oberfläche der Konussteckverbindung ist glasgestrahlt.

Zusammenfassung

Zusammenfassung der speziellen Eigenschaften des Helios-Schaftsystems (Helios-Familie)

Verringerung des Risikos einer Schaftperforation durch das Einbringen über einen Führungsdraht.

Rotationsstabilität durch die statische oder dynamische Verriegelungsmöglichkeit oder die Lamellenstruktur des Helios-Stardesign.

Anatomischer Sitz der Prothese durch anatomisch adaptierte Prothesenschäfte.

Freie Einstellung des Antitorsionswinkels während der Operation.

In-situ-Montage der Prothese.

Maximale Sicherheit der Steckverbindung durch die optimierte Entlastungsnut/kein Konusfretting.

Einfache und sichere Handhabung der Instrumente.

Preisgünstiges Endoprothesensystem (Helios-Familie).

Literatur

1. Andress HJ (2000) Eine neue modulare Hüftprothese (MHP): biomechanische Untersuchungen, Indikationen, klinischer Einsatz und Auswirkung auf die Knochendichte des Femurs. Habilitationsschrift
2. Andress HJ, Landes J, Gierer P, Hertlein H, Schürmann M, von Rückmann B, Lob G (1999) Modulare Femurendoprothese, bestehend aus einer Kombination von Kopfteil und Marknagel, bei Knochendefektsituation des Femurs. Unfallchirurgie 25: 267–276
3. Andress HJ, Lob G, Kahl S, Kranz C, Gierer P, Landes J, Schürmann M Piltz S (1999) Development of a new modular titanium femoral prosthesis consisting of a head and shaft component. Indications, operation and optimization of the tapered socket connection. Eur J Orthopaed Surg Traumatol 9: 13–18
4. Andress HJ, Forkel H, Grubwinkler M, Landes J, Piltz S, Hertlein H, Lob G (2000) Versorgung der pertrochanten Femurfraktur durch Gamma-Nagel und modulare Hüftprothese. Differentialindikation und Ergebnisse. Unfallchirurgie 103: 444–451
5. Andress HJ, Kahl S, Kranz C, Gierer P, Schürmann M, Lob G (2000) Clinical und finite element analysis of modular femoral prosthesis consisting of a head and stem component in the treatment of pertrochanteric fractures. Trauma 14: 546–553
6. Andress HJ, Rueckmann B von, Zwönitzer R, Kahl S, Ringling M, Lob G (2001) Veränderung der Knochenmasse des Femurs nach zementfreier Implantation einer modularen Hüftprothese (MHP) mit langem Schaft. Unfallchirurgie 104: 622–628
7. Bauer J (1994) Systematische Untersuchung und Optimierung von lösbaren Verbindungselementen bei modularen, intramedulären Prothesensystemen. Diplomarbeit Technische Universität Berlin, Fachgebiet Biomedizinische Technik im Institut für Feinwerktechnik und Biomedizinische Technik
8. Bergmann G, Graichen F, Rohlmann A, Linke H (1997) Hip joint forces during load carrying. Clin Orthop 335: 190–201
9. Cameron HU (1994) The two to six year results with a proximally modular noncemented total hip replacement used in hip revisions. Clin Orthop 298: 47–53
10. D'Antonio JA, Capello WN, Manley MT (1996) Remodelling of bone around hydroxyapatite coated femoral stems, J Bone Joint Surg 78-A/8: 1226–1234
11. Guglielmi G (1995) Quantitative computed tomography (QCT) and dual X-ray absorptiometry (DXA) in the diagnosis of osteoporosis. Eur J Radiol 20: 185–197
12. Hustert S, Jakubowitz E (2003) Diplomarbeit Experimentelle Bestimmung der Kräfte an der Verriegelungsschraube eines Revisions-Hüftprothesen-Systems unter physiologischen Belastungen
13. Lester K, Campbell P, Ehya A, Rude RK (1998) Assessment of press-fit hip femoral components retrieved at autopsy. Orthop 21-27-33
14. Mittelmeier W, Grundwald I, Schäfer VR, Grundei H, Gradinger R (1997) Zementlose Endoprothesenverankerung mittels trabekulären, dreidimensionalen Oberflächenstrukturen. Orthopädie 26: 117–124
15. Paprosky WG, Bradfort MS, Younger TI (1994) Classification of bone defects in failed prostheses, Chir Organi Mov 79: 285–291
16. Plitz W (1989) Biomechanische Aspekte zur Prothesenlockerung in der Hüfte. Orthopädie 18: 344–349
17. Ries DR (1996) Intraoperative modular stem lengthening to treat periprothetic femur fracture. J Arthroplasty 11(2): 204–205
18. Wagner H, Wagner M (1993) Femur-Revisionsprothese. Z Orthop 131: 574–577
19. Werhahn C, Neubert O, Zwoenitzer R (1995) CT-controlles measurement of bone remodelling after implantation of hollow stem femoral prosthesis. J Bone Joint Surg 77-B (Suppl II): 170

Clinical Results of the Portland Orthopaedics Margron™ Modular Hip System

R. Sekel, R.W. Eberle

There are many factors that influence the outcome of revision total hip arthroplasty (THA). Early revision THA procedures were closely followed and became the foundation for the subsequent development of alternative strategies in revision THA. The combination of evolving surgical techniques, femoral prosthesis design, material selection, component fixation methods, and the ageing and longevity of patients that received a primary THA has revealed a variety of possible and probable failure mechanisms of the index procedure.

Because of the multivariate nature of revision THA, modular components have been accepted as necessary for reconstructing the deficient femur. The concept and results of many currently available prosthetic components are discussed individually throughout this text. Independent of the component model, there are four main tenants that are necessary for successful femoral composite reconstruction:

- Component stability: initial and long-term,
- versatility of the modular design,
- strength of materials,
- restoration of hip biomechanics.

The evolution of revision THA has revealed that all revision hip arthroplasties are not the same. In an effort to address the deficiencies associated with failed femoral components, the senior author (RS) developed the Portland Orthopaedics Margron™ Modular Hip System (Portland Orthopaedics, Ltd., Matraville, NSW, Australia; ◘ Fig. 23.1).

Component and Surgical Descriptions

The Portland Orthopaedics Margron™ Modular Hip System incorporates specific and unique features on both the stem and the neck, allowing component adjustability in four vectors necessary for restoration of hip biomechanics (◘ Fig. 23.2):

- V1: leg length,
- V2: neck length,
- V3: neck version,
- V4: femoral offset.

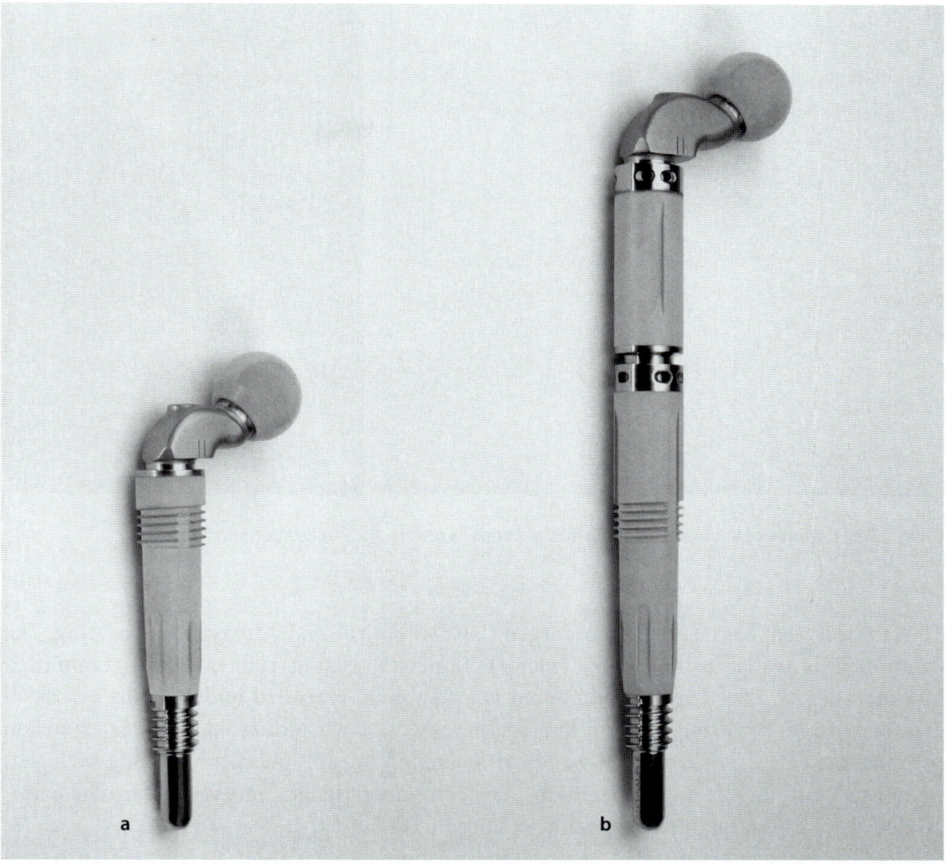

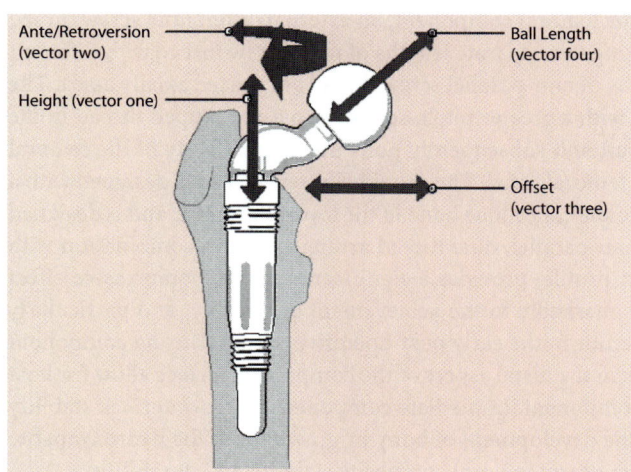

🔳 **Fig 23.1a,b.** Portland Orthopaedics Margron™ Modular Hip System as a primary THA component (**a**) and revision THA (**b**) with a Modular Extension Component (MEC) to add length when bypassing the proximal femoral defect of deficiencies. Both components accept varying sizes of modular neck options for version and offset restoration

Ante/Retroversion (vector two)

Ball Length (vector four)

Height (vector one)

Offset (vector three)

🔳 **Fig. 23.2.** Four vectors necessary for restoration of hip biomechanics; V1, leg length; V2, neck length; V3, neck version; V4, femoral offset

23

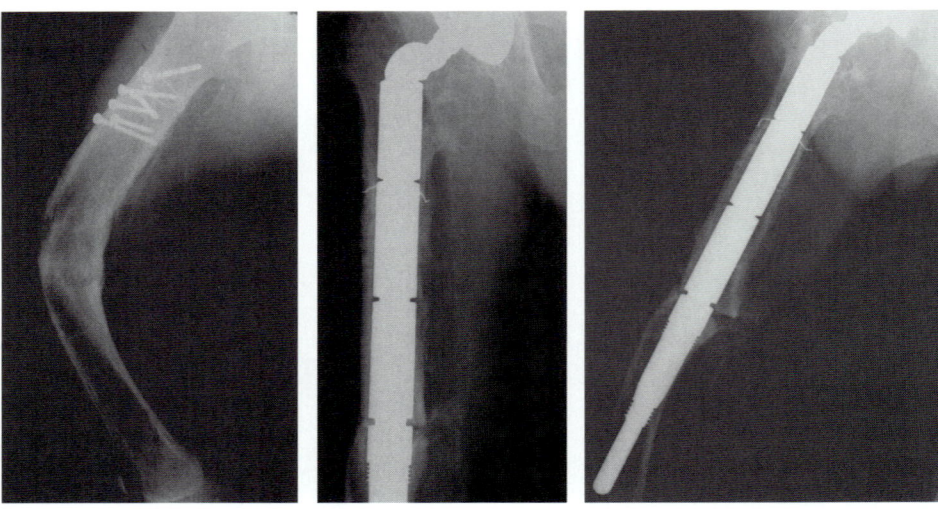

◘ Fig. 23.3. Example of the use of multiple MEC sections to restore a severely deformed femur

The femoral stem has a substrate of forged CoCr with a 70-μm hydroxyapatite coating. The component is available in proximal (major) diameters ranging from 17 mm to 33 mm in 2-mm increments. The femoral component is available in extended body lengths across all diameters from +0 through +6 cm in 1-cm increments. Two additional modular extension components (MEC), of 6 cm and 7 cm, can be added in multiple combinations such that when used with the varying stem lengths, any component length necessary to bridge femoral defects can be assembled at the time of surgery (◘ Fig. 23.3).

For primary or revision THA, femoral preparation involves a series of straight, progressively larger reaming steps to open the femoral canal to the borders of the femoral endosteum or internal cortical boundaries. Following reaming, a body miller that has a line-to-line profile of the component is introduced into the planned final component length. Thereafter, a distal tap tool is passed at the base of the milled femur and a thread that corresponds to the distal component thread is cut into the femur.

To gain stable purchase of the femoral component, an external differential screw thread system is incorporated comprising two separate lengths of male screw thread with different pitches (speeds). The two lengths of non-parallel screw thread are spaced axially apart. The distal screw thread is designed with a greater pitch, screws into a pre-tapped thread in the cortical bone of the femoral shaft and subsequently pulls the tapered body of the femoral component into the pre-milled femoral canal. The proximal screw thread is designed with a lesser pitch and self-threads into the cancellous bone in the top of the femur and is designed to grip well in this bone. The non-parallel, dual thread arrangement, in combination with the conical femoral component profile, provides a significant femoral compressive effect on the stem, which contributes markedly to the achievement of stability, and particularly unwinding, of the stem in the femur in the early post-operative period. During component insertion, derotational columns in the distal aspect of the component surface allow for host bone to interdigitate with the component. Immediate component macro-interlock stability allows for the optimization of the development of bony in-growth onto the hydroxyapatite stem coating and subsequent long-term femoral composite stability and durability.

Within the proximal aspect of the femoral component, a hexagonal cavity is located below the base of the female taper. This, together with a proximal internal circumferential grove, captures the femoral component onto the insertion device, allowing the surgeon to screw the femoral component into the prepared femur. A pin on plate ratcheted torque wrench is used for the smooth insertion of the femoral component while giving the surgeon immediate feedback as to the relative resistance during insertion. The driving tool also provides a slap-hammer or pull-hammer function for the reliable removal of the stem from the femur in the event of revision.

The proximal neck allows for infinite adjustment of component version after implantation and is offered in multiple neck lengths for restoration of offset. The proximal neck provides a small boss at its proximal aspect, above the axis of its distal taper. A small depression in this boss locates and guides the foot of the punch, which is used in conjunction with a mallet to drive the neck into its fixed engagement with the stem. To remove the trial or original neck when necessary, with a sharp blow a wedge tool is passed between the proximal aspect of the stem and the distal ledge of the modular neck. This separates the two components without disrupting the positioned trial or implanted final component.

Clinical Applications in Revision THA

Revision THA femoral component selection is dependent on the location and degree of femoral bone loss. Significant proximal femoral defects require that the revision component bypass the defect and gain purchase distally. When using current mid-stem modular Ti-alloy components, it is strongly suggested to use combinations of bulk and strut-allograft for support to avoid the potential for femoral component leverage and breakage across the modular junction. The use of bulk allograft for component support may not be optimum for long-term component success (i.e. should the allograft fail to incorporate then the femoral component remains structurally unsupported).

While bypassing femoral defects, the ability to locate optimum host bone stock permits immediate component macro-fixation from which to build the proximal femoral construct. The substrate of CoCr affords confidence in the strength of materials and component modularity. The use of single or multiple, modular extension components (MEC) can be incorporated and used in combination with strut allograft techniques for femoral restoration. However, strut allografting is not as essential as component substrate material for support against modular design failure (breakage). Independent reports of failed components with Ti alloy substrates have verified this (Manufacturer and User Facility Device Experience Database – MAUDE, United States Food and Drug Administration, http://www.fda.gov/cdrh/maude. html). The combination of material substrate (CoCr) and tested strength of modularity of the Portland Orthopaedics Margron™ Modular Hip System allow for the dynamic range of stem diameters and modular neck offsets not available in modular systems of Ti-alloy substrate.

Physical Testing

The Orthopaedic Research Laboratories at the Cleveland Clinic Foundation independently tested and reported the results from the Portland Orthopaedics Margron™ Modular Hip System. Worst-case scenario testing (ISO 7206-4) was conducted with the potting level near

23

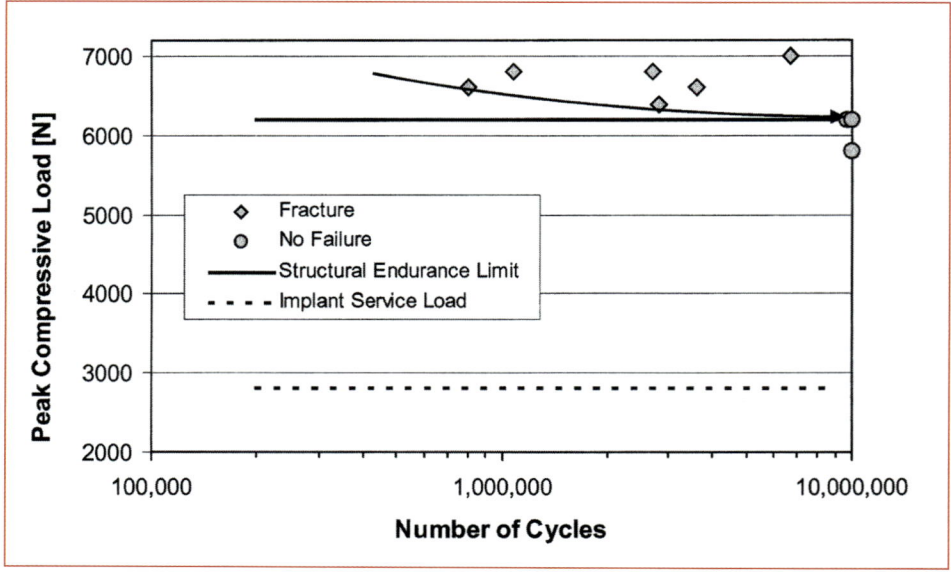

☐ **Fig. 23.4.** The plot of the structural endurance limit of the Portland Orthopaedics Margron™ Modular Hip System (ORL, Cleveland, OH; March 2004)

the base of the female taper. The structural endurance limit was 6,200 N (633 kg) suggesting survivability in patients weighing less than 158 kg at for times body weight during normal walking gait (ORL, Cleveland, OH; March 2004; ☐ Fig. 23.4; [3]).

Clinical and Radiographic Results

An initial patient cohort of revision THA cases operated on by the senior author (RS) includes 25 hips in 24 patients with a minimum of 12 months follow-up. The average patient age was 72.4 years old (SD, 11.4 years; range, 39–85 years), with an average time to follow-up of 22.9 months (SD, 12 months; range, 12–60 months). Patients were grouped by proximal femoral defect grade as defined by Paprosky [2]: group 1, 0%; group 2, 32%; group 3A, 32%; Group 3B, 18%; Group 4, 18%. The majority of patients (68%) were Paprosky grade 3A or worse, indicating the significant nature of proximal femoral bone defects in these cases. Preoperatively, the HHS was 48.2 (SD, 21.3; range, 14.0–93.0) and increased post-operatively to 80.0 (SD, 15.5; range, 43.0–100.0).

Post-operative peri-prosthetic fracture occurred in two patients, both of whom had well-functioning femoral composites prior to the fracture. In both cases, the femoral component was replaced and the femur fixed with cerclage wires and strut allografts. Other post-operative complications included deep sepsis in three hips (two of three were recurrence of pre-operative sepsis), dislocation in one hip and aseptic loosening due to component under-sizing in one hip. Component under-sizing occurred early in the component introduction timeframe and has been avoided thereafter. As of the most recent follow-up for this cohort of patients, further clinical or radiographic evaluation revealed properly functioning femoral composites.

Discussion

Femoral stem modularity allows the revision total joint arthroplasty surgeon to customize the component to the patient's femoral morphometry and address deficiencies in femoral host bone at the time of revision THA. Recently, much attention has been paid to the effect of modular femoral component design, materials, application and the numerous reported failures caused by femoral component breakage across the modular junction [4]. Femoral component selection is dependent on the location and degree of femoral bone loss. Significant proximal femoral defects require that the revision component bypass the defect and gain purchase distally [1]. When using current mid-stem modular, Ti-alloy components, it is strongly suggested to use combinations of bulk and strut allograft for support, to avoid the potential for femoral component leverage and breakage across the modular junction. The use of bulk allograft for component support may not be optimum for long-term component success.

The Portland Orthopaedics Margron™ Modular Hip System used for femoral reconstruction in revision THA allows for:

- Immediate component fixation in minimal host bone,
- intra-operative versatility of modularity
- tested strength of the material substrate (CoCr) and modularity,
- restoration of hip biomechanics independent of component fixation.

The ability to locate optimum host bone stock, independent of the restoration of hip biomechanics, eliminates limitations associated with non-modular and modular, interference-fit femoral components. Incorporating the dual-thread/tapered cone modular hip system designed with a hydroxyapatite surface coating maximizes the probability of immediate macro-fixation and composite stability, thus allowing for long-term micro-ingrowth associated with bioceramic surface preparations. Single or multiple Modular Extension Components (MECs) can be confidently incorporated and, in combination with the modular neck component, completes the requirements necessary for successful femoral reconstruction of the proximally deficient through severely deformed femur.

References

1. Aribindi R, Barba M, Solomon MI, Arp P, Paprosky W (1988) Bypass fixation. Orthop Clin N Am 29:319–329
2. Haddad FS et al. (1999) Instructional course lectures, The American Academy of Orthopaedics Surgeons. Femoral bone loss in total hip arthroplasty: classification and preoperative planning. J Bone Jcint Surg 81:1483–1498
3. ISO 7206-4 (1989) Implants for surgery: partial and total hip joint prostheses, Part 4. Determination of endurance properties of stemmed femoral components with application of torsion. International Organization for Standardization, Geneva, Switzerland
4. Manufacturer and User Facility Device Experience Database, U.S. Food and Drug Administration, http://www.fda.gov/cdrh/maude.html

Der Modular-Plus®-Schaft nach Prof. Dr. med. K. Zweymüller

F. Buchner, B. Näder

Einleitung

Die hohe Anzahl jährlich implantierter Hüftendoprothesen und die derzeitige demographische Entwicklung mit einer zunehmenden Alterung der Bevölkerung führen zwangsläufig zu einem Anstieg schwieriger Wechseloperationen.

Die Verwendung von Knochenzement bei der Primärimplantation des Schafts führt häufig nach langjähriger Beschwerdefreiheit zu einer massiven Knochenatrophie im dia-/ metaphysären Femur; zudem machen periprothetische Frakturen bei atrophischen Knochenverhältnissen die Verwendung herkömmlicher Prothesensysteme unmöglich.

Aus diesem Grund wurden modulare Schaftsysteme entwickelt, die intraoperativ individuell den anatomischen Gegebenheiten angepasst werden können.

Im Folgenden berichten wir über unsere Erfahrungen mit dem Modular-Plus®-Schaft nach Prof. Dr. med. K. Zweymüller, den wir seit 1997 verwenden.

Analyse der bisherigen Behandlungsergebnisse

Insgesamt erfolgten in den Jahren 1997 bis 2003 147 Hüftwechseloperationen. In 8,8% der Fälle, also bei 13 Patienten, kam die hier zu besprechende Prothese zum Einsatz. Auf diese 13 Patienten beziehen sich die folgenden Zahlen (◘ Tabelle 24.1).

Als häufigste Ursache wurde die aseptische Lockerung gefunden, welche bei 11 Patienten zur Operation führte. Bei jeweils einem Patienten waren die septische Lockerung und eine periprothetische Fraktur ursächlich. Bei einer weiteren Patientin erfolgte die Implantation aufgrund eines Sarkoms im Bereich des proximalen Femurs.

Das durchschnittliche Alter der Patienten zum Operationszeitpunkt betrug 70 Jahre. Die Geschlechtsverteilung war in etwa ausgeglichen (6 Männer: 46,2%, 7 Frauen: 53,8%). Drei Patienten verstarben postoperativ an den Folgen ihrer multiplen Begleiterkrankungen.

Bei den verbliebenen 10 Patienten wurde im Dezember 2003 das postoperative Ergebnis aktuell beurteilt: Zwei Patienten waren inzwischen verstorben, davor jedoch postoperativ

◾ **Tabelle 23.1.** Fallstatistik	
Revisionsarthroplastische Eingriffe 1997–2003 (*n*)	147
Davon Modularschaft	13 (8,8%)
Geschlechtsverteilung der 13 Patienten	
Männer	6 (42,2%)
Frauen	7 (53,8%)
Durchschnittsalter zur Operation	70 Jahre
Durchschnittliche Anzahl der Revisionen vor Implantation des Modularschafts	2
Indikationen	
Aseptische Lockerung	11 (77%)
Septische Lockerung	1 (7,7%)
Maligner Knochentumor	1 (7,7%)
Anzahl der postoperativ gut mobilisierten Patienten	8 (61,5%)
Komplikationen	
Postoperative Luxation	3 (23%)
Pseudarthrosenbildung nach Osteotomie	1 (7,7%)
Wundheilungstörung	2 (15,4%)
Technisches Versagen	0
Schaftwanderung	1 (7,7%)
Anzahl der perioperativ verstorbenen Patienten	3 (23,1%)

noch über mehr als zwei Jahre hinweg schmerzfrei mobilisiert. Fünf der noch lebenden Patienten sind schmerzfrei mobilisiert und mit dem postoperativen Ergebnis unverändert zufrieden. Ein Patient wurde aufgrund einer peripheren arteriellen Verschlusskrankheitn (PAVK) auf der hüftoperierten Seite unterschenkelamputiert, die Beweglichkeit im operierten Hüftgelenk ist jedoch schmerzfrei möglich. Zwei Patienten gaben unverändert starke Belastungsschmerzen an, sind schlecht mobilisiert und somit mit dem postoperativen Ergebnis unzufrieden.

Bei einem Großteil der oben genannte 13 Patienten waren bereits mehrere Revisionen des zu operierenden Hüftgelenks durchgeführt worden (im Durchschnitt 2 Revisionen). Oft bestanden erhebliche und schwerwiegende Nebenerkrankungen. Die 3 postoperativ verstorben Patienten verstarben infolge dieser Nebenerkrankungen.

Technik und Eigenschaften des Modular-Plus®-Schaftsystems

Besonderheiten des Instrumentariums

Zur Vorbereitung des Knochenbetts werden konische Spiralräumer verwendet. Diese passen sich der Antekurvation des Femurs flexibel an, so dass der Knochenschaft auch in ausreichender Tiefe gut bearbeitet und vorbereitet werden kann. Dank einer olivenförmigen abgerundeten Spitze werden Perforationen weitestgehend vermieden (◾ Abb. 24.1).

Das weitere Instrumentarium ist dem anderer Modular-Schaft-Systeme vergleichbar. Details werden weiter unten genauer beschrieben.

24

Form der Steckverbindung

Die Verbindung des proximalen mit dem distalen Modul wird durch eine 4fach multikonische Kupplung erzeugt. Hierüber lässt sich eine stufenlose Einstellung des Antetorsionswinkels vornehmen. Allerdings steht und fällt ein modulares Schaft-System mit der Stabilität der Konusverbindung, da Rotationsmomente von bis zu 40 Nm auf den Schaft einwirken (◘ Abb. 24.2, 24.3; [1]).

Eine axial einzubringende konisch verklemmende Sicherungsschraube (◘ Abb. 24.3) erzeugt hier zusammen mit der nach ISO-Norm getesteten Konusverbindung eine ausreichende Stabilität.

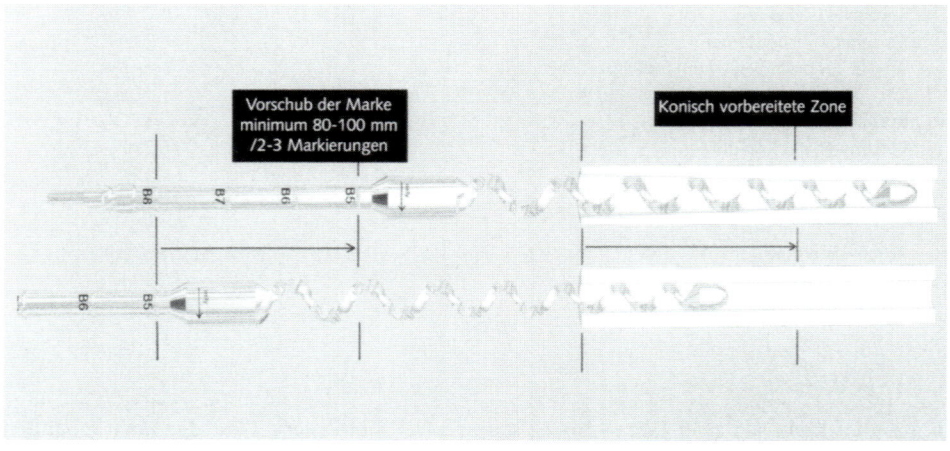

◘ **Abb. 24.1.** Spiralräumer

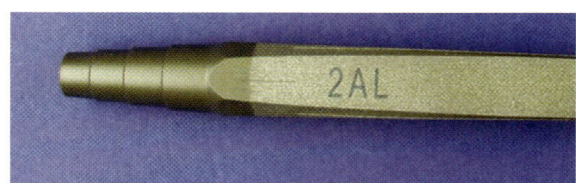

◘ **Abb. 24.2.** Multikonische Kupplung

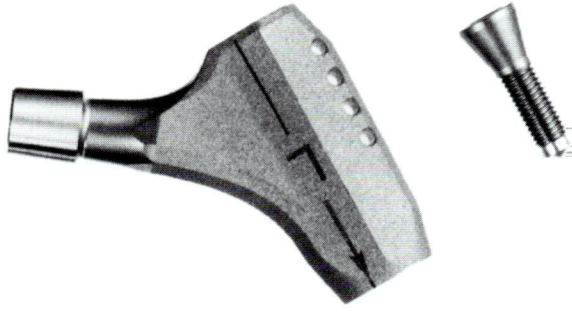

◘ **Abb. 24.3.** Proximales Modul und Sicherungsschraube

Rotationssicherung

Die Kanten des in seiner Biegung der Antekurvation des Femurs folgenden Schaftes sind doppelt schneidend und dringen in die Kortikalis ein. Die Rotationsstabilität wird somit zum einen durch die Biegung, zum anderen durch die vier Doppelkanten des Prothesen-vierecks realisiert (■ Abb. 24.4).

Art der Schaft-Verankerung

Der Schaft wird, wie auch bei anderen modularen Schaft-Systemen üblich, zementfrei verankert. Dies fördert den konsekutiven Knochenaufbau, welcher bei dem oft stark vorgeschädigten Knochen für die Langzeitstabilität von entscheidender Bedeutung ist. Die intraossäre Krafteinleitung und somit auch die Verankerung der Prothese erfolgt vorwiegend distal.

Implantatmodule

In dem hier vorzustellenden System lassen sich 48 verschiedene, anatomisch angepasste Schäfte kombinieren.

Das Modular-Plus®-System besteht aus jeweils zwei für sich symmetrischen Komponenten in verschiedenen Größen: einem distalen Verankerungsmodul und einem proximalen Revisionsmodul. Das distale Verankerungsmodul weist eine Biegung entsprechend der Antekurvation des Femurs auf.

Es stehen 12 distale und 6 proximale Module zur Verfügung. Diese werden in 3 Gruppen gegliedert, in welcher die jeweiligen Komponenten miteinander koppelbar sind (■ Abb. 24.5).

Die 12 verschiedenen Schäfte können in einer Länge zwischen 206 mm und 296 mm gewählt werden. Diese können jeweils mit der zugehörigen Zweierkombination der insgesamt 6 verschieden proximalen Revisionsmodule von 42 mm bis 85 mm Länge kombiniert werden. Demnach kann eine Prothesengesamtlänge von 248 mm bis 381 mm genutzt werden. Es stehen die gebräuchlichen Kugelkopf-Halslängen S, M, L sowie für besondere Gegebenheiten XL und XXL zur Verfügung.

Die Montage der Module erfolgte bisher außerhalb des Knochens. Das proximale Modul kann inzwischen jedoch auch mit Hilfe eines entsprechenden Zusatzinstrumentariums bei bereits liegender distaler Schaftkomponente ausgetauscht werden.

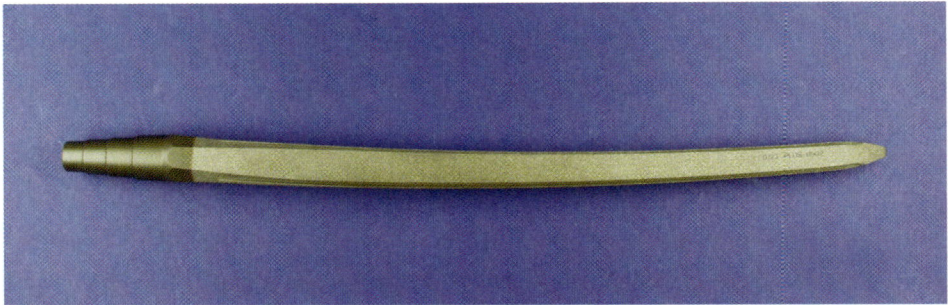

■ **Abb. 24.4.** Distales Schaftmodul

24

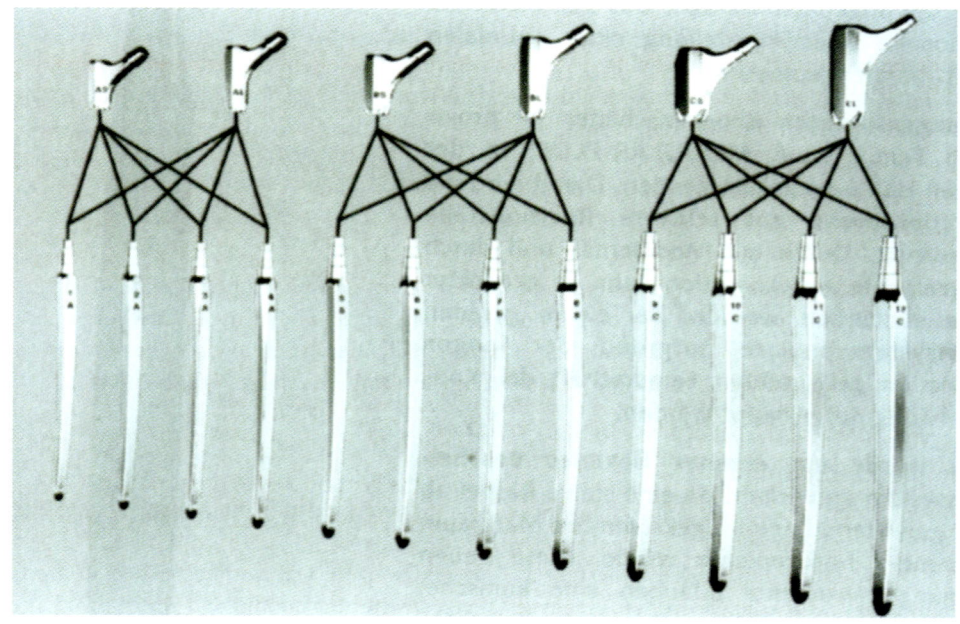

Abb. 24.5. Das Modul-System

Die Einstellung der Antetorsion

Ein wesentlicher Vorteil des Modular-Plus®-Schaft-Systems liegt in der Möglichkeit, die Antetorsion des proximalen Moduls stufenlos einstellen zu können. So kann die Schaft-Pfannengeometrie optimiert werden, was insbesondere beim Belassen der alten Pfanne eine wichtige Rolle spielt. Markierungen sowohl am proximalen als auch distalen Modul geben 10° Antetorsion an, was zur Orientierung genutzt werden kann.

Die Anpassung des Antetorsionswinkels als auch eine entsprechende Lateralisation können zur Prophylaxe postoperativ rezidivierender Luxationen essentiell sein. Die Luxationsrate bei Erstimplantation beträgt, auch abhängig vom operativen Zugang, zwischen 3 und 5% [3] Bei Revisionsoperationen stieg die Rate auf über 20% an [4]. Hier bewährt sich eine exakte intraoperative Anpassung an die biomechanischen Gegebenheiten.

Implantatoberfläche

Das Modular-Plus®-Schaft-Systems besteht aus der Titanlegierung Ti-6AI-7Nb. Sie ist aufgerauht und bietet gute Voraussetzungen für eine rasche Osteointegration und somit Langzeitstabilität des Implantates.

Analyse der radiologischen Ergebnisse anhand zweier Fallbeispiele

Zwei Indikationen sowie die dazugehörigen postoperativ-radiologischen Ergebnisse seien im Anschluss zur Veranschaulichung der klinischen Anwendung dargestellt (🔴 Abb. 24.6, 24.7).

Kapitel 24 · Der Modular-Plus®-Schaft nach Prof. Dr. med K. Zweymüller

253

24

Beispiel I

- Zum Operationszeitpunkt 82-jährige Patientin; primäre Implantation 1995; zwei Revisionen 1996 und 1999
- Aseptische Schaftlockerung; ausgeprägte Ausdünnung und knöcherne Auftreibung des proximalen Femuranteils; → proximale Schaftverankerung nicht realisierbar → Indikation für ein distal verankertes modulares Schaft-System

Beispiel II

- Zum Operationszeitpunkt 63-jähriger Patient; primäre Implantation 1993
- Aseptische Schaftlockerung; Ausdünnung der Kortikalis des proximalen Femuranteils durch Zementabriebprodukte → keine proximale Verankerung mehr möglich → Indikation für ein distal verankertes modulares Schaft-System

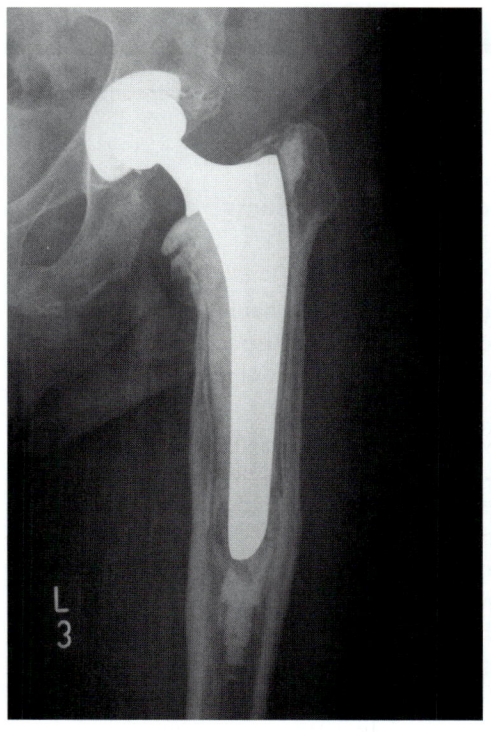

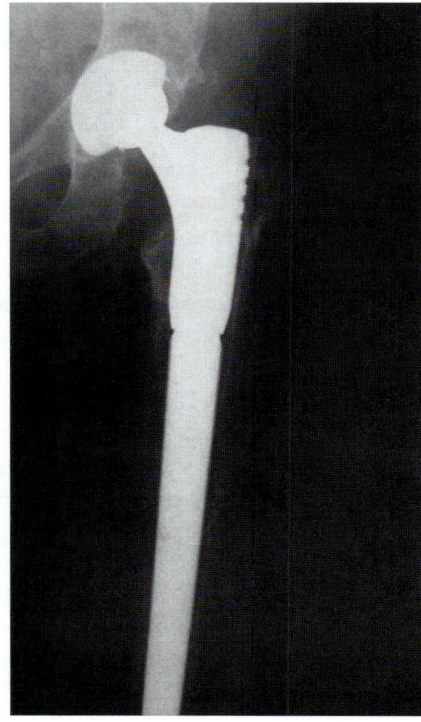

◻ **Abb. 24.6.** Beispiel I: präoperativ, a.-p.

◻ **Abb. 24.7.** Beispiel I: postoperativ, a.-p. lang

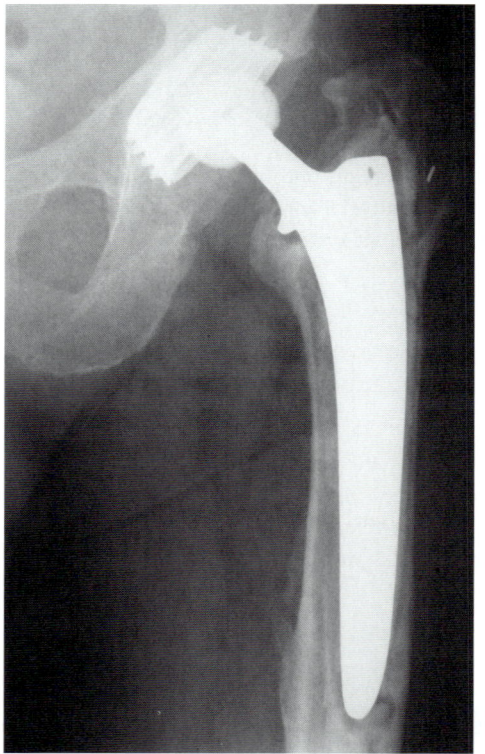

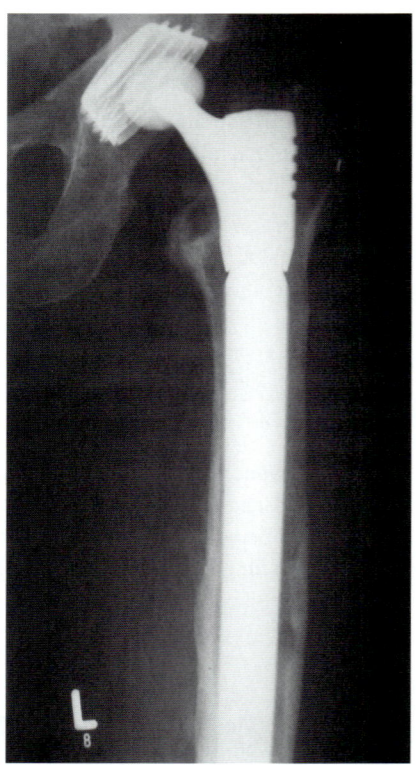

■ **Abb. 24.8.** Beispiel II: präoperativ, a.-p.   ■ **Abb. 24.9.** Beispiel II: postoperativ, a.-p. lang

Kurze Beschreibung der Handhabung des Instrumentariums sowie der Prothese

Zur präoperative Röntgenplanung stehen geeignete Röntgenschablonen zur Verfügung. Die Markierungen mit Größenangabe auf dem Spiralräumer entsprechen der Schulterhöhe der jeweiligen Prothese. In dieser Übereinstimmung besteht eine gute Kontrollmöglichkeit [5].

Die Implantation setzt voraus, dass der Markraum frei durchgängig ist. Bei der gleichmäßig ausgebildeten Markraumhöhle gibt es keine besonderen Maßnahmen. Wenn hingegen eine Verengung des Markraums besteht, muss diese beseitigt werden. Exzentrische Hindernisse oder Perforationen, einseitige Sockelbildungen, welche durch die Lockerungen verursacht wurden, stellen ein Hindernis dar. In solchen Fällen muss der Markraum vorsichtig mit dem jeweils vorhandenen Markraum- bzw. Zemententfernungsinstrumentarium durchgängig gemacht werden. Wenn sich in der oberen Hälfte des Schaftes ein Fraktur befindet, wird diese bis zur Frakturstelle aufgeklappt und das distale Verankerungsgebiet mit dem Spiralräumer bearbeitet.

Ist der Markraum von allen Zementresten gesäubert und vorhandene Hindernisse beseitigt, wird mit dem Markraumfühler dessen volle Durchgängigkeit nochmals genau geprüft. Der Spiralräumer arbeitet nur bei freier Durchgängigkeit der Olive.

Es wird immer mit dem kleinsten Spiralräumer A begonnen, die Öffnung zu erweitern. Gelingt dies nicht, muss zum flexiblen Markraumbohrer gegriffen werden. Es wird dann mit dem größeren Spiralräumer B weitergearbeitet und, wenn nötig, mit dem Spiralräumer C. Die Knochenbearbeitung im intakten Knochenkanal muss bis zur Kortikalis erfolgen.

Durch Druck auf den konischen Spiralräumer kann der Markkanal nun präpariert werden. Dank seiner Biegsamkeit folgt er den Krümmungen des Markkanals. Damit kann für das Implantat distal ein konisches Knochenbett auf einer genügend langen Distanz vorbereitet werden. Sobald der Druck nachlässt, zieht sich das Instrument von alleine zurück. Die Drehrichtung nur im Uhrzeigersinn verhindert ein Blockieren. Die Knochenbearbeitung muss ausreichend tief erfolgen. Der Spiralräumer soll ein mindestens 10 cm tiefes Knochenbett vorbereiten. Ausschlaggebend ist, dass sich in der Auflagezone des intakten distalen Röhrenknochens die 4 bzw. 8 scharfen Kanten rotationsstabil verklemmen können. Hiernach erfolgt das Einbringen der Manipulierprothese.

Das distale Manipuliermodul wird von Hand in die Markhöhle eingebracht und zunächst nur leicht angedrückt. Für eine erste Orientierung wird die Manipulierschraube auf das Modul montiert. Die Spitze der herausragenden Schraube entspricht etwa der Trochanterhöhe des proximalen Moduls.

Sitzt das distale Manipuliermodul bereits vor dem Anschlagen zu tief, wird dieses entfernt und auf die nächste Größe hingearbeitet. Hat sich das distale Modul verklemmt, wird die Manipulierschraube allein eingedreht und das distale Manipuliermodul mit dem Manipulierausschlaginstrument ausgeschlagen. Fehlt das proximale Drittel des Femurs, kann von Beginn an mit beiden Modulen gearbeitet werden.

Entspricht das gewählte distale Manipuliermodul der geeigneten Größe, wird dieses vorsichtig mit dem Manipuliereinschlaginstrument eingeschlagen, bis ein satter Sitz erreicht ist und ein *kortikaler Klang* zu hören ist. Sollte das Manipuliermodul auf ein Knochenhindernis stoßen, wird dieses mit dem Meißel entfernt. Jetzt wird das entsprechende proximale Manipuliermodul S (Standard) aufgesetzt. Dabei ist auf den Antetorsionswinkel zu achten. Im Normalfall wird laut Markierung die Standardeinstellung gewählt. Es kann aber auch ein individueller Winkel bestimmt werden. Nun wird die Manipulierschraube aufgesetzt und von Hand angezogen, bis die Manipuliermodule stabil miteinander verbunden sind.

Nachdem man sich durch leichte Drehbewegungen in beiden Richtungen nochmals vergewissert hat, dass das Manipuliermodul optimal sitzt, bzw. sich nicht verkantet hat, wird seine Position auf dem Knochen markiert.

Es erfolgt die Probereposition mit dem Manipulierkopf S. Erreicht man nur mit den Köpfen M oder L eine ausreichende Hüftspannung, dann sollte zum proximalen Modul L (Lang), oder zu einem größeren distalen Modul gegriffen werden, wobei hier mit dem Spiralräumer nachgearbeitet werden sollte. Erst wenn mit dem Manipulierkopf S die nötige Hüftspannung erreicht ist, dürfen die entsprechenden Implantate ausgepackt werden. So bleibt über die Kopfhalslänge bis zuletzt die Möglichkeit eines Ausgleichs, falls das Implantat tiefer getrieben wird als der Manipulierschaft.

Nach Erreichen einer optimalen Schaft-Pfannen-Geometrie und genügender Hüftspannung werden der Manipulierkopf und dann die Manipulierprothese mit dem Ausschlaginstrument als Ganzes entfernt. Letztere dient als Vorlage für die Montage des Implantats.

Die zu implantierende Prothese wird nur auf dem Instrumententisch zusammengebaut. Das entsprechende distale Modul wird auf die Unterlagsplatte aufgestellt. Mit der Hand wird das proximale Modul auf den Stufenkonus aufgesetzt und der gewählte Antetorsionswinkel vom Manipulierschaft auf das Implantat übertragen. Das proximale Modul wird danach fest auf das distale Modul gedrückt. Jetzt wird die dazugehörige Aufschlagstange A, B oder C in das distale Modul eingeschraubt. Die Arretierung erfolgt mittels Aufschlaggewicht.

Einbringen der jeweiligen Schraube A, B oder C, welche mit dem entsprechenden Sechskantschlüssel unter zu Hilfenahme des Gegenschlüssels fest angezogen wird.

Die zusammengebaute Prothese wird zunächst mit leichten Drehbewegungen von Hand in den Femur eingebracht und angedrückt und mittels Einschlaginstrument nachgeschlagen.

Die Schläge mit dem Hammer müssen ausreichend stark, aber kontrolliert erfolgen. Es muss ein fester, kortikaler Sitz erreicht werden, sonst besteht die Gefahr des Einsinkens. Nochmals Aufsetzen der Manipulierköpfe für die Feinabstimmung der Halslängen. Danach wird der definitive Kugelkopf aufgesetzt.

24

Zusammenfassung

Der große Vorteil des modularen Schaft-Systems gegenüber herkömmlichen Revisions-Schäften liegt in der Möglichkeit, den Schaft intraoperativ an die unterschiedlichen diaphysären und metaphysären Verhältnisse anzupassen. Dies ist besonders dann von Vorteil, wenn das Femur partiell zerstört oder frakturiert ist, die genauen anatomischen Verhältnisse jedoch erst intraoperativ klar erkennbar sind. Die gebogenen distalen Module können der langstreckigen Biegung des Femurs folgen und individuell angepasst werden.

Der modulare Revisionsschaft findet unter den unterschiedlichsten Indikationen entsprechende Anwendung. Die Hauptindikation besteht jedoch in der Revisionsarthroplastik.

Hierbei stellt die aseptische Lockerung die häufigste Ursache dar. Als weitere, jedoch seltenere Ursachen, kommen Früh- oder Spätinfektionen, periprothetische Frakturen, rezidivierende Prothesenluxationen und technisches Versagen hinzu [2].

Ein Großteil der Wechseloperationen an Hüftgelenken kann durch längere Revisionsschäfte mit einer proximalen Verankerung und Krafteinleitung gut realisiert werden. Es bleiben jedoch Fälle, in welchen der hierfür nötige proximale Anteil des Femurschafts durch Zementabrieb oder septische Osteolysen stark beschädigt oder geschwächt ist und somit als Verankerung nicht mehr zur Verfügung steht.

In diesen Fällen sind größtenteils diaphysär verankerte Systeme notwendig. Diese Alternative bietet das hier vorgestellte Modular-Plus®-Schaft-System. Wenn das zweite Drittel oder dritte Viertel der Diaphyse auf mindestens 10 cm eine tragfähige Kortikalis besitzt, kann dieses System eingesetzt werden (Abb. 24.10).

Wie oben bereits erwähnt, stellen periprothetischen Frakturen eine weitere Indikation dar. Der Modularschaft vermag hierbei weiter distal gelegene Frakturen gut zu überbrücken und auch unter Extrembedingungen noch eine ausreichende Stabilität zu erzeugen. Darüber hinaus setzten wir dieses System auch in der Tumorchirurgie ein. Insbesondere bei Segmentresektionen, je nach Prognose mit oder ohne Knochentransplantaten, gewährleistet der modulare Schaft in den zu überbrückenden Segmenten eine schnell belastbare Stabilität, welche bei diesem Patientengut besonders wichtig ist.

Bei keinem der durch uns behandelten Fälle wurde eine Dislokation oder Frakturierung im Bereich der Verbindungsstellen zwischen proximalen und distalen Modul beobachtet. Eine ausreichende Belastungsstabilität konnte in allen Fällen (trotz teils massiver Knochendefekte) erreicht werden.

Kapitel 24 · Der Modular-Plus®-Schaft nach Prof. Dr. med K. Zweymüller

257   **24**

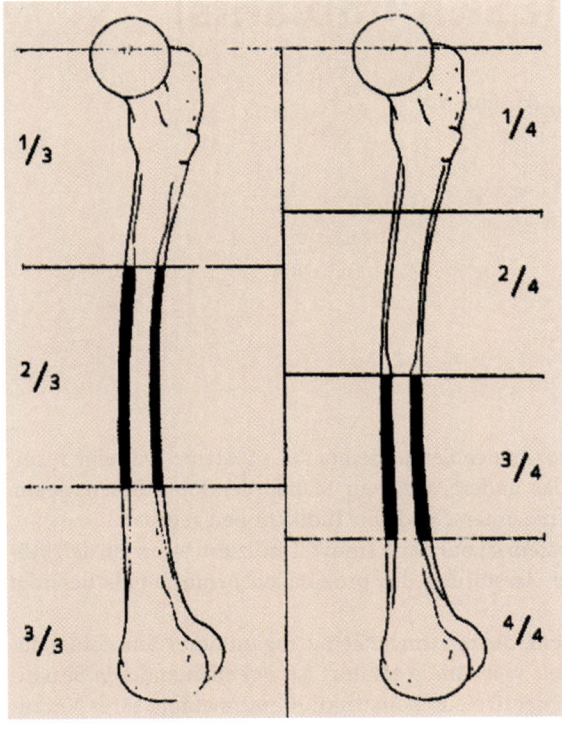

🔴 **Abb. 24.10.** Voraussetzung für die Schaftverankerung

Literatur

1. Bergmann et al. (1992) Loading of hip implants by torsional moments; 38 Annual Meeting Orth. Res. Soc. Feb., Washington D.C., pp 17–20
2. Herberts P et al. (2000) Long-term registration has improved the quality of hip replacement; Acta Orthop Scand 71: 111–121
3. Kummer FJ et al. (1999) The effect of acetabular cup orientations on limiting hip rotation. J Arthroplasty 14: 509–513
4. McCollum DE et al. (1990) Dislocation after total hip arthroplasty. Clin Orthop. 261: 159–170
5. Operationstechnik des Modular-Plus® nach K. Zweymüller. S 8–12

MML-System (ESKA-Implants)

R. Gradinger, R. Burgkart, M. Goebel

Das ESKA-Revisionssystem für den proximalen Femur beinhaltet 2 Systeme. Das eine resultiert aus der Tumorendoprothetik, das andere aus dem Standardendoprothesensystem. Dementsprechend sind für beide Systeme unterschiedliche Indikationen gegeben.

Das MML-Tumorendoprothesensystem ist nur dann sinnvoll indiziert, wenn ein defektüberbrückendes System bei kompletter Zerstörung des proximalen Femuranteils benötigt wird [5, 8].

Diese Situation ist nur gegeben, wenn die proximale Femurregion unter Einschluss des metaphysären intertrochantären Anteils vollständig zerstört ist. Bei allen anderen Situationen streben wir grundsätzlich die zementfreie Rekonstruktion mit metaphysärer Verankerung an. Für die Defektbeschreibung ist die Einteilung nach Paprosky die am weitesten verbreitete [3, 7].

Letztendlich ist zu unterscheiden zwischen Lockerungen ohne ausgeprägten Knochenverlust (Typ 1), was in der Regel mit Standardendoprothesensystemen evtl. in Verbindung mit Autograft oder Knochenersatzmaterialien beherrscht werden kann [2, 4].

In der Regel benutzen wir in diesen Situationen die zementlose Standardendoprothese der Firma ESKA, welche zwei Drittel im proximalen Anteil mit sog. Spongiosametall beschichtet ist.

Bei Typ-2-Defekten liegt ein erheblicher Knochenverlust vor, welcher jedoch ohne wesentlichen Defekt der äußeren Kortikalis einhergeht. Auch in diesen Fällen ist in der Regel eine metaphysäre Verankerung erreichbar, wobei wir dabei die sog. Nagelstielverlängerung (s. unten) zur Erhöhung der Primärstabilität verwenden.

Bei Typ-3-Defekten ist die Zirkumferenz zumindest teilweise bis zu 5 cm in der Länge verlorengegangen. Hier ist ebenfalls die sog. Nagelstielprothese einsetzbar, es bedarf aber u.U. einer zusätzlichen distalen Verriegelung.

Bei Typ-4-Defekten mit einem erheblichen Knochenverlust im metaphysären Bereich, bezogen auf die gesamte intertrochantäre Region, ist als Rückzug die überbrückende Prothese aus dem MML-System vorzuziehen.

Tumorendoprothesensystem MML (Modular-München-Lübeck)

Mit dem MML-Tumorendoprothesensystem ist eine komplette Rekonstruktion des Femurs bis hin zur proximalen Tibia möglich. In der Revisionsendoprothetik reicht in der Regel der proximale Überbrückungsanteil (Länge 7 cm) aus, welcher nach distal mit entsprechenden zementlos verankerbaren oder zementiertbar verankerbaren Stielen kombinierbar ist.

Die Stiellängen sind für die zementierte Verankerung im Durchmesser von 10–16 mm und für die zementfreie Version im Durchmesser von 13–16 mm vorhanden. Für alle genannten Durchmesser sind 2 Längen – 120 und 160 mm – einsetzbar (□ Abb. 25.1).

Die Verbindung zum proximalen Überbrückungsteil ist konisch gestaltet und wird auf dem Operationstisch zusammengefügt im Sinne der Kaltverschweißung und durch eine quer verlaufende im Konus verankerte Schraube gegen Lösen gesichert, wobei die Schraube selbst durch einen Kranz gegen Rückdrehung gesichert ist.

Variabel ist die aufsteckbare Kopflänge, welche standardmäßig in 3 Größen vorhanden ist und auf den Konus 12/14 aufgesetzt wird. Bei entsprechenden Torsionsfehlstellungen kann diese mit einem sog. exzentrischen Variokopf bis zu 10° ausgeglichen werden, welcher in den Längen short/medium/long zur Verfügung steht. In der Regel werden pulvermetallogisch hergestellte Metallköpfe aus Chrom-Kobalt-Molybdän verwendet. Die Abriebmenge gegenüber Polyäthylen ist mit diesen Metallköpfen identisch im Vergleich zu Keramikköpfen.

Ist eine längere Überbrückung nach distal notwendig, wird der proximale Überbrückungsanteil mit entsprechenden Adaptern nach distal versehen, welche eine Variation in Zentimeterschritten zulassen.

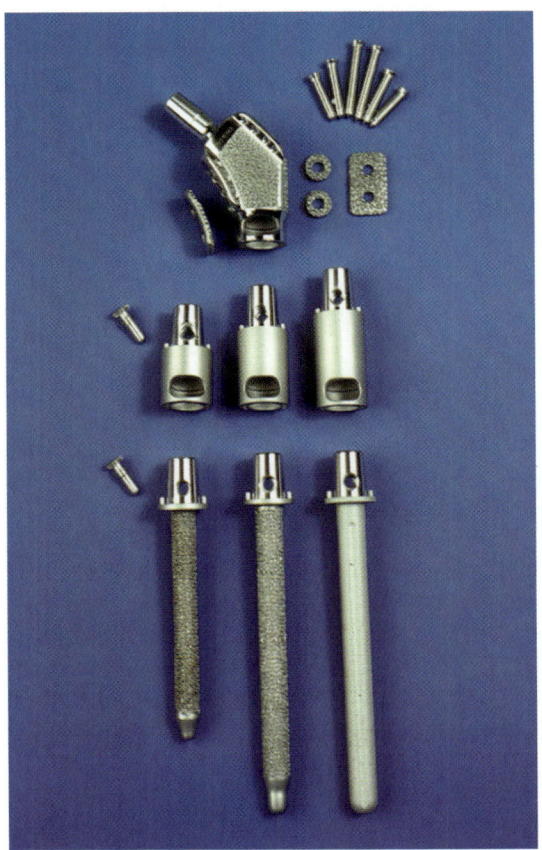

□ **Abb. 25.1.** Darstellung der Modularität des MML-Endoprothesensystems zum proximalen Femurersatz

Eine weitere Variationsmöglichkeit besteht über sog. Adapterköpfe (Fa. Merete), womit bei Bedarf das laterale/distale Offset optimiert werden kann.

Der proximale Überbrückungsanteil ist einheitlich in einer Größe vorhanden, jedoch unterschiedlich für links/rechts. Über entsprechende Verankerungsösen sowie Verankerungsplatten ist die Fixation der Glutealmuskulatur sowie des Psoas mit Nieten oder auch entsprechenden Klemmplatten erreichbar.

Ein spezielles Instrumentarium ist für die Implantation nicht notwendig. Es kann hier das Standardinstrumentarium der Primärendoprothese verwendet werden.

Die Implantation dieses Endoprothesensystems erfolgt nach vorheriger kompletter Montage auf dem Operationstisch einstückig, so dass die Antetorsion letztendlich bei der Implantation selbst bestimmt wird. Sollte es zu einer Fehlimplantation gekommen sein, ist eine Lösung zwischen Verankerungsstiel und Überbrückungsteil möglich und eine Korrektur in beiden Richtungen – im Sinne der Ante- bzw. Retrotorsion – um jeweils 10° in 2 Schritten möglich (■ Abb. 25.2).

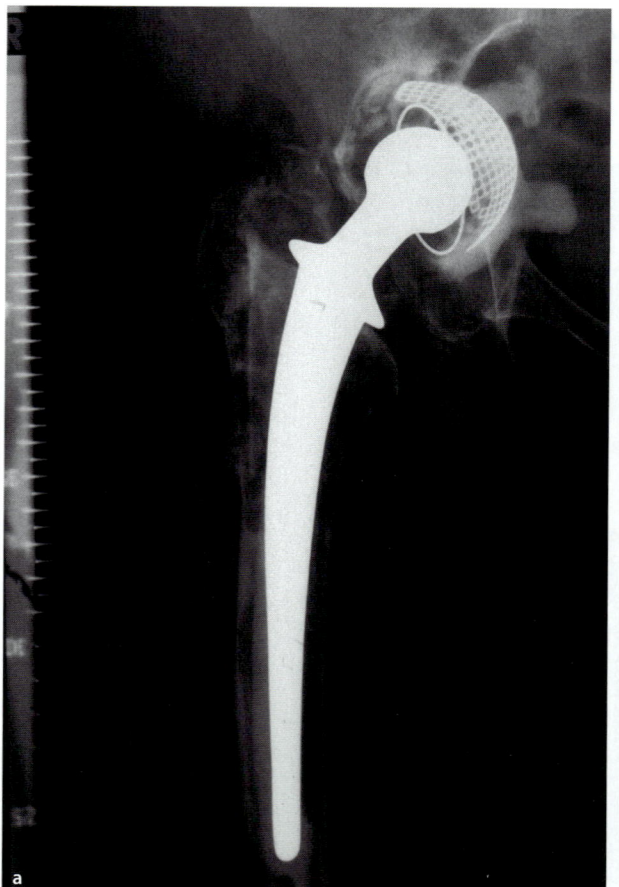
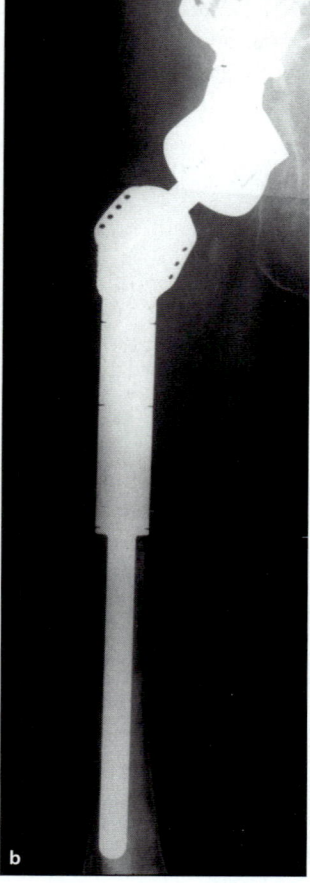

■ **Abb. 25.2a,b.** 70-jährige Patientin mit Lockerung einer zementierten Hüfttotalendoprothese rechts. **a** präoperativ eingesunkener Stiel sowie Positionsänderung der Pfanne mit Ausbildung jeweils großer Osteolysen. **b** Postoperativ: Versorgung mit proximalem MML-Femurersatz und -Beckenteilersatz

MML-Nagelstielprothese

Die Entwicklung der MML-Nagelstielprothese geht auf eine Entwicklung der Brüder Ritter zurück, welche eine einfache Marknagelverlängerung bei einer Standardprothese im Falle einer Wechseloperation bereits durchführten.

Das hier entwickelte und vorliegende MML-Nagelstielprothesensystem zeichnet sich durch proximale Korpusanteile aus, welche den Standardendoprothesen von Form und Größe her (Größe 3 bis 7) mit anatomischer Formgebung in den proximalen zwei Dritteln entspricht. Die Oberfläche ist wiederum aus Spongiosametall gefertigt, was letztendlich einer dreidimensional-offenzelligen Oberfläche entspricht, deren Oberflächenelastizität über unterschiedliche Bauhöhen (3–1 mm von proximal nach distal) eingestellt werden kann [6]. Je höher die Bauhöhe der Oberflächentripoden, desto stärker ist die knöcherne Integration in diesem Bereich zu erreichen – bei relativ hoher Elastizität im Grenzbereich. Die Bauhöhe nimmt von proximal nach distal ab und führt letztendlich über die kleinste Bauhöhe von 1 mm zu einer erhöhten Steifigkeit, die sich dem metallischen Grundkörper annähert und im distalsten Bereich in die glatte Stielverlängerungsoberfläche übergeht. Je steifer die Oberflächenstruktur, desto geringer ist die direkte knöcherne Integration, welche im glatten Stielbereich in eine bindegewebige Hülle übergeht (◘ Abb. 25.3).

Im Vergleich zur Standardendoprothese ist bei dem Nagelstielendoprothesensystem der distale glatte Anteil im distalen Drittel der Standardprothese entfernt und durch eine Konusüberbrückung zum modularen Stiel umgeformt, d.h. dass die metaphysäre/diaphysäre Verankerungsstrecke im proximalen Femuranteil entsprechend dem Primärendoprothesensystem ist. Durch die Nagelstielverlängerung ist eine Erhöhung der Primärstabilität gewährleistet [1].

Die Verlängerungsstiele sind entsprechend der Antekurvation des Femurs mit einem Radius von 1,8 m gekrümmt. Sie sind in 2 unterschiedlichen Ausführungen vorhanden – die elastische Form als Hohlnagel mit distaler Schlitzung und die steife Form als Vollnagel.

Die konische Verbindung ist definiert im Verhältnis 1/10 und einem Konuswinkel von 5° und 6 min. Im Konusdurchmesser 10/12 ist die elastische Stielverlängerung in den Längen

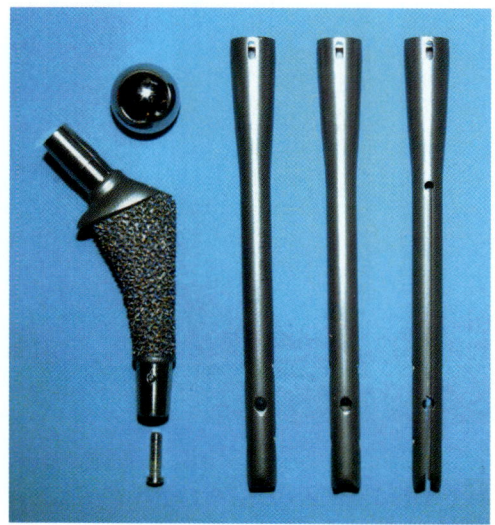

◘ **Abb. 25.3.** MML-Nagelstielendoprothesensystem

120–160 mm und einem Durchmesser von 10–12 mm sowie im Konusdurchmesser 12/14 in den Längen 130–210 mm und dem Durchmesser 11–15 mm erhältlich. Die konische Verbindung zum Nagel ist durch einen Schnappmechanismus gesichert.

Im Bereich der distalen Anteile der Nagelverlängerungen – sei es nun als Vollnagel oder Hohlnagel mit Schlitz – besteht die Möglichkeit insgesamt 3 Verriegelungsschrauben einzubringen, falls es notwendig ist, die Primärstabilität im Sinne der Rotationssicherung zu erhöhen.

Das Endoprothesensystem wird entsprechend den intraoperativ vorgefundenen Maßen auf dem Operationstisch zusammengefügt, die gesamten Körper rechts/links sowie die Stiele aufgebaut und einstückig implantiert.

Der metadiaphysäre Femuranteil wird mit entsprechenden Formraspeln der Standardimplantate aufbereitet, das Lager für die Nagelstielverlängerung nach distal wird mit Markraumbohrern, mit entsprechendem Außendurchmesser präpariert (◌ Abb. 25.4).

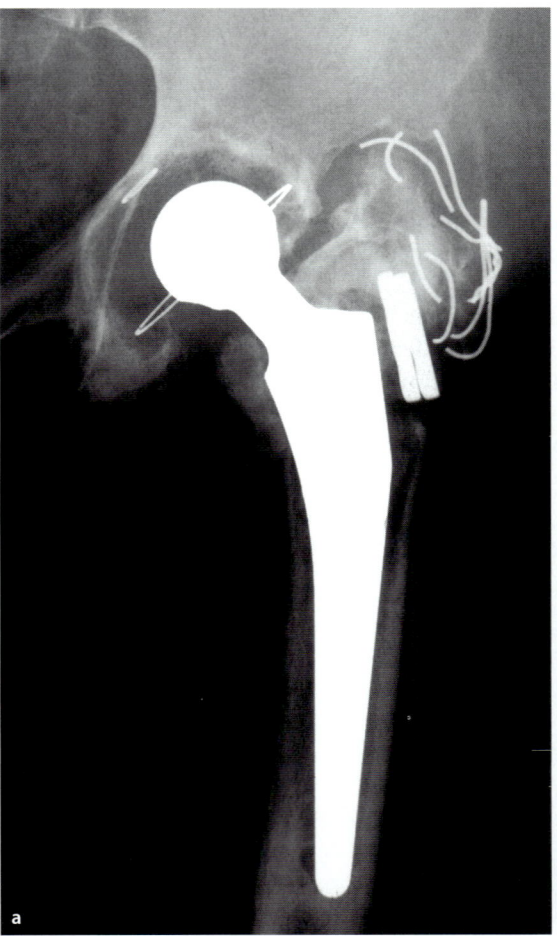
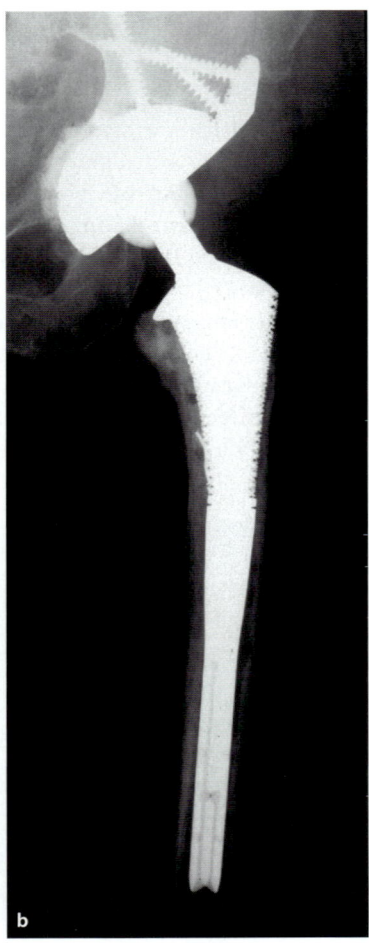

◻ **Abb. 25.4a,b.** 75-jährige Patientin mit Lockerung einer zementfreien Hüfttotalendoprothese linksseitig (Paprosky Typ 2). **a** Präoperativ. **b** Postoperativ nach Wechsel auf Nagelstielprothese (Hohlnagel mit distaler Schlitzung, Länge 120 mm zementlos, Durchmesser 12 mm)

Die Torsion wird durch die entsprechende knöcherne Struktur im proximalen Femuranteil vorgegeben. Ist eine Korrektur der Torsion notwendig, geschieht dies über den exzentrisch aufsteckbaren Variokopf. Sollte dies nicht ausreichen, wird auf das Merete-Steckkopfsystem zurückgegriffen. Der proximale Konus für die Kopfaufnahme entspricht dem Standardkonus 12/14.

Das verwendete Material entspricht der Basislegierung Endocast, welche aus Chrom-Kobalt-Molybdän mit einer Spur Nickel besteht. Zusätzlich kann das Endoprothesensystem insgesamt titanbeschichtet eingesetzt werden, was immer dann zu empfehlen ist, wenn in der Anamnese eine Metallallergie eruierbar ist.

Literatur

1. Engh CA jr et al. (2003) Clinical consequences of stress shielding after porous-coated total hip arthroplasty. Clin Orthopedics 417: 157–163
2. Frosch KH et al. (2003) Autologous osteoblasts enhance osseointegration of porous titanium implants. J Orthopedic Res 21(2): 213–223
3. Gozzard C et al. (2003) A comparison of the reliability and validity of bone stock loss classification systems used for revision hip surgery. J Arthroplasty 18(5): 638–642
4. Mittelmeier H et al. (1997) Klinische Langzeitergebnisse mit dem spongiösen keramisierten Knochenersatzmaterial Pyrost unter Berücksichtigung der autogenen Markinokulation. In: Schnettler et al. (Hrsg) Knochenersatzmaterialien und Wachstumsfaktoren. Thieme, Stuttgart New York, S 133–146
5. Mittelmeier W et al. (1997) Hüft-Endoprothesenwechsel – Präoperative Planung. Med Orthopäd Techn 117: 121–125
6. Mittelmeier W et al. (1997) Zementlose Endoprothesenverankerung mittels trabekulären, dreidimensional interkonnektierenden Oberflächenstrukturen. Der Orthopäde 26: 117–124
7. Valle CJ, Paprosky WG (2003) Classification and an algorithmic approach to the reconstruction of femoral deficiency in revision total hip arthroplasty. J Bone Joint Surg Am 85-A (Suppl 4): 1–6
8. Volkmann R et al. (2003) Revision arthroplasty-femoral aspect: the concept to solve high grade defects. Int Orthopedics 27 (Suppl 1): 248

MP-Rekonstruktionsprothese (Link)

W. Klauser, P. Lubinus

Einleitung

Der langjährige Einsatz der Hüftendoprothetik führte in den letzten Jahren, insbesondere bei jüngeren Patienten, zu einer zunehmenden Zahl von Prothesenlockerungen mit ausgedehnten, meist proximal gelegenen Femurdefekten.

Die Erfahrungen in der Revisionsendoprothetik mit längeren zementierten Prothesenschäften zeigen, dass man hiermit das Problem kurz- und mittelfristig recht gut lösen kann. Allerdings werden vorhandene Knochendefekte durch den Knochenzement „plombiert" und die Verbindung zwischen Zement und Knochen ist wegen des Verlustes der Feinstruktur des Knochens oft nicht optimal. Die Langzeithaltbarkeit zementierter Revisionsendoprothetik ist daher nicht immer unproblematisch.

Die Verwendung eines längeren, konischen und zementfreien Schaftes bietet demgegenüber einerseits eine tragfähige Verankerung distal des beschädigten knöchernen Lagers, andererseits kann das proximale Femur sich wieder erholen, da es nicht mit Knochenzement ausgefüllt wird.

Systembeschreibung

Allgemeines

Die MP-Rekonstruktionsprothese ist ein modulares System, vorgesehen für die zementfreie Revision funktionsunfähiger Hüftendoprothesen. Das Implantat ist aus einer Ti6Al4Va-Legierung gefertigt und hat eine mikroporöse Oberflächenstruktur mit einer Porengröße von etwa 70 μm, es besteht prinzipiell aus 4 Teilen, distaler Schaft, Kopfhalssegment, Verbindungsschraube sowie Prothesenkopf. Der Schaft ist distal konisch ausgeführt und hat hier 8–10 längs angeordnete Rippen, welche zur Verbesserung von Primärstabilität und Rotationssicherung etwas in den kortikalen Knochen einschneiden sollen. 100 mm unter der Verbindungsstelle zum Kopfhalssegment ist der Schaft 3° abgewinkelt. Durch die Kombination von konischer Schaftgeometrie und Abwinkelung ist es möglich, verschiedene natürlich vorkommende, aber auch pathologische Femur-Anatomien abzubilden. Das Kopfhalssegment wird als Hülse auf den Schaft aufgesteckt. Die rotationssichere Verbindung zwischen Schaft und Kopfhalssegment wird mittels einer Stirnverzahnung dieser beiden Teile erzielt, welche durch eine Verbindungsschraube gesichert ist. Zur optimierten Anpassung an intraoperative Situationen kann das Implantat, auch nach Einsetzen des Schaftes, durch gleichfalls stirnverzahnte Zwischenringe um 10, 20 oder 30 mm verlängert werden.

Schäfte

Die Schäfte der MP-Rekonstruktionsprothese liegen in 4 Längen von 330, 290, 250 und 210 mm vor, auf Anforderung sind auch gekürzte Schäfte von 180 mm Länge erhältlich. Für alle Längen liegen die Schäfte in Dicken von 14, 16, 18, 20, 22,5 und 25 mm vor. Alle Schäfte haben eine 3° Abwinkelung an derselben Stelle. Zur Verbesserung von Primärstabilität und Torsionsbelastbarkeit haben die Schäfte distal der Abwinkelung bis zur Spitze 8–10 längs orientierte Rippen. Die letzten 20 mm der Schäfte sind etwas stärker verjüngt um dem Auflaufen auf einer Konsolenbildung im Femurmarkraum entgegenzuwirken.

Kopfhalssegmente und Verbindungsmechanismus

Die zylindrischen Kopfhalssegmente mit einem Außendurchmesser von 20 mm und einer Wandstärke von 3 mm und ihr Verbindungsmechanismus wurden Ende der 70er-Jahre für die Verwendung beim totalen Femurersatz entwickelt. Ziel der damaligen Entwicklung war eine auch ohne jede knöcherne Unterstützung rotationssichere und dauerlastfeste Verbindung.

Zur Verwendung bei der MP-Rekonstruktionsprothese liegen die Kopfhalssegmente mit CCD-Winkeln von 126° und 135° vor, ferner gibt es die Option eines um 10 mm verlängerten 12/14 mm-Konus, um auch großrahmige Anatomien mit einem Keramikprothesenkopf von 28 oder 32 mm Durchmesser versorgen zu können. Auch besteht die Wahlmöglichkeit eines Kopfhalssegments mit und ohne Kragen. Insgesamt stehen 12 verschiedene Kopfhalssegmente zur Verfügung.

Die Verbindung zwischen Schaft und Kopfhalssegment wird primär durch das als Hülse aufgesetzte Kopfhalssegment gewährleistet, durch die Stirnverzahnung beider Bauteile ergibt sich eine sehr hohe Rotationssicherheit, die M6-Sicherungsschraube mit Kunststoffstopper gewährleistet die dauerhafte Fixierung dieser Verbindung, wobei die Schraube lediglich durch Zug belastet wird.

Verlängerungsoption und Wahl der Anteversion

Durch Ausnutzung der Verlängerungsoption kann in Schritten von 10 mm jede Implantatlänge zwischen den lagermäßig vorhandenen Schaftlängen erzeugt werden, der hauptsächliche Nutzen der Verlängerungsoption besteht aber darin, dass nach Niederbringen des vorgeplanten Schaftes bis zum festen Einsitz im Knochen bei nun festgestellter zu tiefer Implantation dieses Problem mittels der Zwischenringe sehr einfach behoben werden kann, ohne den fest einsitzenden Schaft wieder ausschlagen und durch einen neuen, dickeren oder längeren ersetzen zu müssen.

Die Anteversion des Kopfhalssegmentes gegenüber dem Schaft kann in Einzelschritten von 11,25° frei gewählt werden.

Auch bei der Notwendigkeit einer erneuten Revision beispielsweise wegen Luxation oder zu großem verbliebenem Beinlängenunterschied kann das Kopfhalssegment problemlos gelöst, verdreht oder durch Einsatz von Zwischenringen verlängert werden.

Variabilität von Prothesenlänge und Offset

Bedingt durch die vielfältige Modularität der MP-Rekonstruktionsprothese lassen sich Gesamtlängen, gemessen von Prothesenspitze bis Prothesenkopfmitte, von 208 bis über 430 mm in praktisch beliebigen Intervallen realisieren, der Offset, gemessen von Schaftmitte bis Prothesenkopfmitte, ist hierbei variabel von 28–43 mm.

Instrumente

Die Instrumente für die MP-Rekonstruktionsprothese wurden mit dem Ziel einer einfachen Handhabbarkeit entworfen. Der Hauptanteil der Instrumente besteht aus den zu jedem Schaft zugehörigen Reibahlen, deren Achsen so dünn ausgeführt sind, dass auch Femora mit größeren Krümmungen von oben her bearbeitet werden können. Eine kräftige, beidhändig zu bedienende Eindrehratsche erleichtert das Arbeiten bei harter Knochensubstanz. Die weiteren wesentlichen Instrumente bestehen aus 2 Einsetzinstrumenten, einem Hohlfräser für das Kopfhalssegment sowie dem Schraubenzieher für die Sicherungsschraube.

Indikation

Wir sehen Indikationen für die MP-Rekonstruktionsprothese bei Patienten mit erheblichen proximalen Knochensubstanzverlusten, bei Prothesenbrüchen sowie bei peri- und subprothetischen Frakturen. Als zumindest relative Kontraindikationen sehen wir periprothetische Infektionen an.

Verankerungsprinzip

Grundsätzlich ist das Verankerungsprinzip der MP-Rekonstruktionsprothese ein distales „press fit", wobei anzumerken ist, dass bei korrekter Indikationsstellung eigentlich eine Verankerung *soweit proximal wie möglich* angestrebt wird.

Präoperative Planung und Implantat-Wahl

Eine zeichnerische Vorplanung der Operation vor Verwendung der MP-Rekonstruktionsprothese wird dringlich anempfohlen, bei der Implantatwahl sollte ein zirkulärer Knochenkontakt von 80 mm Länge angestrebt werden.

Implantations-Technik

Das Implantieren eines nichtmodularen langen zementfreien Implantats in einen in verschiedene Richtungen hin gekrümmten Femur ist ein nicht immer einfaches Unterfangen, da diverse Ziele gleichzeitig angestrebt werden.

1) Belastbarer formschlüssiger Einsitz des Schaftes,
2) korrekte Position des Schaftes bzgl. seiner Höhe,
3) korrekte Position des Schaftes bzgl. seiner Anteversion,
4) korrekte Rekonstruktion des Muskelhebelarmes.

Durch ihre Modularität erlaubt es die MP-Rekonstruktionsprothese die oben angeführten Ziele sozusagen Schritt für Schritt abzuarbeiten: im ersten Schritt wird der vorgeplante Schaft mit seiner Abwinkelung so in den Femur eingebracht, dass die vorhandene relevante Hauptkrümmung des Knochens bestmöglich respektiert wird. Nachdem durch kleinschrittiges Einschlagen des Schaftes eine belastbare Implantation erreicht ist, wird die erreichte Höhe/Tiefe bestimmt.

Ein evtl. notwendiger Längenausgleich des Implantats kann dann durch den Einsatz eines oder zweier Zwischenringe realisiert werden und sollte durch eine Probereposition überprüft werden.

Bei der Probereposition wird auch die Ausrenksicherheit der Endoprothese geprüft und diese kann ggf. durch simples Verdrehen des Kopfhalssegments gegen den Schaft optimiert werden.

Die optimale Rekonstruktion des Muskelhebelarms kann nun durch Wahl eines Kopfhalssegments mit einem anderen CCD-Winkel, einer anderen Konuslänge oder eines Prothesenkopfes mit einer anderen Länge vielfältig verändert werden.

Als letzter Schritt wird die gewählte Implantatkonfiguration durch definitives Anziehen der Sicherungsschraube fixiert, danach erfolgt das Aufsetzen und Fixieren des Prothesenkopfes und die Reposition.

Klinische Ergebnisse

Eigene Erfahrungen mit der MP-Rekonstruktionsprothese mit Erfassung biomechanischer Parameter beruhen auf einer konsekutiven Serie von 64 Fällen, die zwischen 1993 und 1996 in unserem Hause operiert und retrospektiv nachuntersucht wurden. Sämtliche Fälle wurden vom Seniorautor präoperativ mittels computergestützter Planung unter Erfassung von geometrischer Beinlängendifferenz, Muskelhebelarm, Hüftdrehpunkt jeweils im Vergleich zur Gegenseite evaluiert und vorgeplant. In allen Fällen wurde ein posterolateraler Zugang zum Hüftgelenk verwendet. Defektüberbrückende Knochentransplantate wurden nicht verwendet. Die postoperative Mobilisation der Patienten erfolgte an Unterarmgehstützen unter Durchführung von Teilbelastung und richtete sich nach der intraoperativ erzielten Primärstabilität des Implantats. Vollbelastung des operierten Gelenkes wurde in allen Fällen zwischen 3 und 12 Wochen postoperativ erreicht. Die präoperativen knöchernen Defekte der Femora wurden nach der Klassifikation von Mallory wie folgt festgestellt: 6-mal (9%) Typ I, 14-mal (22%) Typ II, 16-mal (25%) Typ III a, 22-mal (34%) Typ III b und 7-mal (11%) Typ III c.

Die Indikationen für den Revisionseingriff umfassten aseptische Lockerungen bei zementierten femoralen Komponenten in 42 Fällen (66%) und bei zementfreien femoralen Komponten in 10 Fällen (16%) sowie periprothetische Frakturen in weiteren 5 Fällen (8%). In 4 Fällen (6%) wurde eine Revision wegen eines Implantatbruchs bei einer zementierten femoralen Komponente erforderlich, in weiteren 3 Fällen (5%) handelte es sich um eine gebrochene zementfreie femorale Komponente. Die durchschnittliche Standzeit vom Zeitpunkt der Primärimplantation bis zur Revision betrug bei den zementierten femoralen Komponenten 11,9 Jahre (0,3 bis 27 Jahre), bei zementfreien Komponenten 8,5 Jahre (0,1 bis 25 Jahre).

Das Durchschnittsalter der Patienten zum Zeitpunkt des Revisionseingriffes betrug 68,9 Jahre. Das Patientengut umfasste 25 männliche und 38 weibliche Patienten.

Intraoperative Komplikationen umfassten Fissuren und Femurfrakturen in 11 Fällen (17%), die sämtlich durch die Verwendung von Cerclagen erfolgreich behandelt wurden.

Bei vier weiteren Patienten kam es bedingt durch ein adäquates Trauma im Laufe der ersten 4 Wochen postoperativ durch Sturz zu Femurfrakturen und -fissuren, die bei einem Patienten einen Schaftwechsel und Cerclagen erforderten. Ein weiterer Fall wurde mit einer Plattenosteosynthese versorgt; die beiden letzten Fälle wurden mit Cerclagen versorgt.

Bei einer Patientin mit extrem engen Markraumverhältnissen kam es 22 Monate nach Implantation zum Bruch einer sondergefertigten MP-Rekonstruktionsprothese von nur 12 mm Schaftdurchmesser, wir können die Verwendung von 12 mm-Schäften daher nicht empfehlen.

Bei einem Patienten kam es zu einer Luxation der Hüftprothese, die erfolgreich konservativ therapiert werden konnte. Ein weiterer Patient erlitt postoperativ eine tiefe Beinvenenthrombose, die eine medikamentöse Therapie mit Marcumar erforderlich machte.

Der durchschnittliche Nachuntersuchungszeitraum betrug 6,8 Jahre (4,1 bis 9,4 Jahre). Zwei Patienten waren zum Zeitpunkt der letzten Nachuntersuchung aus Gründen verstorben, die mit der Operation nicht in Zusammenhang standen, die übrigen Patienten konnten klinisch und radiologisch nachuntersucht werden.

Der durchschnittliche Harris Hip Score unserer Patientengruppe betrug präoperativ 50,6. Zum Zeitpunkt der letzten Nachuntersuchung fand sich ein Harris Hip Score von 77,1 Punkten.

Die postoperative radiologische Analyse erfolgte anhand der Röntgenbilder 3 Monate, ein Jahr und hiernach in 2jährigen Intervallen. Dabei wurden die Röntgenbilder in Bezug auf Einsinken des Implantats und der von Hartwig et al. beschriebenen Kriterien für das „bone remodeling" beurteilt. Die statistische Analyse der biomechanischen Daten erfolgte anhand des χ^2-Tests. Ein p-Wert von 0,05 oder geringer wurde dabei als statistisch signifikant erachtet.

Zum Zeitpunkt der letzten Nachuntersuchung ergaben sich weder klinisch noch radiologisch Zeichen für das Vorliegen einer Lockerung oder ein Einsinken der femoralen Komponente. Vielmehr zeigte sich bei 43 Fällen (67%) eine sehr gute Erholung des Knochens mit Neubildung von Knochen sowohl im diaphysären als auch im proximalen Anteil. Bei 19 Patienten (30%) zeigte sich eine gute Erholung der knöchernen Situation mit Verdickung der kortikalen Strukturen im Schaftbereich und Verringerung der präoperativ bestehenden intramedullären Osteolysen. Lediglich in zwei Fällen (3%) ließ sich kein Hinweis für eine Erholung des Knochens nachweisen.

Die Ergebnisse der prä- und postoperativen biomechanischen Evaluation sind gekennzeichnet durch eine statistisch hochsignifikante Reduktion der präoperativ bestehenden Beinlängendifferenz von 15,1 mm auf 3,5 mm durchschnittlich und eine Verringerung der Drehpunkterhöhung von 11,6 mm auf 4,3 mm durchschnittlich (⬛ Abb. 26.1, 26.2).

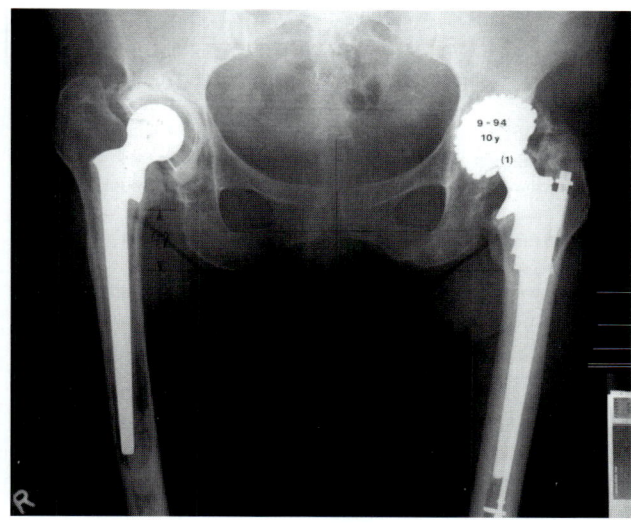

■ **Abb. 26.1.** Präoperatives Röntgenbild von 1994 einer 65-jährigen Patientin mit gelockertem eingesunkenen zementierten Dysplasieschaft 17 Jahre nach Primärimplantation, erhebliche Knochenverluste bis zur Femurmitte

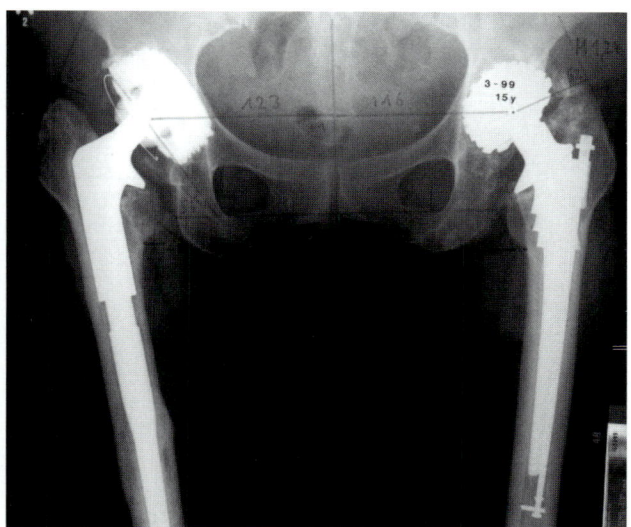

■ **Abb. 26.2.** Postoperatives Röntgenbild derselben Patientin von 2000, 6 Jahre nach Revision mit MP-Rekonstruktionsprothese, erfreuliche Verbesserung der knöchernen Situation

Zusammenfassung

Die MP-Rekonstruktionsprothese hat sich bei uns seit 1993 in der klinischen Anwendung bewährt, wie unsere oben dargestellten Ergebnisse belegen. Im Durchschnitt der letzten 5 Jahre verwenden wir dieses Implantat in unserem Haus bei etwa 60% der Revisionen femoraler Komponenten. Wesentliche Komplikationen, wie „subsidence" oder postoperative Luxationen konnten bei entsprechender Präparation des Markraumkanals unter Verwendung des modularen Revisionsschafts erfolgreich beherrscht werden. Die Durchführung einer präoperativen Planung trägt sicherlich erheblich zur Qualität der Revisionsprothetik bei und wird auch weiterhin ein fester Bestandteil in unserem Hause bei der Versorgung derartiger, häufig anspruchsvoller Fälle bleiben.

Literatur

1. Berry DJ(2002) Femoral revision. Distal fixation with fluted, tapered grit-blasted stems. J Arthroplasty 17/4(1): 142–146
2. Harris WH (1969) Traumatic arthritis of the hip after dislocation and acetabular fractures: Treatment by mold arthroplasty. An end-result study using a new method of result evaluation. J Bone Joint Surg 51/A(4): 737–755
3. Hartwig CH et al. (1996) The Wagner revision stem in alloarthroplasty of the hip. Arch Orthop Trauma Surg 115: 5–9
4. Lubinus P, Klauser W (2000) A modular option for proximal bone loss. Orthopedics 23/9: 953–954
5. Mallory TH (1985) Preparation of the proximal femur in revision THR. Clin Orthop 235: 47–60
6. McLaughlin JR, Harris WH(1996) Revision of the femoral component of a total hip arthroplasty with the calcar-replacement femoral component: Results after a mean of 10,8 years postoperatively. J Bone Joint Surg 78A: 331–339
7. Moreland JR, Bernstein ML(1995) Femoral revision hip arthroplasty with uncemented, porous-coated stems. Clin Orthop 319: 141–150
8. Ramsperger R, Lubinus P (1996) Präoperative Planung in der Hüftendoprothetik: Vorstellung eines computergestützten Systems unter Verwendung von CAD-Software. Chirurg 67: 734–739
9. Sporer SM, Paprosky WG (2003) Revision total hip arthroplasty: the limits of fully coated stems. Clin Orthop 417: 203–209
10. Wagner H, Wagner M (1993) Femur revision prosthesis. Z Orthop Ihre Grenzgeb 131(6): 574–577
11. Zalzal P et al. (2003) Fractures at the tip of long-stem prostheses used for revision hip arthroplasty. J Arthroplasty 18/6: 741–745

26

Modulare Schaftimplantate

Klinische Ergebnisse der MRP-Titanprothese

D.C. Wirtz

Einleitung

Die modulare Revisionsprothese(MRP) Titan ist ein auf modularen Steckkonusverbindungen beruhendes System für den zementfreien Femurschaftwechsel. Werkstoffseitig bestehen die Prothesenkomponenten aus einer Titanlegierung (Ti6Al7Nb) und einer Oberflächenrauhigkeit von Rz 40–60 µm. Dabei besteht das modulare Design im wesentlichen aus 3 Teilen: Dem distalen Verankerungsschaft (Längen 140 mm gerade und 200 mm gebogen, Schaftdurchmesser 13–22 mm) mit radiär angeordneten Rippen, der optional zu verwendenden Verlängerungshülse (Länge 30 mm) und dem proximalen Prothesenhalsteil (Längen 50, 60, 70 mm) mit einem Standardkonus (Eurokonus 12/14) und einem seit 2004 in 2 Dimensionen verfügbar unterschiedlichem femoralen Offset. Die stufenlos einstellbaren Steckkonusverbindungen sind ebenso wie die Dehnsicherungsschraube (kurze Schraube ohne Verwendung der Verlängerungshülse, lange Schraube bei Verwendung mit der Verlängerungshülse) intraoperativ mit Hilfe eines prothesenspezifisch mitgelieferten Drehmomentbegrenzers mit einem Mindestdrehmoment von 25 Nm zu verblocken. Intraoperativ kann zwischen Prothesenlängen von 190–300 mm bei frei einstellbarer Rotation der Prothesenhalskomponente ausgewählt werden. Zusätzlich stehen noch gebogene distale Verankerungsschäfte (Schaftlängen 260–320 mm) bis zu einer Maximallänge von 430 mm zur Verfügung, die eine distale Querverriegelung ermöglichen. Detaillierte Angaben zur Implantationstechnik der MRP-Titanprothese sind in Kapitel 19 ausgeführt.

Material und Methode

Im Rahmen einer prospektiven Studie wurden von 1993 bis 2003 in 4 Anwenderkliniken (Orthopädische Universitätsklinik der RWTH Aachen, Orthopädische Klinik Wichernhaus, Krankenhaus Rummelsberg; Orthopädische Universitätsklinik Würzburg; Orthopädische Universitätsklinik Erlangen/Nürnberg) 424 zementfreie Femurrevisionswechsel mit der MRP-Titanprothese bei 413 Patienten (155 männlich, 258 weiblich) nachuntersucht. Sieben dieser Patienten verstarben und 15 Patienten konnten nicht mehr zur Nachuntersuchung erreicht werden. Mit einer Nachuntersuchungzeit von mindestens 1 und maximal 9 Jahren (durchschnittlich 3,2 Jahre) standen insgesamt 305 Patienten mit 314 durchgeführten Femurschaftrevisionen für die prospektive Evaluierung zur Verfügung. Das mittlere Alter der Patienten betrug 67,7 Jahre (32 bis 90 Jahre) zum Zeitpunkt des Schaftwechsels (194 Frauen, 111 Männer, 144 rechtsseitige Wechsel, 170 linksseitige Wechsel). Entsprechend der Charnley-Klassifikation wurden zum Zeitpunkt der Wechseloperation 127 Patienten in die Charnley-Klasse A, 145 Patienten in die Charnley-Klasse B und 42 Patienten in die Charnley-Klasse C eingeordnet.

In 253 Fällen (80,6%) wurde ein kompletter Hüftprothesenwechsel durchgeführt, in 61 Fällen (19,4) wurde nur die Femurschaftprothese gewechselt. Ursache für den femoralen Erstwechsel war in 280 Fällen (89,2%) die aseptische Femurkomponentenlockerung (183 zementierte Schäfte, 97 zementfreie Schäfte) in 10 Fällen (3,2%) die septische Lockerung der Femurschaftkomponente und in insgesamt 13 Fällen (4,1%) das Vorliegen einer Girdlestone-Situation nach vorhergehendem septischen Prothesenausbau infolge tiefer Infektion. Darüber hinaus wurde in 11 Fällen (3,5%) eine Zweitwechseloperation und in einem Fall eine Drittwechseloperation aufgrund aseptischer Implantatlockerung durchgeführt.

Die präoperativ bestehenden femoralen Knochendefekte wurden radiologisch als auch intraoperativ entsprechend der Paprosky-Klassifikation beurteilt [12, 13]. Bei insgesamt 188 Fällen (60%) fanden sich intraoperativ ausgeprägte Knochendefekte vom Typ Paprosky II B, 2 C und Typ III (◘ Tabelle 27.1). In 21 Fällen (6,7%) wurde der proximale Femurschaftdefekt mit autogenen spongiösen Chips, in 45 Fällen (14,3%) mit allogenen spongiösen Chips und in weiteren 15 Fällen (8%) mit einem Gemisch von autogenen und allogenen spongiösen Chips aufgefüllt. Sogenannte „Strut allografts" wurden nicht benutzt.

Als Weichteilzugang wurden vornehmlich ein transgluteales Vorgehen (144 Schaftwechsel) oder ein dorsales Vorgehen (145 Schaftwechsel) durchgeführt. Lediglich bei 25 Schaftwechseln wurde ein anteriorer oder anterolateraler Zugang angewendet. Um die einliegende Femurschaftkomponente zu entfernen, wurde in 75 Fällen ein transfemoraler Zugang in der Technik nach Wagner [17] durchgeführt, in 239 Fällen gelang die Schaftentfernung von proximal intrafemoral, davon in 41 Fällen zusätzlich mit einer distalen Femurschaftfensterung (◘ Abb. 27.1).

Postoperativ wurde anhand von konventionellen Röntgenaufnahmen das Auftreten periprothetischer Lysesäume in den nach Gruen et al. [6] definierten Zonen als auch das periprothetische Knochenumbauverhalten und die Inkorporation der Knochentransplantate qualitativ beurteilt. Die Prothesenstabilität wurde in der Methode nach Callaghan et al. [5] ebenfalls nativradiologisch durch die Bestimmung der Implantatposition im Verhältnis zum periprothetischen Knochenlager und der dabei ggf. nachzuweisenden axialen Migrati-

27

◘ **Tabelle 27.1.** Intraoperativ klassifizierte Femurdefekte in der Einteilung nach Paprosky [13]

Defekt-Typ	Anzahl (n)
1	63
2A	63
2B	56
2C	44
3	88

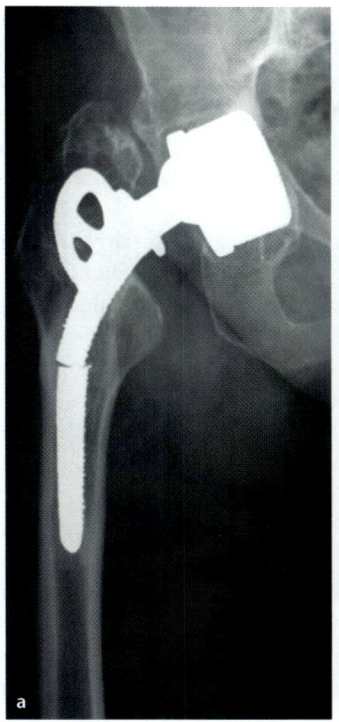
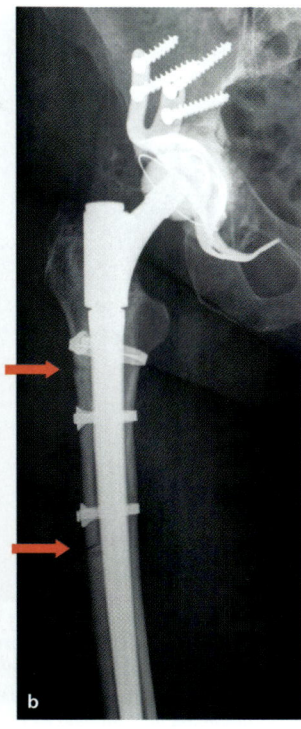

■ **Abb. 27.1.** **a** 72-jährige weibliche Patientin, gebrochene Judet-Prothese mit distal gebrochen fester Schaftkomponente, **b** postoperative Situation: MRP-Implantat 200 mm gebogen, 60 mm proximaler Prothesenhals, 3 Cerclagen nach diaphysärer Fensterung

on des Revisionsschaftes analysiert. Das Auftreten heterotoper Ossifikationen wurde nach den Brooker-Kriterien [4] klassifiziert. Das klinisch funktionelle Ergebnisse wurde durch die Bestimmung des im prä- und postoperativen Verlauf dokumentierten Harris Hip Score (maximal 100 Punkte) [8] erfasst.

Ergebnisse

Keine der MRP-Titanschaftprothesen zeigte einen Bruch oder eine Diskonnektion der modularen Komponente. Bei insgesamt 7 Fällen (2,2% Versagerrate) musste eine erneute Wechseloperation durchgeführt werden. Dabei war in 6 (1,9%) dieser Fälle das Versagen auf eine aseptische (3 Fälle) und auf eine septische (3 Fälle) Schaftlockerung zurückzuführen. In einem weiteren Fall (0,3%) war der erneute Schaftprothesenwechsel durch das Auftreten einer periprothetischen Fraktur nach adäquatem Sturztrauma 5,1 Jahre nach der MRP-Prothesenimplantation notwendig. Insgesamt traten bei 6 weiteren Fällen (1,9%) im Rahmen der Nachuntersuchung periprothetische Frakturen auf, die jedoch ohne Veränderung des MRP-Implantats bei weiterhin stabiler Implantatsituation mittels Osteosynthesetechnik suffizient behandelt werden konnten.

Die 3 aseptischen gelockerten MRP-Titanschaftprothesen zeigten radiologisch ein axiales Migrationsverhalten von mehr als 5 mm im konventionellen Röntgenbild und wurden 2, 4 und 5 Jahre nach der Wechseloperation ausgebaut. In 2 von diesen 3 aseptisch gelockerten Fällen wurde eine neue MRP-Titanprothese mit größerem Durchmesser eingebaut, welche

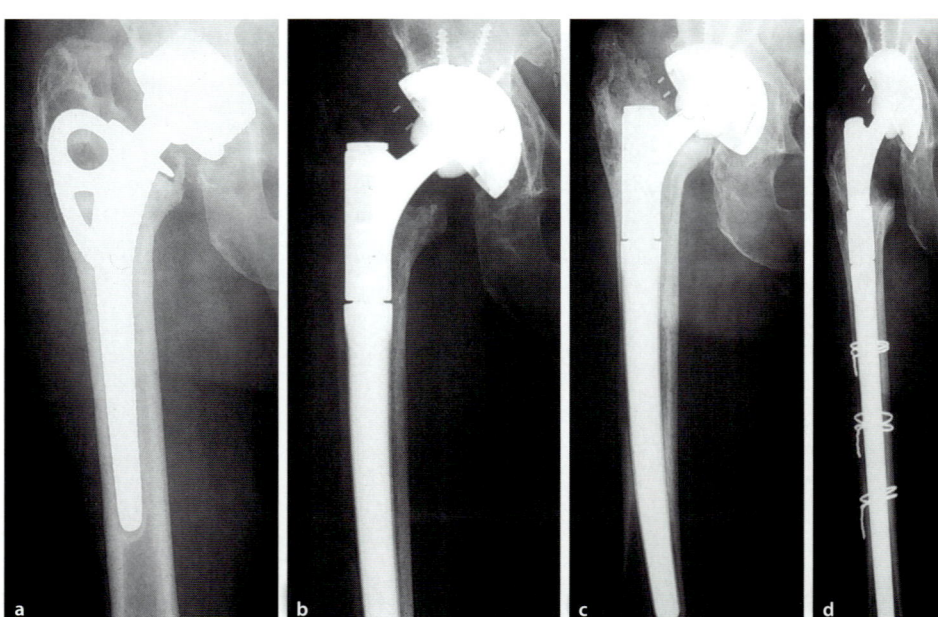

🔴 **Abb. 27.2. a** 66 Jahre alter männlicher Patient, aseptisch gelockerte zementfreie Judet-Schaftprothese mit Knochendefekt Typ 2 A; **b** postoperative Situation mit implantierter MRP-Titanprothese (200 mm gebogen, 70 mm proximaler Prothesenhals); **c** 2 Jahre postoperativ signifikant axiale Schaftmigration von größer 5 mm, klassifiziert als aseptische Implantatlockerung; **d** Rerevision mit Implantation einer neuen MRP-Titanprothese (200 mm gebogen, 30 mm Verlängerungshülse, 50 mm proximaler Prothesenhals, 3 stabilisierende Draht-Cerclagen)

dann im weiteren Follow-up ein funktionell gutes Ergebnis ohne weitere Lockerungssymptomatik zeigten (🔴 Abb. 27.2).

Bei den 3 septisch gelockerten MRP-Titanprothesen handelte es sich in einem Fall um einen Reinfekt nach Girdlestone-Situation ein Jahr nach Implantation, wohingegen die beiden anderen septisch gelockerten Fälle als neu aufgetretene Infekte mit Ausbau des MRP-Titanimplantats 1 und 4,2 Jahre nach Implantation bezeichnet werden mussten.

Unter Berücksichtigung dieser Versagerfälle und der kumulativen Gesamtstatistik ergab sich für die MRP-Titanprothese eine Überlebensrate nach Kaplan u. Meier [9] von 94% nach 9 Jahren (95%iges Konfidenzintervall: 10%; 🔴 Abb. 27.3).

Die postoperativ aufgetretenen Komplikationen sind in 🔴 Tabelle 27.2 zusammengefasst. Dabei ist hervorzuheben, dass insgesamt 6 tiefe Infektionen (1,9%) innerhalb des Nachuntersuchungszeitraums auftraten. Davon konnten 3 durch wiederholte weichteilige Revision ohne Ausbau der MRP-Titanprothese behandelt werden, bei den übrigen 3 Infektfällen musste – wie oben erwähnt – die MRP-Titanprothese aufgrund septischer Lockerung ausgebaut werden.

Prothesenluxationen traten postoperativ in insgesamt 21 Fällen (6,7%) auf. Davon waren 7 (2,2%) innerhalb der ersten 4 Wochen nach Wechseloperation zu verzeichnen. Fünf (1,6%) dieser 7 Fälle wurden geschlossen reponiert, in den beiden anderen Fällen erfolgte eine offene Reposition, jedoch ohne Veränderung am MRP-Titanimplantat. Im Zeitraum von 5 Wochen bis 3 Jahren postoperativ traten insgesamt 14 (4,5%) sogenannte *Spätluxationen* auf, von denen in 5 Fällen eine Reluxation nach Erstluxationsereignis

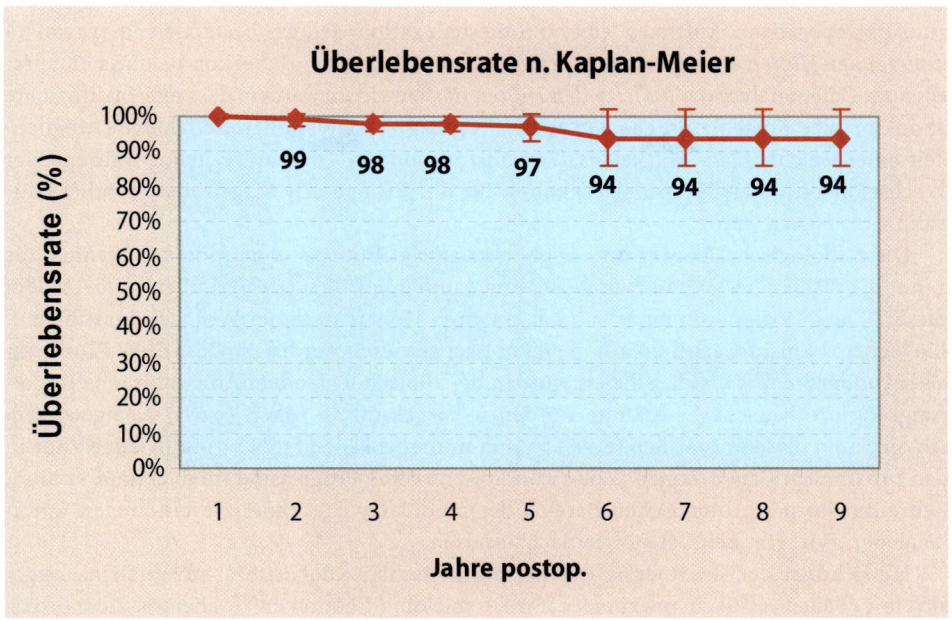

Überlebensrate n. Kaplan-Meier

○ **Abb. 27.3.** Kaplan-Meier-Überlebensrate mit 95%igem Konfidenzintervall der MRP-Titanprothese

○ **Tabelle 27.2.** Postoperative Komplikationen

Komplikation	Anzahl (n)
Phlebothrombosen	7
Lungenembolie	2
Revisionsbedürftige Wundhämatome	2
Wundheilungsstörungen	4
Tiefe Infektionen	6
Luxationen	21
Periprothetische Frakturen	7
Ektope Ossifiktationen	6
Pfannenlockerungen	6

innerhalb der ersten 4 Wochen postoperativ zu verzeichnen waren. Bei den anderen 9 Fällen (2,9%) trat das Luxationsereignis erstmals nach 4 Wochen postoperativ auf. In 5 der insgesamt 14 *spätluxierenden Hüften* wurde eine geschlossene Reposition durchgeführt mit nachfolgend stabiler Hüftgelenkssituation ohne erneutes Reluxationsereignis. Neun der insgesamt 14 *spätluxierenden Hüften* wurden offen reponiert, wovon in 7 Fällen (2,2%) im Rahmen der offenen Reposition die Länge und/oder die Antetorsion der Prothesenhalskomponente verändert wurde, ohne jedoch den stabil distal fixierten Verankerungsschaft auszubauen.

Bezogen auf die Technik der Femurkomponentenentfernung im Rahmen der Primärwechseloperation (10-mal intrafemoral, 6-mal transfemoral) bestand keine Korrelation

27

zum postoperativen Auftreten einer Prothesenluxation. Jedoch bestanden in 12 von 16 *luxierenden Hüften* ausgeprägte femorale Defekte präoperativ. Dabei konnte unter entsprechender Datenanalyse der *luxierenden Hüften* nachgewiesen werden, dass eine insuffiziente abduktorische Muskulatur, das Fehlen des Trochanter majors oder die fehlende Möglichkeit einer weichteiligen Muskelansatzrekonstruktion am Trochanter major während der Wechseloperation als Hauptrisikofaktoren für die postoperativ aufgetretene Prothesenluxation anzusehen waren.

Die radiologische Auswertung zeigte eine axiale Prothesenmigration von weniger als 2 mm in 7 Fällen (2,2%) und zwischen 2 und 5 mm in 4 Fällen (1,3%). Dabei trat bei jedem dieser Fälle die Migration innerhalb der ersten 12 Monate nach der Wechseloperation auf. Ein weiteres Einsinkverhalten konnte nicht nachgewiesen werden, so dass diese Prothesen als *sekundär stabilisiert* klassifiziert wurden bei klinisch fehlendem Anhalt für eine Lockerung. Periprothetische Lysesäume wurden in insgesamt 30 Fällen (9,6%) nachgewiesen, davon waren diese in 19 Fällen (6,1%) >1 mm und in 11 Fällen (3,5%) <1 mm, jedoch nur in den proximalen Gruen-Zonen (Zone 1 und 7) und ohne Progression im nachuntersuchten Zeitraum. Im periprothetischen Bereich der modularen Steckkonusverbindungen waren keine periprothetischen Osteolysen nachzuweisen.

Hinsichtlich der Beurteilung des periprothetischen Knochenumbauverhaltens zeigte sich in 44 Fällen (14%) ein proximales „Stress-shielding-Phänomen". Dabei trat diese proximale Knochenatrophie vermehrt bei Prothesenschäften mit großem Durchmesser auf, insbesondere bei Schaftprothesen mit einem Durchmesser >18 mm. In Bezug auf die ingesamt 91 Fälle mit zusätzlicher Kochentransplantation zeigte sich in 87 Fällen nach entsprechend radiologischer Beurteilung ein kompletter Knochentransplantateinbau. Lediglich in 4 Fällen konnte eine teilweise Resorption bzw. nur inkomplette Inkorporation der Knochentransplantate nachgewiesen werden. Periartikuläre Ossifikationen vom Brooker-Stadium II bis IV wurden in 6 Fällen (1,9%) radiologisch nachgewiesen, wobei in einem Fall eine operative Revision mit Entfernung der ektopen Ossifikationen und zusätzlicher Nachbestrahlung durchgeführt wurde.

Klinisch zeigte sich im Harris Hip Score mit einem durchschnittlich präoperativen Wert von 38,2 Punkten (Standardabweichung +/-23,6) eine Verbesserung des Scores auf durchschnittlich 82,4 Punkte (Standardabweichung +/-18,3) zum jeweils letzten Nachuntersuchungszeitpunkt. In ◼ Tabelle 27.3 ist das funktionelle Ergebnis zwischen präoperativer Ausgangssituation und postoperativen zum letzten Nachuntersuchungszeitpunkt ermitteltem Harris Hip Score differenziert auf die vorliegenden Knochendefekttypen (in der Klassifikation nach Paprosky [13]) aufgeführt.

◼ **Tabelle 27.3.** Prä- and postoperativer mittlerer Harris Hip Score in Bezug zum intraoperativ gefundenen Knochendefekt (Paprosky-Klassifikation [13])

Defekt Typ	HHS präoperativ (±SD)	HHS postoperativ (±SD)
1	46,8 (23,2)	84,9 (16,8)
2A	36,8 (20)	82,9 (18)
2B	33 (22,2)	81,8 (19,6)
2C	29 (23,6)	81,6 (18,7)
3	32,5 (22,4)	80,8 (16,3)

Subjektiv gaben insgesamt 168 Patienten (53,5%) beim letzten Nachuntersuchungstermin keinerlei Beschwerden bzw. Schmerzen mehr an. Gelegentliche Schmerzen, jedoch ohne Auswirkung auf ihre tägliche Aktivität wurde von 121 (38,5%) Patienten berichtet. Vier Patienten (3,1%) litten an einer dauerhaften Schmerzkonstellation im Bereich des operierten Hüftgelenks, was einer entsprechenden medikamentösen Behandlung bedurfte. 149 Patienten (47,5%) benötigten im Rahmen der alltäglichen Mobilisation keinerlei Gehstöcke oder sonstige orthopädische Hilfsmittel und zeigten keine wesentliche Einschränkung hinsichtlich ihrer Gehstrecke. 60 Patienten (19,1%) gaben jedoch an, mindestens eine Gehstütze bei längeren Gehstrecken zu benötigen, 31 Patienten (9,9%) benötigten dauerhaft 2 Unterarmgehstützen, auch für kürzere Gehdistanzen.

Insgesamt waren 241 Patienten (77,8%) mit dem erreichten Ergebnis zum Zeitpunkt der letzten Nachuntersuchung sehr zufrieden, 49 Patienten (15,6%) nur teilweise und 14 Patienten (4,5%) waren unzufrieden. Zu diesen insgesamt 14 unzufriedenen Patienten gehörten auch die 7 Patienten, die als Versager bezeichnet werden mussten, mit der Notwendigkeit des MRP-Titanprothesenausbaus. Von insgesamt 10 Patienten konnte zum Zeitpunkt der letzten Nachuntersuchung keine Aussage über ihre subjektive Zufriedenheit erfasst werden (■ Abb. 27.4).

Diskussion

Unter Respektierung der hier dargestellten Ergebnisse mit einer Nachuntersuchungserfahrung von insgesamt 9 Jahren hat sich die MRP-Titanprothese für den zementfreien Femurschaftwechsel bewährt. Dies gilt insbesondere für Ausgangssituationen mit größerer knöcherner Defektkonstellation, wo eine proximale Verankerung und Krafteinleitung nicht möglich und eine primär stabile distale diaphysäre Verankerung erforderlich ist. Dabei bietet das modulare Designkonzept gegenüber einkomponentig-distal verankernden Revisionsschaftprothesen [1, 3, 11, 13, 17, 18] eindeutig den Vorteil, intraoperativ die Prothesenkonzeption an den individuellen Erfordernissen hinsichtlich stabiler Verankerung, Prothesenlänge, Prothesenhalsanteversion und femoralem Offset anzugleichen. Dabei ist als weiterer Vorteil der modularen Auswahl zwischen geraden und gebogenen distalen Verankerungskomponenten gegenüber nichtmodularen Geradschaftprothesen, wie der Wagner-Schaftrevisionsprothese, hervorzuheben, dass eine femoral diaphysäre Osteotomie nicht notwendig ist, um die Perforation der anterioren Femurkortikalis bei deutlicher Femurantekurvation zu vermeiden.

Bezüglich des häufig geäußerten Kritikpunkts an modularen Schaftprothesen, dass hier generell Fretting und Korrosion der modularen Interface-Verbindungen nicht zu vermeiden seien [2, 15] ist unter Berücksichtigung der Ergebnisse der hier vorliegenden prospektiven Nachuntersuchungsstudie festzuhalten, dass im Bereich der modularen Steckkonusverbindungen der MRP-Titanprothesen keinerlei Osteolysen bzw. Lysezonen nachgewiesen werden konnten. Auch trat kein Steckkonusbruch und keine Steckkonusdiskonnektion auf. Dieses klinische Ergebnis spiegelt auch die Ergebnisse der In-vitro- und Ex-vivo-Untersuchungen von Schramm et al. [16] wider, die herausfanden, dass die modularen Steckkonusverbindungen der MRP-Titanprothese auch unter den verschiedensten Testbedingungen stabil und ohne Nachweis relevanter Fretting-Prozesse war. Dabei scheint dies hauptsächlich auf den optimierten Herstellungsprozess der Steckkonusverbindungen der MRP-Titanprothese zurückzuführen zu sein, da hier durch den Prozess der Shot-peening-Technik mit

Aufbringung interner Druckeigenspannungen die Güte der Materialoberfläche im Steck-
konusbereich zur Vermeidung von Abriebs- und Korrosionsprozessen deutlich verbessert
wurde (s. auch Kap. 5 und 6).

Jedoch kann anhand der hier vorgestellten klinischen Ergebnisse mit einem prospektiven Nachuntersuchungszeitraum von 1 bis 9 Jahren bei 314 Fällen, einer mechanischen
Versagerrate von 2,2% und einer implantatspezifischen Überlebensrate nach Kaplan-Meier
von 94% nach 9 Jahren kein endgültiges Urteil über die Langzeitwertigkeit des Implantats
abgegeben werden. Gerade die Fälle (*n*=30, 9,6%), die im bisherigen Follow up periprothe-

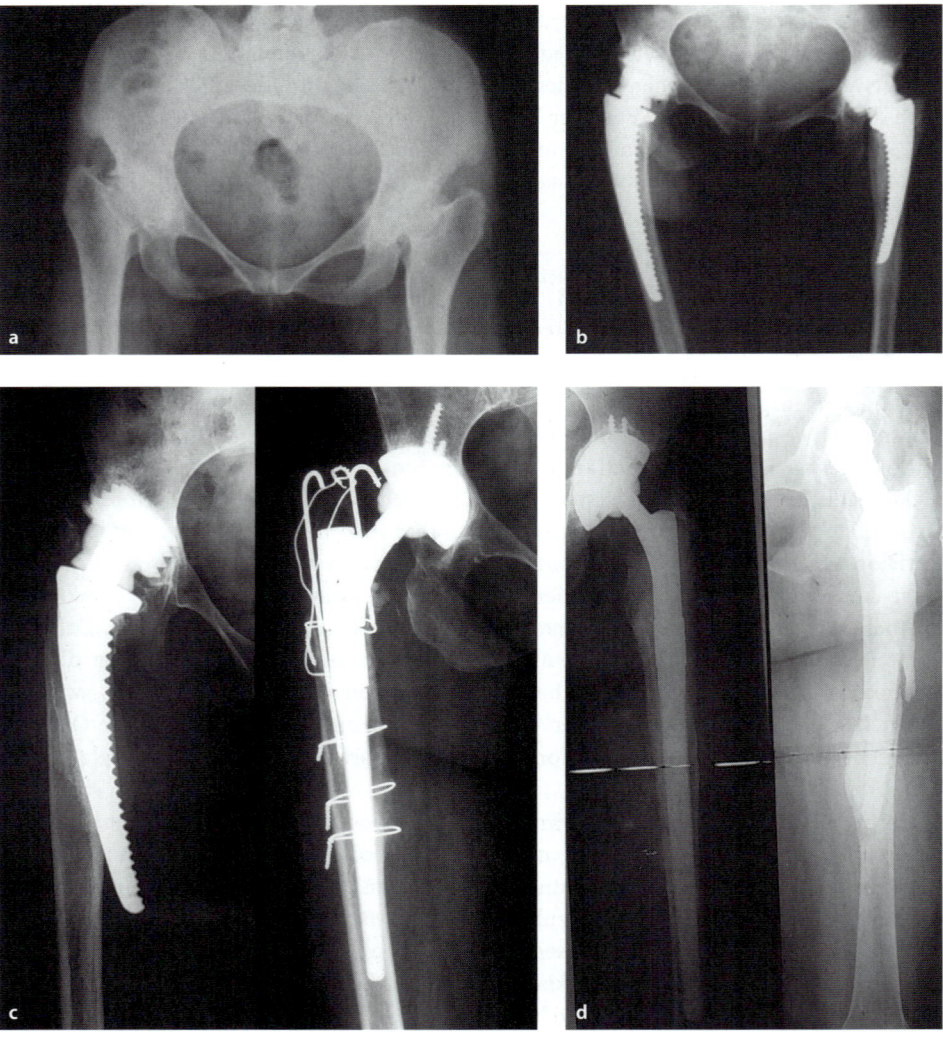

▫ Abb. 27.4. **a** 44-jährige weibliche Patientin, präoperative Ausgangssituation 1977 mit beidseitiger Coxarthrose;
b primäre zementfreie Hüfttotalendoprothesenimplantation beidseits; **c** 1995 aseptisch gelockerte Schaftprothese rechts mit diaphysärer Perforation (Knochendefekt Typ III), nach Hüft-TEP-Wechsel mit MRP-Titanprothese,
K-Drahtadaptierung der am Trochanter major inserierenden Muskulatur; **d** 1994 aseptische Lockerung der linkssei-
tigen zementierten Wechselschaftprothese, postoperative Situation mit implantierter MRP-Titanprothese

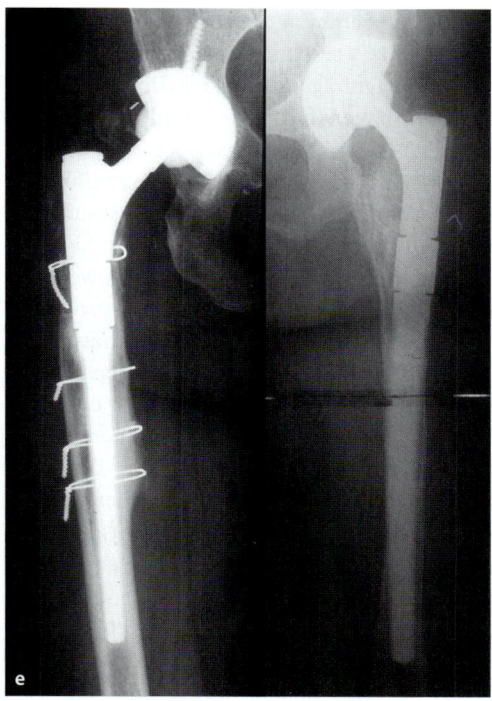
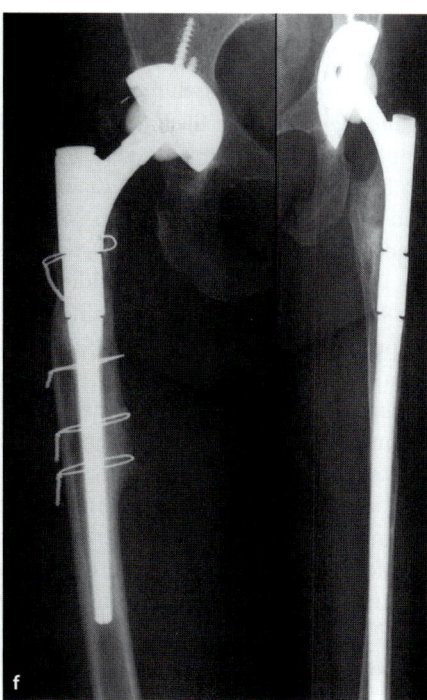

■ **Abb. 27.4. e** rechts Hüfte 4,5 Jahre postoperativ mit in der Zwischenzeit entfernten Trochanter-major-Cercla-gen, linksseitige Hüfte 5,5 Jahre postoperativ; **f** rechte Hüfte 8 Jahre und linke Hüfte 9 Jahre postoperativ, unverän-dert stabile Situation mit knöcherner Implantatintegration

tische Lysesäume, insbesondere in den proximalen Zonen 1 und 7, jedoch ohne Progression zeigten, müssen im weiteren Verlauf engmaschig kontrolliert werden. Dagegen scheint es bei den 11 Fällen (3,5%) mit einer axialen Schaftmigration bis zu 5 mm, aber ohne weiteres Einsinkverhalten zu einer *sekundären Stabilisierung* innerhalb des 1. postoperativen Jahres ohne weitere Anzeichen einer klinisch oder radiologisch nachweisbar mechanischen Locke-rung gekommen zu sein. Dabei zeigt der Vergleich zur Literatur mit zementfreien, nicht modularen Geradschaftrevisionsprothesen wie der Wagner-Prothese, dass der axiale Mig-rationsprozess bei diesen Designtypen nahezu regelhaft auftritt. Die Mehrzahl der Wagner-Schaftprothesen zeigte in den entsprechenden Studien eine sekundäre Stabilisation nach 3 [7] und 13 Monaten [3] mit einer mittleren Migrationsrate von 3,2 mm in der Studie von Kolstadt et al. [10], 5,9 mm in der Studie von Böhm u. Bischel [3] und 6,1 mm in der Studie Grünig et al. [7].

Dass die MRP-Titanprothese im Vergleich zur zementfreien Wagner-Geradschaftrevisi-onsprothese ein deutlich geringeres axiales Migrationsverhalten zeigte, ist wohl vornehm-lich auf die implantatspezifischen geometrischen Charakteristika mit dem distal gebogenen Verankerungsschaft zu erklären. Gerade diese gebogene distale Verankerungsschaftkon-zeption bietet eine sichere Rotationsstabilität, wenn das Implantat intramedullär sich im antekurvierten Femurkanal anliegend primär stabil verankert. Dabei ist jedoch aus opera-tionstechnischer Sicht entscheidend, dass durch Aufbohren des diaphysären Femurkanals ein großflächig kortikaler Kontakt von einer Distanz von mindestens 7 cm zur stabil distalen Verankerung erzielt wird. Darüber hinaus bieten die radiär angeordneten und relativ scharfen Rippen des Implantats eine ausreichend hohe Vorspannung in dem häufig doch endostal sehr sklerotisch diaphysären Knochen, um nachfolgend – auch bedingt durch die rauhe Implantatoberfläche – ein gutes Einwachsverhalten mit axialer und rotatorischer Implantatstabilität zu bedingen. Dabei ist zusätzlich anzumerken, dass gerade bei dünnen und relativ fragilen kortikalen diaphysären Knochenstrukturen die zusätzliche Applikation von Draht-Cerclagen im Bereich der Verankerungszone zu empfehlen ist, um das Auftreten einer iatrogenen Schaftfraktur/Schaftsprengung zu vermeiden.

Das sogenannte „stress shielding" in Form von massiver Knochenresorption wurde in der hier vorgestellten Studie nicht festgestellt. Dennoch zeigte sich eine mäßige proximale Knochenatrophie bei immerhin 14% aller Fälle, vornehmlich bei größeren Schaftdurchmessern mit einer dadurch bedingt erhöhten Implantatsteifigkeit. Unter der bisherigen Nachbeobachtung ist jedoch bei keinem dieser Fälle dadurch ein klinisches Problem oder eine Komprimittierung der Prothesenschaftstabilität aufgetreten. Eine, wie in der Literatur [10, 14] beschriebene ausgeprägte Knochenneubildung im Bereich der proximalen Defektzonen unter Anwendung der nichtmodularen Wagner-Geradschaftrevisionsprothese konnte in unserer Untersuchungsserie ohne zusätzliche Knochentransplantation nicht gefunden werden. In den Fällen, wo eine Knochentransplantation erfolgte, zeigte sich in der großen Mehrzahl jedoch eine gute Transplantatinkorporation.

Die angegebene Luxationsrate mit insgesamt 6,7% ist vergleichbar zu anderen Angaben in der Literatur mit dem Vorliegen einer mehr oder weniger äquivalenten Knochendefektsituation [19]. Dabei scheint der Hauptgrund für das Auftreten von Prothesenluxationen, insbesondere in der mangelhaften Weichteilspannung der atrophierten abduktorischen Muskulatur oder insuffizientem Tractus iliotibialis zu liegen.

Zusammenfassung

Zusammenfassend ist festzuhalten, dass die modulare MRP-Titanprothese in den Händen von erfahrenen Hüftrevisionschirurgen gute Ergebnisse in der prospektiven Nachuntersuchung liefert. Die Steckkonusverbindung hat sich als sicher erwiesen, ohne Anhalt für die Entstehung von Fretting-induzierten periprothetischen Osteolysen. In der klinischen Praxis hat sich als Hauptvorteil des modularen Designs der MRP-Titanprothese die Möglichkeit zur „intraoperative customization" gezeigt. Die bisher guten Ergebnisse rechtfertigen den Einsatz des Prothesensystems, insbesondere bei Revisionssituationen mit ausgeprägten Defektbildungen im proximalen Femur, jedoch ist nur durch eine auch weiterhin prospektiv durchzuführende Nachuntersuchung die Wertigkeit des Prothesensystems unter Langzeitaspekten zu beurteilen.

Danksagung

Der Autor bedankt sich für die im Rahmen der prospektiven Multi-Centerstudie überlassenen Daten aus der Orthopädischen Klinik Wichernhaus, Krankenhaus Rummelsberg (A. Schuh, G. Zeiler), der Orthopädischen Universitätsklinik Würzburg (C. Rader, F. Gohlke) und der Orthopädischen Universitätsklinik Erlangen/Nürnberg (H. D. Carl, R. Forst).

Literatur

1. Bircher HP et al. (2001) Prosthesis in revision hip arthroplasty to bridge femoral bone defects. Technic and results, Orthopäde 30: 294–303
2. Bobyn JD et al. (1994) Concerns with modularity in total hip arthroplasty, Clin Orthop 298: 27–36
3. Böhm P et al. (2001) Femoral revision with the Wagner SL Revision stem. Evaluation of one hundred and twenty-nine revisions followed for a mean of 4.8 years, J Bone Joint Surg Am 83: 1023–1031
4. Brooker AF et al. (1973) Ectopic ossification following total hip replacement. Incidence and a method of classification, J Bone Joint Surg Am 55: 1629–1632
5. Callaghan JJ et al. (1985) Results of revision for mechanical failure after cemented total hip replacement, 1979 to 1982. A two to five-year follow-up. J Bone Joint Surg Am 1074–1085
6. Gruen TA et al. (1979) Modes of failure of cemented stem-type femoral components. A radiographic analysis of loosening, Clin Orthop 141: 17–27
7. Grünig R et al. (1997): Three- to 7-years results with the uncemented SL femoral revision prosthesis, Arch Orthop Trauma Surg 116: 187–197
8. Harris WH. (1969) Traumatic arthritis of the hip after dislocation and acetabular fractures: treatment by mold arthroplasty. J Bone Joint Surg Am 51: 737–755
9. Kaplan EL et al.(1958) Nonparametric estimation from incomplete observations, J Am Stat Assoc 53: 457–481
10. Kolstad K et al. (1996) The Wagner revision stem for severe osteolysis. 31 hips followed 1.5–5 years. Acta Orthop Scand 67: 541–544
11. Krishnamutry AB et al. (1997) 5-to 13-year follow-up study on cementless femoral components in revision surgery. J Arthroplasty 12: 839–847
12. Pak JH et al. (1993) Femoral strut allografts in cementless revision total hip arthroplasty. Clin Orthop 295: 172–178
13. Paprosky WG et al. (1990) Femoral defect classification: clinical application. Orthop Rev 19 [Suppl 9]: 9–17
14. Rinaldi E et al. (1994) The Wagner prosthesis for femoral reconstruction by transfemoral approach, Chir Organi Mov 79: 353–356
15. Salvati EA et al. (1995) Complications of femoral and acetabular modularity, Clin Orthop 319: 85–93
16. Schramm M et al. (2000) The morse taper junction in modular revision hip replacement – a biomechanical and retrieval analysis. Biomed Technik 45: 105–109
17. Wagner H (1987) Revision prosthesis for the hip joint in severe bone loss. Orthopäde 16: 295–300
18. Wagner H, Wagner M (1997) Hip prosthesis revision with the non-cemented femoral revision stem – 10 years experience. Med Orth Tech 117: 138–148
19. Weber M et al. (2002) Femoral revision using the Wagner stem: results at 2–9 years. Int Orthop. 26: 36–39

PREVISION®- Revisionshüftendoprothesenschaft

R. Volkmann

Einleitung

Unbestrittenes Ziel der Revisionsendoprothetik nach aseptischen Schaftlockerungen ist die Wiederherstellung eines stabil verankerten, korrekt artikulierenden und gut funktionierenden Hüftgelenks. Jede Strategie zum Wiederaufbau des periprothetischen Knochens, besonders nach vorangegangenen Mehrfachwechseln, aber auch schon nach zementierten Erstoperationen schafft hierbei die Basis für eine erfolgreiche Behandlung.

Bei den zementfreien Verfahren ist das Impaction-Grafting mit proximal verankerten Standardimplantaten [4, 17] für geringgradige und geschlossene femorale Defekte geeignet. Auch bei Verwendung von Primärschäften die nach dem Auffüllen und Impaktieren der Defekthohlräume mit allogenen spongiösen Knochen einzementiert werden, wird über eine gute knöcherne Transformation und Integration des eingebrachten allogenen Knochenmaterials berichtet [8, 10].

Für größere Defekte wurden seit Einführung des langstieligen zementfreien Revisionsschafts durch Wagner [16] eine Vielzahl von zementfreien Revisionsmodellen entwickelt, die sich fest im noch intakten distalen Femur verankern lassen. Die Verankerung erfolgt durch konische oder Press-fit-Verklemmung mit entsprechend großen Implantatdurchmessern. Dadurch erfolgt die Krafteinleitung auf Dauer in der Diaphyse des Oberschenkels, dessen geschädigte proximale Anteile damit überbrückt werden. Im Gegensatz zum Einsatz zementierter Langschäfte kann zwar damit eine biologische Fixation erfolgen, das proximale Femur wird aber mit dieser Technik gleichsam „aufgegeben". Die Chance, den periprothetischen Knochen wiederaufzubauen, kann wohl durch den Einsatz transfemoraler Operationtechniken gewahrt werden. Die andauernde distale Krafteinleitung limitiert jedoch letztlich die Bemühungen den proximalen Femur in die aktive Implantatverankerung zu integrieren [6, 18, 19].

Um die Nachteile der distalen Krafteinleitung zu umgehen, bevorzugen andere Konzepte eine proximale Verankerung: Die primär stabile Situation wird durch großvolumige Implantate erreicht, welche sowohl distal als auch proximal den ausgeweiteten Markkanal ausfüllen („fit and fill"; [5]). Die frühzeitige proximale Krafteinleitung wird durch das Einbringen großvolumiger Metallimplantate in den Raum, welcher der neu zu bildende Knochen benötigt, „erkauft". Die Spirale des zunehmenden Knochenverlusts wird so nicht durchbrochen sondern die Knochensubstanz nimmt vielmehr ab.

Prinzip und Philosophie der zementfreien Revisionsprothese mit distaler Verriegelung

In der modernen Traumatologie – dies ist Gegenstand zahlreicher Publikationen – haben sich Techniken zur Respektierung der biologischen Gegebenheiten in den letzten Jahren stürmisch entwickelt. Die Erkenntnis, dass nur gut durchbluteter, vitaler Knochen heilt und dauerhafte Stabilität verspricht, hat ihren Niederschlag in der sogenannten *biologischen* Osteosynthese gefunden.

Die Umsetzung dieser Einsichten führte zur Entwicklung des Implantatkonzepts der „Verankerungsumkehr", bei dem der Revisionsschaft primär die vorhandenen Knochendefekte überbrückt und distal temporär stabil verankert. Nach sekundärem knöchernen Wiederaufbau des proximalen Femur (über 1 bis 2 Jahre) und Entfernung der distalen Verriegelungsbolzen verklemmt sich das Implantat intertrochantär. Die danach wiederhergestellte proximale Krafteinleitung gleicht biologisch der Situation einer Primärimplantation (◘ Abb. 28.1).

Zur optimierten intraoperativen Vorgehensweise und in Referenz an die immer komplexer werdenden anatomischen Ausgangssituationen wurde das prinzipgleiche modulare PREVISION®-Revisionssystem entwickelt, das einerseits bei deutlich erweitertem Größenangebot den hohen Anspruch an eine Primärstabilisierung erfüllt, andererseits aber durch freie Wahl von Länge, Größe und Rotation der Komponenten erhebliche Erleichterung während der Operation verspricht.

Die Verankerung des Revisionsprothesenschafts kehrt sich nach Restitution des proximalen Femur durch die Vorgänge der Knochenbruchheilung und die zumeist allogene Spongiosaplastik um. Die im Therapiekonzept geplante Entfernung der Verriegelungsschrauben lässt ein minimales und kontrolliertes Nachsetzen der Prothese zu, wodurch der keilförmige proximale Schaftanteil Halt in den neu aufgebauten proximalen Knochenanteilen findet. Über diesen Weg erfolgt ein Wechsel der Kraftübertragung und eine proximale Integration des langstieligen Revisionsschaftes – Verankerungsumkehr (◘ Abb. 28.2).

In einem Modellversuch mit Composite-Femora, deren proximaler Anteil zur Simulation von höchstgradigen Knochendefekten entfernt wurde, konnte der Effekt der distalen Verriegelung auf die Mikrobewegungen des Prothesenschafts untersucht werden. Die Implantatmikrobewegungen in allen Richtungen waren dabei erwartungsgemäß vom Markraumdurchmesser und damit von der Qualität des distalen Press fit abhängig. Es fand sich durch die Verriegelung eine deutliche Verringerung des optoelektronisch bestimmten Schwingverhaltens sowohl in Hinsicht auf die Relativbewegungen wie die Setzbewegungen. Die anterolateralen, dorsoventralen, axialen und torsionalen Mikrobewegungen konnten durch die distale Verriegelung signifikant reduziert werden und erreichten nie mehr als 50–130 µm [2].

Implantatkomponenten

Die modulare PREVISION®-Revisionsprothese besteht aus einem Sortiment von distalen und proximalen Implantatkomponenten aus einer Titanlegierung, welche frei miteinander kombinierbar sind.

Die distalen Schaftkomponenten haben ein doppelkonisches Schaftdesign mit 8 lamellenartigen Antirotationsrippen und besitzen distal 2 Verriegelungslöcher zur Aufnahme

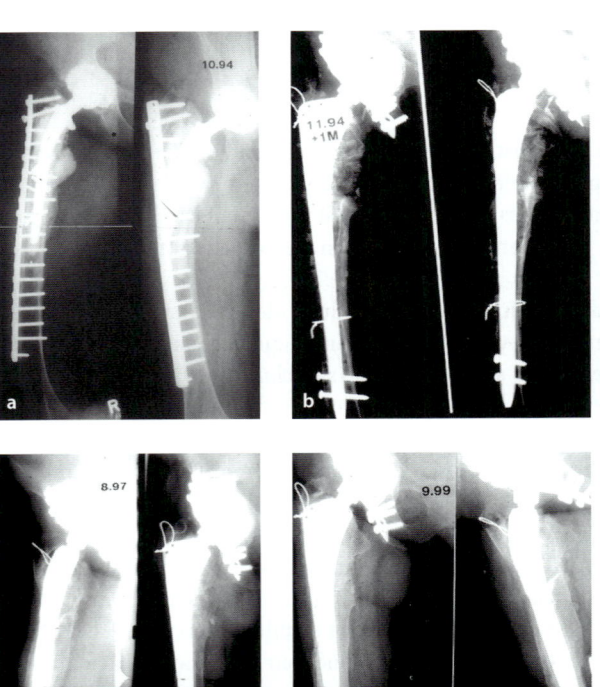

🔲 **Abb. 28.1. a** Vollständiger periprothetischer Knochenverlust (Grad 6 nach Katthagen) nach drittem Revisionseingriff. **b** Pfannen- und Schaftrevision mit BiCONTACT®-Revisionsprothese und distaler Schraubenverriegelung und Spongiosaplastik. **c** Periprothetische Rekonstruktion mit Knochenaufbau war nach einem Jahr erfolgreich. **d** Zwei Jahre später kam es zum Ermüdungsbruch einer Verriegelungsschraube. Das proximale Implantatlager erlaubte zu diesem Zeitpunkt noch keine proximale Krafteinleitung. Die Patientin verweigerte die Bolzenentfernung. **e** Die Kontrolle 5 Jahre p.o. zeigt ein proximal stabil eingeheiltes Revisionsimplantat. Bei insuffizienter proximaler Abstützung wäre die zweite Verriegelungschraube ebenfalls gebrochen

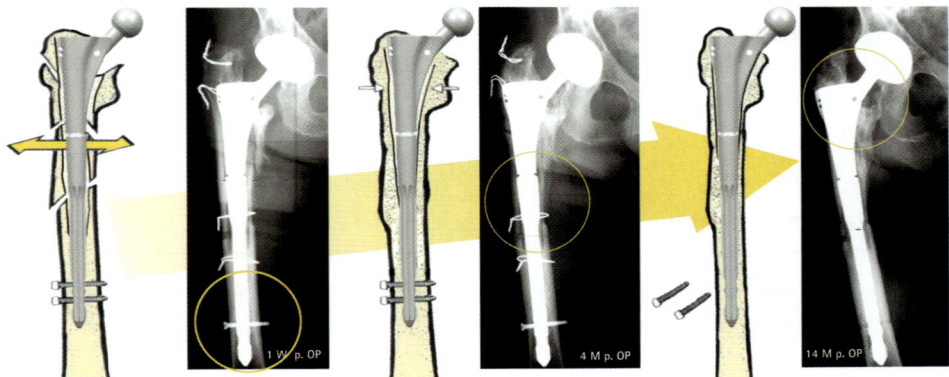

🔲 **Abb. 28.2.** Prinzip der Verankerungsumkehr (Wechsel von distaler zur proximalen Krafteinleitung) unter Berücksichtigung der verschiedenen Phasen des Knochenumbaus nach transfemoralen Prothesenwechsel

hochfester 5-mm-Verriegelungsbolzen. Das Implantatsortiment umfasst standardmäßig Implantate mit einem distalen Durchmesser von 12–24 mm und Implantatlängen von 240–400 mm in entsprechender Abstufung (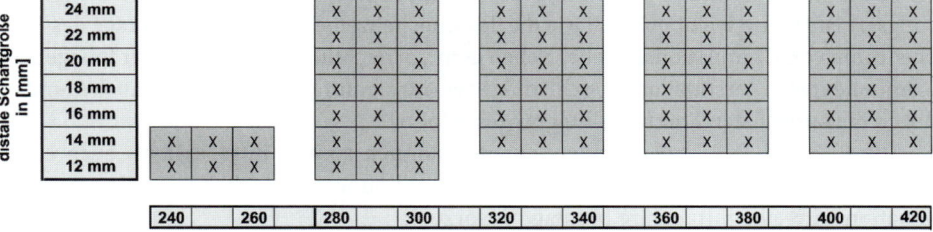 Abb. 28.3). Sondergrößen sind auf Anfrage erhältlich. Alle distalen Schäfte sind gebogen und berücksichtigen so die Antekurvation des Femur.

Die proximalen Implantatkomponenten sind mit einer bioaktiven Doppelbeschichtung Plasmapore µ-CaP versehen. Eine sehr dünne Dikalziumphosphatschicht beschleunigt und stimuliert durch die Abgabe von Kalzium- und Phosphationen den Knochenauf- und anbau [13]. Über die bewährte Plasmapore-Oberfläche erreicht die Prothese sekundär einen festen proximalen Halt [3]. Verschiedene proximale Implantatgrößen bieten gute Anpassungsoptionen an die Knochensituation mit hohem proximal-medialem Implantat-Knochen-Kontakt. Über unterschiedliche Längenabstufungen der proximalen Komponenten kann ein Beinlängenausgleich (0 mm, 10 mm und 20 mm) durchgeführt werden.

Die rastfreie Verbindung zwischen den beiden Implantatkomponenten ermöglicht eine freie, stufenlosen Einstellung der Antetorsion (360°; Abb. 28.4).

Abb. 28.3. Größenabstufungen der PREVISION®-Revisionsprothese

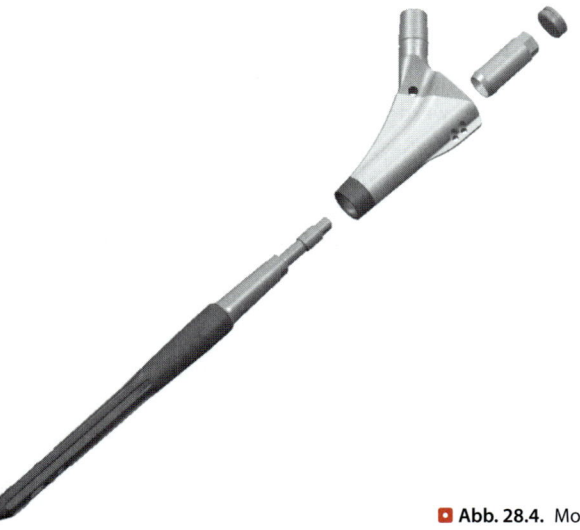

Abb. 28.4. Modulare PREVISION®-Revisionsprothese

Verbindungstechnik

Die Implantatkomponenten werden mittels einer konische Klemmung verbunden. Über eine Spannschraube wird eine definierte Kraft auf die zwei konischen Verbindungsstellen aufgebracht und die Komponenten sicher verklemmt. Dieser Kraftschluss gewährleistet auch die Rotationssicherung der Komponenten. In biomechanischen Untersuchungen zeigt diese Verbindungstechnik eine sehr hohe Stabilität. Da jede Verbindungsstelle ein potentielles Versagensrisiko beinhaltet, wurde bei der Konstruktion des Systems darauf geachtet, die Anzahl zu minimieren, ohne die Implantatvariabilität einzuschränken.

Operationstechnik

Die Implantation des Revisionsschafts erfolgt insbesondere bei ausgeprägten Defekten vorzugsweise durch den modifizierten transfemoralen Zugang [16] . Das proximale Femur wird transmuskulär über die Länge des zu wechselnden Primärimplantats lateral längs osteotomiert und der ventrale Knochendeckel aufgeklappt, ohne ihn dabei aus dem Weichteilverbund zu lösen. Die Entfernung der Schaftprothesen unterschiedlichster Verankerungsart ist ebenso leicht möglich wie die des Knochenzements und die Curettage des Knochenrohrs von Granulationsgewebe. Neben dem übersichtlichen Entfernen der inliegenden Komponenten unterstützt und beschleunigt der transfemorale Zugang den Knochenumbau durch die ausgelösten Frakturheilungprozesse [9, 11].

Die PREVISION®-Implantatkomponenten können sowohl intraossär als auch extraossär montiert werden. Aufgrund der besseren Anpassungsmöglichkeiten an die Ausgangssituation wird eine intraossäre Montage bevorzugt.

Das implantatspezifische Instrumentarium besteht aus flexiblen Markraumbohrern (∅ 12–24 mm), dem Implantat entsprechenden modularen Formraspeln, proximalen Probekomponenten sowie Instrumente zum Einbringen und sicheren Verbinden der Implantatkomponenten.

Die Vorbereitung des Femurknochens zur Aufnahme des Implantats ist abhängig von verschiedenen Faktoren – wie Knochenfestigkeit, Antekurvation, Länge der Osteotomie, intraossäre Hindernisse etc. – und wird demzufolge situationsangepasst durchgeführt. Die Präparation der distale Diaphyse erfolgt stufenweise mit flexiblen Markraumbohrern. Abhängig von der Situation kann mit modularen Formraspeln der subproximale Konus und das proximale Implantatbett vorbereitet werden. Es besteht die Möglichkeit, die Raspel so einzustellen, dass distales und proximales Raspelelement gegeneinander verdrehbar sind. So lässt sich der distale Anteil entsprechend der Antekurvation des Femur leicht führen. Im Fall der extraossären Montage der Implantatkomponenten kann mit der Raspel eine Probereposition durchgeführt und über die Stellung der Raspelkomponenten zueinander die Implantatetorsion eingestellt werden.

Beim Einsetzen der distalen Implantatkomponente entsteht bei Auswahl der Implantatgröße in Übereinstimmung mit dem zuletzt benutzten Bohrer ein Press fit. Bei osteoporotischem Knochen kann durch Auswahl der nächst dickeren, evtl. auch längeren Prothese eine höheres Press fit erzielt werden. Der distale Schaft kann unter Bildverstärkerkontrolle oder über ein spezielles Zielgerät verriegelt werden. In Fällen mit unsicherer Primärstabilität erhöht die optionale distale Verriegelung die primäre Axial- und Rotationsstabilität signifikant. Konzeptionell ist jedoch die distale Verriegelung ein wesentlicher Bestandteil

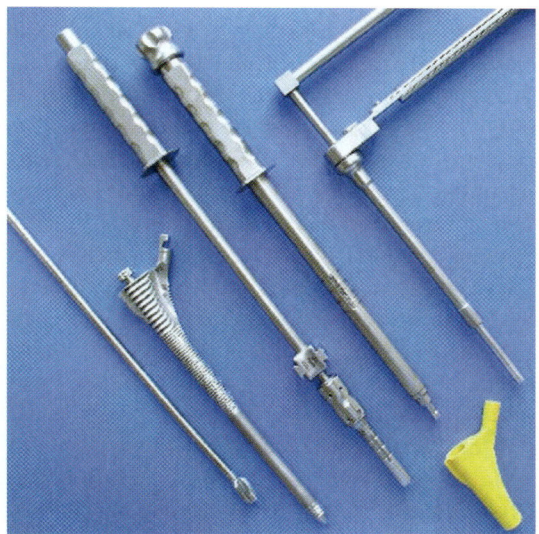

◻ Abb. 28.5. Instrumente für die PREVISION®-Revisionsprothese

der temporären distalen Primärverankerung mit zeitverzögerter Verankerungsumkehr, und sollte deshalb regelhaft durchgeführt werden.

Nach Aufstecken unterschiedlicher proximaler Probekomponenten wird eine Probereposition durchgeführt. Der notwendige Beinlängenausgleich kann über die proximale Implantatkomponente von 0 mm, 10 mm und 20 mm ohne Änderung der Implantationstiefe erzielt werden und durch den Einsatz von differierenden Halslängen der Köpfe abgestuft werden.

Die definitive proximale Implantatkomponente wird letztlich auf den einliegenden distalen Schaft aufgesetzt und mittels konischer Verklemmung über ein mit einem Drehmomentschlüssel definiertes Anziehen der zentralen Verankerungsmutter sicher verspannt. Rotationsmomente auf die distale Prothesenkomponente werden über einen Gegenhalter zuverlässig vermieden (◻ Abb. 28.5).

Abschließend Probereposition mit optionaler Durchleuchtungskontrolle, Zurückklappen des Knochendeckels und Sicherung durch (möglichst) wenige Cerclagen. Im Falle vollständiger Knochendefektzonen wird eine Spongiosaplastik eingebracht. Nach Abschluss des proximalen Knochenaufbaus, welcher fallspezifisch nach frühestens 12 bis 24 Monaten zu erwarten ist, werden die distalen Verriegelungsbolzen entfernt.

Klinische Ergebnisse

Im Rahmen einer prospektiven Studie wurden die ersten 109 Patienten des distal verriegelten nichtmodularen BiCONTACT®-Revisionsschafts klinisch und röntgenologisch nachuntersucht. Das Durchschnittsalter des geschlechtshomogenen Krankenguts betrug 68 Jahre (34 bis 85 Jahre), bei gleicher Seitenverteilung (58% rechts, 42% links). Hauptindikation zum Wechsel war die aseptische Lockerung (69%). Die Primärimplantate waren überwiegend zementiert (88%) verankert. Die Einteilung der Defekte wurde nach der Defektklassifikation nach Katthagen vorgenommen [1]. Geringgradige Defekte waren in nur 30% der Fälle vorhanden: intramedulläre Defekte (Typ 1) 9%, Trochanterdefekte (Typ 2) 8%, Kalkardefekte (Typ 3) 13%. In der überwiegenden Zahl waren ausgeprägte Knochendefekte mit semizirkulären und zirkulären Schaftdefekten vorhanden: Kalkar- und mediale Schaftdefekte (Typ 4) 24%, Kalkar- und laterale Schaftdefekte (Typ 5) 38%, zirkuläre Defekte (Typ 6) 8%.

Von insgesamt 100 Patienten mit 109 Schaftwechseln waren zum Nachuntersuchungszeitpunkt 10 verstorben und 3 erschienen trotz wiederholter Aufforderung nicht zur Nachuntersuchung. Alle übrigen konnten in einem durchschnittlichen Zeitraum von 5,25 Jahre (maximal 9,7 Jahre) klinisch und röntgenologisch kontrolliert werden. Die klinischen Ergebnisse zeigten ein Verbesserung des Harris Hip Score von 42 auf 75 Punkte. Die subjektiven Patientenbewertung wurde in 80% besser, 10% unverändert und 10% schlechter als die präoperative Situation beurteilt. Die Patientenzufriedenheit wurde mit 67% vollständig, 24% teilweise und 9% nicht zufrieden bewertet. In den wichtigen proximalen Zonen I und VII nach Gruen [10] konnte radiologisch eine hervorragende Restitution des Knochenlagers gezeigt werden, während in den für die Verankerung weniger wichtigen distalen Zonen oftmals eine unveränderte Knochendichte registriert wurde (■ Abb. 28.6). Lediglich in 14 Fällen des konsekutiven Kollektives kam es nicht zur ausreichenden knöchernen Regeneration des proximalen Knochens, so dass durchschnittlich 19 Monate nach dem Prothesenschaftwechsel eine neuerliche Austauschoperation erforderlich wurde. Die nach Kaplan-Meyer berechnete Überlebensrate betrug kalkulativ 86,4% über 5 Jahre.

Als herausragendes Resultat neben dem erfolgreichen Knochenaufbau konnte festgestellt werden, dass die primär verriegelten Prothesenschäfte in Abhängigkeit vom Grad des Knochendefektes – auch nach Entfernung der Verriegelung – nachweislich weniger nachsinken als die unverriegelten (■ Abb. 28.7). In der durch zirkuläre Knochenverluste gekennzeichneten Gruppe der Grad-6-Defekte lässt sich der typische Kurvenverlauf eindrucksvoll demonstrieren: Klar erkennbar ist, dass die verriegelten Schaftprothesen nach Aufhebung der Blockierung (geplante Bolzenentfernung oder spontaner Bolzenbruch) nicht so tief einsinken, wie die vergleichbaren unverriegelten. Während in der zuletzt genannten Gruppe ein mehr oder weniger lineares Setzverhalten beobachtet wird, erreicht die verriegelte Gruppe nach einem kurzen Einsinken rasch ein stabiles Plateau. Die ungleiche Verteilung resultiert aus der frühzeitig gemachten Beobachtung gerade dieses Verhaltens, so dass bei Patienten mit Grad-6-Defekten nur noch verriegelte Prothesen zum Einsatz kamen (Lernkurve). Wenn auch tendenziell in den anderen Defektgruppen 3 bis 5 das gleiche Ergebnis reflektiert wird, lassen sich wegen der auch dort ungleichen Kohortenbildung keine Signifikanzberechnungen anstellen (■ Abb. 28.7).

Dieser sekundäre Stabilisierungseffekt wird bei den ausgeprägten Knochendefekten (Grad 5 und mehr) am deutlichsten und korreliert eindeutig mit dem Schmerzverhalten.

In Abhängigkeit vom präoperativen Knochendefekt ist im Zeitverlauf die Tendenz erkennbar, dass in den proximalen periprothetischen Zonen (Zone I und VII nach Gruen) bei den unverriegelten Prothesen der Knochenaufbau langsamer erfolgt und insgesamt weniger deutlich ausgeprägt erscheint [14].

Die seit Abschluss der technischen Erprobung im klinischen Einsatz befindliche modulare PREVISION®-Revisionsprothese wurde bisher 17-mal implantiert, wobei sich die Würdigung der Nachuntersuchungsergebnisse naturgemäß nur auf die intra- und unmittelbar postoperative Phase (maximal 18 Monate) beziehen kann. Dabei gab es bisher keine implantatspezifische Komplikationen.

Erwartungsgemäß verlängerte sich die Operationszeit von durchschnittlich 240 min beim kompletten Wechsel (Pfanne und Schaft) um etwa 10 min, was auf die zusätzlichen

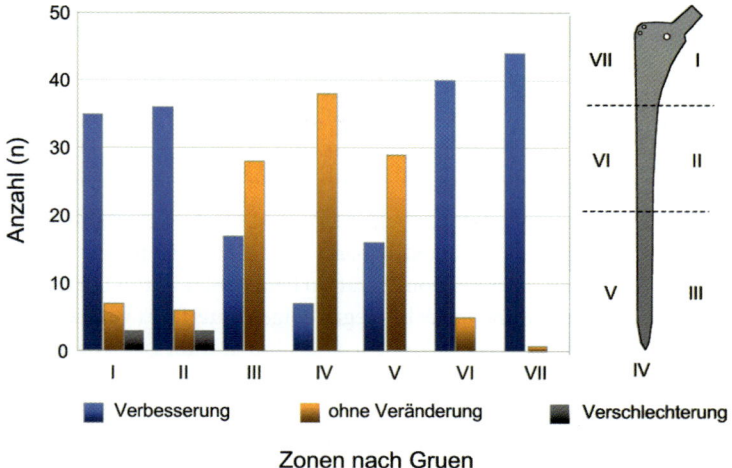

Abb. 28.6. Periprothetischer Knochenaufbau

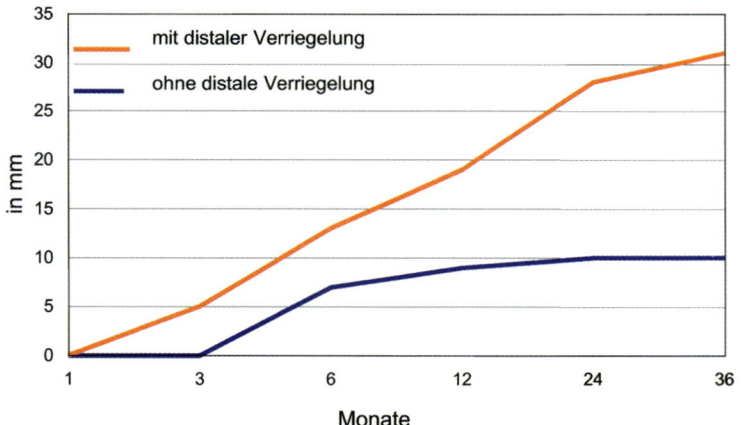

Abb. 28.7. Einsinkverhalten distal verriegelter und nichtverriegelter Prothesenschäfte bei Grad-6-Defekten im Vergleich

Operationsschritte zurückzuführen ist. Dieser geringe zeitliche Nachteil wird aber durch den Vorteil des verbesserten Einbaukomforts speziell durch die freie Wahl des Antetorsionswinkels und die sichere Festlegung der Eindringtiefe mehr als wettgemacht. In einem Fall musste zur Nachkorrektur der Rotation eine bereits vorgenommene Kopplung der Komponenten gelöst werden, was intraoperativ problemlos möglich war.

Im noch sehr kurzen Nachuntersuchungszeitraum, wobei alle Patienten nach 3, 6, 12 Monaten und dann jährlich im Rahmen einer prospektiven Studie klinisch und röntgenologisch verfolgt werden, gab es keine implantatspezifischen Komplikationen. Die Implantate sind radiologisch unverändert in situ. Bei lediglich einem Patienten, dem wegen chronisch rezidivierender Hüftluxation nach bereits 3 Vorrevisionen das PREVISION®-Implantat mit verbesserter Offset-Charakteristik eingebaut wurde, kam es im weiteren Verlauf zu

Nachfolgeoperationen und schließlich zum Infekt, so dass die Prothese andernorts entfernt werden musste.

Diskussion

Die primäre Stabilität eines Revisionsimplantats am Femurschaft ist für die dauerhafte Haltbarkeit insbesondere zementfreier Implantate unabdingbar, wobei nur bei Implantatmikrobewegungen, die kleiner als 150 µm sind, eine Osseointegration beobachtet werden kann. Bei größeren Mikrobewegungen tritt die Bildung eines bindegewebigen Interfaces gesetzmäßig auf [7, 18]. Als weitere Voraussetzung für eine erfolgreiche Osseointegration ist das Vorhandensein vitaler Knochenstrukturen im Umgebungsbereich der Endoprothese unstrittig.

Geringe und geschlossene Knochendefekte können häufig über proximal verankerte zementfreie Primärprothesenschäfte stabil versorgt werden. Gleichzeitig kann über ein entsprechendes Impaction-Grafting erneuter Knochenaufbau stimuliert und erzielt werden [4, 17].

Auch die Technik der Defektauffüllung mittels Knochenzement und ggf. zusätzlicher Verbundosteosynthese, vermag eine hohe primäre Stabilität zu hinterlassen. Die hierfür notwenige Denudierung des Knochens und weitere Implantate, die sowohl die endostale als auch die periostale Durchblutung kompromittieren, stellen jedoch die Vitalität der ossären Strukturen ernsthaft in Frage. Dem entspricht die klinische Erfahrung erfreulicher Frühergebnisse nach zementiertem Schaftwechsel, die jedoch nicht selten von enttäuschenden längerfristigen Verläufen mit frühzeitigen erneuten Lockerungen konterkariert werden.

Mit zementfreien großvolumigen Implantaten kann ebenfalls eine primäre Stabilität mit teilweise sogar proximaler Verankerung erreicht werden [5]. Das dafür notwenige knochenfremde Material füllt jedoch den vorhandenen Raum kompromittierend für das Knochenwachstum aus. Dieser steht somit nicht mehr für den neu zu bildende Knochen zur Verfügung, so dass die vorhandene Knochensubstanz weiter abnimmt.

Die distal verankerten zementfreien Prothesenschäfte überbrücken den proximalen Defektbereich und erreichen eine gute diaphysäre Abstützung und Stabilität. Über entsprechende Implantatoberflächen wird eine Osseointegration und somit eine biologische Verankerung des Schafts erreicht [12]. Die dauerhafte distale Krafteinleitung und der fehlende formatierende Reiz der proximalen Knochenstrukturen kann jedoch langfristig zu weiteren proximalen Knochenverlust führen [7, 19].

Die *temporäre distale Verankerung* kombiniert das Konzept der distalen und proximalen Verankerung. Die proximalen instabilen Zonen werden mit einem langschäftigen Implantat und distaler Verriegelung überbrückt, und die Prothese primär diaphysär stabil verankert. Nach dem Aufbau neuer tragfähiger proximaler Knochenstrukturen werden die Verriegelungsschrauben entfernt und es kann zur dauerhaften proximalen Krafteinleitung kommen (Verankerungsumkehr).

Die guten klinischen Frühergebnisse belegen die Tragfähigkeit dieses Konzepts, welches auch und gerade deshalb in der Behandlung periprothetischer Femurfrakturen mit Erfolg eingesetzt wird [6]. Während der Phase der Frakturheilung und der Überbrückung des proximalen Knochendefekts kommt es zu einem guten Remodelling und Wiederaufbau des proximalen Femur.

Die zusätzliche distale Verriegelung führt zu einer experimentell nachweisbaren erheblichen Verbesserung der Primärstabilität, ohne dass dies durch eine Durchblutungsminde-

28

rung des Knochens erkauft wird. Der Stabilitätszugewinn ist in den Situationen besonders ausgeprägt, in denen ein distaler Press fit nicht ausreichend erzielt werden kann. Die Entwicklungen der letzten Jahre zeigen, dass moderne Revisionsimplantate immer häufiger auf die bei der BiCONTACT®-Revisionsprothese erprobte und bewährte distale Schraubenverriegelung zurückgreifen.

Die bisherigen mittelfristigen Ergebnisse demonstrieren, dass der Gesamtbetrag der Sinterung bei verriegelten Schaftprothesen erheblich geringer ausfällt als bei unverriegelten. Dies lässt den Schluss zu, dass die während der Phase der distalen Krafteinleitung im proximalen Femur herrschende mechanische Ruhe, das proximale Remodelling begünstigt. Nach Entfernung der Verriegelungsschrauben verklemmt sich die Prothese in der intertrochantären Region und kann im Sinne einer Osseointegration sekundär stabilisieren.

Die bewusste Umkehr der distalen Krafteinleitung in eine sekundäre proximale Krafteinleitung nützt die Vorteile einer hohen Primärstabilität aus, ohne dass das Prinzip der biologischen und biomechanisch bevorzugten Verankerung aufgegeben werden muss. Nach wie vor unklar ist der Zeitpunkt der Dynamisierung: Anfänglich wurde ein Zeitraum von 6 Monaten als ausreichend angesehen, die gemachten Erfahrungen – speziell bei Maximaldefekten – zeigen jedoch, dass das periprothetische Remodelling bis zu 2 Jahren postoperativ benötigten kann. Nach Verbesserung des Verriegelungsbolzendesign und unter Berücksichtigung dieser Tatsache (Lernkurveneffekt) wurde das Einsinken augenfällig reduziert.

Zusammenfassung

Zur stabilen Implantatverankerung bei der Revision aseptisch gelockerter Hüftendoprothesenschäfte werden zunehmend zementfreie Implantate eingesetzt. Der Erfolg dieser Entwicklung basiert auf den Grundlagen der biologischen Implantatverankerung und dem Ziel eines Wiederaufbaus von Knochensubstanz.

Im Jahr 1992 wurde ein neues Revisionskonzept zur Überbrückung knöcherner Defektzonen entwickelt: Die primäre Stabilität wird dabei durch eine Verankerung im intakten distalen Femur erreicht und durch eine zusätzliche distale Verriegelung erhöht. Nach periprothetischem Knochenaufbau um den proximalen Revisionsprothesenschaft werden die Verriegelungsbolzen entfernt und auf eine Kraftübertragung im Sinne einer intertrochantären Implantatverankerung gewechselt. Die Regeneration der proximalen Knochensubstanz kann durch die systematische Anwendung der transfemoralen Technik über die Frakturheilung erzielt oder mit Knochenplastiken augmentiert werden. Die strategische Umkehr der distalen Primärverankerung in eine proximale Krafteinleitung folgt somit den biomechanischen Gesetzen der Implantatverankerung bei Primärimplantation [14, 19].

Dieses Konzept wurde mit dem BiCONTACT®-Revisionsschaft – einem Monoblockimplantat – eingeführt, und vom Autor in über 400 Revisionseingriffen angewendet. Die Nachuntersuchungsergebnisse der ersten 109 Fälle belegen den Erfolg des Konzepts. In konsequenter Weiterentwicklung wurde mit der PREVISION®-Revisionsprothese eine modulare Implantatlösung entwickelt. Sie erlaubt eine Anpassung des Implantats an die individuellen Knochen- und Defektsituationen bei überschaubarem Sortiment.

Die so optimierte primäre mechanische Implantatstabilität unter Verzicht auf massive Fremdmaterialeinbringung zuungunsten des implantattragenden Knochens ist eine wichtige Voraussetzung für die sekundäre *biologische* Verankerung des Prothesenschafts. Die temporäre distale Verriegelung vermag hier einen wesentlichen Beitrag zu leisten.

Literatur

1. Bettin D, Katthagen B-D (1997) Die DGOT-Klassifikation von Knochendefekten bei Hüft-Totalendoprothesen-Revisionsoperationen. Z Orthop 135: 281–284
2. Blömer W (1998) Primärstabilität der BiCONTACT® Revisionsprothese – eine biomechanische Analyse. In: Weller S, Volkmann R (Hrsg) Das BiCONTACT® Hüftendoprothesensystem. Thieme, Stuttgart New York, S 125–137
3. Bobyn JD, Pilliar RM, Cameron HU, Weatherly GC (1980) The optimum pore size for the fixation of porous-surfaced metal implants by the ingrowth of bone. Clin Orthop 150: 263–270
4. Braun A, Papp J, Soltys P (1998) Revisionsoperationen der Hüfte mit dem Standard-BiCONTACT® Schaft und allogenen Knochentransplantaten im Fibrin-Anitkiotikum-Verbund, In: Weller S, Volkmann R (Hrsg) Das BiCONTACT® Hüftendoprothesensystem. Thieme, Stuttgart New York, S 138–159
5. Cameron HU (2003) Orthopaedic crossfire – Stem modularity is unnecessary in revision total hip arthroplasty: in opposition. J Arthroplasty 18 (3 Suppl 1): 101–103
6. Eingartner C, Volkmann R, Pütz M, Weller S (1997) Uncemented revision stem for biological osteosynthesis inperiprosthetic femoral fractures. Int. Orthop. 21: 25–29
7. Engh CA, O'Connor D, Jasty M, McGovern TF, Bobyn D, Harris WH (1992) Quantification of implant micromotion, strain shielding and bone resorption with porous-coated anatomic medullary locking femoral prostheses. Clinic Orthop Rel Res 285: 13–29
8. Halliday BR, English HW, Timperley AJ, Gie GA, Ling RS (2003) Femoral impaction graftin with cement in revision total hip replacement. Evolution of the technique and results. J Bone Joint Surg Br 85 (6): 809–817
9. Hartwig CH, Böhm P, Czech U, Reize P (1996) The Wagner revision stem in alloarthroplasty of the hip. Arch. Orthop Trauma Surg 115: 5–9
10. Ling RS, Timperlay AJ, Linder L (1993) Histology of cancellous impaction grafting in the femur. J Bone Joint Surg Br 75: 693–696
11. Rinaldi E, Vaienti E (1992) The trans-femoral approach in prosthesis replacements: results after two years. Arch Biomed Ateneo Parmense 63: 79–83
12. Schenk RK, Wehrli U (1989) Zur Reaktion des Knochens auf eine zementfreie SL-Femur-Revisionsprothese. Orthopäde 18: 454–462
13. Szmukler-Moncler S, Perrin D, Piattelli A, Scarano A (1998) Evaluation of a solubile calcium phosphate coating obtained by electrochemical deposition: a pilot study in the pig maxillae. In: Davidovitch Z, Mah J (eds) Biological mechanisms of tooth eruption, resoption and replacement by implants, Harvard society for the advancements of orthodontics, Boston, pp 481–485
14. Volkmann R, Eingartner C, Winter E, Weise K, Weller S (1998) Midterm results in 500 titanium alloy straight femoral stem prostheses – cemented and cementless technique. Eur J Orthop Surg Traumatol 8: 133–139
15. Volkmann R, Bretschneider C, Eingartner C, Weller S (2003) Revision arthroplasty – femoral aspect: the concept to solve high grade defects. International Orthopaedics 27: S24-S28
16. Wagner H (1989) Revisionsprothese für das Hüftgelenk. Der Orthopäde 18 (5): 438–453
17. Weller S, Braun A, Gellrich JC, Gross U (1999) Importance of prosthesis design and surface structure for primary and secondary stability of uncemented hip joint prostheses. In: Learmonth ID (ed) Interfaces in total hip arthroplasty. Springer, Berlin Heidelberg New York Tokio, pp 81–101
18. Whiteside LA, White SE, Engh CA, Head W (1993) Mechanical evaluation of cadaver retrieval specimens of cementless bone-ingrown total hip arthroplasty femoral components. J Arthroplasty 8(2): 147–155
19. Wolff J (1892) Das Gesetz der Transformation der Knochen. Hirschwald, Berlin

28

Der modulare Profemur®-Revisionsschaft

Resultate nach 12 Jahren klinischer Anwendung

G. Köster

Einleitung

Bei der Wechseloperation gelockerter Schaftkomponenten an der Hüfte erschweren häufig Knochensubstanzverluste im proximalen Femur und eine schlechte Knochenqualität des Implantatlagers die sichere Verankerung des Revisionsschafts. Nicht selten wird die Rekonstruktion mit konventionellen Verfahren, wie sie in der Primärendoprothetik Verwendung finden, problematisch oder gar unmöglich. Für diese Fälle haben sich zementfrei verankerte defektfüllende bzw. defektüberbrückende Implantate bewährt. Hierzu zählen neben Revisionsschäften mit einer langstreckigen porösen Oberflächenbeschichtung [11, 17] solche mit konischer Form und zirkumferent angeordneten Längsrippen [2]. Eine besondere Gruppe stellen modulare Revisionsschäfte dar [6, 15, 16, 20]. Theoretische Vorteile dieser Implantate sind je nach Modell die intraoperative Adaptationsmöglichkeit an den individuellen Defekt sowie die Flexibilität bezüglich Beinlängenausgleich, Antetorsion, Offset und definitivem Verankerungsmodus. Bisher existieren lediglich wenige Arbeiten, die die mittelfristigen Ergebnisse dieses Verankerungsprinzips untersuchen [8]. Ihre Wertigkeit wird gegenwärtig außerordentlich kontrovers diskutiert [1, 8]. Exakte klinische Studien über die Haltbarkeit sind wichtig, um die einzelnen Verfahren vergleichend bewerten und die Gründe für ein erneutes Implantatversagen erfassen zu können. Dabei gilt es insbesondere herauszufinden, ob und wie lange sich das Revisionsimplantat stabil verankern lässt. Ferner ist relevant, inwieweit die durch das vorausgegangene Implantatversagen entstandenen knöchernen Defekte wieder aufgebaut werden können. Ziel der vorliegenden Arbeit war die Evaluation der 3 bis 10 (⌀5,2) Jahresergebnisse eines zementfrei verankerten Revisionsschafts mit modularem Trochanter-, Hals- und -Kopfteil. Das Implantat wurde dabei in allen Fällen ohne die zusätzliche Verwendung von Knochentransplantaten verankert. Neben den klinischen Ergebnissen und der Überlebenswahrscheinlichkeit wurden die Migration, der Defektaufbau und die radiologische nachweisbare knöcherne Integration untersucht.

Patienten und Methoden

Aus einer Serie von insgesamt 184 in Folge durchgeführten Schaftwechseln wurden die ersten 97 Implantate bei 94 Patienten mit einem Beobachtungszeitraum von mindestens 36

Monaten erfasst. Zum Zeitpunkt der letzten Untersuchung waren von diesem Kollektiv 24 Patienten verstorben, wobei die Daten von 7 verstorbenen Patienten mit einem Nachuntersuchungszeitraum von über 3 Jahren in die Studie aufgenommen wurden. Eine Patientin konnte nicht erreicht werden und zwei weitere Patienten waren nicht bereit, an der Studie teilzunehmen, wobei beide subjektiv mit dem Operationsergebnis zufrieden waren. Eine Patientin konnte nicht nachuntersucht werden, da sie wegen eines Schlaganfalls bettlägerig war. Es resultieren 73 Patienten mit insgesamt 76 Revisionsimplantaten und einer Beobachtungsdauer zwischen 3 und 10 Jahren (Ø 5,2 Jahre), die sowohl klinisch als auch radiologisch ausgewertet wurden. Bei einem Patienten, bei dem wegen einer septisch gelockerten Pfanne ein kompletter Prothesenwechsel durchgeführt worden war, erfolgte auswärts ein erneuter Wechsel wegen einer septischen Pfannenlockerung. Dieser wurde in das ausgewertete Patientenkollektiv im Rahmen der Komplikationsrate mit eingeschlossen.

Im untersuchten Patientenkollektiv von 73 Patienten waren 23 Männer und 50 Frauen. Ihr Alter zum Zeitpunkt der Operation lag zwischen 54 und 85 Jahren, im Mittel bei 72 Jahren.

Operationsindikationen waren in 69 von 76 Fällen aseptische Schaftlockerungen. Dabei waren 49 Komponenten zementiert und 20 zementfrei verankert. In 3 weiteren Fällen bildete eine periprothetische Fraktur bei aseptischer Lockerung einer zementierten Schaftkomponente die Operationsindikation. Wegen einer septischen Schaftlockerung erfolgte der Wechsel 4-mal, davon 2-mal 2-zeitig bei zuvor erfolgtem Schaftausbau. In 65 Fällen wurde gleichzeitig ein Wechsel der Pfanne, nur bei 11 Patienten ein isolierter Schaftwechsel durchgeführt. Bei 65 Patienten handelte es sich um die erste Revision, bei 10 um die zweite und bei einem Patienten um die dritte Wechseloperation.

Die knöchernen Defekte wurden nach der Endoklinik-Klassifikation [10] sowohl anhand des präoperativen Röntgenbilds als auch des intraoperativen Befunds eingestuft.

Implantiert wurde in allen Fällen eine modulare Revisionsprothese vom Typ Profemur® (Wright Cremascoli Ortho, Italien). Das Implantat besteht aus einem distalen Schaft, einem proximalen Trochanterteil sowie einem modularen Hals und Kopf. Schaft, proximales Trochanterteil und modularer Hals sind aus einer Titanlegierung. Der distale Schaft hat unterschiedliche Längen und ist in den mittleren und langen Ausführungen anatomisch gekrümmt. Er besitzt scharfe längsverlaufende Lamellen. Die verschiedenen proximalen Trochanterteile haben eine unterschiedliche Dimensionierung und ermöglichen so eine Adaptation an die jeweilige Defektsituation. Der modulare Steckhals bietet eine zusätzliche Möglichkeit, intraoperativ Beinlänge, Offset und Torsion zu variieren (◘ Abb. 29.1).

In allen Fällen wurde die Operation über einen transglutealen Zugang von lateral durchgeführt, 10-mal erfolgte zusätzlich eine Eröffnung des Femur zur Zemententfernung über einen transfemoralen Zugang nach Wagner [19]. In keinem Fall erfolgte zusätzlich eine Transplantation von autogenem oder allogenem Knochen.

Die klinische Nachuntersuchung erfasste neben der subjektiven Einschätzung des Operationsergebnisses durch den Patienten zum aktuellen Zeitpunkt und im Vergleich vor der Operation die Evaluation von Schmerz, Gehfähigkeit und Beweglichkeit anhand der standardisierten Hüftscores von Harris und Merle d'Aubigné.

Die radiologische Evaluation wurde mithilfe von Röntgenbildern im anteroposterioren und axialen Strahlengang vorgenommen. Im unmittelbar postoperativen Röntgenbild wurden neben der initialen Implantatposition die postoperative Knochenqualität einschließlich sichtbarer Defekte dokumentiert. Röntgenverlaufskontrollen erfassten sämtliche Veränderungen des Implantatbetts wie die Ausheilung postoperativer Knochendefekte,

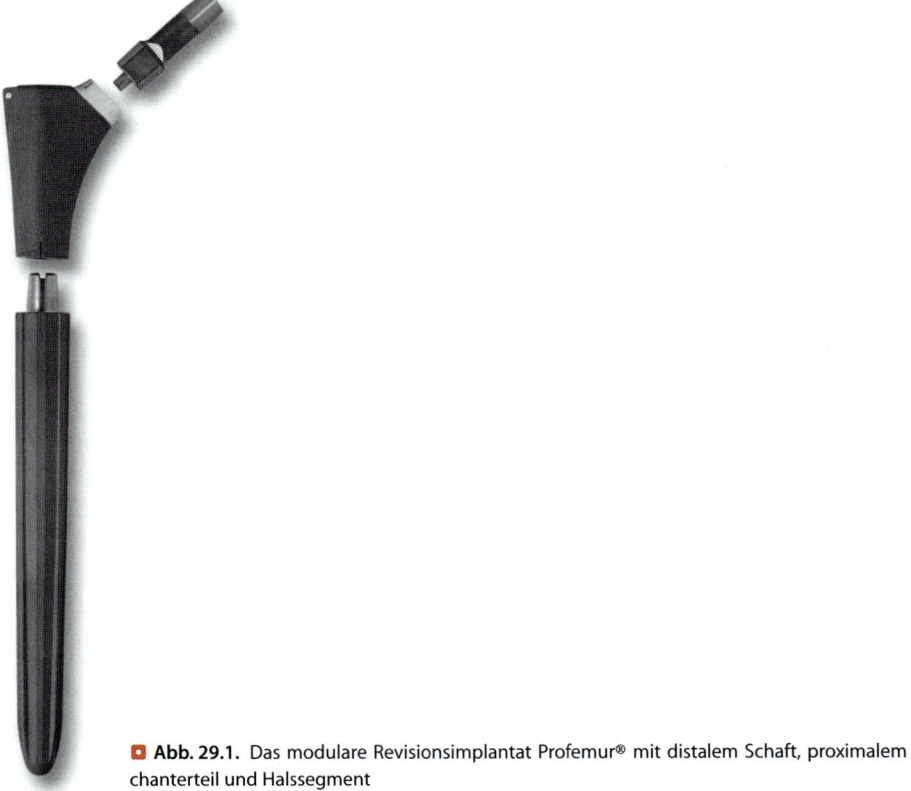

◘ **Abb. 29.1.** Das modulare Revisionsimplantat Profemur® mit distalem Schaft, proximalem Tro-chanterteil und Halssegment

die Ausbildung von Lysesäumen, Skleroselinien, einer metaphysären bzw. diaphysären Knochenatrophie und Osteolysen. Alle diese Kriterien wurden lokalisiert in 14 Zonen des Femur gemäß der Einteilung nach Gruen erfasst [12]. Die postoperative Knochenqualität und der knöcherne Wiederaufbau des proximalen Femur wurden mithilfe des Kortikalis-index nach Callaghan ermittelt [5]. Dieser gibt Informationen über den knöchernen Auf-bau des häufig durch Osteolysen geschwächten proximalen Femur. Hierbei wird in einem Abstand von 1 cm unterhalb des Trochanter minor bzw. der proximalen medialen Femur-begrenzung ein Quotient aus dem Durchmesser des Femur und der Weite des Markraums gebildet. Der Kortikalindex des direkten postoperativen Bilds wurde mit dem des aktuellen Bilds verglichen.

Eine mögliche vertikale Migration des Schafts wurde anhand von Landmarken an Knochen und Prothese durch den Vergleich der Röntgenverlaufsbilder erfasst. Als Land-marken dienten immer wieder konstant sichtbare Punkte wie z.B. die proximale oder distale Begrenzung des Trochanter minor, die Spitze des Trochanter maior oder ggf. Draht-Cerclagen. Periartikuläre Ossifikationen wurden nach der Einteilung von Brooker quantifiziert [3].

Schließlich wurde die Überlebenswahrscheinlichkeit des Schafts für die Kriterien *gene-relle Revision* bzw. *Revision wegen aseptischer Lockerung* nach der Berechnung von Kaplan u. Meier ermittelt [14].

Ergebnisse

Klinische Resultate

Die klinische Evaluation konnte einen Anstieg des Merle d'Aubigné Scores von 10 auf 14 nachweisen. Im Detail stieg der Punktwert für das Kriterium Schmerzreduktion von 2,5 auf 5,2, für die Gehfähigkeit von 3,4 auf 4,3 und für die Gelenkbeweglichkeit von 4,2 auf 4,6 Punkte. 41 Patienten gaben keinerlei Schmerzen an.

Der durchschnittliche Wert des präoperativen Hüft-Scores nach Harris für die 76 untersuchten Hüften betrug 39 Punkte. Der aktuelle postoperative Wert lag bei durchschnittlich 73 Punkten.

Zum Zeitpunkt der letzten Nachuntersuchung bestanden bei einem erheblichen Teil der Patienten Komorbiditäten an der kontralateralen Hüfte sowie an den ipsi- bzw. kontralateralen Knien und der Lendenwirbelsäule. Zwölf hatten eine kontralaterale Coxarthrose, 9 einen Zustand nach kontralateralem Prothesenwechsel, 13 eine kontralaterale Hüftendoprothese (einmal gelockert), 12 hatten eine ipsi- bzw. kontralaterale Gonarthrose und 34 Patienten degenerative LWS-Veränderungen.

Subjektiv bewerteten 18 Patienten das Operationsergebnis mit sehr gut, 46 mit gut, 7 mit mäßig und 5 mit schlecht. Bei 2 der 5 Patienten mit subjektiv schlechter Einschätzung lag ein aseptisches Implantatversagen vor, bei einem eine septische Lockerung. Die übrigen 2 Patienten mit einem subjektiv schlechten Ergebnis litten an einem Postnukleotomiesyndrom bei radiologisch nachweisbaren degenerativen Veränderungen im Lendenwirbelbereich.

Ihre aktuelle Situation als besser bewerteten 69 der Patienten, 4 als gleich und 3 als schlechter im Vergleich vor der Operation. Bei den 3 Fällen mit schlechterer Bewertung wurde bei zweien die Indikation zum Wechsel gestellt, einmal wegen aseptischer Lockerung einmal wegen eines periprothetischen Infekts. Der dritte Patient litt an einem manifesten Postnukleotomiesyndrom nach mehrfacher Bandscheibenoperation im Lendenwirbelbereich.

Radiologische Resultate

Das Ausmaß der präoperativen Defekte kategorisiert anhand der Endoklinik-Klassifikation ergab 13-mal (17,1%) einen Defekt Grad I, 29-mal (38,2%) einen Defekt Grad II, 27-mal (35,5%) einen Defekt Grad III und 7-mal (9,2%) einen Defekt Grad IV.

Die direkt postoperativ angefertigten Röntgenbilder wiesen bei insgesamt 69 von 76 Schäften (91%) persistierende periprothetische Defekte auf. Eine genaue Analyse der Defektlokalisationen zeigte, dass die meisten Defekte direkt postoperativ im proximalen Schaftbereich lokalisiert waren (Abb. 29.2).

Bei der letzten Nachuntersuchung konnten in 43 von 69 Fällen (62%), bei denen zuvor Defekte sichtbar waren, radiologisch keine Defekte mehr identifiziert werden. Bei den übrigen 23 Schäften (38%) war es partiell zu einem Wiederaufbau der Defekte gekommen. In lediglich einem Fall, bei dem ein periprothetischer Infekt vorlag, kam es im Verlauf zu einer Zunahme der vorbestehenden proximalen Defekte. In keinem Fall trat ein neuer knöcherner Defekt auf. Die Anzahl der Defekte in den einzelnen Zonen wies ebenfalls einen deutlichen Rückgang auf (Abb. 29.3).

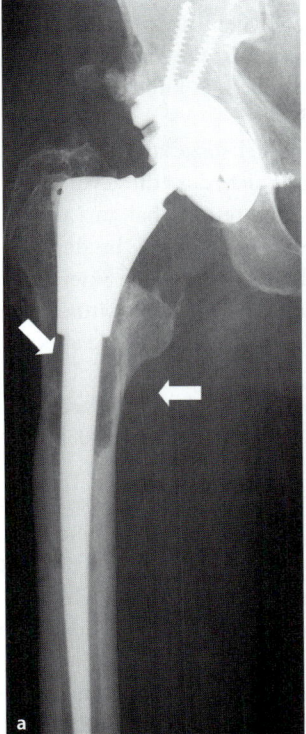
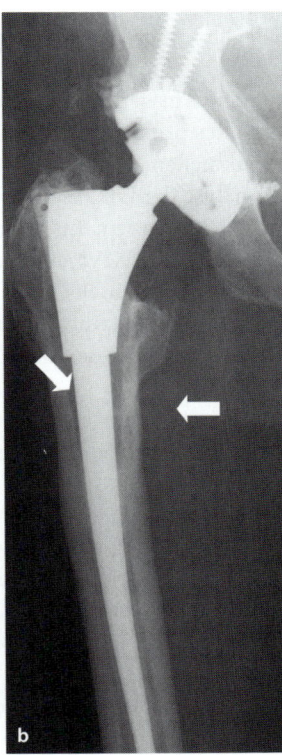

■ **Abb. 29.2a,b.** Typischer Wiederaufbau von Defekten nach Implantation des modularen Revisionsschafts. Die **a** unmittelbar postoperativ sichtbaren Defekte haben sich **b** nach 4 Jahren deutlich zurückgebildet

p.o.	akt.	Zone	akt.	p.o.	p.o.	akt.	Zone	akt.	p.o.
43	12		13	45	34	7		5	23
48	9		7	36	22	6		4	22
11	3		2	2	3	0		1	2
0	0		0	0	0	0		0	0

■ **Abb. 29.3.** Anzahl der Defekte in den einzelnen Zonen direkt postoperativ (*p.o.*) und bei der aktuellen Nachuntersuchung (*akt.*)

Der Kortikalis-Index nach Callaghan zeigte im Vergleich zwischen direkt postoperativ und aktuell angefertigten Röntgenbildern einen Anstieg von 1,4 (minimal: 1,2; maximal: 2,9) auf 1,7 (minimal: 1,1; maximal: 2,9). Die Auswertung belegte somit einen knöchernen Wiederaufbau der kortikalen Strukturen des proximalen Femur.

Skleroselinien wurden auf der aktuellen Röntgenaufnahme bei insgesamt 37 (48,7%) Fällen gefunden. Bei der genauen Analyse der Lokalisation zeigte sich, dass diese vor allem im proximalen Schaftbereich anzutreffen waren. Insgesamt konnten sie bei 34 (44,7%) Schäften in den proximalen (I, II, VI–IX, XIII, XIV) und lediglich bei 6 (7,9%) im den distalen Zonen (III–V, X–XII) nachgewiesen werden. Bei nur 3 Schäften wurden die Skleroselinien in mehr als der 50% der 14 Zonen gefunden. In allen anderen Fällen kam es innerhalb des ersten postoperativen Jahres zur Ausbildung der Sklerosierungen. In keinem Fall kam es nach diesem Zeitraum zu einer Progredienz.

Lysesäume mit einer Ausdehnung von mehr als 1 mm bis maximal 3 mm waren bei insgesamt 4 Fällen in jeweils einer Zone auf den aktuellen Röntgenaufnahmen sichtbar. Osteolysen waren in keinem Fall nachweisbar.

Eine knöcherne Atrophie trat bei insgesamt 9 Schäften auf, wobei es bei insgesamt 4 Schäften zu einer Atrophie in mehr als 10 Zonen ohne radiologische Zeichen für eine Prothesenlockerung gekommen war. Bei den anderen Schäften trat die knöcherne Atrophie jeweils nur vereinzelt zonal auf. Eine zonale Gewichtung lag nicht vor. In allen Fällen mit knöcherner Atrophie kam es nach maximal 2 Jahren zu keiner weiteren Progredienz der Atrophie.

Eine ossäre Hypertrophie war bei insgesamt 25 (32,9%) der 76 nachuntersuchten Schäfte im aktuellsten Röntgenbild sichtbar. Die Hypertrophien konnten vor allem in Zone IV d.h. an der Implantatspitze gesehen werden.

Ein vertikales Einsinken von 0 bis 0,5 cm war bei 4 (5,3%) Implantaten in den aktuellen Röntgenaufnahmen nachweisbar. In allen Fällen war es innerhalb der ersten 6 Monate nach der Operation zum Einsinken gekommen. Danach kam es zu keiner Progredienz. Eine vertikale Migration von 0,5–1 cm konnte bei 3 (3,9%) Implantaten diagnostiziert werden. Hier war es bei 2 Prothesen seit der routinemäßigen Einjahreskontrolle nach Operation zu keinem weiteren Einsinken gekommen. Bei dem dritten Patienten wurde wegen der Wanderungstendenz nach 18 Monaten eine erneute Kontrolle durchgeführt. Seit dieser Kontrolle kam es ebenfalls zu keinem weiteren Einsinken mehr. Keiner der 7 Patienten mit einer Schaftmigration bis 1 cm war klinisch symptomatisch, alle stuften das Operationsergebnis als sehr gut oder gut ein.

Bei 4 (5,3%) Patienten trat eine vertikale Migration im Verlauf von mehr als 1 cm auf. In 3 dieser Fälle erfolgte ein erneuter Wechsel der Schaftkomponente aufgrund einer aseptischen Lockerung auf den gleichen Prothesentyp. Bei zwei dieser Patienten war es erst nach einem Sturz mit Fraktur des Trochanter major zu einer zunehmenden symptomatischen vertikalen Migration des Revisionsschafts gekommen. Im vierten Fall betrug das Einsinken des Schaftes 1,5 cm, blieb bis heute asymptomatisch und sistierte nachweislich nach 18 Monaten (◘ Tabelle 29.1).

Bis auf die revidierten Implantate zeigte keines definitive Zeichen einer radiologischen Lockerung (◘ Abb. 29.4).

◾ Tabelle 29.1. Migrationsverhalten des Schafts

Migration [cm]	Anzahl (relativ n=76)	Klinik	Verlauf
<0,5	4 (5,3%)	asymptomatisch	keine Progredienz
0,5–1	3 (3,9%)	asymptomatisch	keine Progredienz
>1	4 (5,3%)	1 asymptomatisch	keine Progredienz
		3 symptomatisch (2 nach Trauma und Fraktur)	erneute Revision

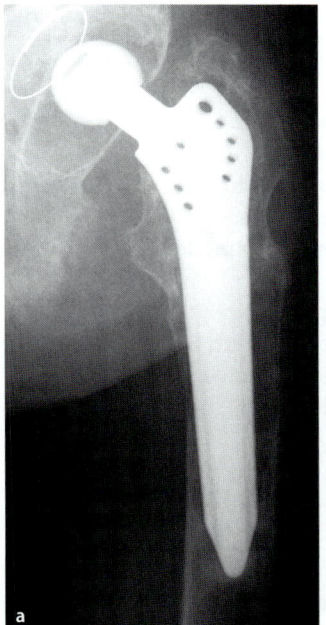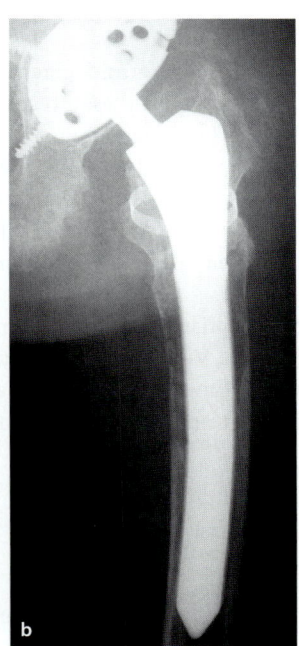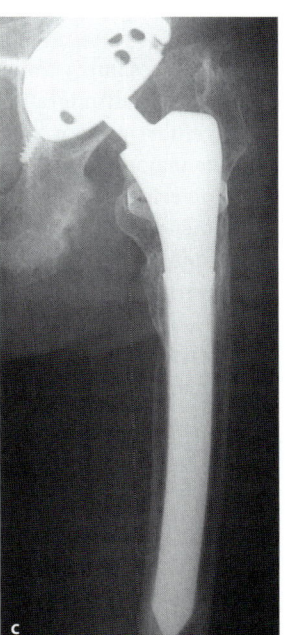

◾ Abb. 29.4. Das präoperative Röntgenbild **a** zeigt einen ausgedehnten Femurdefekt mit Osteolysen und Unterbrechung der Kortikalis. **b** Der Revisionsschaft überbrückt die Defekte und kann nach distal verankert werden. **c** Im Verlauf zeigt er auch nach 9 Jahren noch eine gute knöcherne Integration

Komplikationen

Implantatunabhängig kam es zu 5 tiefen Beinvenenthrombosen, einer verzögerten Wundheilung und 2 Wundhämatomen, die operativ ausgeräumt werden mussten und danach folgenlos ausheilten. Eine N.-femoralis-Parese bildete sich im Verlauf zurück.

Intraoperativ kam es zu insgesamt 10 Schaftfrakturen bzw. -fissuren, die jeweils mit Titanband-Cerclagen ausreichend versorgt werden konnten. Sechs der Schaftfrakturen entstanden bei Entfernung des alten Prothesenmaterials, die übrigen 4 bei Implantation der Revisionsprothese. Vier der 10 Fälle zeigten postoperativ eine vertikale Schaftmigration von bis zu 1 cm. Alle 10 Fälle heilten postoperativ komplikationslos aus und zeigten eine radiologische Integration des Implantats.

Bei 2 Patienten kam es postoperativ zu einer einmaligen Luxation, die nach geschlossener Reposition und 3monatiger Behandlung mit einer Hohmann-Bandage ohne erneute Luxation ausheilte.

Periartikuläre Ossifikationen ab Grad 2 nach Brooker traten bei insgesamt 8 Patienten auf. Aufgrund zunehmender Schmerzen und Bewegungseinschränkung erfolgte bei einem Patienten 11 Monate postoperativ eine operative Entfernung der Verkalkungen mit deutlicher Beschwerdereduktion im weiteren Verlauf.

Zwei Patienten erlitten infolge eines Traumas peri- bzw. subprothetische Frakturen, die nach osteosynthetischer Versorgung folgenlos ausheilten.

Nach 25 bzw. 39 Monaten erfolgten 2 Revisionen wegen eines periprothetischen Infekts mit nachweisbarem Staphylococcus aureus, wobei es sich in einem Fall um einen Reinfekt handelte.

Bei insgesamt 3 Patienten musste aufgrund einer zunehmenden symptomatischen vertikalen Schaftmigration ein erneuter Prothesenwechsel wegen aseptischer Lockerung durchgeführt werden. Dabei kam es bei 2 Patienten erst nach Sturz mit Fraktur des Trochanter major zur progredienten Positionsänderung, die nach 18 bzw. 20 Monaten eine Revision erforderlich machte. Das dritte Implantat wurde nach 45 Monaten aufgrund einer zunehmenden vertikalen Schaftwanderung bei primär offensichtlich zu klein gewähltem Implantat gewechselt. Alle 3 Patienten konnten wiederum mit dem modularen Revisionsschaft versorgt werden.

Bei keinem der aseptisch oder septisch gewechselten Implantate zeigte sich periprothetische Osteolysen oder metallotische Verfärbungen im Implantatbett. Bei der Inspektion der Explantate ergaben sich keine Hinweise auf das Versagen der modularen Verbindungen, weder zwischen distalem Schaft und proximalen Trochanterteil, noch Trochanterteil und modularem Steckhals.

Überlebensrate

Insgesamt 5 der 97 implantierten Revisionsschäfte mussten erneut revidiert werden, davon 3 wegen einer aseptischen Lockerung und 2 wegen eines periprothetischen Infekts. Die kumulative Überlebensrate bei einem Implantatwechsel wegen einer aseptischen Lockerung liegt bei 96,5% bei einer Überlebenszeit von 9 Jahren und einem 95%-Konfidenzintervall von 92,6–100,4%. Der Standardfehler beträgt 2,5%. Nach dem 45. Monat kam es zu keiner Verschlechterung der Überlebensrate.

Die kumulative Überlebensrate bei einem Implantatwechsel aus jedem Grund beträgt 94,3% bei einer Überlebenszeit von 9 Jahren und einem 95%-Konfidenzintervall von 89,4–99,2%. Hier liegt der Standardfehler bei 2,5%. Nach dem 45. Monat kam es auch diesbezüglich zu keiner Verschlechterung der Überlebensrate.

Diskussion

Die zur Verfügung stehenden Implantatmodule ermöglichten in allen Fällen eine adäquate Versorgung der jeweiligen Defektsituation, so dass bei keinem der in Folge operierten Patienten auf ein anderes System zurückgegriffen werden musste. In keinem der Fälle kam es zu einem Versagen der verschiedenen modularen Verbindungen. War ein erneuter

Wechsel erforderlich, so zeigten weder die ausgebauten Implantatteile noch das Implantatbett Zeichen eines Materialversagens. Ein durch die Modularität bedingter Nachteil des Prothesensystems ist demzufolge bisher nicht aufgetreten.

Betrachtet man die Versagensfälle, so lassen sich zwei auf einen periprothetischen Infekt zurückführen, davon einer auf einen Reinfekt. Bei den 3 aseptischen Lockerungen handelte es sich in zwei Fällen um ein Frühversagen, das nach Traumata mit konsekutiven Frakturen des Trochanter major entstand. Beim dritten Fall konnte das Versagen auf ein initial zu klein gewähltes Implantat also auf einen technischen Fehler zurückgeführt werden.

Die Migrationsrate war ähnlich anderen zementfreien modularen Schaftsystemen gering [9, 20]. Sie lag deutlich niedriger als bei nicht modularen Revisionssystemen mit distaler Fixierung [2, 13], selbst wenn diese durchgehend oberflächenbeschichtet waren [17]. Zurückgeführt wird dieses Phänomen auf die variable Möglichkeit der Verankerung am residuellen Knochen. Bleibt proximal genug Knochensubstanz, so kann die Fixierung über das proximale Trochanterteil erfolgen. Bei großen proximalen Defekten besteht die Möglichkeit einer distalen Verankerung. Je nach Defektsituation können aber auch beide Verankerungsprinzipien kombiniert werden.

In der Mehrzahl der Fälle mit vertikaler Migration (8 von 11) kam es nach einem Zeitraum von bis zu 18 Monaten zu einem Sistieren des Wanderungsprozesses. Die weitere Verlaufsbeobachtung und das Ausbleiben klinischer Symptome lassen dieses Phänomen als sekundäre Stabilisierung interpretieren. Es wurde auch bei anderen zementfreien Revisionsimplantaten beschrieben [13, 17].

Eine knöcherne Atrophie als Korrelat für ein sog. Stress shielding wurde bei 9 Schäften beobachtet, wobei allerdings nur 4 eine generelle und die Übrigen eine proximale Atrophie aufwiesen. Es handelte sich um Fälle mit einer eher distalen Fixierung des Implantats. Das Phänomen blieb ähnlich wie bei anderen nicht modularen Revisionsschäften ohne klinische Relevanz [4].

Bemerkenswert bleibt der Wiederaufbau von knöchernen Defekten auch ohne Verwendung von Knochentransplantaten. In etwa zwei Drittel der untersuchten Fälle kam es zum kompletten, in einem Drittel zum partiellen Wiederaufbau postoperativ sichtbarer Defekte. Wagner beschrieb diese reparativen Vorgänge bei einem nichtmodularen zementfrei verankerten Schaft. [18]. Böhm u. Bischel [2] fanden für den Wagner-Schaft heraus, dass es unabhängig von der Verwendung von Knochentransplantaten zum Defektaufbau kommen kann. Cameron [7] und Wirtz et al. [20] wiesen den knöchernen Wiederaufbau von Defekten auch bei modularen Revisionsschäften nach, wobei allerdings in ihren Kollektiven Knochentransplantate Verwendung fanden.

Neben dem Aufbau von Defekten konnte für den hier untersuchten modularen Schaft auch ein Wiederaufbau der kortikalen Strukturen im diaphysären Bereich nachgewiesen werden. So zeigte der Kortikalis-Index nach Callaghan einen Anstieg um 20%.

Als implantatspezifische Komplikationen müssen lediglich einige intraoperative Femurfissuren bzw. -frakturen gewertet werden. Ihre Häufigkeit entspricht der von anderen nichtmodularen aber auch modularen Systemen [9, 17]. Grundsätzlich handelt es sich um ein operationstechnisches Problem, welches im Laufe zunehmender Erfahrung mit dem System deutlich seltener auftrat.

Die klinischen Resultate belegen vor allem eine deutliche Reduktion der Schmerzen, sichtbar in dem Anstieg des Merle d'Aubigné Scores von durchschnittlich 2,5 auf 5,2 Punkte. Aber auch Gehstrecke und Gelenkbeweglichkeit zeigten klare Verbesserungen. Der Harris Score verbesserte sich deutlich, wobei der aktuelle Durchschnittswert mit 73 Punkten etwas niedriger lag als in anderen Untersuchungen [9, 13, 20]. Zu berücksichtigen ist dabei das deutlich höhere Durchschnittsalter der Patienten sowie die hohe Komorbidität. Eindrucksvoll bleibt die hohe subjektive Zufriedenheit der Patienten. 84% bewerteten das Operationsergebnis mit sehr gut bzw. gut, 91% ihre Situation besser als vor dem Eingriff.

Mit 96,5% bezogen auf eine aseptische Lockerung weist der modulare Profemur®-Revisionsschaft eine beeindruckende kumulative Überlebensrate auf. Keiner außer den gewechselten Implantaten zeigte zum Zeitpunkt der aktuellen Nachuntersuchung radiologische Zeichen einer Lockerung. Hiermit sowie unter Betrachtung der vorgelegten klinischen und radiologischen Ergebnisse erweist sich das Implantat nach 12 Jahren klinischer Anwendung als außerordentlich hilfreiches Instrumentarium zur Rekonstruktion von femoralen Defekten beim Endoprothesenwechsel.

Literatur

1. Barrack RL (2003) Orthopaedic crossfire – Stem modularity is unnecessary in revision total hip arthroplasty: in the affirmative. J Arthroplasty 18(3 Suppl 1): 98–100
2. Böhm P, Bischel O (2001) Femoral revision with the Wagner SL revision stem: evaluation of one hundred and twenty-nine revisions followed for a mean of 4.8 years. J Bone Joint Surg [Am] 83: 1023–1031
3. Brooker AF et al. (1973) Ectopic ossification following total hip replacement. Incidence and a method of classification. J Bone Joint Surg [Am] 55: 1629–1632
4. Bugbee WD et al. (1997) Long-term clinical consequences of stress-shielding after total hip arthroplasty without cement. J Bone Joint Surg [Am] 79: 1007–1012
5. Callaghan JJ et al. (1985) Results of revision for mechanical failure after cemented total hip replacement, 1979 to 1982. A two to five-year follow-up. J Bone Joint Surg [Am] 67: 1074–1085
6. Cameron HU (1993) The 3–6-year results of a modular noncemented low-bending stiffness hip implant. A preliminary study. J Arthroplasty 8: 239–243
7. Cameron HU (1994) The two- to six-year results with a proximally modular noncemented total hip replacement used in hip revisions. Clin Orthop 298: 47–53
8. Cameron HU (2002) The long-term success of modular proximal fixation stems in revision total hip arthroplasty. J Arthroplasty 17(4 Suppl 1): 138–141
9. Christie MJ et al. (2000) Clinical experience with a modular noncemented femoral component in revision total hip arthroplasty: 4- to 7-year results. J Arthroplasty 15: 840–848
10. Engelbrecht E, Heinert K (1987) Klassifikation und Behandlungsrichtlinien von Knochensubstanzverlusten bei Revisionsoperationen am Hüftgelenk – mittelfristige Ergebnisse. In: Endo-Klinik (Hrsg) Primäre und Revisionsalloarthroplastik. Springer, Hamburg
11. Engh CA et al. (2002) Extensively porous-coated femoral revision for severe femoral bone loss: minimum 10-year follow-up. J Arthroplasty 17: 955–960
12. Gruen TA et al. (1979) «Modes of failure» of cemented stem-type femoral components: a radiographic analysis of loosening. Clin Orthop 141: 17–27
13. Grünig R et al. (1997) Three-to 7-year results with the uncemented SL femoral revision prosthesis. Arch Orthop Trauma Surg 116: 187–197
14. Kaplan EL, Meier P (1958) Nonparametric estimation from incomplete observations. J Am Stat Assoc 457–481
15. Köhler HP et al. (1995) Die Revision der gelockerten Schaftkomponente mit der modularen Profemur-Revisionsprothese. Orthopäd Mitteil 25: 181
16. Kwong LM et al. (2003) A modular distal fixation option for proximal bone loss in revision total hip arthroplasty: a 2- to 6-year follow-up study. J Arthroplasty 18 (3 Suppl 1): 94–97
17. Paprosky WG et al. (1999) Minimum 10-year-results of extensively porous-coated stems in revision hip arthroplasty. Clin Orthop 369: 230–242
18. Wagner H (1987) Revision prosthesis for the hip joint in severe bone loss. Orthopäde 16: 295–300
19. Wagner H, Wagner M (1993) Femur revision prosthesis. Z Orthop Ihre Grenzgeb 131: 574–577
20. Wirtz DC et al. (2000) A modular femoral implant for uncemented stem revision in THR. Int Orthop 24: 134–138

Modulare Schaftimplantate: PFM-R (neu Revitan Gerade)*

H.P. Sieber, P. Le Béguec

Prothesendesign

Das PFM-R System umfasst eine Reihe von Femurschäften, hergestellt aus der Titanlegierung Ti6Al7Nb (Protasul-100)**. Jeder Femurschaft setzt sich aus 2 Komponenten, einer proximalen und distalen zusammen (■ Abb. 30.1).

Verbindungssystem

Die Verbindung der beiden Komponenten erfolgt durch einen 1989 speziell entwickelten, originalen Verbindungskonus, dessen ausgezeichnete mechanische Stabilität sich in Labortests und in langjähriger klinischer Anwendung bestätigt hat. Der Verbindungskonus umfasst 4 Zonen (■ Abb. 30.2).
- Gewinde für die Konusmutter,
- zylindrische Zone für die Zentrierung beider Komponenten,
- konische Zone für die Verbindung,
- schmal ausgebildete Zone zur Konzentration der Flexionskräfte in diesem Bereich.

Proximale Komponente

Es existieren 4 Teile unterschiedlicher Höhe, wobei die Längenzunahme in 10 mm von 55 bis 105 mm erfolgt. Der CCD-Winkel beträgt 135°, der Offset 44 mm.

---

* PLB Le Béguec Piere. Reprise des prothèses fémorales déscellées, Sauramps médical, Montpellier 2003, mit Erlaubnis des Autors.
** Centerpulse-Zimmer, Winterthur, CH.

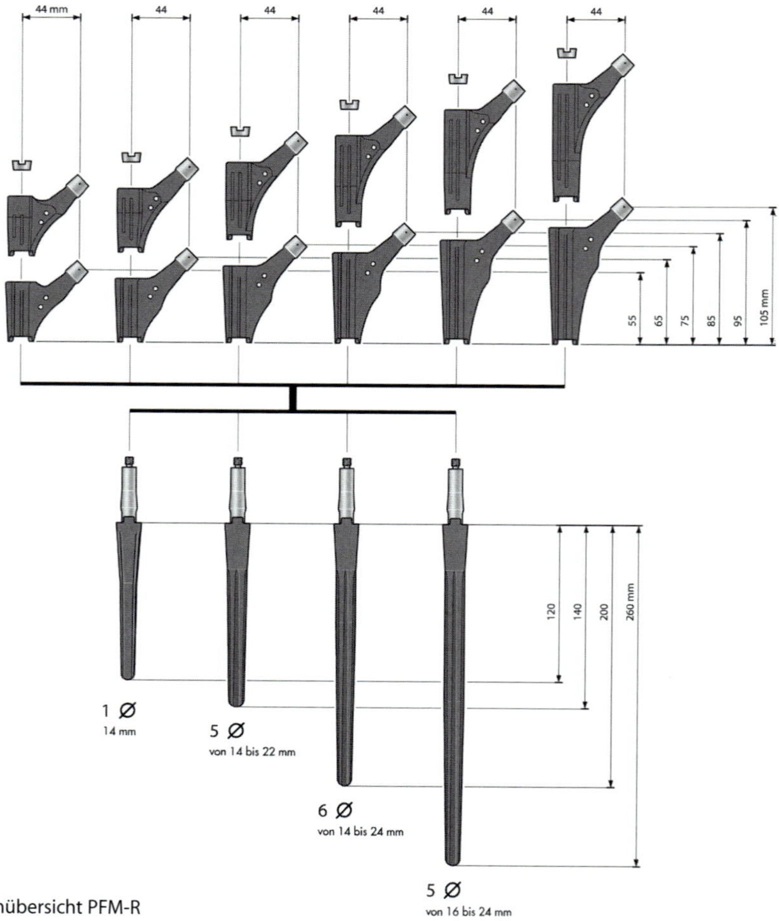

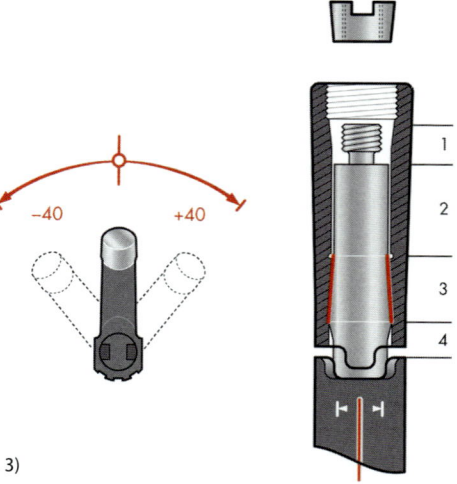

Abb. 30.1. Systemübersicht PFM-R

Abb. 30.2. Verbindungssystem PFM-R. (Aus [2], S. 74, fig. 3)

Distale Komponente

Sie liegt in 3 Längen vor: 140, 200 und 260 mm; wobei sich der Durchmesser in 2 mm Abstufungen von 14–24 mm erstreckt. Die 16 distalen Elemente sind gerade Schäfte mit 8 Längsrippen. Die Schäfte ab 18 mm Durchmesser weisen eine ventrodorsale Abflachung auf. Die Hüllkurve der distalen Implantate bildet einen 2°-Konus. Die Länge des konischen Bereichs beträgt 100 mm bei den 140 mm Schäften und 120 mm bei den 200 und 260 mm Schäften.

Press-fit-Technik

Das distale Prothesenelement wird mittels Press-fit-Technik im Femur verkeilt. Nach Morscher [3] wird zunächst der Flächenkontakt zwischen Knochen und Implantat hergestellt, dann die Verkeilung des Implantats gewährleistet, wobei eine zu starke Versteifung des Femur vermieden werden soll. Der konische Geradschaft, der in ein möglichst kurzes und mittels Reibahlen ebenso konisch aufgeriebenes Segment des Femurs eingetrieben wird, ermöglicht eine sehr gute Primärstabilität, weil durch die Form des Doppelkonus in der Kontaktfläche senkrechte Scherkräfte in stabilisierende horizontale Kräfte umgewandelt werden. Die 8 Längsrippen, welche sich in die innere Kortikalis einschneiden, ergeben zudem eine sehr sichere Rotationsstabilität (Abb. 30.3).

Diese Neutralisation der Rotationskräfte ist für die nachfolgende Osseointegration des zementfreien Schafts essentiell. Ein erhebliches Nachsinken tritt nur dann auf, wenn dieses

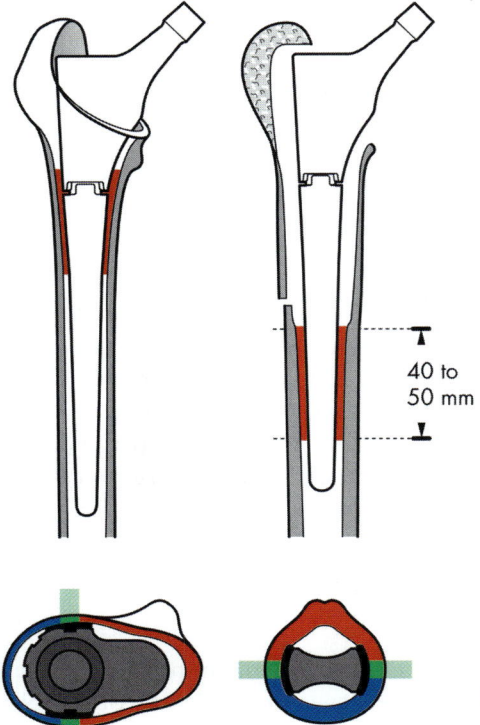

40 to
50 mm

 Abb. 30.3. *Links*: proximale (metadiaphysäre) Verankerung; *rechts*: distale diaphysäre Verankerung. (Aus [2], S. 28, fig. 4)

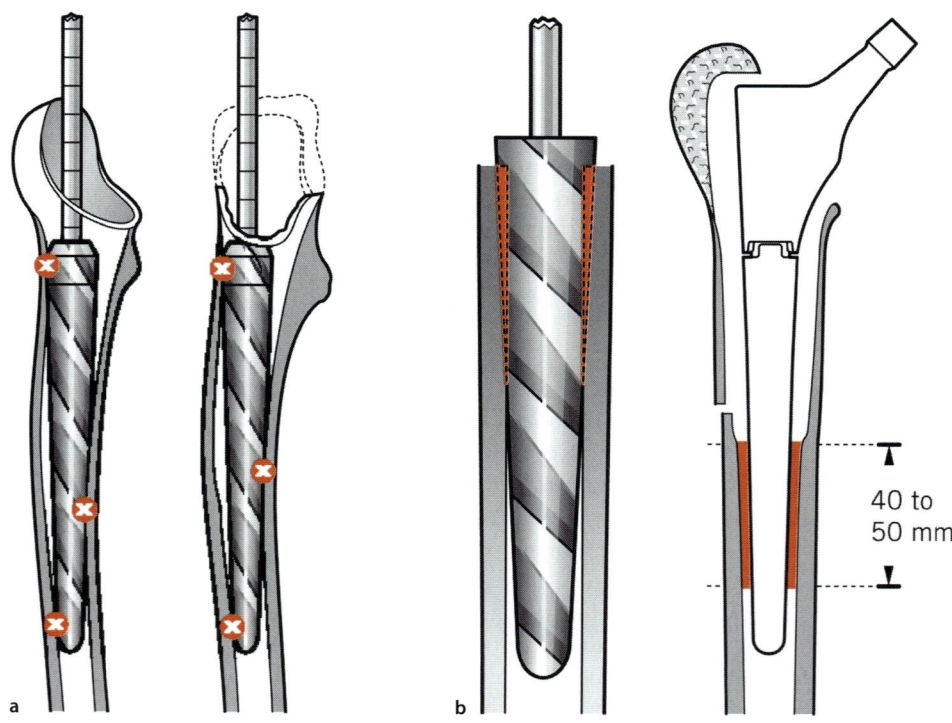

a   b

□ Abb. 29.4. **a** Unerwünschte 3-Punkteverklemmung; **b** kurze konische Press-fit-Verklemmung. (Aus [2], S. 74, fig. 2)

Grundprinzip durchbrochen wird, und z.B. dünne und zu lange Schäfte mit einer unerwünschten 3-Punkteverklemmung eingebracht werden oder eine varische Implantatlage
entsteht (□ Abb. 30.4).

Operationstechnik und Wahl des Implantates

Grundlage für eine erfolgreiche Operationstechnik ist eine minutiöse präoperative Planung,
welche mit der Analyse der standardisierten Röntgenbilder beginnt, die auch eine Evaluation der bestehenden Knochenqualität (Osteoporose) beinhalten soll. Die Analyse der
verschiedenen Morphotypen des Femurs wird dabei aufzeigen, ob eine transtrochantäre
Operationstechnik nach Wagner, evtl. mit zusätzlicher medialer Kortikotomie, oder die seltenere endofemorale Operationstechnik anzuwenden ist. Eine Planungsskizze rundet diese
Analyse ab, und stellt als solche die eigentliche Operationsstrategie dar.

Endofemorale Operationstechnik

Sie ist geringgradigen und rein proximalen Defekten vorbehalten. Entsprechend werden
kurze distale Schaftkomponenten implantiert (140 oder 200 mm). Die Verankerung erfolgt
dabei im metadiaphysären Bereich (140 mm Schäfte) oder mittels kurzer diaphysärer Ver-

ankerung in den proximalsten Abschnitten der Diaphyse (200 mm). Die Bearbeitung der Verankerungsfläche mit rotierenden Reibahlen setzt einen sehr guten Einblick auf die Verankerungszone voraus, somit eine weite Eröffnung der Trochanterregion. Die Präparation der metadiaphysären Kontaktzone geschieht mit modularen Raspeln, welche dank der aufsteckbaren proximalen Testteile als Probeprothesen Verwendung finden. In allen Fällen, in denen sich die Press-fit-Verankerungszone nach distal in Richtung des Isthmus verschiebt, drängt sich die (häufigere) transfemorale Operationstechnik auf.

Transfemorale Operationstechnik

Das Aufbohren des Markraumes soll dabei immer in einem kurzen, geradlinigen Femursegment erfolgen, um einer unerwünschten 3-Punkte-Verkeilung entgegen zu wirken. Es empfiehlt sich, die Implantation möglichst in 2 Schritten durchzuführen (In-situ-Montage des 2-teiligen Schaftes), indem zunächst das distale Schaftsegment im Femur verkeilt und dann mittels der proximalen Teile die korrekte Länge zum Drehzentrum der Hüfte aufgebaut wird. Grundsätzlich ist immer die kürzeste Verankerungsstrecke zu wählen, welche in wenig geschädigtem Knochen zwischen 30 und 50 mm betragen sollte (◗ Abb. 30.5).

Die Verbindung der beiden modularen Anteile geschieht in situ unter absichern der Rotationskräfte mittels eines speziellen Drehmomentschlüssels, welcher ein konstantes Drehmoment garantiert. Diese Montage kann auch auf dem Instrumententisch erfolgen; wobei die Implantation dann wie bei einer Monobloc-Revisionsprothese erfolgt, ohne die erwähnten Vorteile der Modularität auszuschöpfen.

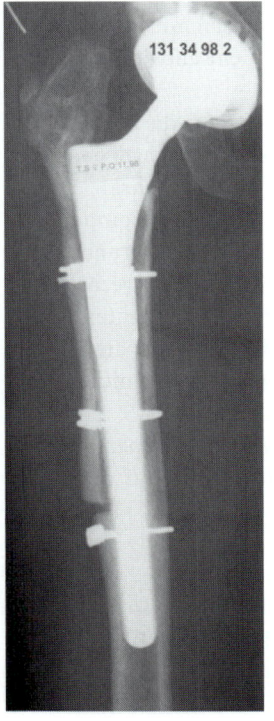

◗ **Abb. 30.5.** Kurze diaphysäre Fixation. (Aus [2], S. 23, fig.14)

Zusätzliche Knochentransplantationen erübrigen sich, da sich, analog zu der Erfahrung mit dem Wagner-Revisionsschaft, innerhalb des ersten Jahres eine ausgiebige Rekonstruktion der geschädigten periprothetischen Knochenabschnitte einstellt.

Entfernung eines PFM-R Schaftes

Mithilfe eines speziellen Demontageinstrumentariums wird das proximale Prothesenteil vom distalen Konus abgezogen. Ein Verbindungteil wird auf den distalen Schraubensitz aufgeschraubt. Mit einem Gleithammer wird dann das distale Teil entfernt, was bei längeren Schäften nur in den ersten Wochen möglich ist. Bei osseointegrierten Schäften empfiehlt sich eine transfemorale Freilegung von zwei Drittel der Schaftlänge, um von diesem Fenster aus mittels flexibler und schlanker Spezialmeißel die Prothesenspitze zu mobilisieren. Wir empfehlen grundsätzlich, mehrere Sicherungs-Cerclagen um den distalen Femurteil zu legen, bevor mit der Aufmeißelung begonnen wird.

Ergebnisse

Der Mitautor [2] hat in einer retrospektiven Studie eine Serie von 180 Prothesen nachuntersucht, die er zwischen 1994 und 1999 implantiert hatte. Die Defektklassifizierung, die Graduierung des postoperativen Knochenaufbaus sowie die Beurteilung der prä- und postoperativen Osteoporose erfolgte dabei in der Gruppe mit 2 weiteren unabhängigen Untersuchern.

28 Patienten konnten nicht nachuntersucht werden: 9 waren verstorben, bevor sie kontrolliert werden konnten, oder die Kontrolle hatte in einem zu kurzen Zeitraum stattgefunden. 16 Patienten erschienen nicht zur Kontrolle. Zwei Patienten wurden mit einer anderen Methode reoperiert (ein Infekt, ein Fall von Nachsinken). Ein Patient entwickelte ausgeprägte heterotope Ossifikationen, die eine Bewertung erschwerten.

Kontrolliert werden konnten 152 Prothesen (148 Patienten): 89 betrafen die rechte, 63 die linke Hüfte. Der durchschnittliche Kontrollzeitraum betrug 3 Jahre (1 bis 7 Jahre) bei insgesamt 76 Frauen und 72 Männern. Das Altersmittel betrug 75 Jahre (31 bis 95 Jahre). Grund für die Wechseloperation war in 53% eine Lockerung der femoralen Komponente, in 29% waren große Granulome um eine noch stabile Prothese der Revisionsgrund, in 2% lag ein Materialbruch vor. 15% schließlich wurden im Rahmen eines Prinzipwechsels der gesamten Prothese in beiden Komponenten ausgewechselt. Für 15% der Patienten war es der zweite, bei 4 Fällen der 3. oder noch häufigere Wechsel. Bei 139 (91%) war die Primärprothese zementiert verankert worden, 21-mal wurde die Pfannenkomponente nicht ausgewechselt. 40% aller Patienten hatten eine TP der gegenseitigen Hüfte.

Die Analyse der Ergebnisse zeigte ein Verteilungsmuster, welches der persönlichen Lernkurve des Erstautors entsprach: Die erste Gruppe (78 Prothesen) betraf diejenigen Patienten, welche vor Januar 1998 operiert worden waren. Die zweite Gruppe (74 Prothesen) betraf die Patienten, welche nach Dezember 1997 operiert wurden. Während dieser 2. Phase wurden die erarbeiteten Prinzipien konsequent umgesetzt.

Entsprechen dieser Gruppierung fanden sich unterschiedliche Frequenzen, was die Zugangswege anbetraf: Dominierte in Gruppe 1 der endofemorale Zugang (44%), so war bei der Gruppe 2 der transfemorale Zugang mit 84% weitaus der Häufigere. Die Ergebnisse der Gruppe 1 wurden durch den Umstand verschlechtert, dass der Autor in der Anfangszeit eine

devaskularisierende transfemorale Technik anwendete, welche einen erheblichen Knochen-
schwund im lateralen Femurbereich bewirkte. In Gruppe 2 wurde die muskelgestielte Fensterung nach Wagner [4] konsequent angewendet. Auch die verwendeten Schaftlängen lassen
klare Unterschiede zwischen beiden Gruppen erkennen: In Gruppe 1 waren die Längen 140
und 200 mm annähernd gleich verteilt, während in der späteren Gruppe 2 das Schwerge-
wicht (68%) auf die Schaftlänge 140 mm fiel. Die Länge 260 mm wurde nie angewendet.

Die klinischen Ergebnisse wurden nach dem Harris Hip Score (HHS) und der Graduierung von Merle d'Aubigne und Postel (MAP) bewertet. Sie wurden mittels χ^2-Test und Stu-
dent-t-Test ausgewertet. Im Mittel fand sich eine Verbesserung des HHS von 17 (präoperativ)
auf 41 (postoperativ) was die Schmerzen und eine solche von 28 auf 40, was die Funktion
anbetraf. Insgesamt verbesserte sich der HHS um 36 Punkte ($p<0,001$). Der MAP verbesserte
sich von 2,74 auf 5,54 Punkte für die Beschwerden, insgesamt betrug die Verbesserung 4,25
Punkte ($p<0,001$). Lediglich 7 Patienten wiesen einen MAP-Score von 4 (4,6%) auf, welcher
eine erhebliche, bleibende Behinderung auch nach der Austauschoperation aufzeigt.

Die Analyse des Osteoporosegrades sowie des postoperativen Knochenaufbaus erfolgte mittels einer originalen Punkteskala, welche 15 einzelne Bewertungsschritte beinhaltet.
Sie zeigte auf, dass 26% aller Patienten eine erhebliche, und 4% vor dem Eingriff bereits
eine schwere Osteoporose aufwiesen, welche sich auch auf das Ausmaß des postoperativen
Knochenaufbaus, insbesondere aber auf den Schweregrad des später beobachtbaren Stress-
shieldings auswirkte. Ein Dissertand [1] hat innerhalb einer separaten Röntgenstudie den

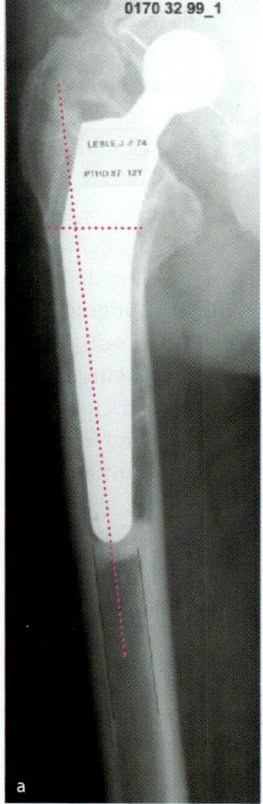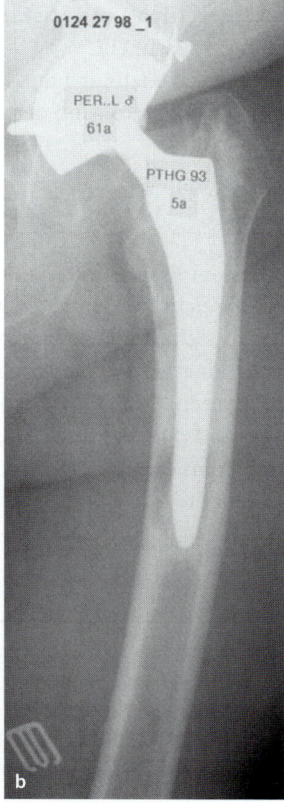

⬛ **Abb. 30.6a,b.** Verbiegung in der
Frontalebene. (Aus [2], S. 45, fig. 8)

Morphotyp des Femurs vor der Wechseloperation ermittelt. In nur 70 Patienten (46%) war er tatsächlich gerade in a.-p.-Richtung, in weiteren 70 Patienten war er in derselben Ansicht varisch verkrümmt und in weiteren 12 Patienten (8%) war in beiden Ansichten eine übermäßige Kurvierung vorhanden (◘ Abb. 30.6). Die radiologische Untersuchung des postoperativen Knochenaufbaus zeigte auf, dass dieser um so kräftiger ausfiel, je kürzer die diaphysäre Verankerungsstrecke des Implantats gewählt worden war. Dabei kamen die eingangs erwähnten Unterschiede zwischen den Gruppen 1 und 2 der Lernkurve des Autors drastisch zum Ausdruck.

Komplikationen

Um einen kompletten Überblick zu ermöglichen, wurden die Komplikationen bei allen 180 initial operierten Patienten erhoben. Bei 4 Patienten entstanden während des Wechsels Schaftfrakturen, welche 3-mal die Verwendung eines längeren Schaftes verlangte, als ursprünglich geplant war. Alle 4 Frakturen verheilten ereignislos. In 6 Fällen konnte radiologisch eine inkomplette Zemententfernung festgestellt werden. Interessanterweise wurden Zementreste nur bei der endofemoralen Technik übersehen, waren also in der ersten Serie häufiger. Bei 2 Patienten führte die Zementplombe zu einem exzentrischen Aufreiben und folglich zu einer varischen Implantatlage. Der Markraum mit der Reibahle wurde 7-mal perforiert. Neurologische Komplikationen traten 2-mal auf, einmal in Form einer passageren Femoralisparese; eine partielle Ischiadikusparese hat sich motorisch erholt. Vier Infekte verlangten in 2 Fällen den Prothesenwechsel (1-mal auswärts), 2-mal wurde lokal debridiert und die Prothese belassen. Alle Infekte sind ausgeheilt.

Bei 5% der Reoperationen (8 Fälle) traten Luxationen auf. Die geschlossene Reposition genügte 6-mal; bei 2 Patienten wurde eine Rekonstruktion der Abduktoren nötig.

Grenzen der Methode

Wenn infolge eine langen periprothetischen Fraktur oder einer Osteolyse über den Isthmus hinaus eine Primärstabilität nicht erreicht werden kann, muss auf ein anderes Revisionskonzept gewechselt werden. Ebenso stellt die ausgeprägte Osteoporose, mit weitem Markraum und ausgedünnter Corticalis eine klare Kontraindikation für das vorgestellte Implantat dar. Jede Technik hat ihre Grenzen. Deshalb ist es wichtig, dass der Operateur sich zuerst für ein Behandlungskonzept entscheidet, dessen Anforderungen studiert und sich erst danach für ein bestimmtes Implantat entscheidet, welches er dann allerdings auch konsequent nach diesen Prinzipien anwendet.

Literatur

1. Hamon JM (2002) Intérêts d'une nouvelle méthode radiologique dans la prise en charge thérapeutique des déscellements aseptiques fémoraux des arthroplasties totales de hanche. A propos de 180 cas, Thèse, Rennes
2. Le Béguec P (2003) Reprise des prothèses fémorales déscellées. Sauramps médical, Montpellier
3. Morscher E (1991) Experience with the press-fit cup and press-fit gliding stem. In: Kusswetter W (ed) Noncemented total hip replacement. International symposium Tübingen, 1990, 221–231, Thieme, New York
4. Wagner H (1989) Revisionsprothese des Hüftgelenkes, Orthopäde. Springer, Berlin Heidelberg New York Tokio

Modular Stems in Total Hip Revision: S-ROM

H.U. Cameron

Design Rationale

The S-ROM (DePuy, Warsaw, IN) is a proximally modular stem consisting of three parts: the stem, proximal sleeve and head joined together with a 6° Morse taper lock. The stem and sleeve are 6Al4VaTi and the head is cobalt chrome or ceramic. The head/neck taper is 11/13 which allows the use of heads ranging from 22 mm to 32 mm.

The primary stem is 165 mm long and is straight and circular. If a stem longer than 200 mm is to be used, it is bowed 7° to 10°at the 200 mm mark. Long stems range up to 360 mm in length. The stem is canal filling distally and has sharp 0.6-mm flutes designed to engage the endosteal cortex, thus providing distal rotational stability of 35 nm (the standard torque loads on a hip are 22 nm). It is polished distally to prevent osseointegration (a nondistally polished S-ROM stem will osseointegrate). The objective is distal stability, not distal fixation. The stem is also split like a clothespin in the plane of femur bending to reduce bending stiffness and thus end stem pain. An additional advantage of the split is that it allows a further 3° of stem bowing.

The sleeve comes in various geometries to enable proximal canal fill. It is stepped to convert sheer loads to compression loads as much as possible. It is coated with a single bead layer of commercially pure titanium. The beads are compressed during sintering so that they produce a close packed array, which is a strong configuration; no bead shed has been seen in 15 years. The metallurgy of the sleeve is somewhat degraded during the sintering process but given that when locked in place the hoop stress is frozen in, there is no cyclic loading and, therefore, no sleeve fractures have occurred. The metallurgy of the stem is unaffected and in 15 years only two leg fractures have occurred in spite of the use of stems as small as 6 mm.

The fact that the sleeve is fixed proximally to the bone and the stem is polished distally, thus preventing axial loading, means that the locking is positive, i.e., the greater the load on the femoral head, the tighter the locking mechanism becomes. Because of this no stem/sleeve dissociation has been reported. The stem and sleeve can be locked together in any version, thus allowing full metaphyseal fill with the sleeve regardless of deformity. The bowed long stems are given a 15° anteversion twist proximally necessitating lefts and rights, as the version of a bowed stem cannot be altered. Straight long stems are available but should only be used in the unusual circumstance of a straight or re-curved canal (one case in 15 years). Even if a femoral diaphyseal osteotomy has been carried out a bowed stem should be used, because a straight stem will eliminate the natural femoral bow and place the knee in 7°–10°of recurvatum.

The sleeve provides a seal or gasket preventing access of the polyethylene particles to the distal stem. This seal is quite efficient. In 15 years, one case of distal osteolysis has occurred in a revision case and two in primaries. In these cases, there was a lucent line between the sleeve and the bone, which allowed polyethylene particle ingress.

The proximal part of the stem comes in various neck lengths and offsets. The length varies from 30 mm to 46 mm (calcar replacement). The offset varies from standard to +8 mm. A properly inserted sleeve in reasonable bone gives 35 nm of rotational resistance. In revisions, where there may be severe damage to the proximal femur, the sleeve may provide no rotational resistance and all the rotational resistance is provided by the distal fluting. The sleeve in these cases simply produces resistance to vertical subsidence.

Stems subside by going into valgus and then sliding down the inside of the calcar. A stem that is distally canal filling over an adequate length, i.e., more than 5 cm, prevents the proximal stem from going into valgus. The sleeve will hang out, acting as a collar. The sleeve, therefore, does not require lateral support and this hip can be used with a Wagner split or an extended trochanteric osteotomy or even no proximal/lateral cortex. This explains why there have been no cases of subsidence of more than 3 mm in revisions in the last 15 years (less than 3 mm cannot be measured reliably on clinical X-rays).

Insertion Technique

Canal preparation for the primary stem consists of reaming with rigid side cuts (not end-cut reamers) until 5 cm of full cortical contact is encountered. These reamers are not self-advancing. Reaming is carried out to the minor diameter of the stem, i.e., reaming for a 13-mm stem is 13 mm. The flutes provide a 1.2-mm press fit distally. Full rotational control must be achieved when a stem is 2–3 cm away from final seating. A rigid reamer 0.5 mm larger is used down to the beginning of the flutes.

Reaming for a long stem is carried out with flexible intramedullary reamers over a guidewire. In this case, as bowing is variable and as a 3.5-mm guidewire will not absolutely prevent lateral movement, reaming is carried out to 1 mm above the minor diameter, i.e., reaming for a 13-mm stem is 14 mm. Again, more than 5 cm of full distal canal fill should be felt with the reamer.

Metaphyseal reaming is then carried out using a distal canal filling pilot to ensure centering. The metaphysis is reamed with conical reamers until smooth cortical contact is felt, usually anteriorly just below the lesser trochanter. The calcar is then milled with a side cut drill held in place by a frame that fills both the metaphysis and diaphysis. The calcar is milled until cortical contact is felt. All reaming height is referenced from the top of the greater trochanter. Preparation, therefore, is machining not reaming.

In a revision of a loose femoral component, often the only good bone is where the collar of the old prosthesis has been resting on the calcar. This bone must be preserved if possible and is not milled. The sleeve simply rests on it. The sleeve does not have to rest flush with the calcar and can be allowed to protrude up to 2 cm proud.

The combination of 20 mm of sleeve hang out, a 46-mm calcar replacement and a +12 head means that in practice up to 70 mm of completely missing proximal femur can be made up without requiring grafting.

In a short stem case, the sleeve is inserted tightly first and the stem introduced through the sleeve. In a bowed stem case, the sleeve is inserted loosely as the position of the stem in the proximal femur will vary depending on the stem's relationship to the bow. The proximal end of the sleeve will recenter after the bow has been passed and the stem and sleeve can then be finally impacted together. The version of the stem is based on the tibia, not the proximal femur. The sleeve is inserted to give maximum metaphyseal fill.

Removal

Should removal be necessary immediately after a stem has been inserted, a releasing bone cut is useful. This is a saw cut made through the anterior cortex of the femur 2 cm below the lesser trochanter down a distance of 4–5 cm. After the sleeve has been ingrown, the stem can be removed by inserting a wedge between the sleeve and the shoulder of the stem. A new stem of the same diameter can then be inserted through the original sleeve at a different version if required. If a longer stem has to be passed cement removal hooks should be used to ensure that any new intramedullary bone has been removed. Reamers should not be passed through the sleeve. If an ingrowth sleeve has to be removed, a trochanteric osteotomy should be used extended down to just below the sleeve.

Implant Selection

If the bone below the lesser trochanter is intact (Type 1), a primary stem can be used. If this bone is damaged (Type 2), a long stem is used. If there is more than 70 mm of completely missing proximal femur (Type 3), a structural allograft is cemented to the sleeve and the allograft sleeve–stem composite is impacted into the distal femur. This is unusual. Only five cases have been done in 15 years (■ Fig. 31.1).

Results of Revision Cases

All S-ROM cases done by the author have been followed prospectively. The cases are seen annually and rated using the Harris hip rating system and radiologically using the Gruen system. As short-term results are of no significance, only cases done prior to December 1997 have been considered for this review, which was carried out in December of 2002.

Type 1: Short Stems

There were 106 cases, 43 males and 63 females. Age range was 23–85 years (mean, 63 years). Follow-up was 5–14 years (mean, 8.5 years). Twenty were lost to follow-up, 9 of whom died at less than 5 years, three emigrated and eight were lost to follow-up. Four had stem revisions for late sepsis at years 5, 6, 7 and 9, leaving 82 available for this review. There were no cases of revision for aseptic loosening. The Harris rating was excellent in 69.5%, good in 17.1%, fair in 16.4% and poor in 2.4%. Lucency on the AP X-ray was nil in 91.5%, low-grade in 7.3% and high-grade in 1.2%.

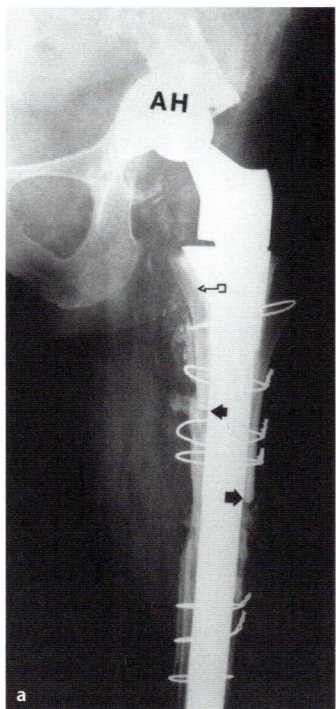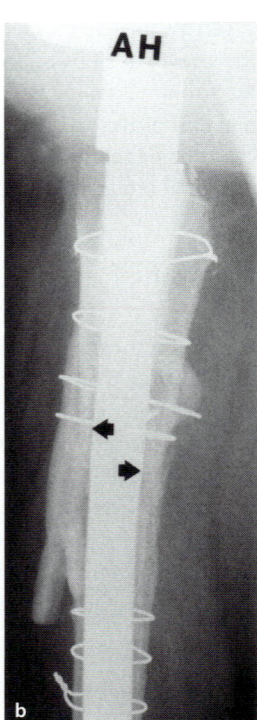

Fig. 31.1a,b. In this case, the proximal femur was completely missing and was replaced by proximal femoral allograft step cut (*black arrows*). The sleeve is cemented to the allograft (*open arrow*), which is protected by cerclage wires

31

The main complication was the same as in the primary cases, in other words, wear. Three liners were exchanged at years 12, 13, and 14. Two cups were revised at years 4 and 6. Other than acetabular grafting, there were few concomitant operations.

Type 2: Long Bowed Stems

There were 196 cases: 103 males and 63 females. The age range was 23–92 years (mean, 75 years). Nineteen cases were over 80 years of age. The follow up was 5–15 years (mean, 7.5 years); 40 were lost to follow-up, of whom 12 died at less than 5 years, four emigrated, 12 were too old or too ill to travel, i.e., 14 were truly lost. Three stems were revised for late sepsis at years 2, 3, and 4. There were five cases of aseptic loosening revised at years 4, 4, 6, 7 and 7, leaving 108 cases for review. The preoperative condition was a Girdlestone in 19 patients, short cemented stem in 85, long cemented stem nine, precoat five, proximal ingrowth in 22 and full ingrowth in ten. Preoperative problems included three sciatic and one femoral nerve injury, sevene fractured femurs and four stems. There were four femoral non-unions and one with avascular necrosis of the midshaft femur. There were nine greater trochanter nonunions. Fourteen stems were out of the canal, the femur was in varus in 18. The greater trochanter was missing in four and the glutei missing in two. The knee was fused in two. Two had no medullary canal and six had canal-filling cement over a long distance.

Concomitant operations included 24 extended trochanteric osteotomies, 27 diaphyseal osteotomies, 12 windows, and three Wagner splits. Strut grafts were used in 16, two of which were massive, and three cases were impaction grafted.

The Harris rating was excellent in 65.6%, good in 18.2%, fair in 18% and poor in 5.4%. Limp was nil in 79.1%, mild in 5.4% and severe in 15.5%. Thigh pain was present in 0.7%. Two liners were exchanged for wear at years 11 and 13. Osteolysis was present in the greater trochanter in four cases noted at a mean time of 11.5 years. Lucency was nil in 71%, low-grade in 22.9% and high-grade in 6.1%.

Type III

There were five cases only. None of these have required re-revision.

Discussion

With an overall aseptic loosening rate of 1.6%, it would seem that this proximally modular stem can handle all revision cases. In the last 15 years, the author has not had to switch to any other stem in any revision case, no matter how complicated.

References

1. Cameron HU (2003) Orthopaedic crossfire – stem modularity is unnecessary in revision total hip arthroplasty: in opposition. J Arthrop 18 [Suppl 1] 101–103
2. Gruen TA, McNeice GM, Anstutz AL (1979) Modes of failure of cemented stem type femoral components: a radiographic analysis of loosening. Clin Orthop 141:17
3. Harris WH (1969) Traumatic arthritis of the hip after dislocation and acetabular fracture: treatment by mould arthroplasty. J Bone Joint Surg 51A:737

ZM-R Prosthesis (Zimmer)

P. Cherubino, M.F. Surace

Introduction

The ZMR® (Zimmer Modular Revision, Zimmer, Warsaw, IN, USA) modular revision system was designed following the directions of a team of international hip surgeons. The choice of a modular implant was dictated by the need for flexibility to face unpredictable intraoperative demands of hip revision surgery. It is known that difficulty selecting the most appropriate components for revision hip arthroplasty may significantly affect the outcome [4].

The ZMR® system features several combinations of stems and bodies to meet virtually every femoral reconstructive technique. Particularly, the taper stem is the one designed on the basis of Wagner's distal fixation concepts.

The Wagner's concept consists of a distal fixation based on the interference of the straight tapered titanium alloy stem at the level of the femoral isthmus; additional longitudinal fins are provided in order to supply rotational stability [9]. Proximal fill is not considered to be an issue and the extended trochanteric osteotomy was first described by the author himself and is known as Wagner's approach [9]. The surgical technique for this stem is influenced by its one-piece nature: the surgeon must take critical decisions concerning the version, off-set, limb length and soft tissue, balancing all at once [2].

The modular concept was developed in order to remediate these problems by separating these surgical steps and giving the surgeon more options [3]. Although any clinical study could document improved outcomes with modular stems over one-piece stems, the intraoperative flexibility provided by choices of diameter, stem length, fixation type, and proximal stem size and orientation makes it possible to establish a stable hip center [7].

Periprosthetic fractures, dislocations, and subsidence are reported as the most frequent mechanical complications of the Wagner stem [1, 5, 6, 8, 10]. From a biomechanical point of view, the morphology of the Wagner stem itself may be responsible for the reported complications: the relatively slippery cone angle (2°) could cause frequent subsidence of the stem, and the valgus CCD angle (145°) could result in the high percentage of perioperative dislocations. On the other hand, modular stems may have potential problems of assembly and fretting corrosion, while bulky proximal bodies can give an excessive proximal femoral fill [2, 3].

The ZMR® modular taper, combining modularity and distal fixation principles in one stem, was designed in order to solve both sets of problems that had arisen in literature, while retaining the good aspects of both philosophies. It features a taper titanium alloy stem with an increased cone angle (3.5°) and fins to avoid subsidence and rotational instability, a slim proximal body with different offsets, a calcar sparing neck with a more physiologic CCD angle, and a rock-solid Morse cone coupling. In addition, it has an anterior bevel to avoid contact with the anterior cortical bone, which may arise from femoral bowing.

Clinical Experience

Eighty-seven ZMR stems were implanted in 86 patients: there were 29 males (34%) and 57 females (66%). The average age of the patients at surgery was 72 years (range, 41–92 years).

The primary implant failure cause was aseptic loosening in 80% of cases, a periprosthetic fracture in 10% of cases and septic loosening in 4% of cases.

Prospective clinical and X-ray evaluation were obtained at scheduled intervals with a mean follow-up of 32.5 months, ranging from 1 to 60 months. The drop-off rate is 1.1% due to a cerebral vascular haemorrhage and consequent death of the patient 14 months after surgery.

The observed complications were early dislocation in six cases (6.8%), a superficial infection in two cases (2.2%) and an intraoperative femoral fracture in three cases (3.4%).

Surgical Technique

Preoperative planning is always performed by means of the dedicated templates and the surgical strategy defined before entering the operating room.

The patient is placed in a lateral position, secured to the table by means of specific holders. Sterile draping is always practised with disposable material. The entire surgical team wears self-vented helmets.

A posterior lateral approach to the hip is used when not contra-indicated by the anaesthesiologist because of the side position of the patient.

After the primary implant is exposed, its stability is always checked and removal attempted by pulling it outwards with a specific grasper. If it does not come out from the top a Wagner's approach is used, with a modified technique that puts several drill bits on the line of the osteotomy [9]. The anterior cortical is cut with an oscillating saw as well as the lateral and posterior ones (◘ Fig. 32.1a–c). Then, by means of a curved osteotome, the cortical window is lifted, progressively sliding the tool between the bone and the stem (◘ Fig. 32.2). The stem is finally removed.

In case of a cemented primary stem, if it came out by the top of the femur the cement mantle is removed with specific chisels and the distal plug with a long corkscrew-shaped tool. Otherwise, if osteotomy was performed the cement is well exposed and easily removed. Periprosthetic granulomatous tissues are always accurately excised.

When the femoral canal is cleaned up from any etherotopic material, it is possible to proceed with the reaming. The distal reamer is used in increasing sizes until its taper satisfactorily engages the cortical bone. Since the ZMR® is a straight stem, it is better to insert it from a quite lateral point in the greater trochanter region in order to avoid valgus positioning, distal lateral cortical damage or periprosthetic fractures (◘ Fig. 32.3). To avoid similar intraoperative complications, particular attention should be paid not to push the reamer down in the canal, but rather letting it sink down as rotation progresses.

Once the distal reaming is completed, it is possible to read on its proximal marks the appropriate stem length, always considering that the adequate mark corresponds to the lateral tip of the proximal body and that it should sit approximately 1.5 cm below the tip of the greater trochanter (◼ Fig. 32.4). The smallest possible proximal reamer that fits should be employed to prevent further bone stock impairment. Note that the marks on the proximal reamers match those on the distal one. Proximal reaming should be performed until the proximal reamer sits nicely on the distal one.

Usually, trial bodies are not employed and the final stem is set in place, paying attention to the anterior bevel positioning.

It is now possible to perform a trial reduction with a temporary body, thus to check for adequate stability (◼ Fig. 32.5). Once the best combination of version, body size and offset

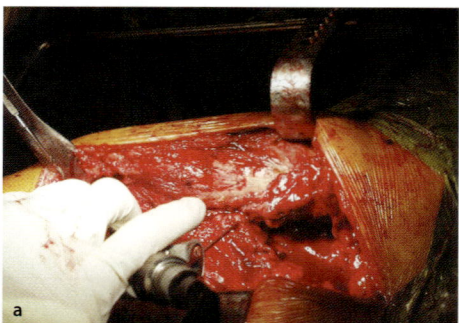

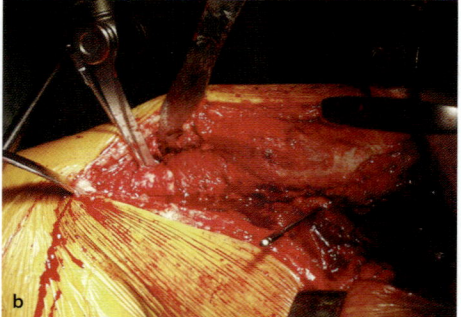

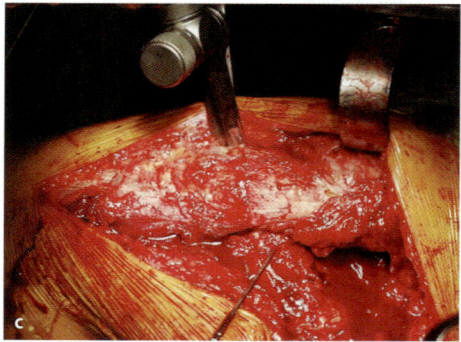

◼ **Fig. 32.1a–c.** The osteotomy of the anterior cortical of the femur is performed with an oscillating saw. **b** The osteotomy of the lateral cortical of the femur is performed with an oscillating saw. **c** The osteotomy of the posterior cortical of the femur is performed with an oscillating saw

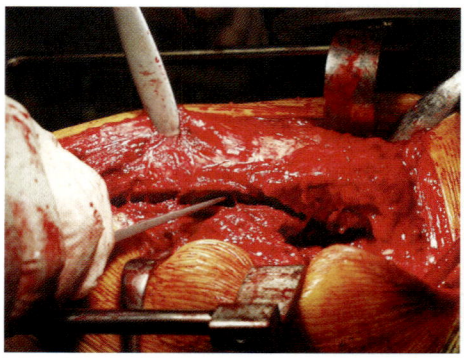

◼ **Fig. 32.2.** The cortical window is lifted up progressively, sliding an osteotome between the bone and the stem

and head length is found, final assembly is obtained with specific torque wrenches and a security nut (■ Fig. 32.6).

Obviously, in case of a total revision arthroplasty, after the preparation of the femoral canal, the acetabular side should be revised before implanting the ZMR® stem.

From the biological point of view, in order to allow proximal bone stock restoration and stem ingrowth, it is strongly advisable not to interfere with the blood supply to osteo-muscular flap obtained by the osteotomy. Thus, to prevent non-unions of the osteotomy, stem mechanical over-stress and possible failures, it is recommended to avoid excessive cerclage or cabling to close the osteotomy, by simply re-approaching the osteo-muscular flap to the osteotomy site (■ Fig. 32.7). In this way, the well vascularized osteo-muscular flat will spontaneously heal, promoting vital bone apposition in the calcar region, which will withstand mechanical stresses otherwise left to the stem (■ Fig. 32.8).

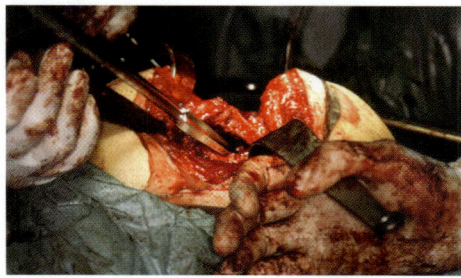

■ **Fig. 32.3.** It is better to insert the ZMR® straight stem from, a quite, lateral position in the greater trochanter region

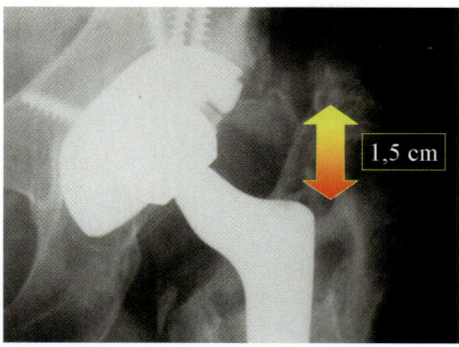

■ **Fig. 32.4.** The proximal body should sit approximately 1.5 cm below the tip of the greater trochanter

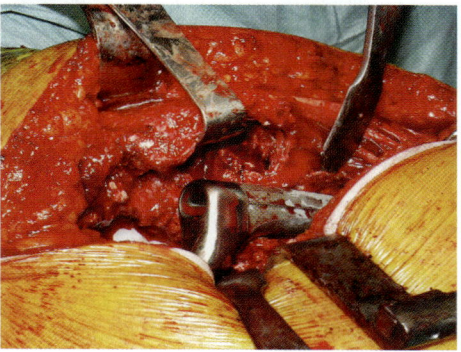

■ **Fig. 32.5.** A trial reduction with a temporary body is performed, to check for adequate stability

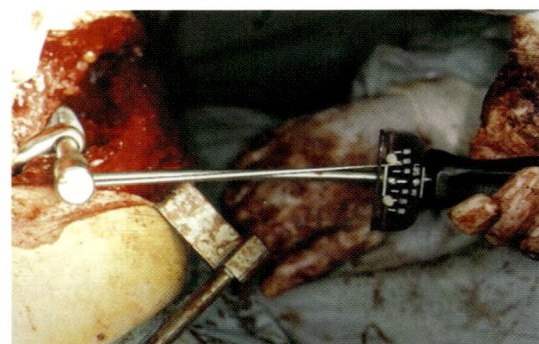

🔲 **Fig. 32.6.** The security nut is locked with a dedicated torque wrench

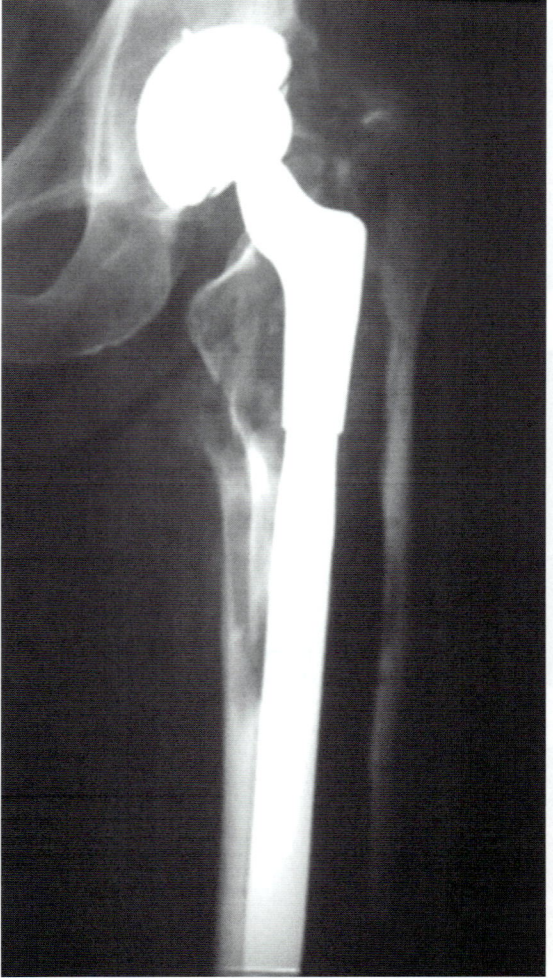

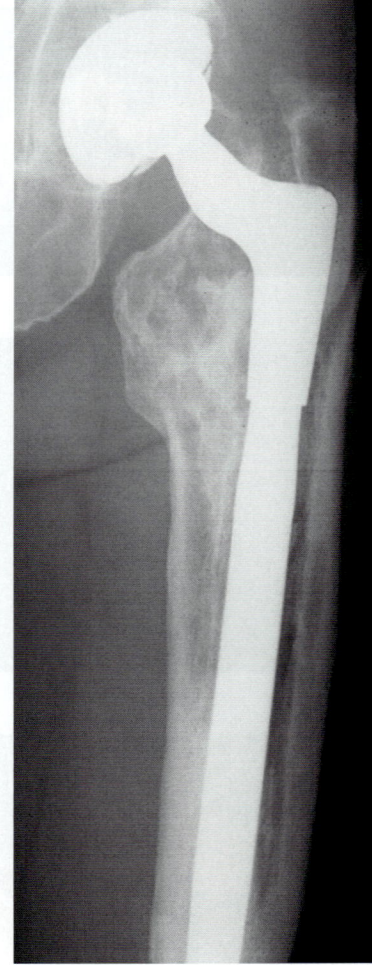

🔲 **Fig. 32.7.** The osteotomy is closed simply reapproaching the osteomuscular flap to the osteotomy site

🔲 **Fig. 32.8.** Same case as Fig. 33.7 shows good healing of the osteotomy at a 3 years follow-up

---

Conclusion

Considering the preliminary results that show an appealingly low complication rate and no stem loosening or failure at present follow-up, the flexibility of the system in managing severe proximal defects and the accuracy of the instrumentation, the ZMR® modular revision taper stem has proved to be a valuable resource in dealing with complex hip revision arthroplasties.

References

1. Bohm P, Bischel O (2004) The use of tapered stems for femoral revision surgery. Clin Orthop 420: 148–159
2. Cherubino P, Zatti G, Surace MF, D'Angelo F (2002) Femoral revision with special stems. Hip International 12: 110
3. Cherubino P, Surace MF, Zatti G (2003) Stem revision: special implant versus primary device. Chir Organi Mov 88: 281–284
4. Goldberg VM (2002) Revision total hip arthroplasty using a cementless modular femoral hip design. Am J Orthop 31: 202–204
5. Grunig R, Morscher E, Ochsner PE (1997) Three- to 7-year results with the uncemented SL femoral revision prosthesis. Arch Orthop Trauma Surg 116: 187–197
6. Isacson J, Stark A, Wallensten R (2000) The Wagner revision prosthesis consistently restores femoral bone structure. Int Orthop 24: 139–142
7. Jones RE (2004) Modular revision stems in total hip arthroplasty. Clin Orthop 420: 142–147
8. Lyu SR (2003) Use of Wagner cementless self-locking stems for massive bone loss in hip arthroplasty. J Orthop Surg (Hong Kong) 11: 43–47
9. Wagner H (1987) Revision prosthesis for the hip joint in severe bone loss. Orthopade 16: 295–300
10. Weber M, Hempfing A, Orler R, Ganz R (2002) Femoral revision using the Wagner stem: results at 2–9 years. Int Orthop 26: 36–39

Demonstration ausgewählter Fälle

H.-D. Carl, N. Corsten, J. Eulert, R. Forst, M. Hahn, F.F. Hennig,
K.F. Hopf, G. Muhr, C. Rader, A. Schuh, P. Thümler, D.C. Wirtz,
G. Zeiler

I) Schaftrevisionen

Fall 1–3   (D.C. Wirtz, Orthopädische Univ.-Klinik Aachen)
Fall 4 –5   (K.F. Hopf und G. Muhr, Berufsgenossenschaftliche Kliniken „Bergmannsheil",
             Univ.-Klinikum Bochum)
Fall 6–7   (M. Hahn, Unf.-u. Wiederherstellungschirurgie, Klinikum Bremen Mitte
             gGmbH, Bremen)
Fall 8–9   (R. Forst und H.-D. Carl, Orthopädische Klinik mit Poliklinik, Friedrich-
             Alexander-Universität, Erlangen-Nürnberg)
Fall 10–11 (F.F. Hennig, Chirurgische Univ.-Klinik, Abt. Unfallchirurgie, Friedrich-
             Alexander-Universität, Erlangen-Nürnberg)
Fall 12–14 (G. Zeiler, A. Schuh, Orthopädische Klinik Wichernhaus, Rummelsberg, Schwar-
             zenbruck)
Fall 15–16 (C. Rader und J. Eulert, Orthopädische Univ.-Klinik,Würzburg)

II) Pfannenrevisionen

Fall 17–19 (P. Thümler und N. Corsten, Orthopädische Klinik, St. Vinzenz-Krankenhaus,
             Düsseldorf)

I) Schaftrevisionen

Fall 1–3 (D.C. Wirtz, Orthopädische Univ.-Klinik Aachen)

Fall 1

Anamnese. 77 Jahre, weiblich, idiopathische Coxarthrose, Primär-TEP mit zementiertem Schaft, 3 Jahre nach Implantation periprothetische Fraktur, Osteosynthese mittels Draht-Cerclagen und Plattenosteosynthese (■ Abb. 33.1a).

Befund und Problem. Nach weiteren 2,8 Jahren aseptische Lockerung mit kompletter Destruktion des ventrolateral-metadiaphysären Knochens (Defekttyp 3 nach Paprosky; ■ Abb. 33.1b).

Therapie. Rekonstruktion mit MRP-Prothese (distal 200 mm gebogen, ⌀ 13 mm, 70 mm Prothesenhals mit Finne), distale Verankerung mit Überbrückung der metadiaphysären Defektzone, Draht-Cerclagen diaphysär zur Sicherung der Verankerungszone, Readaptation des Trochanter-major-Fragments und der mediodorsal-proximalen Knochenstrukturen an die MRP-Prothese mittels Draht-Cerclagen (■ Abb. 33.1c).

Ergebnis. 5,5 Jahre postoperativ stabile Verankerungssituation, gute knöcherne Konsolidierung, funktionell gutes Ergebnis (HHS 82 Punkte; ■ Abb. 33.1d).

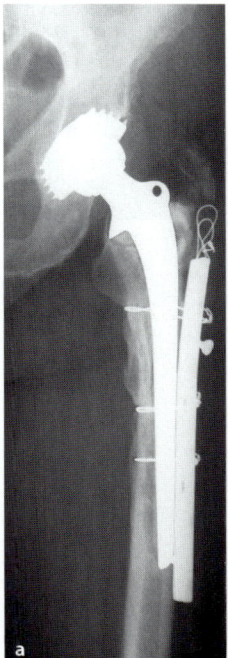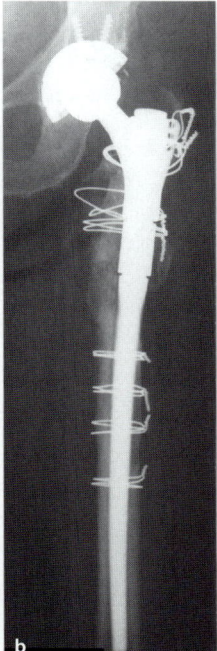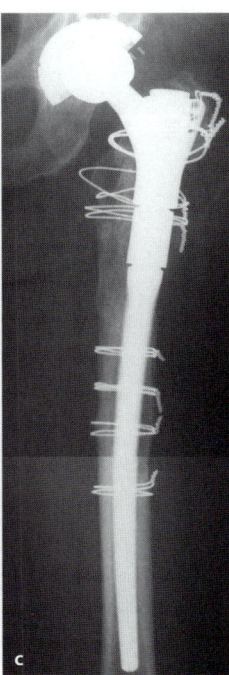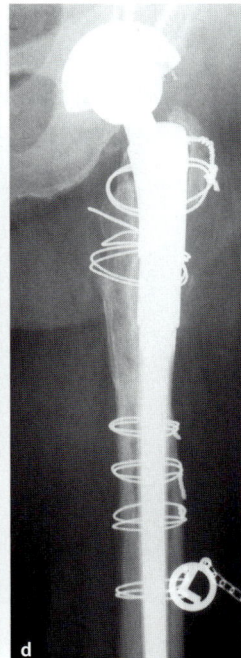

■ Abb. 33.1

Fall 2

Anamnese. 63 Jahre, männlich, sekundäre Coxarthrose nach kindlichem M.Perthes und valgisierender Umstellungsosteotomie, zementierter Erst- Wechsel 2 Jahre nach primärer Hüft-TEP, nach 14 Jahren zementierter Zweit-Wechsel mit Plattenosteo-synthese bei aseptischer Lockerung mit periprothetischer Fraktur, nach weiteren 10 Jahren erneute aseptische Lockerung (zwischenzeitlich Plattenentfernung).

Befund und Problem. Lockerungssituation vor Dritt-Wechsel mit ausgeprägter knöcherner Defektsituation (Typ 3 nach Paprosky) und diaphysär ausgetretenen Zementanteilen.

Therapie. Dritt-Wechsel mit MRP-Implantation (distal 200 mm gebogen, $\varnothing$ 16 mm, Verlängerungshülse, 70 mm Prothesenhals), diaphysäre Fensterung mit Entfernung der ausgetretenen Zementanteilen und nachfolgender Draht-Cerclagen-Osteosynthese.

33

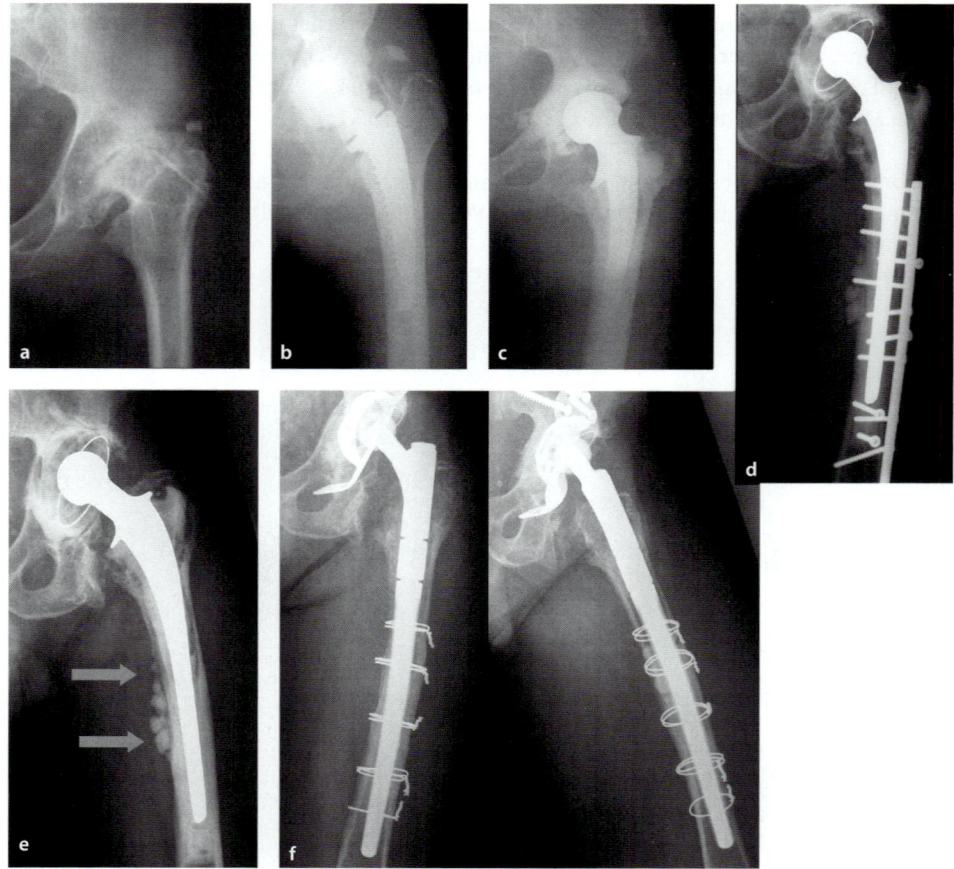

◾ Abb. 33.2

Fall 3

Anamnese 71 Jahre, männlich, zementierte Hüft-TEP bei primärer Coxarthrose.

Befund und Problem. Aseptische Lockerung mit periprothetischer Fraktur, Defekttyp 2A (nach Paprosky).

Therapie. Osteosynthese der periprothetischer Fraktur mit 4 Cerclagen, MRP (distal 200 mm gebogen, ∅ 14 mm Prothesenhals 50 mm) mit distal stabiler Fixation, proximaler Defektüberbrückung und intramedullärer Frakturschienung.

Ergebnis. 3,5 Jahre postoperativ Frakturkonsolidierung, stabile Protheseninsegration, gutes funktionelles Ergebnis mit HHS 86 Punkte

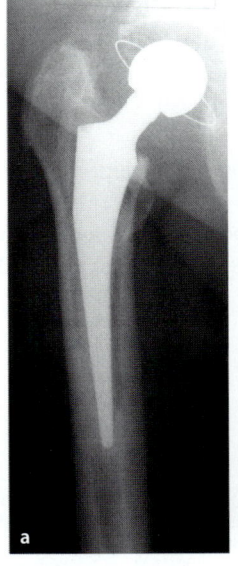
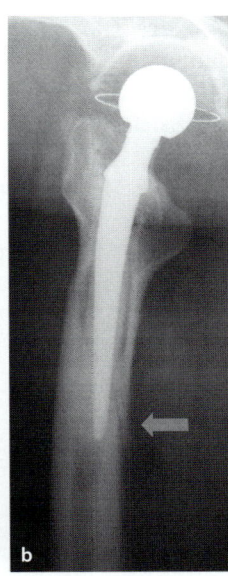
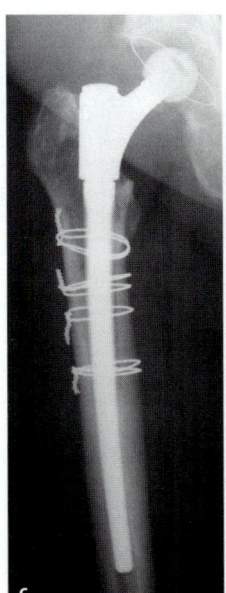
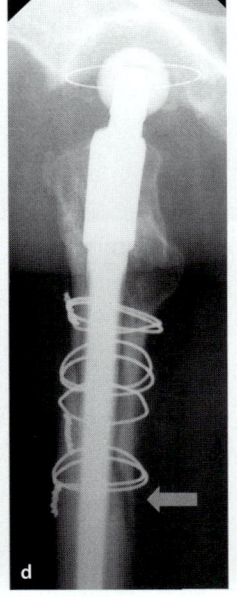
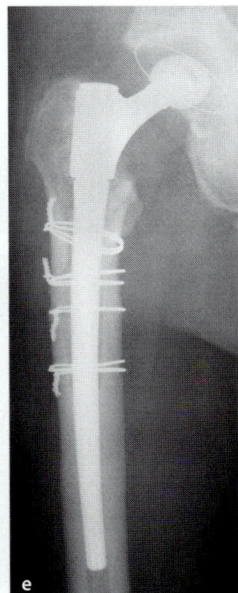
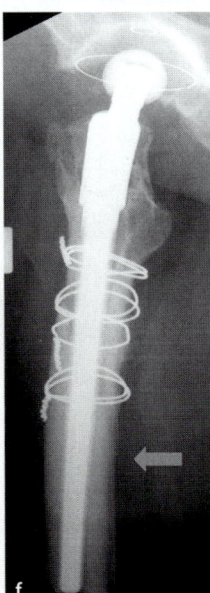

◻ Abb. 33.3

*Fall 4–5 (K.F. Hopf und G. Muhr, Berufsgenossenschaftliche Kliniken
„Bergmannsheil", Univ.-Klinikum Bochum)*

Fall 4

Anamese. 78-jährige Patientin. Primäre Coxarthrose rechts.

Befund und Problem. Ruhe und Belastungsschmerzen der rechten Hüfte zunehmend seit
24 Monaten. Prothesenimplantation 1990. Versorgung einer Oberschenkelschaftfraktur
mit distalem Femurnagel 1999.

Therapie. Metallentfernung und einzeitiger Prothesenwechsel 2003.

Ergebnis. 6 Monate postoperativ keine Ruheschmerzen. Intermittierende Belastungsschmerzen bei Gehstrecke über 1000 m. Ext./Flex.: 0–0–100°, IRO/ARO 20–0–30°.

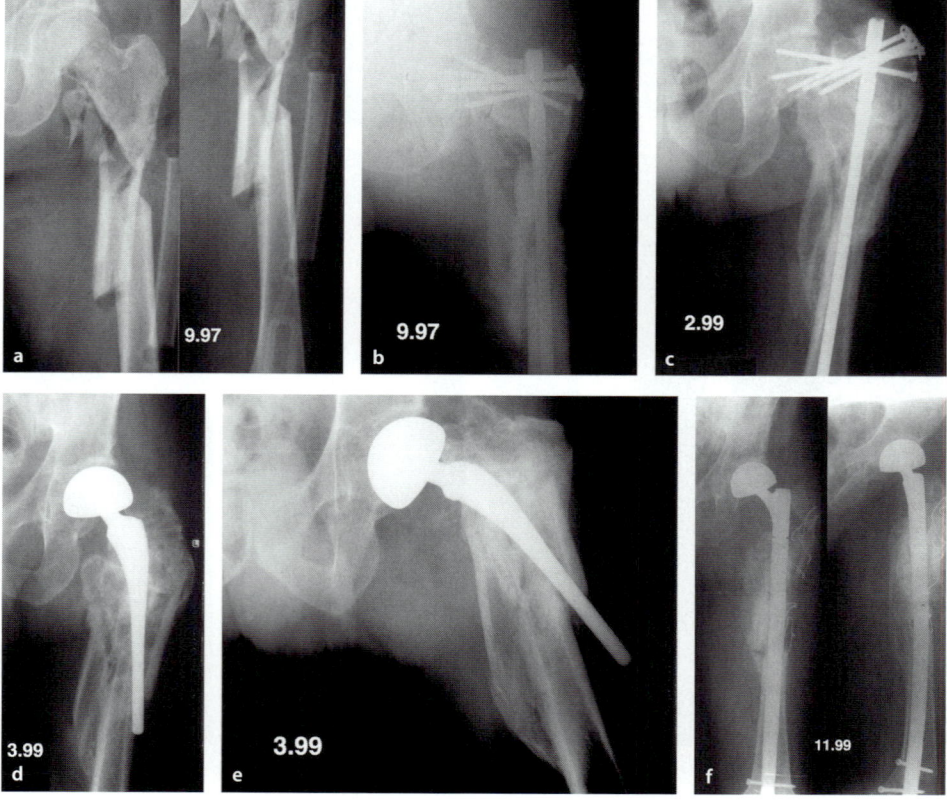

33

◘ Abb. 33.4

Fall 5

Anamese. 43-jähriger Patient. Verkehrsunfall mit Monoverletzung proximales Femur links. Primärversorgung mit unaufgebohrtem Marknagel und additiver Verschraubung. Im Verlauf Entwicklung einer Schenkelhalspseudarthrose.

Implantation einer zementfreien Endoprothese in o.g. Weise. Zuweisung bei ausgeprägter Schmerzsymptomatik.

Befund und Problem. Beweglichkeit Ext./Flex. 0–20–80°, IRO/ARO 10–0–10 präoperativ. Lokaler Druckschmerz Oberschenkelschaft.

Therapie. Wechsel auf Brehm-Modular-Prothese 11/99. Postoperativ Teilbelastung für 6 Wochen.

Ergebnis. Ext./Flex.: 0–0–110°, IRO/ARO 30–0–30°
12 Wochen postoperativ.
Belastungsschmerzen bei Gehstrecke über 1500 m.

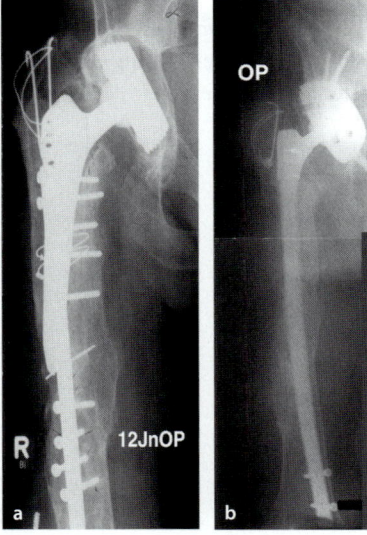

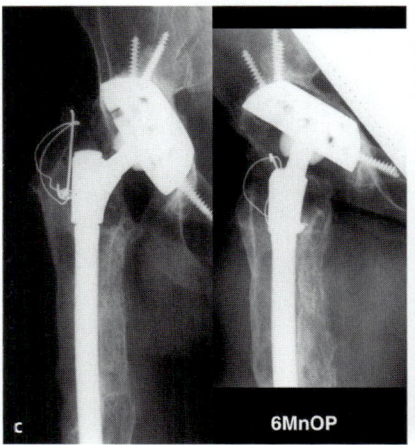

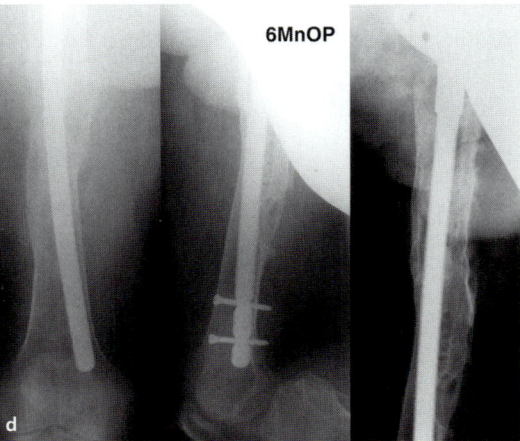

◘ Abb. 33.5

Fall 6–7 (M. Hahn, Unf.-u. Wiederherstellungschirurgie, Klinikum Bremen Mitte gGmbH, Bremen)

Fall 6

Anamnese. 82-jährige Frau mit gelockerter Hüftprothese. Perforation der Kortikalis mit der Prothesenspitze.

Befund und Problem. Ausgeprägte Osteoporose mit papierdünner proximaler Kortikalis. Daher Implantation einer Standardprothese nicht möglich.

Therapie. Implantation einer langen MRP-Prothese ohne Verriegelung bei intraoperativ fester Verankerung des Prothesenschafts. Sicherung des Knochens mit Draht-Cerclagen.

Ergebnis. Unkontrollierte Belastung des rechten Beins bei Mobilisation mit Einsinken der Prothese. Problemlösung durch Revision, Wiederherstellung der korrekten Beinlänge und distaler Verriegelung.

33

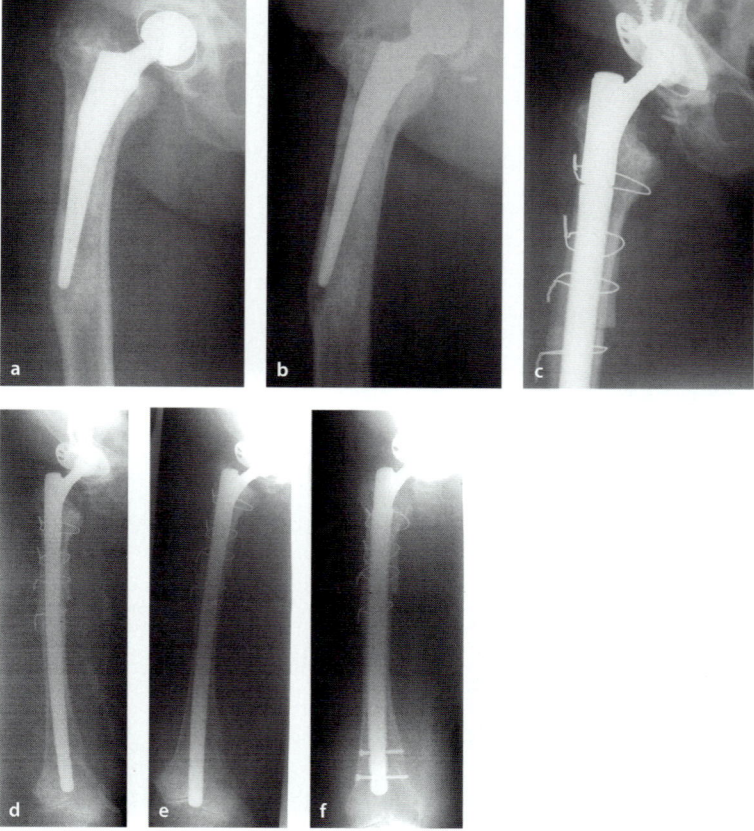

◘ Abb. 33.6

Fall 7

Anamnese. 51-jähriger Mann mit Hüftgelenksempyem; Z.n. Revision mit Einlage von PMMA-Ketten.

Befund und Problem. Unter Erhalt des Hüftkopfs und des Schenkelhalses keine Ausheilung des Infekts. Daher Schaffung einer Girdlestone-Situation mit Palacos-Spacer.

Therapie. Nach Infektberuhigung Implantation einer MRP-Prothese bei weitem proximalen Schaft und enger Diaphyse. Proximale Verankerung im Zementmantel war wegen der schlechten Knochenqualität nicht möglich. Auswahl einer kurzen MRP.

Ergebnis. 3 Monate nach MRP kein Hinweis für ein Infektrezidiv. Vollbelastung. Patient weitgehend beschwerdefrei.

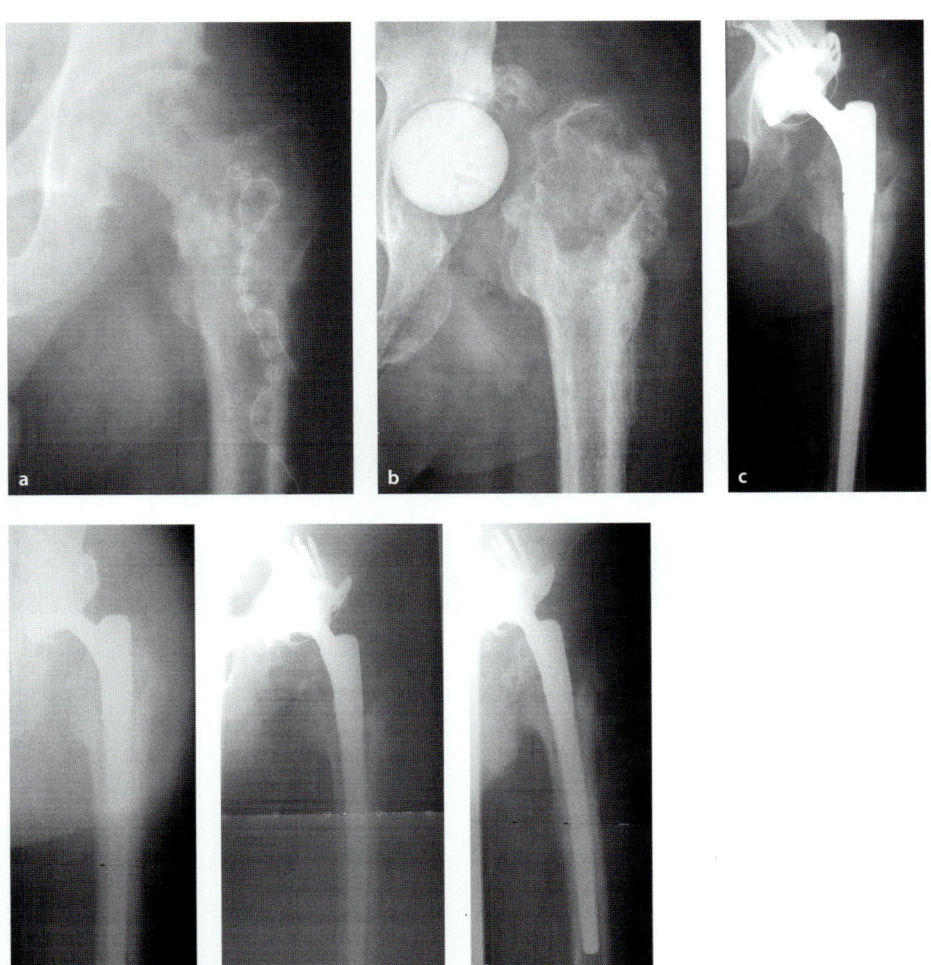

◘ Abb. 33.7

Fall 8–9 (R. Forst und H.-D. Carl, Orthopädische Klinik mit Poliklinik,
*   Friedrich-Alexander-Universität, Erlangen-Nürnberg)*

Fall 8

Anamnese. 1999 Proximale Femurfraktur rechts. Osteosynthese mittels PFN. 02.2003: bei
sekundärer Coxarthrose Hüft-TEP-Implantation rechts. 06.2003: Periprothetische Femurschaftfraktur mit Schaftlockerung.

Problem. Schaffung einer belastungsstabilen Situation bei atrophem Femur mit Femurschaftfraktur.

Therapie. Implantation eines MRP-Schafts mit distal belastungsstabiler Verankerung.

Ergebnis. Schmerzfreie Vollbelastung am Rollator 4 Monate postoperativ.

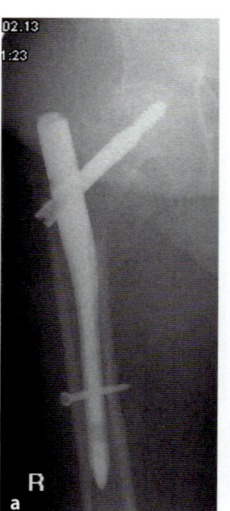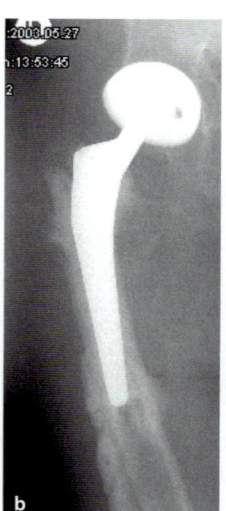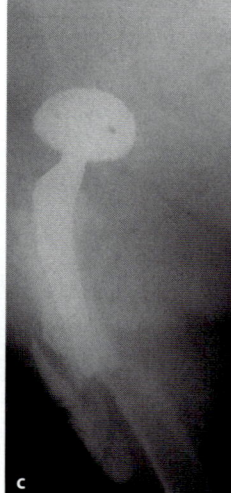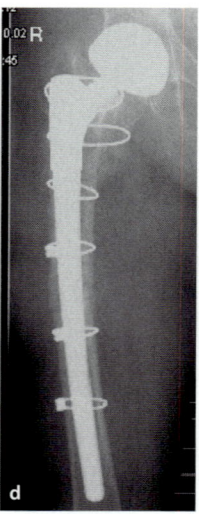

▪ Abb. 33.8

33

Fall 9

Anamnese. Nierenzellkarzinom mit Metastase proximales Femur.

Befund und Problem. Femurteilresektion erforderlich, ausgedehnter Schaftdefekt.

Therapie. MRP-Schaftimplantation.

Ergebnis. Schmerzfreie Vollbelastung 5 Monate postoperativ mit Remodelling des proximalen Femurs.

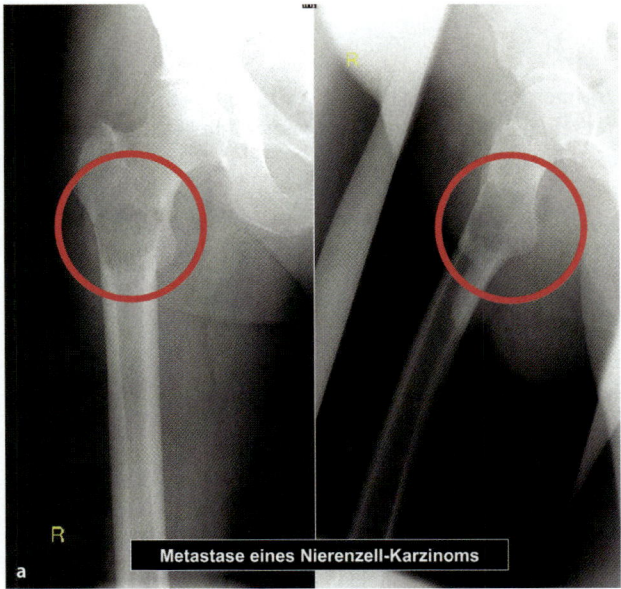

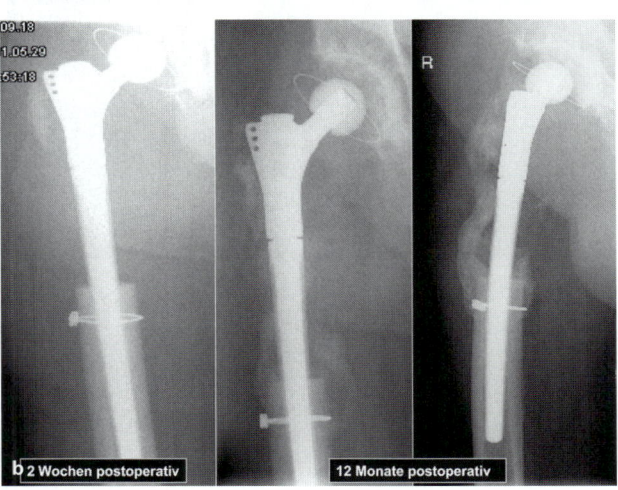

☐ Abb. 33.9

Fall 10–11 (F.F. Hennig, Chirurgische Univ.-Klinik, Abt. Unfallchirurgie,
Friedrich-Alexander-Universität, Erlangen-Nürnberg)

Fall 10

Anamnese. 65-jährige Patientin mit pathologischer Oberschenkelfraktur rechts

Befund und Problem. Neben der großen ossären Metastase bestand der Verdacht auf weitere ossäre Metastasen. Nach Patientenangaben seit langer Zeit Hüftgelenkschmerzen rechts. Trotz der ungünstigen Situation – Zytostase, geschwächte Immunologie, putativ schlechte ossäre Reparationsfähigkeit – musste wegen der eingetretenen Fraktur eine Endoprothese eingesetzt werden.

Therapie Revisionsschaft mit Trochanter-major-Finne zur Refixation der pelvitrochanteren Muskulatur. Aufgrund der speziellen Situation und der zwingenden Notwendigkeit die Zytostase fortzusetzen in zementierter Technik.

Ergebnis. Guter proximaler Aufbau des resezierten Femurs, freies Gangbild ohne Gehhilfen, leichte pelvitrochantäre Schwäche, die jedoch keiner Gehilfe bedarf und weiterem Muskeltraining zugängig ist.

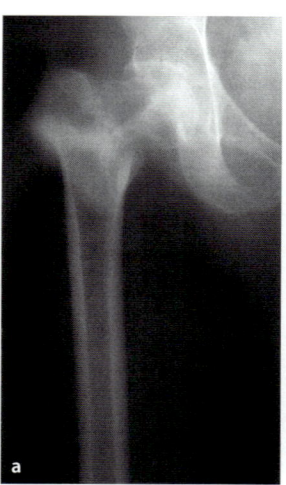 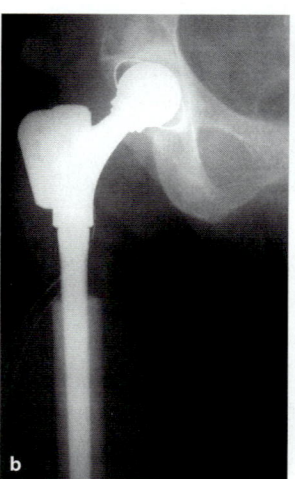 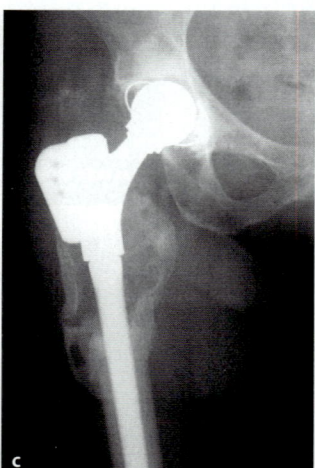

◼ Abb. 33.10

Fall 11

Anamnese. 62-jährige Patientin mit angeborener schwerer Hüftdysplasie links, Umstellungsosteotomie als Kind, luxierte Hüfte links bei erstaunlich geringer Beschwerdesymptomatik. Seit 1 Jahr zunehmende Beschwerden, relative Beinverlängerung rechts 7 cm.

Befund und Problem. Ein korrekt eingesetztes zementfreies alloarthroplastisches Hüftgelenksimplantat würde zu einer weiteren Verlängerung von gut 2 cm führen.

Therapie. Zementfrei verankerte Pfanne, Verkürzungsosteotomie rechter Oberschenkel 3,5 cm. Der Revisionsschaft ermöglicht die satte proximale Verankerung des Hüftgelenkimplantats und die achsgerechte Stellung des Markraums auf Höhe der Osteotomie.

Ergebnis. Sicheres Gangbild mit Gehhilfe bei Schuhausgleich nach 8 Wochen. Ein vollständiger Längenausgleich war nicht angestrebt, weil ein Oberschenkel nicht auf eine Länge von 6–8 cm sicher verkürzt werden kann und bei der Patientin durch jahrzehntelangem Spitzfußgang im Fuß eine weitgehend fixierte Stellung festgelegt ist.

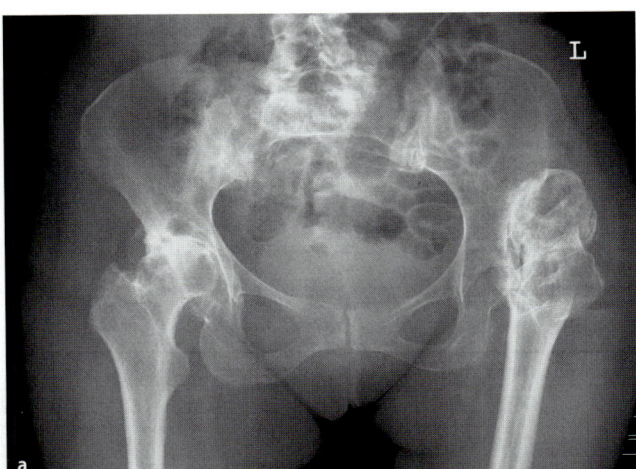
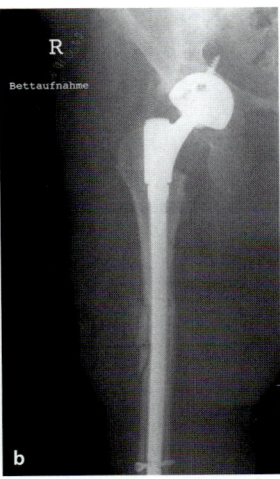
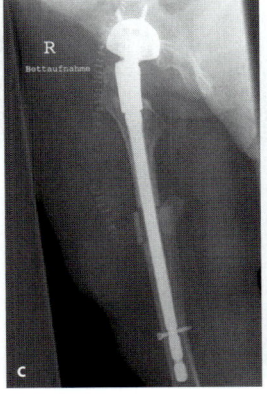
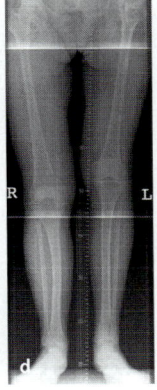
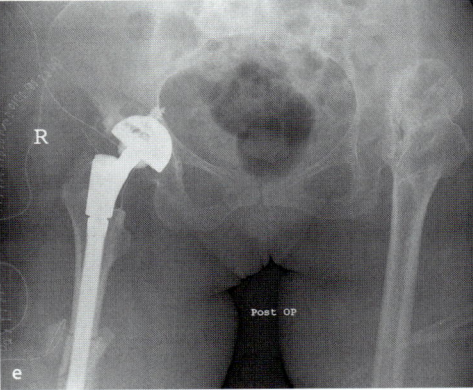

◘ Abb. 33.11

Fall 12–14 (G. Zeiler, A. Schuh, Orthopädische Klinik Wichernhaus, Rummelsberg, Schwarzenbruck)

Fall 12

Anamnese. Der 71-jährige Patient ist 10 Jahre mit einem zementierten Titanschaft versorgt worden.

Befund und Problem. Die Lockerung des Schaftimplantats hat zu massiver osteolytischer Destruktion des proximalen Femur geführt (◨ Abb. 33.12a,b). Bei der Revision des Gelenks mit Fensterung im distalen, fest verhafteten Zementbereich wird der Patient mit einer 250 mm langen modularen Revisionsprothese des Durchmessers 18 versorgt (◨ Abb. 33.12c,d).

Röntgenkontrollen in kurzfristigen Abständen zeigen ein kurzfristiges Absinken des Implantats im Femur und eine zu kleine Schaftversion überzeugend im Lauensteinbild erkennbar. Der Patient wird zur erneuten Wechseloperation des Schafts überwiesen (◨ Abb. 33.12e,f).

Therapie. Implantation eines Schafts gleicher Länge, Belassen der distalen Draht-Cerclagen und Wahl des nächst höheren 19er Schaftdurchmessers (◨ Abb. 33.12g,h).

Ergebnis. Zweieinhalb Jahre später zeigt sich eine problemlose Osteointegration des Revisionsschafts und die spontane Auffüllung aller osteolytischen Defekte ohne weiteres Absinken des Schafts (◨ Abb. 33.12i,j). Konsequenz: optimaler Schaftdurchmesser und hohe Primärstabilität sind erfolgsentscheidend.

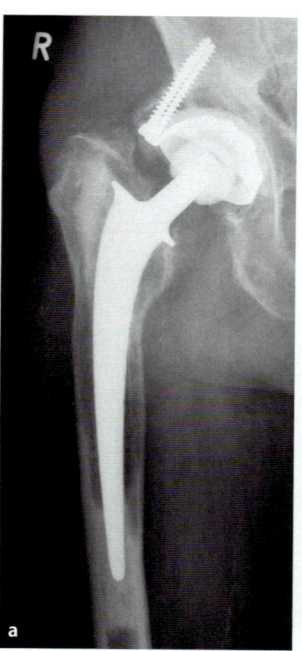
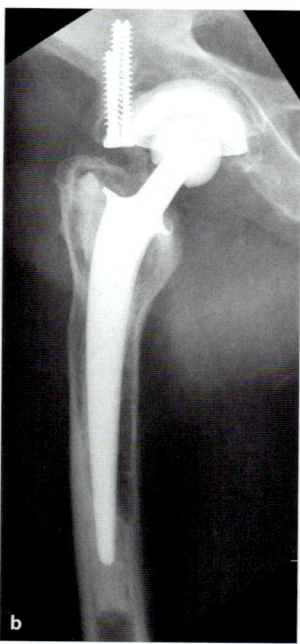
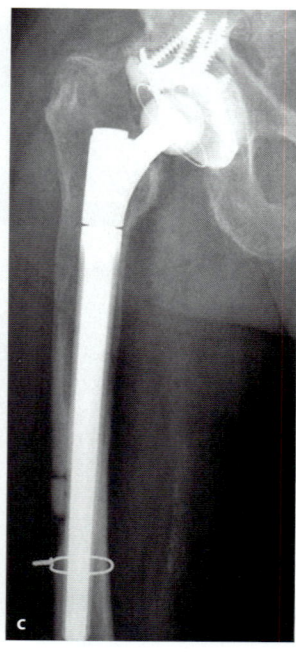

◨ Abb. 33.12

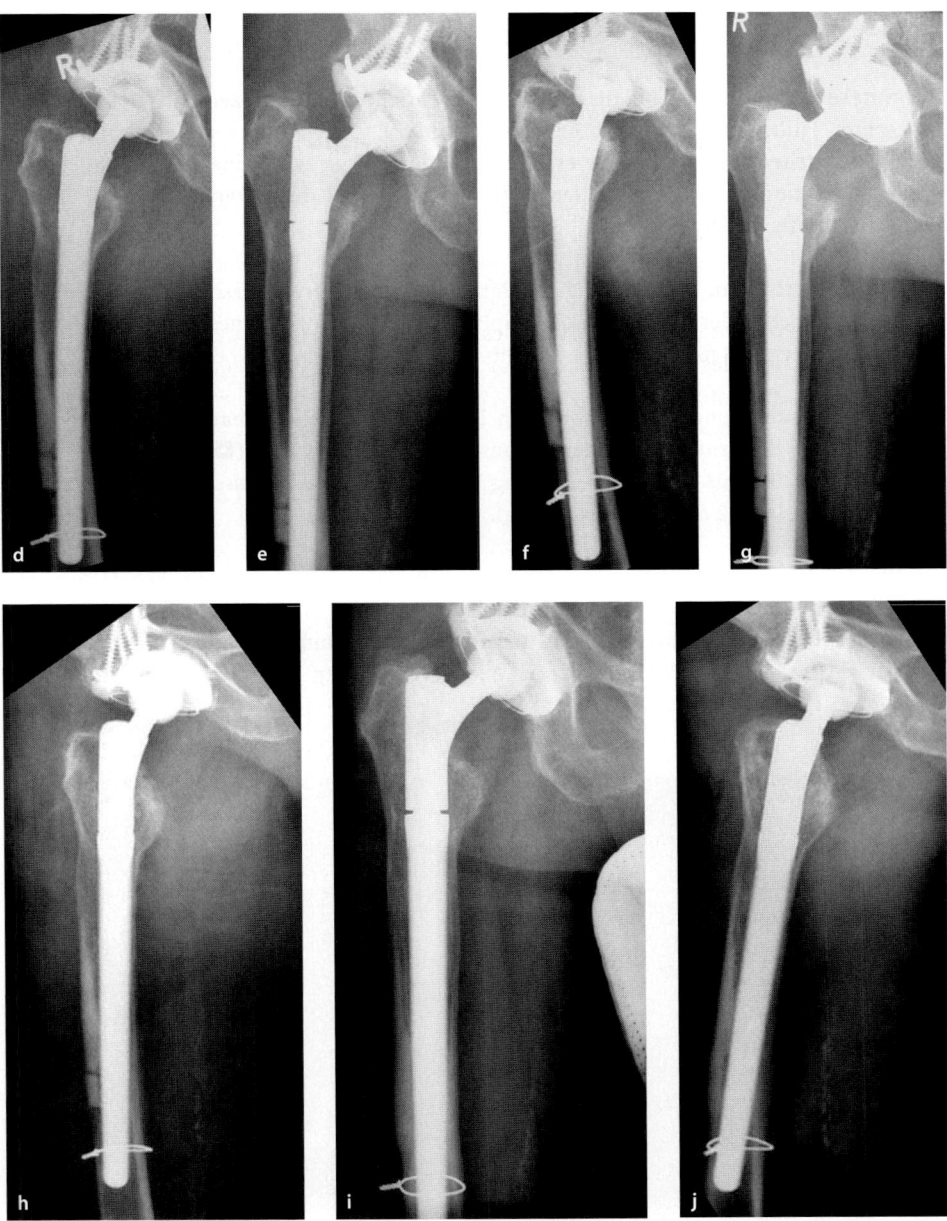

Fall 13

Anamnese. Auswärts wird bei dem 61-jährigen Patienten 2001 ein zementfreies Implantat im rechten Hüftgelenk wegen Coxarthrose verankert. Zwei Monate später kommt es zur periprothetischen Fraktur. In der erstversorgenden Klinik wird eine Revisionsoperation mit Implantation eines sehr dünnen, extrem langen und distal verriegelten modularen Revisionsschafts durchgeführt.

Befund und Problem. Überweisung des Patienten zur weiteren Versorgung; unsere Diagnostik ergibt neben der Lockerung des Implantats den Nachweis eines Infekts mit Staphylococcus epidermidis multiresistent (◘ Abb. 33.13a–d).

Therapie. Entscheidung zum zweizeitigen Prothesenwechsel; Ausbau aller Fremdkörper und komplette Entfernung des Granulations- und Narbengewebes (◘ Abb. 33.13e,f). Wiederversorgung 08.2003 unter Verwendung eines kurzen Revisionsschafts, 190 mm lang, Schaftdurchmesser 22 mm (◘ Abb. 33.13g).

Ergebnis. 4 Monate nach dem erneuten Einbau reizlose Integration des Schaftelements, keine Osteolysen, kein nachweisbarer Absinkprozess des Revisionsimplantats bei völliger Beschwerdefreiheit des Patienten und negativen Entzündungsparametern. Konsequenz: bei Revisionen nach Infekt zementfreie Wiederversorgung mit kurzem Revisionsschaft (◘ Abb. 33.13h,i).

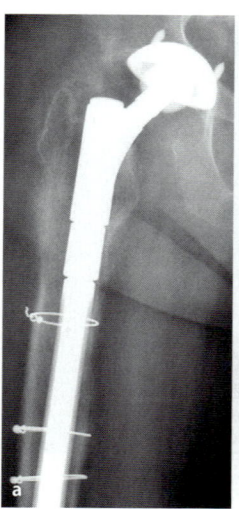 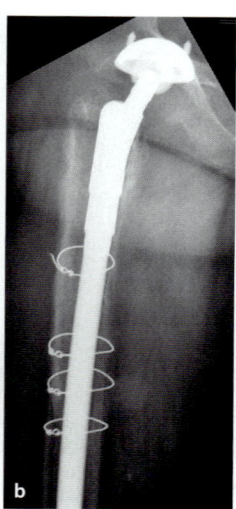 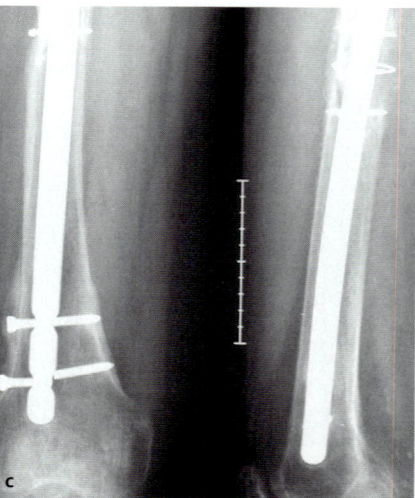

◘ Abb. 33.13

33

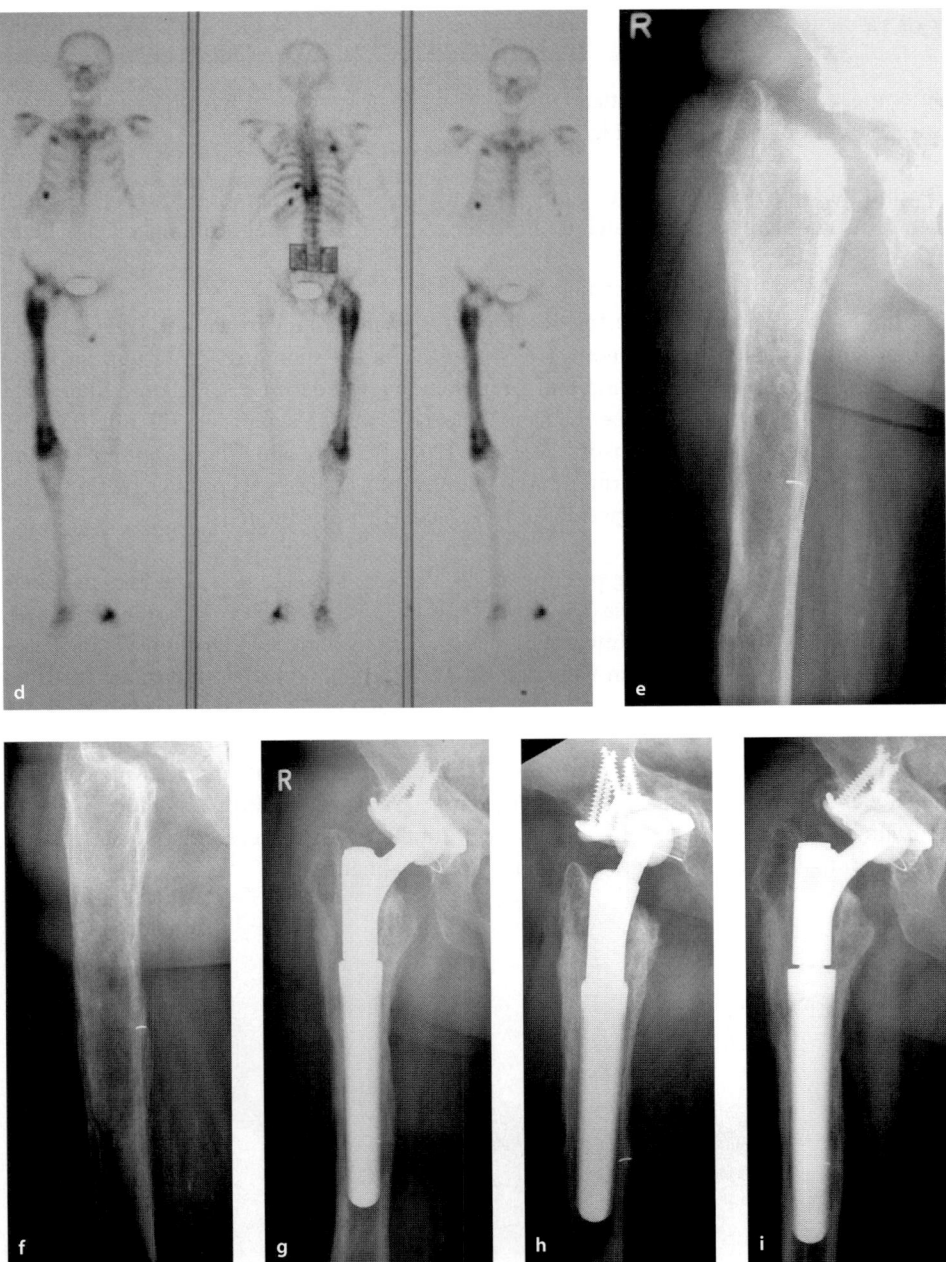

Fall 14

Anamnese. Ein 54-jähriger Patient wird 1993 mit einer zementierten Titanprothese versorgt. In der Folgezeigt ausgeprägte Osteolysen.

Befund und Problem. Vorstellung mit der Frage der Wechseloperation über 4 Jahre nach der Primärimplantation mit hochgradig schmerzhafter Belastungsunfähigkeit des Beins (◼ Abb. 33.14a).

Therapie. Wechseloperation 07.1997. Bei der Zemententfernung bricht ein distal-laterales papierdünnes kortikales Fragment von 6 cm Länge aus. Die spontane Fensterung wird zum Ausräumen des distalen Zements und Granuloms verwendet und später mit einer Naht der deckenden faszialen und periostalen Weichteile wieder stabilisiert (◼ Abb. 33.14b). Versorgung mit einer Revisionsprothese mit 190 mm Länge. Im Übergangsbereich zum intakten Femurabschnitt Sicherung durch eine Draht-Cerclage gegen Sprengwirkung des Revisionsimplantats. Keine Verwendung von Knochentransplantaten.

Ergebnis. Völlig störungsfreier postoperativer Verlauf. Es zeigt sich eine knappe Überbrückung des Fensters um etwa 3,5–4 cm (◼ Abb. 33.14b) mit dem Revisionsimplantat. Dreieinhalb Jahre später volle Integration des Implantats ohne jede Positionsveränderung und bei völlig beschwerdefreiem Patienten (◼ Abb. 33.14c). Sechs Jahre nach der Revision stehen uns 2 Fremdaufnahmen reduzierter Qualität zur Verfügung, die beweisen, dass das Implantat unverändert vollflächig ossär integriert ist und alle Defektzonen spontan mit Knochensubstanz aufgefüllt worden sind (◼ Abb. 33.14d,e). *Konsequenz*: Kurze Revisionsimplantate lassen optimale Langzeitergebnisse erwarten. Die Primärstabilität ist nicht nur von der Implantatlänge und der distalen Verankerungsstrecke, sondern auch von der Verankerung im proximalen geschädigten Knochen abhängig.

33

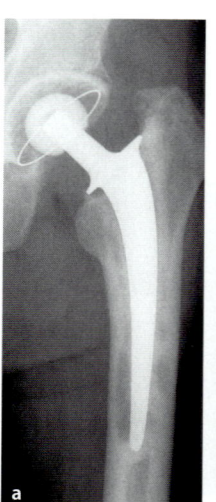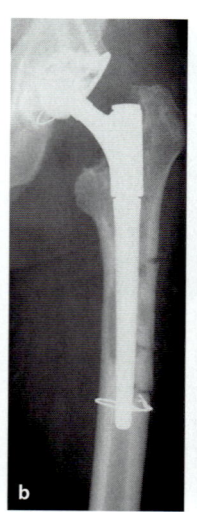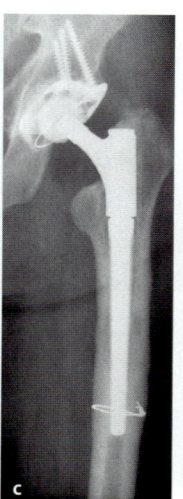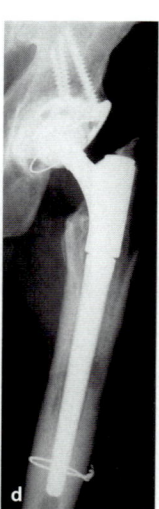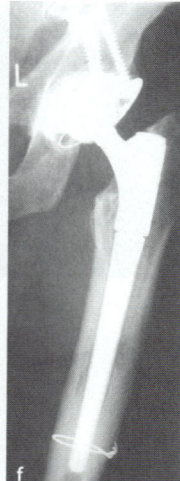

◼ Abb. 33.14

Fall 15–16 (C. Rader und J. Eulert, Orthopädische Univ.-Klinik, Würzburg)

Fall 15

Anamnese. Wegen Coxarthrose links wurde bei der 80-jährigen Patientin auswärtig 1995 eine Hüft-TEP (Trios-Prothesenschaft) implantiert. Drei Jahre nach Primärimplantation bekam die Patientin starke Beschwerden am rechten Hüftgelenk. Die Patientin zeigte ein links-hinkendes Gangbild mit Schaftschmerz im proximalen Oberschenkel und am Trochanter. Die maximale Gehstrecke betrug 50 m mit deutlichen Schmerzen bei jedem Schritt.

Befund und Probleme. Die Patientin wies links klinisch einen deutlichen Trochanterklopfschmerz und einen Rüttel- und Stauchungsschmerz auf. Die Narbe war reizlos. Es gab keine Anzeichen für ein entzündliches Geschehen.

Röntgenologisch fielen große Lysezonen um den Prothesenschaft auf. Zudem konnte eine Zementfraktur in der Mitte des Schafts beobachtet werden sowie eine deutliche axiale Schaftwanderung im Vergleich zur Primärimplantation.

Therapie. Es erfolgte 3,5 Jahre nach Erstimplantation die Schaft- und Zemententfernung. Danach wurde eine zementfreie MRP-Prothese mit diaphysärer Verankerung implantiert. Die postoperative Heilungsphase war komplikationslos.

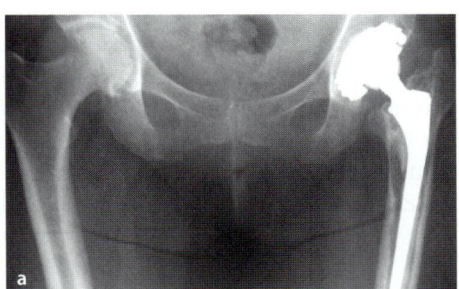

Vier Jahre nach dem Schaftwechsel kam die Patientin sehr gut zurecht. Sie zeigte kein Trendelenburg-Zeichen, sie kann die Hüfte frei bewegen und ohne Stöcke das rechte Bein voll belasten. Die Gehstrecke beträgt über 3 km.

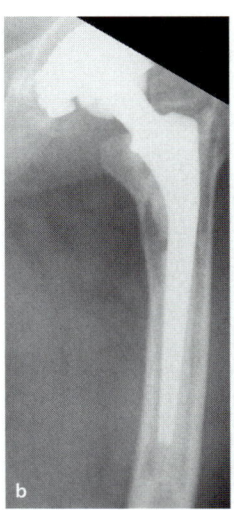 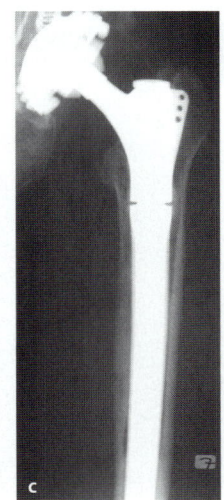 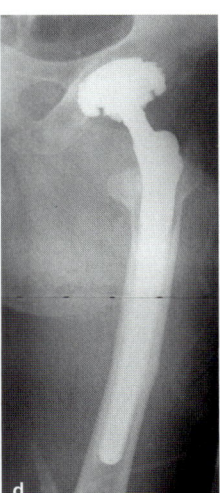 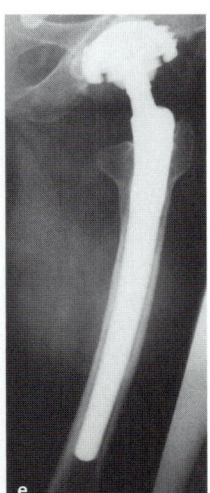

■ Abb. 33.15

Fall 16

Anamnese. Ein 76-jähriger Bäckermeister erhält wegen einer Coxarthrose 1982 auswärts eine Hüft-TEP. Es wurde eine zementierte PE-Pfanne und eine zementierte Müller-Charnley-Prothese implantiert. 1990 wurde bei Pfannenlockerung ein Wechsel der Pfanne auf eine Schraubpfanne durchgeführt. Wegen Pfannen- und Schaftlockerung stellte sich der Patient 1998 erstmalig in unserer Klinik zum TEP-Wechsel vor. Er konnte nur noch an 2 Unterarmgehstöcken gehen. Der Patient berichtete über Leisten-, Oberschenkelschaft- und Trochanterschmerzen. Ohne Gehstöcke war keine Fortbewegung möglich.

Befund. Bei der Untersuchung zeigt sich ein deutlicher Stauchungs- und Rüttelschmerz mit Ausstrahlung in Leiste, Trochanter und proximalem Oberschenkel. Im Röntgenbild konnten am proximalen Femur deutliche periprothetische Osteolysen erkannt werden. Zusätzlich stellte sich intraoperativ eine alte schleichende Fraktur subtrochantär nach Schaft-TEP vor 16 Jahren heraus.

Therapie. Nach Entfernung des alten Schafts und des Zements wurde nach distal erweitertem, lateralen Zugang diaphysär eine Cerclage um den noch intakten Knochen angelegt, damit es nicht zu einer distal weiter gehenden Fraktur kam. Nach Aufbohrung des Markraums wurde eine MRP-Prothese mit Press fit im diaphysären Knochen des Femurs verankert. Ein weitere Cerclage wurden zur Fixation der proximalen Fraktur angelegt und die Knochendefekte wurden mit autologem und homologem Spongiosamehl aufgefüllt.

Eine passagere Femoralisparese postoperativ ist 4 Monate später wieder verschwunden. Ansonsten war die postoperative Phase komplikationslos. 1,5 Jahre postoperativ erleidet der Patient nach adäquatem Trauma eine suprakondyläre Fraktur, die mit einer Kondylenplatte versorgt wurde. Bei der Fünfjahresnachuntersuchung zeigte sich insgesamt eine gute knöcherne Regeneration und Remodellierung. Der Patient ist sehr zufrieden bei negativem Trendelenburg-Zeichen. Die Gehstrecke beträgt über 2 km.

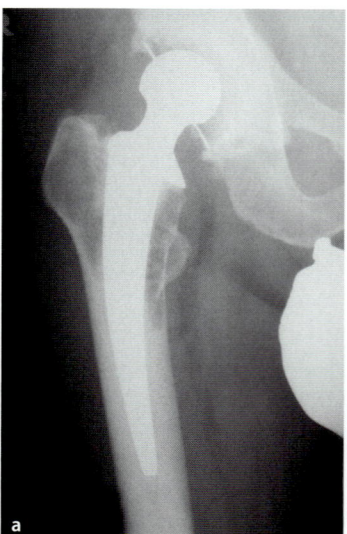 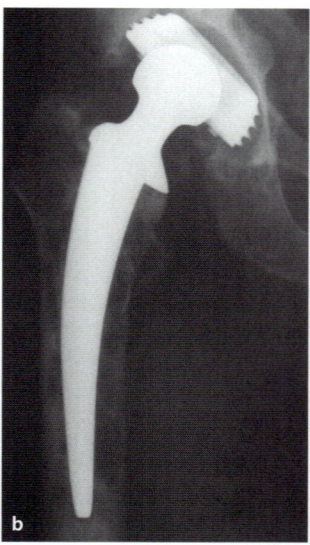 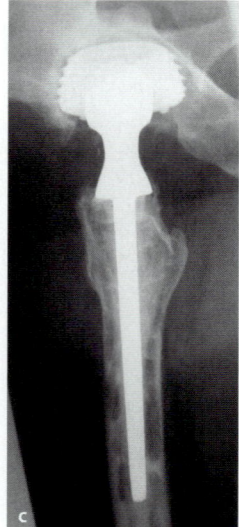

a   b   c

◼ Abb. 33.16

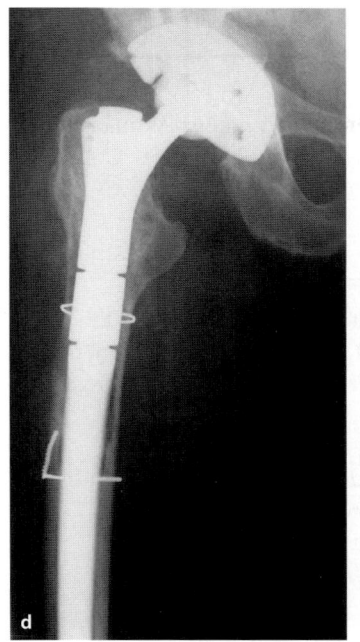

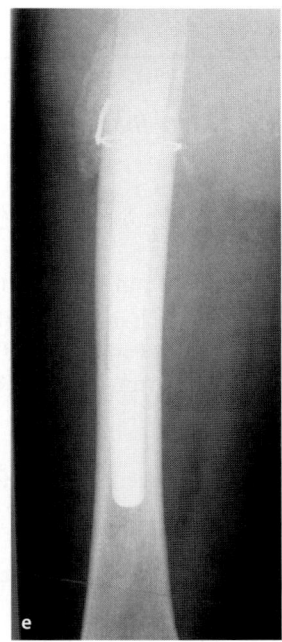

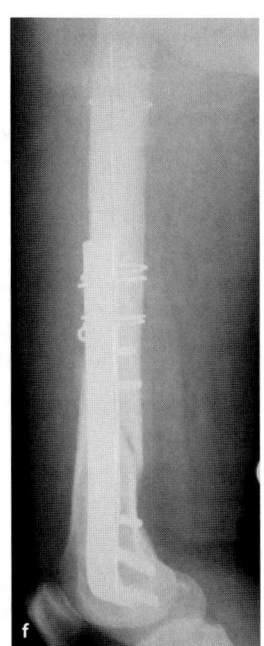

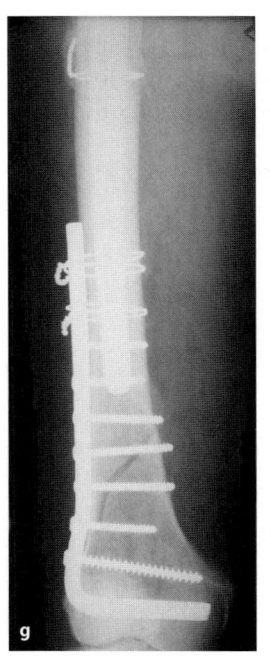

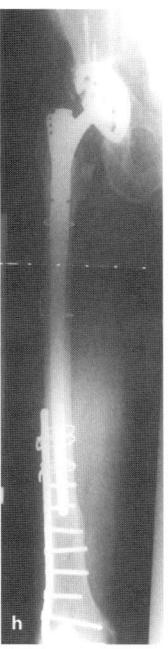

II) Pfannenrevisionen

17–19 (P. Thümler und N. Corsten, Orthopädische Klinik, St. Vinzenz-Krankenhaus, Düsseldorf)

Fall 17

Anamnese. 77-jährige Patientin stellt sich im Februar 2002 bei Z.n. 3fachem HTEP-Wechsel mit Hüftgelenksinfekt nach Prothesenausbau vor (■ Abb. 33.17a). Nach wiederholten Revisionen erneute Aufnahme nach Normalisierung der Laborwerte und Abklingen der Entzündung 08.2002 (■ Abb. 33.17b).

Befund und Problem. Intraoperativ ausgedehnter Defekt der Pfanne mit Pfannendiskontinuität.

Therapie. Implantation einer MRS-Prothese mit 2 Laschen unter Verwendung von 3 Hüftköpfen im September 2002 (■ Abb. 33.17c).

Ergebnis. Initiale Teilbelastung (20 kg) an Unterarmgehstützen für 8 Wochen, danach volle Belastung. Knöcherne Einheilung des Implantats zum Zeitpunkt der Röntgenkontrolle im Mai 2004 (■ Abb. 33.17d). Die Patientin ist weitestgehend beschwerdefrei, die Flexion beträgt 100°, IRO/ARO 20/0/30, die Beinlänge ist klinisch wie radiologisch ausgeglichen.

33

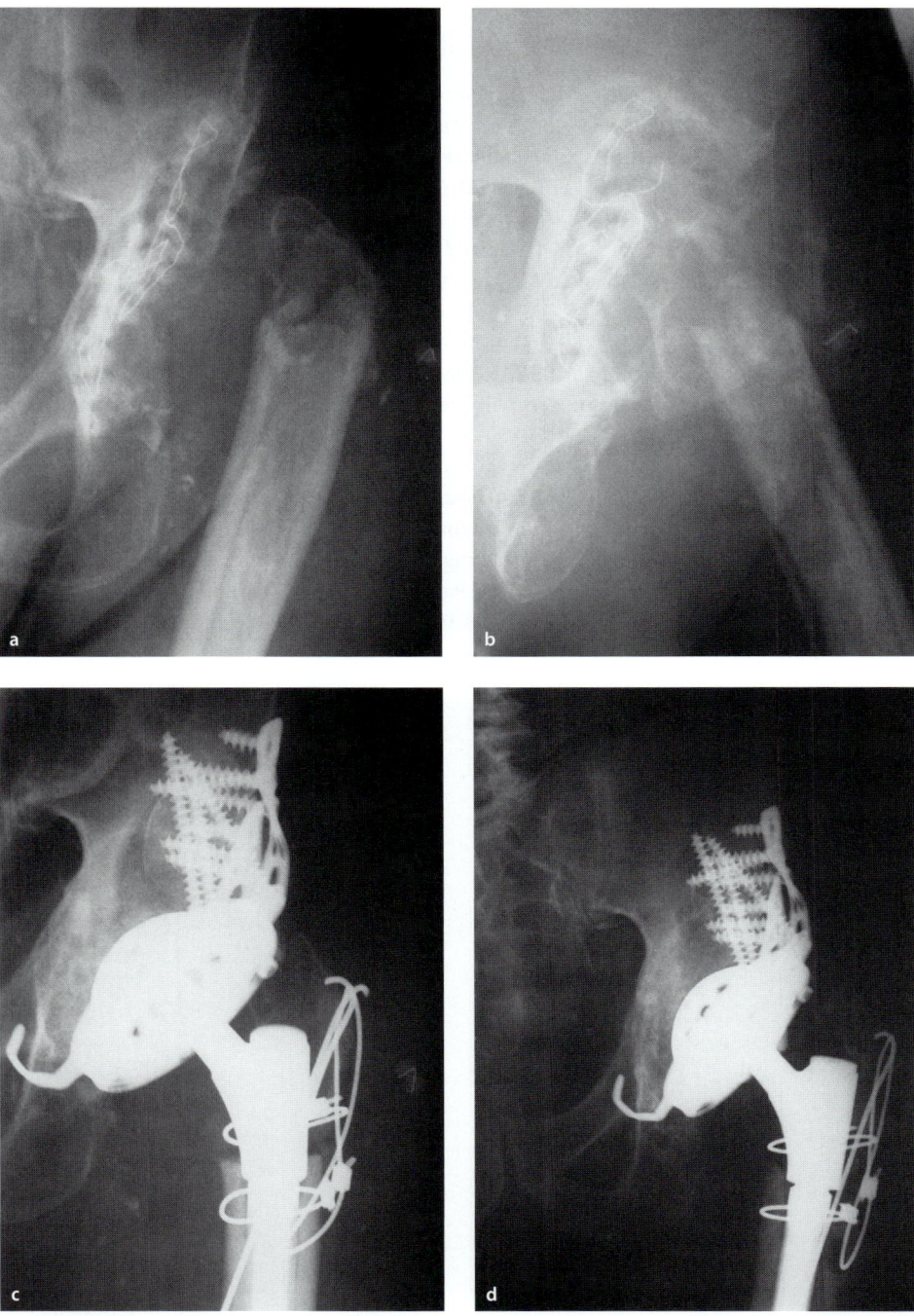

■ Abb. 33.17

Fall 18

Anamnese. 72-jährige Patientin nach Implantation einer Wagner-Kappe 1979 und Lockerung der Poly-Pfanne 1990 (■ Abb. 33.18a) eine zementfreie Hüftgelenkstotalendoprothese (■ Abb. 33.18b). Sieben Jahre später stellt sich die Patientin mit einer erneuten Lockerungssymptomatik der rechten HTEP vor (■ Abb. 33.18c).

Befund und Problem. Durch Protrusion und Kranialisierung der Mega-Pfanne fehlende ventrale Abstützung bei gleichzeitiger Pfannendiskontinuität (Paprowsky IIIb). Lockerung der Pfanne und des Schafts.

Therapie. Versorgung mit dem MRS/MRP-System unter Verwendung einer Lasche und Spongiosa aus 2 Hüftköpfen aus unserer eigenen Knochenbank. Hierbei Wiederherstellung des Rotationszentrums.

Ergebnis. In der Röntgenkontrolle vor Entlassung 06.1997 zeigt sich ein korrektes Rotationszentrum der Pfanne mit einen korrekten Inklinationswinkel (■ Abb. 33.18d). In der 3 Jahre später durchgeführten Kontrolluntersuchung unveränderte Lage der Implantate ohne Anhalt für Lockerung (■ Abb. 33.18e). Die Patientin ist zum Zeitpunkt der Nachuntersuchung beschwerdefrei, die Flexion gelingt bis 100 Grad, kein Trendelenburg'sches Zeichen.

33

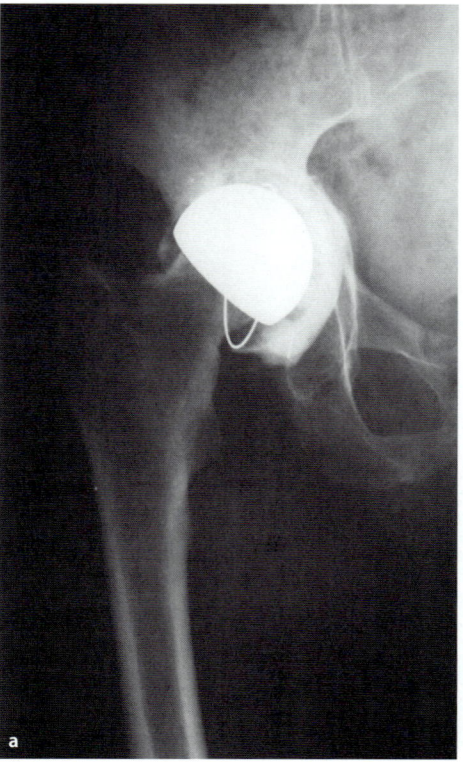
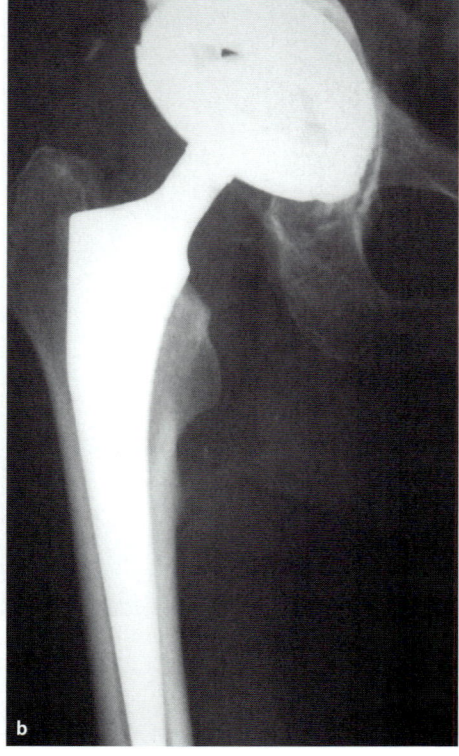

a

b

■ Abb. 33.18

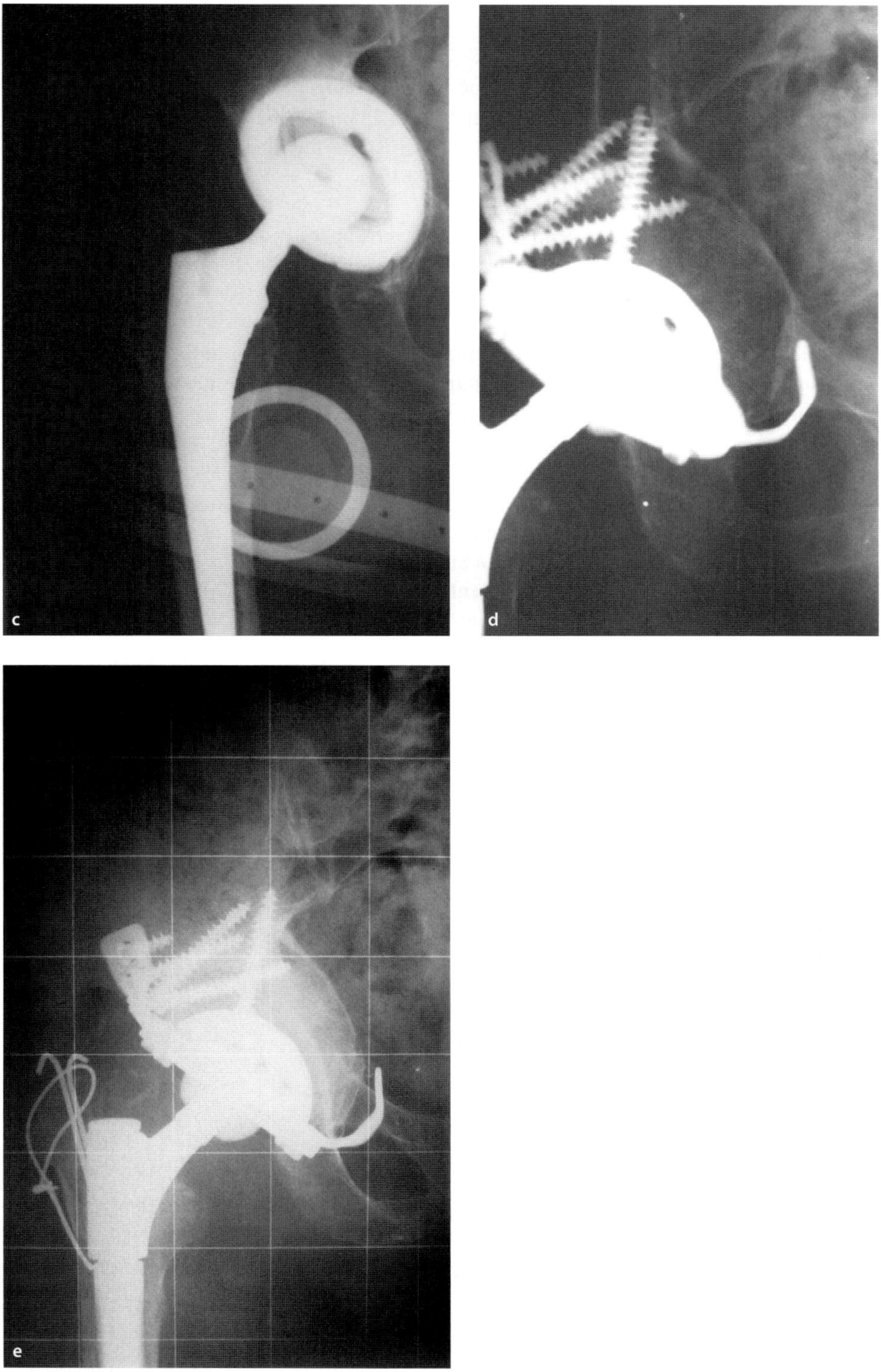

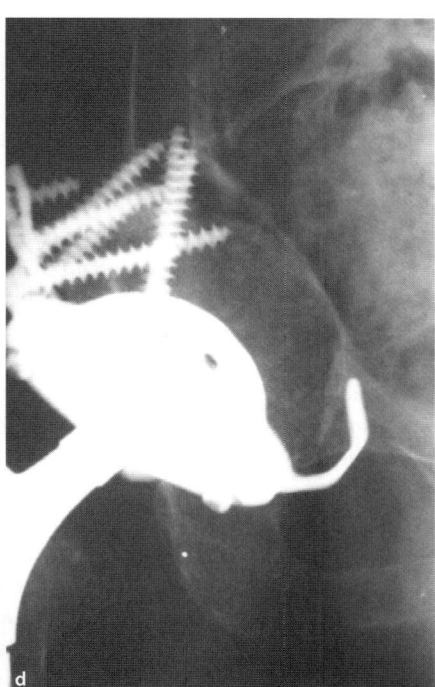

Fall 19

Anamnese. 78-jähriger Patient mit Zustand nach einmaligem zementiertem Pfannenwechsel und aktuellem Pfannenbruch stellt sich zum Pfannenwechsel vor. Röntgenologisch Bruch der Polyethylenpfanne und Luxation des Kopfs mit deutlich schmerzhaft eingeschränkter Hüftgelenksbeweglichkeit (■ Abb. 33.19a).

Befund und Problem. Durch Luxation des Kopfs intraoperativ deutlich größerer Substanzverlust der Pfanne als radiologisch erwartet (Paprowsky IIIa). Zusätzlich Lockerung des zementierten Schafts.

Therapie. Implantation einer MRS-Titanpfanne mit einer Lasche und 3 Domschrauben. Zur festen Impantatabstützung Verwendung von 2 Hüftköpfen unserer Knochenbank. Gute Wiederherstellung des Rotationszentrum (■ Abb. 33.19b).

Ergebnis. In der Röntgenkontrolle nach 6 Monaten (■ Abb. 33.19c) und 12 Monaten (■ Abb. 33.19d) keine Lockerungszeichen, keine Schraubenbrüche, korrekte Lage der Implantate. Zum Zeitpunkt der letzten Untersuchung 27 Monate nach Implantation (■ Abb. 33.19e) unveränderte Lage, gute knöcherne Integration des eingebrachten autologen Knochens. Der nun 81-jährige Patient ist von Seiten der Hüfte beschwerdefrei, zeigt jedoch nur eine Beugung von 90° bei eingeschränkter IRO/ARO 10/0/20.

33

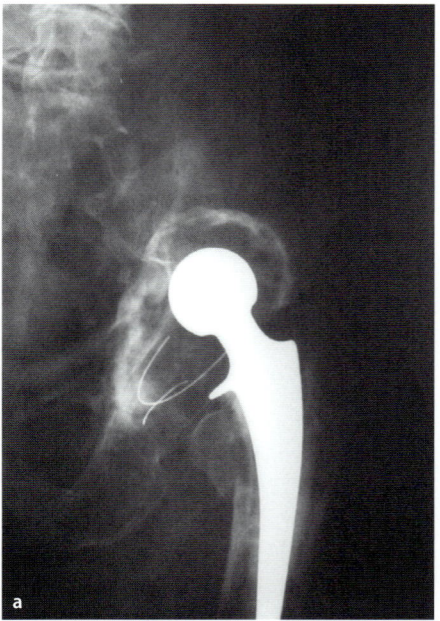
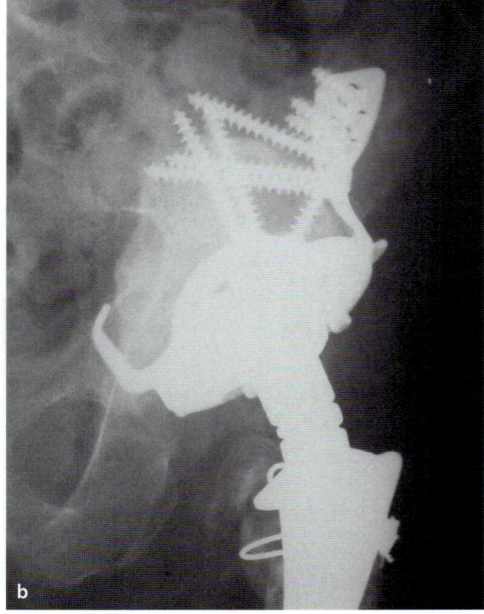

■ Abb. 33.19

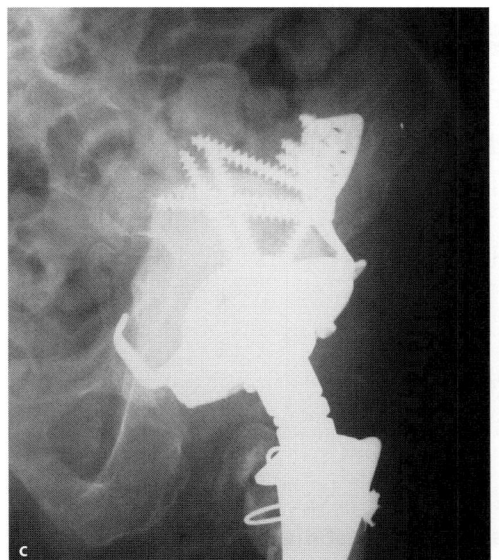
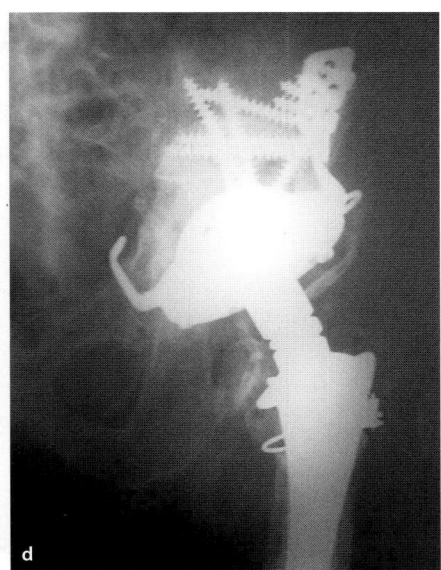
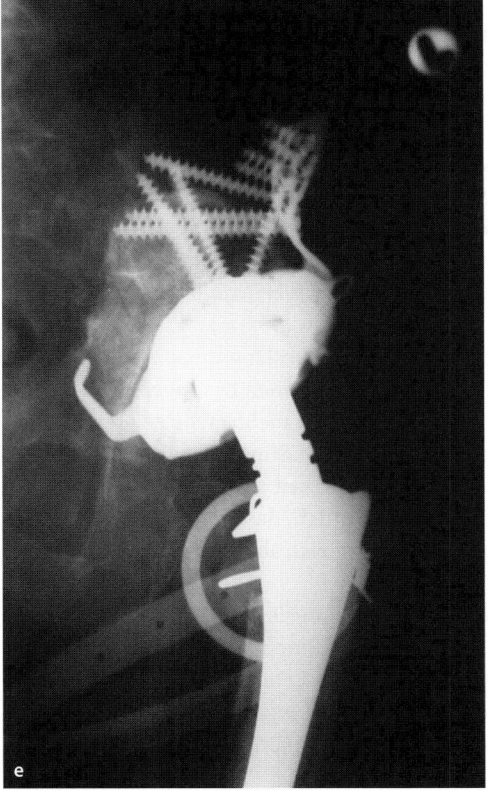

Diagnosis Related Groups

Innovationskrieg und/oder Preiswettbewerb für Krankenhäuser und Endoprothetik-Industrie?

M.D. Michel

Das deutsche Gesundheitswesen in der Fortschrittsfalle

Der medizinische Fortschritt hat den Horizont des Machbaren weit über jeden Finanzierungsrahmen hinausgetrieben. Gemäß ◨ Abb. 34.1 betrug im Jahr 2000 in der Bundesrepublik Deutschland der Anteil der Gesundheitsausgaben am Bruttoinlandsprodukt 10,6% Prozent. Im Jahr 2001 stieg dieser Wert sogar auf 10,7%, was einem Ausgabenvolumen von ca. 226 Mrd. EUR entspricht [20]

Gerade der Krankenhausbereich verursacht mit Ausgaben in Höhe von etwa 62 Mrd. EUR [21] einen Großteil dieser Kostenentwicklung, die bereits zu Beginn der 70er-Jahre durch den Begriff *Kostenexplosion im Gesundheitswesen* [1] geprägt wurde. Man muss wohl konstatieren, dass die Medizin im neuen Jahrtausend aufgrund ihrer aktuellen diagnostischen und therapeutischen Möglichkeiten eher in einer *Fortschrittsfalle* sitzt, aus der sie nicht mehr herauskommt.

Seit über einem Jahrzehnt ist das deutsche Krankenhauswesen – quasi als Speerspitze des medizinischen Fortschritts – von Modernisierungsmaßnahmen besonders hart betroffen, da dessen Strukturen, Kapazitäten und Anreizsysteme so nicht mehr zeitgemäß bzw. finanzierbar sind. Schon seit geraumer Zeit mehren sich die Stimmen, die eine stärkere Patientenorientierung, Qualitätsmanagement, Wirtschaftlichkeit sowie Humanisierung im Krankenhaus anmahnen [16]. ◨ Abbildung 34.2 zeigt deutlich, dass in der letzten Dekade zwar schon einiges erreicht wurde, im internationalen Vergleich aber immer noch Optimierungspotential besteht.

Vor allem die Einführung der so genannten German Diagnosis Related Groups (G-DRG) soll die deutsche Krankenhauslandschaft mit ihren 2.240 Akuteinrichtungen tief greifend und vor allem nachhaltig verändern. Darüber sind sich alle Beteiligten* im Gesundheitswesen weitestgehend einig. *Jedoch: Welche konkreten Auswirkungen die Einführung mittel- und langfristig auf die Krankenhäuser und mit ihr die Endoprothetik-Industrie hat, darüber gibt es so gut wie keine öffentlichen Einschätzungen.*

---

* Beteiligte am Gesundheitsmarkt sind Patienten, Leistungserbringer, Kostenträger, Unternehmen und Verbände, Politik, Medien.

Gesundheitsausgaben 2000 im internationalen Vergleich
Anteil am Bruttoinlansprodukt (BIP)

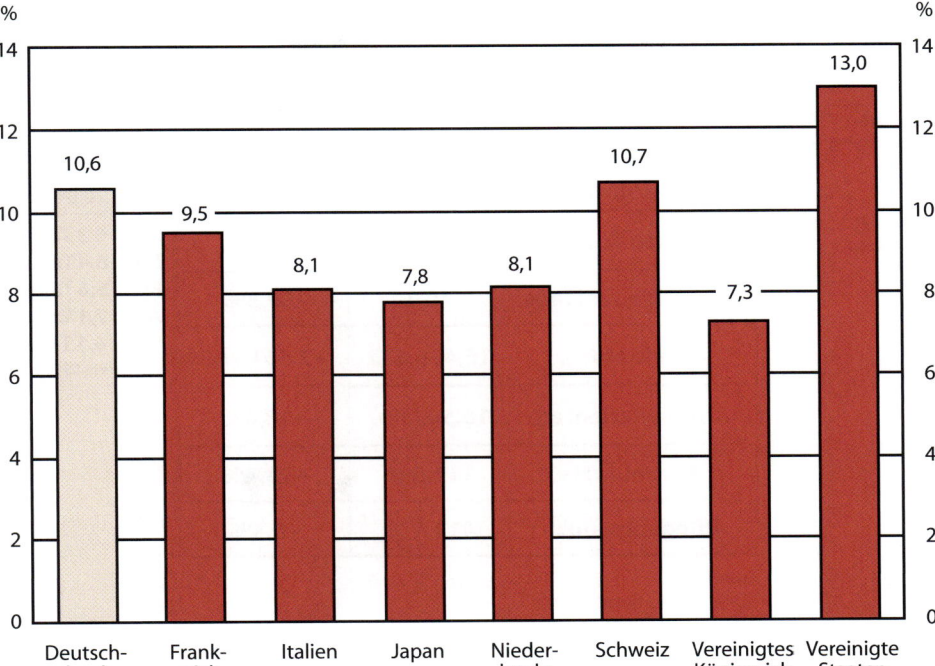

Abb. 34.1. Gesundheitsausgaben in Prozent der Wirtschaftsleistung

Die Bedeutung von Medizinprodukten in der Gesundheitsversorgung

Die Medizinprodukteindustrie ist heute ein bedeutender Wirtschafts- und Arbeitsmarktfaktor. Die Hersteller von Medizinprodukten beschäftigen allein in Deutschland über 100.000 Menschen. Der Weltmarkt für Medizintechnologien betrug 2001 rund 170 Mrd. EUR, auf Europa bzw. Deutschland entfallen 47 Mrd. respektive 18 Mrd. EUR [19]. Deutschland ist somit nach den USA und Japan der drittgrößte Markt der Welt im Bereich der Medizinprodukte. Von den 18 Mrd. EUR entfallen 11 Mrd. EUR auf den ambulanten Bereich (Hilfsmittel, sonstiger medizinischer Bedarf, ohne Zahnersatz) und 7 Mrd. EUR auf den stationären Bereich (Sachkosten im Krankenhausbereich).

Das durchschnittliche Wachstum des Weltmarkts für Medizinprodukte beträgt etwa 7%. Das Wachstum des Markts für Medizinprodukte und Medizintechnologien fällt in Deutschland mit rund 3,5% – sowohl im weltweiten wie im innereuropäischen Vergleich – geringer aus. Dies ist nicht zuletzt auf die restriktive Budgetierungspolitik und den gestiegenen Druck auf die Preise durch die anhaltende Finanzkrise der Gesetzlichen Krankenversicherung (GKV) in Deutschland zurückzuführen. Vor allem der anhaltende Preisdruck und die gestiegenen Rohstoffkosten, z.B. für Titan, verschlechtern die Ertragssituation bei den Unternehmen.

Krankenhausstatistik 2000 im Vergleich zu 1991

	2000	Vgl. 1991
Krankenhäuser	2.242	-169 KHs
Betten	559.651	-15,9%
Betten je 10.000 Einwohner	68,8	-1,1 Betten
Bettenauslastung	81,5%	-2,7%
Verweildauer (Tage)	10,1	-30,8%
Fallzahl	16.486.672	+2.561.768
Anzahl Patienten	16,50 Mio.	+18,4%
Anzahl Ärzte	112.899	+13,4%
Pflegepersonal	414.478	+6,4%

Bremen 95,0
Hamburg 76,6
NRW 75,5
...
...
Bad.-W. 61,3
Nieders. 60,8
SW 60,0

F: 46 Betten
NL: 39 Betten
GB: 20 Betten

AUS: 6,3 Tage
DK: 5,4 Tage
F: 5,6 Tage
A: 7,1 Tage
USA: 6,1 Tage
(Daten 1997)

Quelle:
Statistisches Bundesamt,
KH-Statistik 2000

◼ **Abb. 34.2.** Vergleich der Krankenhausstatistik 2000 zum Jahr 1991

Der Europäische Hüft- und Knieprothetikmarkt für Primär- und Revisionsoperationen

Die gegenwärtige Bevölkerungsentwicklung in Europa und die damit verbundene zunehmende Häufigkeit degenerativer Erkrankungen der Bewegungsorgane resultieren in einem steigenden Bedarf an Hüft- und Kniegelenkersatz. So soll der Gesamtumsatz für diesen Bereich von 1,27 Mrd. US-Dollar im Jahr 2002 auf 1,81 Mrd. US-Dollar im Jahr 2009 ansteigen, was einer Jahreswachstumsrate von 5,2% entspricht. Dabei hat das Segment der Knieprothetik die höchsten Wachstumsprognosen und soll im Jahr 2009 etwa 925 Mio. US-Dollar erreichen (◼ Tabelle 34.1; [13]).

Aktuell werden jährlich in Europa rund 550.000 künstliche Hüft- und 230.000 Kniegelenke (Primär und Revision) implantiert, davon allein in Deutschland mindestens 160.000 Hüft- und 80.000 Kniegelenke [14].

Fallpauschaleneinführung – eine neue Ära der Krankenhausvergütung

Seit dem 1. Januar 2004 ist das Vergütungssystem im stationären Bereich von einem Mischsystem aus krankenhausindividuell zu vereinbarenden, tagesgleichen Abteilungs- und Basispflegesätzen und pauschalierten Entgelten (Fallpauschalen/Sonderentgelte) auf ein

◘ **Tabelle 34.1.** Europamarkt für Hüft- und Kniegelenkersatz für Primär- und Revisionsoperationen; Umsatzprognose für Europa bis 2009; Werte gerundet (in Mrd. US-Dollar)

Jahr	Umsätze (in Mrd. US-Dollar)	Umsatzwachstumsrate [%]
1999	1,08	–
2000	1,14	5,5
2001	1,20	5,6
2002	1,27	5,7
2003	1,35	5,7
2004	1,42	5,6
2005	1,50	5,4
2006	1,58	5,2
2007	1,65	5,0
2008	1,73	4,7
2009	1,81	4,6

umfassendes diagnoseorientiertes Fallpauschalensystem (G-DRG) umgestellt. Das neue System ist nunmehr für alle Krankenhäuser, ausgenommen psychiatrische Einrichtungen, verbindlich. Die Ziele des DRG-Systems sind klar: Leistungstransparenz, Qualitätssteigerung, Effizienzerhöhung des Ressourceneinsatzes und Erlösverteilungsgerechtigkeit [6].

Vor dem Hintergrund der Endoprothetik stehen diesen Zielen potentielle Probleme bzw. Nachteile, wie z.B. eine unangemessene Abkürzung der stationären Behandlung und dadurch vermehrte Komplikationen, eine nicht flächendeckende Versorgung oder aber Verwendung kostengünstigster Implantate gegenüber. Primär nämlich haben die DRGs weder etwas mit der Qualität, noch mit der Kosteneffizienz der Krankenhausprozesse zu tun. Darüber hinaus setzt die Pauschalierung potentiell Anreize, finanzielle Aspekte über medizinische Notwendigkeiten zu stellen. So besteht die Gefahr, dass das DRG-System in einer Überversorgung mit wenig nützlichen Leistungen mündet, die eine gute bis sehr gute Kostendeckung aufweisen („Inflationierung renditeträchtiger Diagnosen"). Auch die vermehrte Entlassung von Patienten in Pflegeeinrichtungen könnte eine Konsequenz der DRG-Einführung sein. Bezüglich der Endoprothesen ist denkbar, dass Krankenhäuser versuchen, billigere, aber qualitativ minderwertige Medizinprodukte einzusetzen.

Regionale Konzentrationen und Kooperationen durch Mindestmengen

Neben der fallpauschalierten Vergütung sieht das Fallpauschalengesetz (FPG) die Vorgabe von einzuhaltenden Mindestmengen nach § 137 Abs. 1 SGB V vor. Planbare Leistungen, deren Ergebnis besonders von der Menge der erbrachten Leistungen abhängig ist, dürfen demnach nur noch erbracht werden, wenn eine Mindestfallzahl je Krankenhaus und je Operateur zu erwarten ist, ansonsten muss die jeweilige Fachabteilung geschlossen werden. Man folgt mit der Mindestmengenregelung internationalen Standards, da in den meisten Ländern für ausgewählte Eingriffe Mindestmengen vorgegeben sind.

Als Begründung für die Mindestmengenregelung werden Qualitätssicherungsbestrebungen mit Verweisen auf Zusammenhänge zwischen Operationshäufigkeit und Qualität des Behandlungsergebnisses, gemessen etwa anhand der Operationsletalität, angeführt [2].

Mit Wirkung zum 01.01.2004 sind für 5 Leistungsbereiche Mindestmengen vereinbart worden. Es handelt sich dabei um die Leistungsbereiche Lebertransplantation, Nierentransplantation, komplexe Eingriffe am Organsystem Ösophagus, komplexe Eingriffe am Organsystem Pankreas sowie Stammzelltransplantation. Damit erfolgt ein begrenzter Einstieg für das Jahr 2004. Die Einführung von Mindestmengen im Bereich der Endoprothetik steht nach herrschender Meinung für das Jahr 2005 zu erwarten.

Im Bereich „Kniegelenkersatz erreichen gemäß einer Studie der Fachzeitschrift „f&w" von 26 Krankenhäusern mit 1621 betrachteten Fällen gerade einmal drei Krankenhäuser die vorgegebene Mindestmenge in Höhe von 107 Implantationen. 88,5% erreichen die Mindestmenge nicht [10]. Nebenbei: Im Hinblick auf das gesamte Spektrum beträgt bei einem überwiegenden Teil der Krankenhäuser der Anteil an Indikationen mit einer Jahresfrequenz unter 20 Fällen über 80% [3].

Es ist zu erwarten, dass Mindestmengen im Allgemeinen und für die Endoprothetik im Besonderen zu regionalen Konzentrationen und gegebenenfalls zum Leistungsaustausch unter den Krankenhäusern führen werden.

Erfahrungen mit den DRGs aus den USA und Australien

Dass das DRG-System de facto eine Reduktion der Gesamtausgaben im Gesundheitswesen bewirken bzw. zu Kosteneinsparungen in Orthopädie/Unfallchirurgie führen wird, ist derzeit nicht absolut erkennbar [22]. In den USA, wo ein ähnliches System bereits seit 1983 eingeführt ist, bewirkten die DRGs keine absolute Kosteneinsparung, sondern nur eine Abbremsung der Kostenanstiegsrate, die sich allerdings oberhalb des Inflationsniveaus einpendelte. Im Übrigen: Auch in anderen DRG-Anwenderländern kam es nicht zu der erhofften Senkung der Gesundheitsausgaben. Darüber hinaus gibt es Erfahrungen in den USA, die in bestimmten Bereichen von einer 35%-igen Erhöhung der Mortalität 30 Tage nach Entlassung sowie einer 23%-igen Steigerung der Wiederaufnahmerate wegen Rückfall berichten [11].

Trotzdem sind auch positive Effekte zu verzeichnen. So konnten in den USA während des 18-jährigen Einsatzes von DRGs als Vergütungsinstrument eine signifikante Verkürzung der Verweildauer von 7,6 Tagen (1983) auf 6,2 Tage (1996) sowie weniger stationäre Aufnahmen (-12% im Zeitraum von 1983 bis 1998) beobachtet werden. Die mit der deutschen DRG-Einführung zu erwartende Minderbelegung durch Verweildauersenkung wird vermutlich nicht durch eine Fallzahlsteigerung aufgefangen werden können, weil US-amerikanische Studien eine Einweisungs- und Fallzahlreduktion aufzeigen. Konkret sank die Belegungsrate in US-Krankenhäusern von 72,2% in 1983 über 63,4% in 1993 auf 61% in 1996. Bettenüberkapazitäten wurden in Übersee also nicht abgebaut. Durch die Verlagerung von Krankenhausleistungen in den ambulanten Sektor erfuhr das ambulante Operieren gleichzeitig eine extrem starke Expansion in den Krankenhäusern (211% von 1980 bis 1993) bei gleichzeitig schwereren Fällen (Case-Mix-Index-Anstieg). Die signifikante Verlagerung in den ambulanten Sektor ist nur die logische Konsequenz, wenn man bedenkt, dass 1980 in den USA gerade 16,3% der Krankenhäuser ambulante Operationen angeboten haben, während 1996 bereits über 60% diese Behandlungsform angeboten haben. Dabei sank die Kostenanstiegsrate beider Sektoren zusammen (ambulant und stationär) von 52% in den 5 Jahren vor der DRG-Einführung auf 19% für die ersten fünf DRG-Jahre [9].

◼ Tabelle 34.2. Leistungsdaten St. Vincent's Hospital, Melbourne, Australien		
Jahr	1990	2000
Betten	500	380
Stationäre Fälle	26.000	42.800
Verweildauer (Tage)	6,0	3,23
Patienten/Bett/Jahr	52	113
Tagesfälle	–	24.788

Analog ◼ Tabelle 34.2 stieg auch in Australien die Anzahl der ambulanten Operationen bei gleichzeitiger Reduktion der stationären Fälle. Neben einer Verweildauerreduktion und einer Fallzahlsteigerung wurde v.a. die präoperative Diagnostik optimiert. Der zum Teil massive Bettenrückgang ging mit einer enormen Zunahme der Tagesfälle (50% Anteil) und neuen Therapiekonzepten, wie z.B. „hospital at home" einher.

Fazit

Aufgrund der Erfahrungen aus den USA, aber auch anderen DRG-Anwenderländern muss wohl konstatiert werden, dass für die Steuerung und den Wettbewerb der Krankenhäuser die DRGs alleine nicht ausreichen, geschweige denn dazu geeignet sind, dauerhaft Veränderungen im Markt herbeizuführen. Zwar konnte in allen DRG-Nationen eine Steigerung der Produktivität (Anstieg der Fallzahl bei gleichzeitiger Reduzierung der Kosten pro Fall) verzeichnet werden, allerdings sind die Kosten pro Behandlungstag und die Zahl der Wiederaufnahmen gestiegen.

Krankenhausstrukturen im Wandel oder: „Lasst 1000 Blumen blühen"

Die aus den oben skizzierten Umfeldbedingungen resultierenden Veränderungen der Krankenhauslandschaft reichen von horizontalen sowie vertikalen Kooperationen, Fusionen oder Übernahmen (auch oder gerade im kommunalen Bereich), über die Zusammenarbeit mit der Medizinprodukte-Industrie (v.a. E-Procurement) oder der Bildung von Einkaufsverbänden, bis hin zu Verschlankung durch Outsourcing und Spezialisierung, Ausweitungen des Leistungsportfolios oder gar Teil- oder Totalschließungen. Dabei wird der Rückgang der Krankenhausanzahl in Deutschland sicherlich mit einer Zunahme der *kostensensiblen** privaten Träger auf 30% Marktanteil und mehr einhergehen. Eine Anderson-Studie geht davon aus, dass es in den nächsten 15 Jahren zur Schließung jedes vierten Krankenhauses kommt und dass sich die Krankenhauslandschaft durch Vernetzung, Konzentration und Fusion gravierend verändern wird [4]. Die Integrationsversorgung dürfte sich dabei sicherlich als *der* politische und ökonomische Megatrend herauskristallisieren.

---

* „So liegen die durchschnittlichen Fallkosten im Klinikum Meiningen der Rhön Klinikum AG rund 30% unter denen vergleichbarer Häuser. Gleichzeitig zeigen von der Helios-Gruppe veröffentlichte Morbiditätsstatistiken, wie medizinische Leistungen ökonomisch erfolgreich bei überdurchschnittlicher Qualität erbracht werden können" [7].

◘ **Tabelle 34.3.** Geplante Änderung der Leistungsangebote von Krankenhäusern	
Geplante Änderung	**[%]**
Kooperationen mit anderen Krankenhäusern	50,0
Einführung/Ausweitung ambulanter Operationen	47,9
Änderung interner Schwerpunkte von Fachabteilungen	33,7
Ansiedlung niedergelassener Ärzte am Krankenhaus	33,2
Einführung/Ausweitung sonstiger ambulanter Leistungen	26,3
Ausweitung stationäres Leistungsangebot	21,5
Behandlung ausländischer Patienten	15,1
Fusion mit anderen Krankenhäusern	11,8
Einführung/Ausbau Pflegeleistungen	10,8
Einführung/Ausbau ambulanter Rehaleistungen	10,4
Zusammenlegung bestehender Fachabteilungen	10,4

Ergebnisse einer Studie des Bundesministeriums für Gesundheit & Soziales zeigen, welche strategischen Projekte die Krankenhäuser durch die Einführung der DRGs planen (◘ Tabelle 34.3; [18]).

Allerdings: Die Zukunftsstrategien der Krankenhäuser sind bislang nur eingeschränkt und wenig konkret entwickelt. So sind z.B. viele Kliniken auf die Abrechnung nach DRG noch unzureichend vorbereitet. Nur wenige Krankenhäuser können bislang auf transparente Kostenstrukturen verweisen bzw. verfügen über eine annähernd vollständige patientenbezogene Kostenträgerrechnung, die es erlaubt, den entstehenden Aufwand einem Patienten direkt zuzurechnen. Damit fehlt *die* elementare Basis für ein fallpauschaliertes Entgeltsystem wie die DRGs. Die Einführung von standardisierten Behandlungsabläufen („clinical pathways") zur Qualitätssteigerung bzw. Kostensenkung ist m.E. der geeignete Weg, diese Probleme zu lösen.

Die Orthopädie und deren Zulieferer im Zangenwettbewerb zwischen High-Tech und Low-Cost

34

Das Hauptproblem moderner Medizinprodukte ist ihr medizinischer Erfolg und als Konsequenz dieses Erfolges die Kostenexplosion im Gesundheitswesen. Den daraus und aus der Wirtschaftskrise entstehenden Finanzdruck der Krankenkassen bzw. der Kliniken bekommen die Unternehmen der Endoprothetik-Industrie massiv zu spüren. Für die Hersteller drückt sich dies aufgrund der weiter steigenden Fallzahlen und der damit verbundenen Absatzsteigerungen nicht so sehr im Umsatz, sondern vielmehr in der weiter verminderten Ertragssituation aus.

In erster Linie lässt die Einführung der Fallpauschalen im Krankenhausbereich erwarten, dass der Druck auf die Preise von Endoprothesen weiter zunehmen wird, trotzdem die Implantatpreise in Deutschland im Vergleich zu anderen europäischen Staaten am niedrigsten sind. Dies liegt zum einen an der fortbestehenden Deckelung der Ausgaben im Krankenhausbereich, zum anderen an den zu niedrigen Bewertungsrelationen – einer sprichwörtlichen Unterbewertung [15] – bei den in aller Regel sehr materialkostenintensiven endoprothetischen Prozeduren. Darüber hinaus gibt es für Krankenhäuser wie für

Hersteller weitere Probleme hinsichtlich der Abbildung bzw. Differenzierung der orthopädischen DRGs, wie z.B.:

- fehlende Berücksichtigung der doppelseitigen Therapie,
- mangelnde Differenzierung Knie-TEP (fehlender Split),
- mangelnde Differenzierung des Schweregrads (z.B. Dysplasie-Coxarthrose),
- fehlende Berücksichtigung komplexer Eingriffe,
- fehlende Berücksichtigung von Spezialimplantaten (z.B. Bandscheibenprothese),
- fehlende Berücksichtigung von Adipositas,
- schlechte Abbildung von Rheumapatienten,
- fehlende Differenzierung nach Patientenalter (z.B. </>65 Jahre).

Obwohl es beim DRG-Katalog 2004 zu einer – vorsichtig formuliert – sachgerechteren Abbildung der Implantatkosten im Vergleich zu 2003 gekommen ist, ergibt sich bei der Erlösbetrachtung der gesamten Fallpauschale eine erhebliche Reduktion der Relativgewichte bei Knieimplantationen und Hüftimplantationen mit schweren Begleiterkrankungen sowie bei Hüftrevisionen.

Es ist schwer zu verstehen, dass ein australisches Krankenhaus im Rahmen der AR-DRGs für die Implantation einer Endoprothese etwa 8700 EUR einnimmt, während eine deutsche Klinik für das nahezu identische Therapieverfahren mit vergleichbarem Aufwand im System der G-DRGs (I03D) nur 6158 EUR* erlösen kann, also etwa 2600 EUR bzw. 30% weniger. Noch unverständlicher stellt sich die Situation dar, wenn man den G-DRG-Wert mit dem bis 31.12.2003 gültigen Erlös des „alten" Fallpauschalensystems (BPflV) in Höhe von etwa 10.200 EUR vergleicht. Hier sind nämlich Erlösabschläge in Höhe von -40% zu verzeichnen.

Da das DRG-Kalkulationssystem in erster Linie ein datengetriebenes, lernendes System ist, liegt eine stichhaltige Begründung, warum es zu diesen extremen Abschlägen kam, darin, dass orthopädische Fachkliniken mit insgesamt 5 Einrichtungen an der Erstkalkulation der G-DRGs nur begrenzt beteiligt waren und so keine repräsentativen, breiten Daten zur Endoprothetik vorliegen [8]. Zu berücksichtigen ist in diesem Zusammenhang, dass unter den an der Erstkalkulation in Deutschland teilnehmenden Krankenhäusern keine Universitätskliniken waren, da sie m.E. Nachteile bei der Bewertung fürchteten.

Vor allem ist der mangelnde Differenzierungsgrad der DRG in der Endoprothetik zu bemängeln. Die Reduzierung der Hüftendoprothetik auf 4 Fallpauschalen wird den unterschiedlichsten Operationsprozeduren im Sinne einer individuellen Therapie nicht gerecht. Unterschiedlichste Operationsprozeduren (Materialaufwand, Implantationstechnik, Operationszeit, stationärer Aufenthalt etc.) werden gleich honoriert. Hierdurch besteht die Gefahr, dass zwar materialaufwändige, aber bereits medizinisch etablierte Methoden aufgegeben werden. Es darf nicht sein, dass der von den Ärzten und der Industrie langjährig und hart erarbeitete hohe qualitative Standard der Endoprothetik in Deutschland nicht gehalten werden kann, weil sich bestimmte aufwändige Verfahren, wie z.B. die Revision eines künstlichen Hüftgelenks nicht mehr rechnen. Doch die Realität sieht anders aus: Die Tatsache zum Beispiel, dass aufwändige Operationsverfahren und Implantattechnologien, wie modulare Revisionsendoprothesen, im DRG-System aktuell überhaupt nicht berücksichtigt werden, führen schon heute dazu, dass kostspielige Patienten an andere (Universitäts-)Kliniken

---

* Die Ziffer I03D hat im DRG-Katalog 2004 ein Relativgewicht von 2,463; bei einer wahrscheinlichen zukünftigen Baserate von etwa 2500 EUR ergibt dies einen Erlös von 6157,50 EUR.

verwiesen werden [14]. Indem jedoch ein Krankenhaus zur Sicherung seiner langfristigen Existenz mit den Fallkosten unterhalb der Fallerlöse bleiben muss, geraten aufwändig versorgende Einrichtungen unter erheblichen Kostendruck, der bis zur Schließung einzelner Fachabteilungen oder des gesamten Hauses reichen kann [5].

Europa lässt grüßen – auch bei den Implantatpreisen

Der vollendete Binnenmarkt in Europa, mit gemeinsamer Wirtschschaftsverfassung und einheitlicher Währung sowie das Internet kennen keine nationalen Grenzen. Es steht deshalb zu befürchten, dass sich die Relativgewichte für die Krankenhäuser ab 2005 weiter verschlechtern, wenn weitere Preisreduktionen z.B. durch „Global Sourcing" realisiert werden und der zum Teil unseriöse (Preis)kampf um Marktanteile seitens der Industrie unverändert weitergeführt wird. Um dies zu vermeiden, sollte jeder Hersteller global, zumindest aber europaweit transparente Preisstaffeln etablieren, die Kriterien wie „Menge, Sortimentsgestaltung und Service" folgen. „Strategic pricing" ist im transparenten (Welt)markt inzwischen zu gefährlich und sollte auf jeden Fall unterbunden werden.

Bei allem Kostendruck sollten alle Beteiligten im Gesundheitswesen nicht außer Acht lassen, dass positive Unternehmensergebnisse die Voraussetzung für die Innovations- und Investitionskraft der endoprothetischen Industrie sind. Schon John Ruskin (1819–1900), ein englischer Sozialreformer, hat vor über 100 Jahren seine Meinung über die Konsequenzen zu niedriger Preise publiziert – sie gilt auch in diesem Fall.

Preismeinung John Ruskin (1819–1900)

Es gibt kaum etwas auf dieser Welt, das nicht irgend jemand ein wenig schlechter machen und etwas billiger verkaufen könnte, und die Menschen, die sich nur am Preis orientieren, werden die gerechte Beute solcher Machenschaften.
Es ist unklug, zu viel zu bezahlen, aber es ist noch schlechter, zu wenig zu bezahlen. Wenn Sie zu viel bezahlen, verlieren Sie etwas Geld, das ist alles. Wenn Sie dagegen zu wenig bezahlen, verlieren Sie manchmal alles, da der gekaufte Gegenstand die ihm zugedachte Aufgabe nicht erfüllen kann.
Das Gesetz der Wirtschaft verbietet es, für wenig Geld viel Wert zu erhalten.
Nehmen Sie das niedrigste Angebot an, müssen Sie für das Risiko, das Sie eingehen, etwas hinzurechnen.
Und wenn Sie das tun, haben Sie auch genug Geld, um etwas Besseres zu bezahlen.

34

Ein neues industrielles Marketingverständnis ist überlebensnotwendig

Alle Unternehmen der Endoprothetik-Industrie sollten sich besser, schneller und vor allem abteilungsübergreifend über den bevorstehenden Wandel in der Krankenhauslandschaft informieren und gezielter vorbereiten. Je nach Produkt müssen die Zielkunden, aber auch das Marketing völlig neu definiert und der Kunde „Krankenhaus" nach neuen Kriterien segmentiert werden. Allein schon durch die Mindestmengenregelung – sofern sie denn wie vorgesehen und im vollen Umfang umgesetzt wird – kann man davon ausgehen, dass von derzeit etwa 1300 Einrichtungen, die Endoprothetik anbieten, nur noch etwa 500 Kliniken mit endoprothetischen Schwerpunkt übrig bleiben. Was das für Kämpfe unter den Unternehmen um dann wenige Kunden auslöst, dürfte allen Beteiligten klar sein. Allein eine wie auch immer geartete Preispolitik, und sei sie noch so kreativ, dürfte dieses Mal sicher nicht genügen. Deshalb ist es erforderlich, dass sich gerade kleine und mittelständische Unternehmen – analog den Kliniken – in losen oder festen Verbänden immer mehr zusammenschließen und so den überlebenswichtigen Aufbau von strategischen Allianzen vorantreiben.

Da im Klinikbereich vermehrt Entscheidungen von ökonomisch orientierten Einkaufsmanagern – bis dato von den Herstellern sträflich vernachlässigt und schlecht betreut – getroffen werden, sollten seitens der Industrie spezielle Schulungsprogramme zu Case Management, Business Reengineering, Prozessmanagment, E-Commerce und Logistik für die Kliniken angeboten werden, um so den Fokus vom alleinigen Produktstückpreis in Richtung Fallkostenmanagement verschieben zu können. Aber auch die Unterstützung bei internen Klinikprozessen sowie intelligente Finanzierungskonzepte (was im Klartext die Übernahme von Risiken durch die Hersteller heißt) werden zukünftig von den Unternehmen verlangt. Um den neuen Anforderungen im Klinikmanagement bzw. -einkauf gerecht zu werden, sollten die Unternehmen kurzfristig alle Mitarbeiterprofile überprüfen sowie die internen Organisationen anpassen. Die Aufmerksamkeit für Neueinstellungen, Training und Moral der Mitarbeiter hat dabei in vorderster Linie zu stehen.

Insbesondere kleinere Anbieter mit sehr spezialisierten Produktangeboten sollten strategische Bündnisse mit Wettbewerbern, anderen Industrien, Dienstleistern, Krankenkassen und Leistungserbringern rechtzeitig realisieren, um z.B. neue Basis- und Schlüsseltechnologien schnell verfügbar zu machen, das Produktprogramm zu verbreitern oder um die geographische, flächendeckende Präsenz auszudehnen.

Dabei dürfte kaum ein endoprothetisches Unternehmen die oben skizzierten Entwicklungen ohne Personalanpassungen überstehen. Viel mehr stehen kurz- und mittelfristige Sparpotentiale, und zwar in jedem Bereich, ganz oben auf der Agenda der Unternehmen. Besonders relevant ist dies für die großen Unternehmungen mit konzernartigen Strukturen und/oder zu tief gestaffelten Hierarchieebenen sowie aufgeblähten Zentralbereichen bzw. Stabsfunktionen. Die jahrzehntelange Quasi-Immunität der endoprothetischen Industrie gegen konjunkturell bedingte Schwankungen dürfte zukünftig nur noch Geschichte sein, da sich die Gewinnmargen allmählich denen anderer Industriezweige annähern. Stattliche Außendienstgrößen mit teilweise geringer Produktivität und inadäquater Qualifikation werden der Vergangenheit angehören.

Innovationsmanagement in Deutschland – quo vadis?

Aufgrund steigender Investitionskosten, kürzer werdender Produktlebenszyklen und der zum Teil langen Zeit bis zur Markteinführung bzw. Erstattungsfähigkeit von Innovationen, ist das Forschungsrisiko für die Endoprothetik-Industrie stark gestiegen. Den Prothesenherstellern verlangt der medizinisch-technische Fortschritt trotzdem weiterhin hohe Forschungs- und Entwicklungsaufwendungen ab.

Im Durchschnitt investieren die Medizinprodukthersteller in Deutschland rund 10% ihres Jahresumsatzes in Forschung und Entwicklung. Die Hälfte der am Markt befindlichen Produkte sind weniger als drei Jahre alt. [19]

Nur wenige Innovationen schaffen jedoch aktuell den Weg von der Entwicklung bis hin zur direkten Etablierung im Gesundheitssystem und der Anwendung beim Leistungserbringer. Speziell im akut-stationären Krankenhaussektor haben sich die Rahmenbedingungen für die Einführung innovativer Medizinprodukte in jüngerer Zeit im Zuge der DRG-Einführung verengt. Spätestens nach der CE-Zulassung entsteht mit der Entscheidung zur Kostenübernahme in der GKV eine Hürde, die sich kaum umgehen lässt [23]. Durch die Einrichtung des Ausschusses Krankenhaus wird sich spätestens ab 2005 die Berücksichtigung von innovativen Medizinprodukten im stationären Sektor dem bereits heute stark regulierten Ablauf im ambulanten Bereich annähern.

Produktvorteile von Innovationen? – Kosten-Nutzen-Aspekte!

Die immer noch entstehenden, kostenintensiven (Pseudo)innovationen mit riesigem Marketingaufwand in den Markt zu drücken, sind der falsche Weg! Die Unternehmen sind schon heute gefordert, bereits bei der Projektierung einer neuen Endoprothese (Produktinnovation) bzw. eines neuen Operationsverfahrens (Prozessinnovation), wie z.B. der computergestützten Chirurgie, zu prüfen, ob die Innovation eine reelle Chance haben wird, jemals zu Lasten der GKV abrechenbar zu sein. Diese Prüfung geht über die CE-Zulassung hinaus, die mehr auf Sicherheit und Geeignetheit ausgelegt ist. Auch darf sie nicht mit der klassischen Marktforschung gleichgesetzt werden. Vielmehr müssen *harte*, aussagekräftige ökonomische Evaluationen durchgeführt werden, die den medizinisch-technischen *und* ökonomischen Fortschritt (Wirksamkeits-Kosten-Relation) der jeweiligen Innovation aussagekräftig nachweisen.

Evidenzbasierte Daten sind wichtig! Ausschließlich oder stark medizinisch orientierte Outcome-Studien, die oftmals nur Marketingzwecken dienen, sind sicherlich zukünftig nicht mehr der geeignete Weg, um Innovationen dauerhaft im Gesundheitswesen zu etablieren. Deshalb ist die Durchführung gesundheitsökonomischer Studien in Zusammenarbeit mit Leistungserbringern und Kostenträgern dringend erforderlich. Ferner sind die Unternehmen gut beraten, wenn sie die Beteiligung an von Krankenkassen getriebenen Initiativen der integrierten Versorgung (z.B. Disease Management Programs) vorantreiben.

Um diesen Herausforderungen erfolgreich begegnen zu können, scheint der Aufbau von speziellen Abteilungen innerhalb der Unternehmen geboten, die schwerpunktmäßig aussagekräftige klinische Studien bzw. Evaluationen mit dem Ergebnis belastbarer Daten zum klinischen Nutzen durchführen. Alternativ können solche Erhebungen an unabhängige wissenschaftliche Institute delegiert werden. Darüber hinaus empfiehlt sich gerade für die großen Hersteller die Etablierung von Stabsstellen zur integrierten Versorgung

Target Costing als Instrument zur Beschleunigung der Innovationsaktivitäten

Da eine DRG nichts anderes als einen am Krankenhausmarkt durchsetzbaren Zielpreis darstellt, erscheint es sinnvoll, dass sich die Endoprothetik-Industrie mit dem Konzept des „target costing" [17] – einer innovationsorientierten Methode zur Produkt(kosten)planung – intensiv beschäftigt. Target costing hat zum Ziel, den Schwerpunkt der Kostensenkungsmaßnahmen im Produktlebenszyklus zeitlich vorzuverlagern. In der Praxis heißt das für die Hersteller, bereits von einem zu Beginn des Innovationszyklus festgelegten DRG-gerechten

Marktpreis „target costs" für alle Bereiche (Konstruktion, Produktion, Marketing, Vertrieb) festzulegen. Dabei dürfen die Forschung und Entwicklung oder die Produktion oder das Marketing nicht isoliert voneinander stehen, sondern die einzelnen Aktivitäten müssen zwischen den verschiedenen Funktionsbereichen im Sinne eines „simultaneous engineering" abgestimmt werden. Auf diese Weise werden im Sinne eines zeitoptimierten Managements beim Target costing Rationalisierungen schon während der Entwicklung und Organisation eines neuen Prothesensystems vorweggenommen. Fehlentwicklungen und ein „sich aus dem Markt kalkulieren" durch zu hohe Kosten werden so von vornherein vermieden.

Neue Finanzierungsmodelle als Ausweg?

Unabhängig von den mikroökonomischen Strategien der Hersteller ist grundsätzlich jedoch zu überlegen, ob die Rahmenbedingungen im Gesundheitswesen nicht prinzipiell und umfassend neu gestaltet werden müssen, um die Vorteile neuer Medizintechnologien ganzheitlich und zeitnah zu nutzen.

Erforderlich wäre hierfür in erster Linie mehr Flexibilität bei den Finanzierungsmodellen im Sinne von mehr Wahlfreiheit und Eigenverantwortung der Patienten. So hat der BVMed vor kurzem die so genannte „Delta Finanzierung" [12] zur zeitoptimierten Einführung von medizintechnischen Innovationen zur Diskussion gestellt. Das Modell sieht vor, dass die Krankenkassen die Vergütung des Basisnutzens eines anerkannten medizinischen Verfahrens auch bei der Anwendung einer Innovation in diesem Bereich übernehmen. Die Kosten des Zusatznutzens – also des Deltas – werden durch Eigenleistung des Patienten gezahlt. Dies wird derzeit noch durch die Regelungen des Sozialgesetzbuchs verhindert (◘ Abb. 34.3).

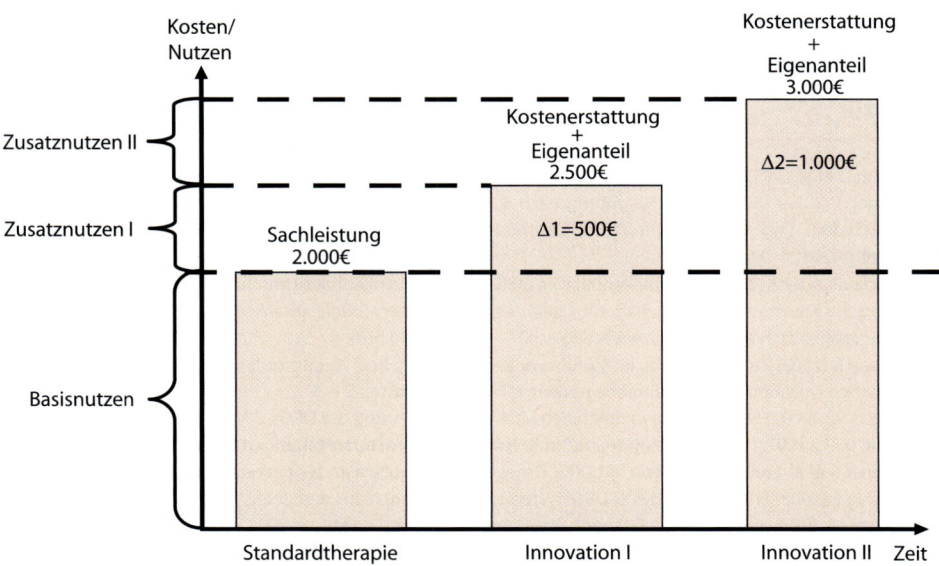

Finanzierung von Innovationen durch Deltafinanzierung

◘ **Abb. 34.3.** Finanzierung von Innovationen durch Deltafinanzierung

Wir können doch kein Fazit ziehen, wenn wir noch unterwegs sind!
André Melraux

Vereinzelt lassen sich die skizzierten Konsequenzen sowohl für die Kliniken als auch die Endoprothetik-Industrie bereits in der Praxis beobachten oder aus den Erfahrungen anderer Länder, besonders den USA, ableiten. Allerdings scheint der momentane Zeitpunkt noch zu früh, um definitive Aussagen bezüglich der Hauptwirkungsrichtung der DRG-Einführung treffen zu können und das erläuterte Spektrum möglicher Reaktionen gegeneinander zu gewichten oder Tendenzen gar zu priorisieren. Denn die Krankenhäuser bzw. die Hersteller sind gegenwärtig noch damit beschäftigt, den gesetzlichen Anforderungen des neuen Entgeltsystems gerecht zu werden. Insofern werden weitere gravierende Veränderungen der wechselseitigen Beziehungen von Krankenhaus und Industrie ruhen, bis die DRG-Umstellung zumindest formal bewältigt ist.

Fest steht jedoch, dass das autarke Allround-Krankenhaus ausstirbt. Der zu erwartende Wettbewerb unter den Krankenhäusern sowie der Trend zur Spezialisierung und Bildung medizinischer Leistungszentren scheinen besiegelt. Krankenhäuser werden ein konkretes Aufgabenfeld entweder ausbauen, optimieren und in hoher Frequenz für sich und andere Einrichtungen bearbeiten oder sich vollständig daraus zurückziehen und die Lücke mit Hilfe anderer Dienstleister schließen. Auch die Verlagerung von Leistungen in den ambulanten Bereich ist unausweichlich. Es ist zu vermuten, dass dieser Trend v.a. in der Orthopädie im Verlauf der nächsten Jahre deutlicher zu beobachten sein wird.

DRGs sind im deutschen Krankenhausbereich noch relativ neu. Demzufolge werden diejenigen Krankenhäuser, die als erste den Wandel hin zu einem leistungsfähigen, schlanken Krankenhaus schaffen, die Standards setzen, an denen alle Konkurrenten sich orientieren müssen.

Aber auch auf die endoprothetische Industrie kommt ein vielschichtiger Umstellungs- und Anpassungsprozess zu. Genau wie für Krankenhäuser gilt: Operative, taktische und strategische Excellence sowie ein systematisches Change- und Innovations-Management sind *die* Voraussetzungen für Handlungsfreiheit und langfristige Existenzsicherung.

34

Literatur

1. Adam D et al. (1993) Krankenhausmanagement. WISU 10: 822
2. Berger J (2002) DRG-basierte Vergütung nach § 17 b KHG – Konsequenzen aus der Sicht der Berufsgenossenschaften und ihrer Einrichtungen, Deutsche Gesellschaft für Unfallchirurgie, http://www.dgu-online.de/drg/020624_02berg.pdf.
3. Bruckenberger E (2001) Das Krankenhaus im DRG-Zeitalter, Krankenhaus Umschau 8: 620–625
4. Deutsche Krankenhausgesellschaft e.V. (2000) Arthur Andersen-Studie «Krankenhaus 2015 – Wege aus dem Paragraphendschungel», http://www.dkgev.de/1_pol/pol_013.htm.
5. Geisen R (2002) Zur Einführung, in: Mühlbauer BH, Geisen R (Hrsg) Herausforderung DRG – Das Krankenhaus zwischen Qualitäts- und Kostenmanagement, LIT-Verlag, Münster, S 1–5
6. Hansis ML (2002) Überprüfungen durch den MDK nach Einführung der DRGs, 3 M DRG-Forum in Frankfurt am Main, 05.12.2002, http://www.3mdrg.de/html/veranstaltungen/veranstaltungen_referate.html.
7. Hehner S et al. (2002) Neubeginn mit DRG: Fitness-Kur für Deutschlands Krankenhäuser, McKinsey Health 1
8. Heimig F (2003) Entwicklung des G-DRG-Systems; Informationen aus dem InEK, Vortrag beim 14. Flensburger Forum für IT-Anwendungen im Gesundheitswesen, Flensburg, 13. Februar 2003
9. Knüppel D (2003) Die DRG-Einführung und ihre Folgen – Lehren aus den USA, Das Krankenhaus 5: 387–391
10. Lüngen M et al. (2002) So manche Klinik wird ihr Leistungsspektrum straffen müssen, f&w 3: 268–270

11. Metersky ML et al. (2000) Temporal trends in outcomes of older patients with pneumonia, Arch Intern Med 160: 3385–3391

12. o.V. (2003) BVMed zum Jahreswechsel: "Jahr der Technik 2004" nutzen, um im Gesundheitsbereich ein Umdenken zu erreichen, Pressemitteilung 18.12.2003 - Nr. 83/03; http://www.bvmed.de/website_neu/view_presse. php?multilang_default_id=1&presse_default_id=627&folder_default_netfolderID=10023.

13. o.V. (2003) Frost & Sullivan: The European Market For Primary And Revision Hip And Knee Replacements (Report B239): Pressemitteilung vom 21. Juli 2003.

14. o.V.(2003) Teure „Wechseljahre" bei implantierten Prothesen, Welt, 08.07.2003, Seite 31.

15. o.V. (2003) Minusgeschäft Endoprothetik? Kosten für Implantate im DRG-System unterbewertet, ProNews 2: 7

16. Pfaff H (1994) Lean Production – ein Modell für das Krankenhaus? Gefahren, Chancen, Denkanstöße. Z Gesundheitswesen 2: 61–80

17. Pfeiffer W, Weiß E (1992) Lean Management, Grundlagen der Führung und Organisation industrieller Unternehmen, Erich Schmidt Verlag, Berlin 1992

18. Rau F (2003) Aktueller Stand der DRG-Einführung in Deutschland und Ausblick auf 2004: Status quo aus Sicht des BMGS, Veranstaltung 3M-DRG Forum, 18.09.2003, Berlin; http://www.3m-drg.de/html/pdf/forum_berlin_180903/Rau.pdf.

19. Schmitt JM (2003) Gesundheit gestalten, Lebensqualität erhöhen: Chancen innovativer Medizintechnologien, http://www.bvmed.de/website_neu/view_publikation.php?multilang_default_id=1&publikation_default_id=73&folder_default_netfolderID=10382

20. Statistisches Bundesamt (2003) Gesundheit – Ausgaben und Personal 2001, Wiesbaden, 2003, http://www.destatis.de/presse/deutsch/pk/2003/gbe_2003.pdf.

21. Statistisches Bundesamt (2003) Gesundheitsausgaben nach Einrichtungen. http://www.destatis.de/basis/d/gesu/gesutab6.htm.

22. Wenzel J (2002) Das australische DRG-System – Erfahrungen eines deutschen Chefarztes in Australien, in: Mühlbauer BH, Geisen R (ed.); Herausforderung DRG – Das Krankenhaus zwischen Qualitäts- und Kostenmanagement, LIT-Verlag, Münster: 6–24

23. Wörz M et al. (2002) Innovative Medizinprodukte im deutschen Gesundheitswesen, Nomos Verlagsgesellschaft, Baden-Baden, S 124f

Sachverzeichnis

C

G

M

Q

S

T

U

V

Druck: Druckhaus Berlin-Mitte GmbH
Verarbeitung: Buchbinderei Stein & Lehmann, Berlin